Die Tuberkulose und ihre Grenzgebiete in Einzeldarstellungen

Beihefte zu den Beiträgen zur Klinik und Erforschung der Tuberkulose und der Lungenkrankheiten

Band 17

Herausgegeben von

E. Gaubatz, Heidelberg; E. Haefliger, Wald/Zürich
H. W. Knipping, Köln; E. Uehlinger, Zürich
W. T. Ulmer, Bochum und H. Wurm, Wiesbaden

Die Tuberkulose der Knochen und Gelenke

Wilhelm Reinhard

Mit 91 Abbildungen

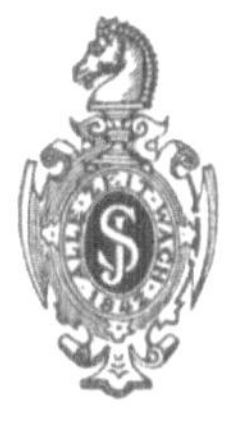

Springer-Verlag Berlin Heidelberg New York 1966

Professor Dr. WILHELM REINHARD,
Direktor der Rheinischen Orthopädischen Landeskinderklinik, 4053 Süchteln

ISBN-13: 978-3-642-86387-5 e-ISBN-13: 978-3-642-86386-8
DOI: 10.1007/978-3-642-86386-8

Softcover reprint of the hardcover 1st edition 1966

Titel-Nr. 6835

Inhaltsverzeichnis

Allgemeiner Teil

Spezieller Teil

Allgemeiner Teil

I. Die Tuberkulose als Allgemeinerkrankung

Die Tuberkulose ist eine Infektionskrankheit, deren Erreger das Mycobacterium tuberculosis darstellt. Von den Abarten des Erregers spielt für die menschliche Pathologie nur der Typus humanus und der Typus bovinus eine Rolle, während alle anderen Erregertypen ohne praktische Bedeutung sind. Seinen bakteriologischen Eigenschaften nach muß der Erreger der Tuberkulose als Bacterium bezeichnet werden. Deshalb wird heute im allgemeinen an Stelle der früher üblichen Bezeichnung als Bacillus vom Tuberkelbacterium gesprochen.

Die Tuberkulosekrankheit war schon lange im vorchristlichen Altertum bekannt, was durch Befunde an ägyptischen Mumien erhärtet wird. Eine Herdbildung in den Lungen wurde bereits von den Ärzten in der hippokratischen Epoche beschrieben. Ihren Namen als Knötchenkrankheit verdankt sie der Feststellung von DELEBOE SYLVIUS (1614—1672), der bei Sektionen in den Lungen kleine graue Knoten entdeckte, von ihm erstmalig Tubercula genannt. Einen Markstein in der Geschichte der Tuberkulose bildet die Entdeckung des Tuberkelbacillus durch ROBERT KOCH im Jahre 1882. Wenn auch der ansteckende Charakter der Tuberkulose schon lange vorher bekannt war, so wurde doch erst durch ROBERT KOCH eine planmäßige Erforschung der Infektionsvorgänge und damit eine systematische Bekämpfung der Tuberkulose möglich.

Nahm man im Verlaufe der durch ROBERT KOCH eingeleiteten sogen. bakteriologischen Ära noch an, daß jede Infektion auch eine Erkrankung zur Folge haben müßte, so wissen wir heute längst, daß für das Zustandekommen der Krankheit neben dem Eindringen des Erregers in den Körper noch eine Reihe von anderen Faktoren maßgebend ist. Dies gilt insbesondere für die Tuberkulose, bei der im menschlichen Organismus gewisse Voraussetzungen das Angehen der Infektion erleichtern, andere dasselbe hemmen können. Wir sprechen in diesen Fällen von guter oder schlechter Abwehrlage, wobei eine allgemeine und eine lokale Immunlage unterschieden werden müssen. Auch die äußeren Lebensbedingungen spielen eine nicht zu vernachlässigende Rolle, z. B. Ernährungszustand, Wohnungsverhältnisse, Lebensweise und nicht zuletzt die Ansteckungsmöglichkeiten aus der Umwelt. Es kann daher nicht wundernehmen, daß in wirtschaftlichen Krisen oder Kriegszeiten es zu einem erheblichen Anstieg der Morbidität kommen kann. In typischer Weise waren derartige Ereignisse im Verlaufe der beiden Weltkriege und der Nachkriegszeit in Deutschland und im größten Teil des übrigen Europa zu beobachten.

Noch heute spielt in einer Reihe überseeischer Länder die Tuberkulose wegen ihres gehäuften Vorkommens in sozialer und wirtschaftlicher Beziehung eine überaus verhängnisvolle Rolle. Der Durchführung planmäßiger Bekämpfungsmaßnahmen stehen z. T. auch politische Faktoren hemmend im Wege (Hongkong!).

Die Geschichte der Tuberkuloseforschung zeigt, daß vor der Entdeckung des Tuberkelbacterium nur allmählich in mühsamer Kleinarbeit einzelne Fragen geklärt werden konnten, daß aber der Begriff der Tuberkulose als einer einheitlichen, in den verschiedensten Organen auftretenden Krankheit mit infektiösen Eigenschaften sich langsam durchsetzte. Schon BAYLE hatte 1810 die Beziehung der Lungenschwindsucht zu eigentümlichen, auch in den anderen Körperorganen auftretenden Knötchen festgestellt. LAENNEC erkannte die zentrale Einschmelzung im tuberkulösen Gewebe, die später von VIRCHOW erstmalig als Verkäsung bezeichnet wurde, als charakteristisch für die Tuberkulose, ebenso die Zugehörigkeit der „skrofulösen" Erkrankung der Drüsen zur Tuberkulose. VILLEMIN hat als erster 1865 den Nachweis geführt, daß bei gesunden Tieren durch Impfung mit tuberkulöser Substanz eine echte Tuberkulose erzeugt werden kann.

Mit der Entdeckung des Tuberkuloseerregers durch ROBERT KOCH 1882 trat die Tuberkuloseforschung in ein neues Stadium. Unbeschadet dieser großartigen und genialen Leistung haben sich in der Folgezeit jedoch „seine Vorstellungen von dem Wesen der Infektionskrankheiten und insbesondere der Tuberkulose erhebliche Korrekturen gefallen lassen müssen" (HUEBSCHMANN). Nicht nur hat sich entgegen KOCHs Ansichten der Typus bovinus als auch für den Menschen in erheblichem Maße pathogen herausgestellt, sondern ebenso hat sich gezeigt, daß das Eindringen der Erreger in den menschlichen Körper keineswegs mit dem Beginn der Erkrankung identisch sein muß und daß, abgesehen von der Fähigkeit des Organismus, mit seinen Abwehrkräften die eingedrungenen Erreger unwirksam zu machen und zu vernichten, ohne den Begriff der Latenz nicht auszukommen ist.

Über den Infektionsweg und die Verlaufsformen der Tuberkulose hat es sehr viele verschiedene Meinungen und langwierige Streitigkeiten gegeben, die noch bis in unsere Zeit andauern. Eng damit zusammen hängt auch die Frage, welche Bedeutung der Typus bovinus für die menschliche Tuberkulose besitzt und in welchem Verhältnis zum Typus humanus er an der Entstehung der tuberkulösen Erkrankungen ursächlich beteiligt ist. Der Typus bovinus spielt eine Hauptrolle im Kindesalter, und zwar vorwiegend im Zusammenhang mit dem Genuß roher Kuhmilch. EMIL VON BEHRING hat wohl als erster auf die Bedeutung dieses Vorgangs hingewiesen. Hiermit hängt es zusammen, daß bei der Bovinus-Tuberkulose die Infektion ihren Weg über den Magen-Darm-Kanal nimmt, und hierbei andere regionäre Drüsengebiete als bei der Lungentuberkulose in Form des Primärkomplexes erkranken. Für Deutschland wurden von BR. LANGE als Anteil der bovinen Stämme bei der kindlichen Tuberkulose Zahlen von 8—20% angegeben, in England wurden bei Drüsentuberkulosen im Kindesalter 58,7%, in Schottland bei 79% bovine Infektionen gefunden (GRIFFITH). Im Erwachsenenalter spielt der Typus bovinus zahlenmäßig bei weitem keine so bedeutungsschwere Rolle, nach BR. LANGE beträgt der Prozentsatz weniger als 0,1.

Für die intestinale Infektion mit Bovinus-Stämmen ist die tuberkulöse Erkrankungshäufigkeit des Rindviehbestandes von größter Bedeutung, die außerordentliche Verbreitung der Rindertuberkulose in den europäischen Ländern bedeutet eine schwere Gefährdung für den Menschen, weil das Rind häufig schon die Erreger ausscheidet, bevor eine Organtuberkulose manifest wird. Nachdem man dies erkannt hat, wird heute nicht nur die Ausmerzung aller tuberkulösen Rinder, sondern auch die der tuberkulinpositiven Tiere gefordert. Hierin sind die Amerikaner uns bereits weit voraus, denn in Amerika gibt es seit 1918 nach einer planmäßigen Bekämpfung der Rindertuberkulose durch Ausrottung aller krankheitsverdächtigen Tiere praktisch keine Bovinus-Infektion mehr, gleichzeitig hat auch die Kinder-Tuberkulose sehr stark abgenommen (BIRKENFELD). Auch in den nordischen Ländern, in denen die Rindertuberkulose früher stark verbreitet war, hat man mit einer gründlichen Bekämpfung dieser Tierseuche einen bedeutenden Rückgang der Bovinus-Infektionen erreicht. Da es praktisch eine Behandlung der Rinder-Tuberkulose nicht gibt, kommt nur die Schlachtung aller kranken und tuberkulinpositiven Tiere in Betracht, was wegen des Kostenpunktes nur mit staatlichen Unterstützungsmaßnahmen möglich ist. Nach zwei verlorenen Kriegen und vielen wirtschaftlichen Notjahren befindet sich deshalb Deutschland gegenüber den USA und den nordischen Ländern auf diesem Gebiet noch im Rückstand, doch sind in den letzten Jahren auch deutscherseits große und erfolgreiche Anstrengungen zu verzeichnen, der Rindertuberkulose Herr zu werden.

Von den extrapulmonalen Formen ist besonders die Drüsentuberkulose im Kindes- und Jugendlichenalter ein Hauptsitz der Bovinus-Infektion. In Wangen konnte bei 80% aller tuberkulösen Lymphome der Typus bovinus nachgewiesen werden, WISSLER in Davos fand ihn 33mal bei 40 Fällen von Halslymphknotentuberkulose. Bei den Mesenterialdrüsen ist wegen der Lage in der Bauchhöhle der Nachweis wesentlich schwieriger, doch wird auch hier ein ähnlich hoher Prozentsatz angenommen.

Differentialdiagnostisch spielt die Erkrankung der Mesenterialdrüsen für den Chirurgen gegenüber der Appendicitis eine große Rolle, da die Lymphadenitis mesenterica ganz ähnliche Symptome hervorrufen kann wie die Wurmfortsatzentzündung. Nicht selten werden bei Bauchoperationen wegen Appendicitis bei völlig unverdächtigem Wurmfortsatz multiple Drüsenschwellungen im Mesenterium gefunden. Die histologische Untersuchung exstirpierter Drüsen bei diesen Fällen ergibt dann aber häufig nur einen sogen. unspezifischen Sinuskatarrh. Eigene Erfahrungen an einem größeren einschlägigen Material haben ergeben, daß es tatsächlich außer der tuberkulösen Erkrankung der Bauchdrüsen im Kindesalter auch eine zahlenmäßig beträchtliche unspezifische Lymphadenitis mesenterica gibt, die mit jahreszeitlichen Schwankungen in epidemieähnlicher Form auftreten kann.

Auch die Tonsillen scheinen häufig der Sitz einer tuberkulösen Infektion zu sein, auch wenn entsprechende klinische Zeichen vermißt werden, wenigstens im Kindesalter. In den Gaumenmandeln wird dann gewöhnlich histologisch nicht ein umschriebener Herd gefunden, sondern ein Streuherdbild (R. W. MÜLLER). Im Erwachsenenalter ist aber die Tonsillen-Tuberkulose von wesentlich geringerer Bedeutung.

Der wichtigste Infektionsweg beim Menschen ist der aerogene mit Erstansiedlungen in den Lungen, wobei es zu dem sogen. Primärkomplex kommt, bestehend aus einem Herd im Lungengewebe mit Beteiligung der zugehörigen Lymphknoten. Die primäre Infektion der Lungen wird für Deutschland mit 90% angenommen, während die 10% extrapulmonaler Primärinfekte über den Magen-Darm-Kanal verlaufen und als Ingestionstuberkulosen anzusehen sind (KLEINSCHMIDT). Die letztere Zahl schwankt allerdings je nach der Häufigkeit der Rindertuberkulose und der Gewohnheit, die Kuhmilch roh zu trinken; auch ergeben sich Unterschiede zwischen Stadt und Land sowie unterschiedliche Zahlen für einzelne Bezirke in Nord-, West- und Süddeutschland. Nach O. KOCH findet man bis zum 11. Lebensjahr etwa gleiche Zahlen für pulmonale und enterale Erstinfektionen, während nach den höheren Altersstufen zu die Pulmonalinfektionen sehr zunehmen. Die Erstinfektionen über den Magen-Darm-Kanal sollen zwischen 1941 und 1949 zugenommen haben (O. KOCH).

Den Anteil des Typus bovinus unter den tuberkulösen Erkrankungen in Deutschland hat ICKERT auf 8% geschätzt, bei der Knochen- und Gelenktuberkulose soll die bovine Infektion 16% betragen. Diese Schätzung ist für die Skelet-Tuberkulosen sicher zu hoch gegriffen, wahrscheinlich liegt die Beteiligung des Typus bovinus hierbei unter den heutigen Verhältnissen unter 10%. Für die Drüsenerkrankungen müssen dagegen wesentlich höhere Zahlen auch heute noch angenommen werden.

Die wichtigste Infektionsquelle stellt der offen tuberkulöse Kranke dar auf dem Wege der sogen. Tröpfcheninfektion durch Husten und Niesen, wogegen die sogen. Staubinfektion erheblich zurücktritt. Die unerkannten Offentuberkulösen können entweder durch besondere berufliche Voraussetzungen mit engerem persönlichem Kontakt zu ihrer Umgebung (Lehrer, Friseure, Kellner) oder bei bestimmten äußeren Umständen mit Ansammlung größerer Menschenmassen eine große Zahl von Gesunden anstecken (Arbeitsdienst, Militär). Auf die Art läßt sich manchmal der Termin der Infektion ziemlich genau feststellen. Die tuberkulöse Ansteckung wird durch das Positivwerden der Tuberkulinproben gesichert. Den Zeitraum vom Eindringen der Erreger bis zum positiven Ausfall der Tuberkulin-Hautreaktion kann man als die Inkubationszeit ansehen, er beträgt im allgemeinen etwa 5 Wochen. Gelegentlich können aber auch kürzere Inkubationszeiten beobachtet werden, nämlich dann, wenn bei äußerlichem Kontakt mit tuberkulösem Material gleichzeitig eine Verletzung zustande kommt und die Tuberkelbacillen durch die Wunde in den Körper eindringen (z. B. bei Metzgern). Bei diesen Fällen beträgt die Zeit vom Eintritt der Erreger bis zur Erstherdsetzung in Form eines Ulcus oder der regionären Lymphknotenschwellung manchmal nur 10 bis 14 Tage.

Früher konnte man mit wenigen Ausnahmen annehmen, daß bis zum Erwachsenenalter fast jeder Mensch einmal irgendeine tuberkulöse Infektion durchgemacht hatte. HAMBURGER und MONTI fanden in den Jahren nach dem ersten Weltkrieg bei ihren Untersuchungen in Wien 98% Tuberkulinpositive bei einem Alter von 14 Jahren. In den letzten Jahrzehnten hat sich aber der Zeitpunkt der Erstinfektion nach den höheren Altersstufen zu verschoben. Man rechnet heute bei einem Lebensalter von 14 Jahren mit etwa 40—60% Tuberkulinpositiven, wobei sich für das Land niedrigere Zahlen ergeben als für die Stadt. Hieraus resultiert, daß bei der Hälfte der Einwohner von Mitteleuropa die Erstinfektion erst nach der Schulzeit eintritt. Nach Untersuchungen von CASSIANI-INGONI in Genua waren im Alter von 20 Jahren 71%, also nicht ganz ³/₄ tuberkulinpositiv. R. W. MÜLLER hat besonders auf die Bedeutung des späteren Eintritts der Erstinfektion hingewiesen bei Menschen, die einen besonders gefährdeten Beruf ergreifen, was z. B. besonders das Krankenhauspersonal betrifft. Es ist bekannt, daß Erstinfektionen im Erwachsenenalter allgemein bösartiger verlaufen als in jüngeren Altersstufen.

Durch die Aufklärung des Infektionsweges und des Erkrankungsablaufes im menschlichen Körper wie auch durch planmäßige Aufklärungs-, Bekämpfungs- und Vorbeugungsmaßnahmen hat die Tuberkulose viel von ihrem Schrecken als eine unheimliche und schwer zu bändigende Geißel der Menschheit im öffentlichen Bewußtsein verloren. Vor dem letzen Weltkireg waren so in der Zurückdrängung der Tuberkulose schon beachtliche Erfolge erzielt worden, so daß man bezüglich ihrer Bedeutung für die gesamte Volksgesundheit bereits recht optimistische Prognosen abgeben zu können glaubte. Durch den vergangenen Krieg und die darauf folgenden wirtschaftlichen Notjahre kam es erneut zu einem erschreckenden zahlenmäßigen Anstieg der Tuberkulosemorbidität und -mortalität, so daß sich die günstigen Prognosen als allzu verfrüht herausstellten. Seit der Konsolidierung der Verhältnisse und der Besserung der wirtschaftlichen Lage ist die Erkrankungshäufigkeit an Tuberkulose erneut sehr stark regredient geworden, so daß man in den letzten Jahren wiederum davon gesprochen hat, daß die völlige Ausrottung der Tuberkulose bereits in greifbare Nähe gerückt sei. Es muß jedoch auch heute noch davor gewarnt werden, die mit der Tuberkulose verbundene Gefährdung sowohl für den Einzelnen wie für die Gesamtheit allzu sehr zu bagatellisieren und als harmlos oder weniger bedeutungsvoll herauszustellen. Von allen Tuberkulosefachleuten wird mit Recht darauf hingewiesen, daß die Tuberkulose auch heute noch eine gefährliche und ernst zu nehmende Erkrankung darstellt. Wenn es auch unabweisbar ist, daß die Zahlen der Neuerkrankungen sich von Jahr zu Jahr allmählich verringern und die schweren Erkrankungsformen zahlenmäßig abgenommen haben, so ist nach wie vor jedoch unbedingt weiterhin Wachsamkeit und Sorgfalt in der Durchführung der Bekämpfungsmaßnahmen gegenüber der Tuberkulose zu fordern.

Seit langer Zeit hat man versucht, in den Ablauf der Tuberkulose ein System hineinzubringen und verschiedene Stadien gegeneinander abzugrenzen. Jedoch sind alle diese Versuche nicht restlos geglückt. Auch die Einteilung des Tuberkuloseablaufes in drei Stadien nach RANKE hat sich als nicht genügend umfassend erwiesen, da es einen kontinuierlichen zeitlichen Ablauf nicht gibt und insbesondere das zweite und dritte Stadium sich häufig überschneiden. Die Bedenken, die vor allem HUEBSCHMANN gegen die Einteilung in drei Stadien vorgebracht hat, erscheinen durchaus berechtigt. Gesichert ist, daß die Tuberkuloseinfektion ihren Anfang mit dem sogen. Primärkomplex nimmt, d. h. mit einer primären Herdbildung und Miterkrankung der regionären Lymphknoten. Die Primärkomplexe haben überwiegend ihren Sitz in den Lungen, wobei die Zahlenangaben hierfür etwa zwischen 80 und 90% schwanken.

Die früher besonders von pädiatrischer Seite als maßgebend hingestellte primäre enterale Infektion, die nutritiv durch die Zufuhr bakterienhaltiger Milch zustande kam, spielt heute nach der erfolgreichen Bekämpfung der Rindertuberkulose keine große Rolle mehr. Die übrigen Eintrittspforten, wie Tonsillen, die vordere Mundhöhle, Mittelohr, Geschlechtsorgane etc., treten an Bedeutung gegenüber dem Inhalationsweg bei weitem zurück. Sicher ist, daß der Typus bovinus für den Menschen die gleiche Pathogenität aufweist wie der Tpyus humanus und daß insbesondere bei der Lymphknotentuberkulose der Kinder, aber auch der Erwachsenen, besonders dann, wenn sie vom Jugendlichenalter her persistiert, in einem ziemlich hohen Prozentsatz der Typus bovinus auffindbar ist.

Wenn man auf ausgedehnte Erfahrungen auf dem Gebiet der extrapulmonalen Tuberkulose, insbesondere der Skelet-Tuberkulose, zurückgreifen kann, so läßt sich auch aus dieser Perspektive u. E. eine Stadieneinteilung nicht aufrecht erhalten. Das einzige, was als allgemeingültig anerkannt werden kann, ist, daß der sogen. Primärkomplex, meist in Form eines Lungenherdes mit Beteiligung der regionären Lymphknoten, als primäres Stadium der Tuberkuloseerkrankung mit Recht zu betrachten ist und daß von hier ausgehend entweder eine hämatogene Generalisation in Form eines oder mehrerer Schübe eintreten oder eine Tuberkulose eines Organs oder Organsystems sich entwickeln kann. Nach Ansicht von HUEBSCHMANN ist von der Rankeschen Lehre als verwendbar übriggeblieben die Abtrennung von drei Erscheinungsformen, 1. des Primärkomplexes, 2. die Generalisationsformen und 3. die isolierte chronische Erkrankung eines Organs oder Organsystems.

Die kritischen Auslassungen HUEBSCHMANNs zur Frage der Rankeschen Stadienlehre und überhaupt gegenüber jeder Stadieneinteilung haben sich als überaus begründet erwiesen und bis heute immer mehr durchgesetzt. Als charakteristisch für die Unterscheidung der primären Herdbildung gegenüber der späteren Organtuberkulose gilt die Beteiligung der Lymphknoten. „Bei den Primärkomplexen findet sich eine gewaltige käsige Schwellung der Lymphknoten, die oft den Primärherd an Ausdehnung um ein Vielfaches übertrifft, bei den

Organtuberkulosen hingegen gewöhnlich eine makroskopisch kaum feststellbare und auch mikroskopisch oft nur unbedeutende Beteiligung" (HUEBSCHMANN).

Die Stadieneinteilung ist weder für den pathologischen Anatomen noch für den Kliniker ein brauchbares Hilfsmittel. Zwar läßt sich bei vielen Erkrankungsabläufen eine gewisse zeitliche Aufeinanderfolge in dem Sinne erkennen, daß z. B. auf den Primärkomplex in den Lungen später eine Knochen- oder Gelenkerkrankung folgt, an die sich noch später eine Urogenitalerkrankung anschließen kann. Diese Reihenfolge, für die man auch gewisse zeitliche Intervalle aufgestellt hat, kann jedoch keinesfalls als feste Regel betrachtet werden, da sie durch zu viele Ausnahmen durchbrochen wird. Unter Umständen tritt z. B. zuerst eine Nierentuberkulose auf und erst später eine Skelet-Tuberkulose, oder es schließt sich an den Primärkomplex im Bereich der Atmungsorgane eine Urogenitalerkrankung an, ohne daß aktive Skeletherde zustande kommen.

Ähnlich wie von pathologisch-anatomischer Seite versucht worden ist, den Krankheitsverlauf der Tuberkulose durch eine Stadieneinteilung in ein Schema zu bringen und dadurch scheinbar übersichtlicher zu machen, hat man dies auch von klinischer Seite versucht.

Namentlich die französische Schule hat entsprechend dem französischen Nationalcharakter mit seiner Neigung, die Probleme möglichst gedanklich-logisch zu erfassen und sprachlich klar zu formulieren, sich bemüht, einzelne Abschnitte der Skelet-Tuberkulose gegeneinander abzugrenzen, um in den Ablauf der Tuberkulose ein ordnendes Prinzip hinein zu bringen. So hat vor allem MÉNARD von einem cyclischen und gleichmäßigen Verlauf der Skelet-Tuberkulose gesprochen und dabei drei Phasen unterschieden: Aussaat, Höhepunkt und Endstadium, von diesen drei Stufen soll jede etwa einem Krankheitsjahr entsprechen. Diese Einteilung ist zwar von vielen Tuberkuloseforschern, die auf dem Gebiet der extrapulmonalen Tuberkulose tätig waren, akzeptiert worden, aber fast alle haben entsprechend ihren eigenen Erfahrungen darauf hingewiesen, daß es sehr viele Ausnahmen gibt, die mit der Ansicht von einem cyclischen Verlauf nicht in Übereinstimmung zu bringen sind

In Wirklichkeit kann man die Tuberkulose weder in Stadien einteilen, noch einen cyclischen Verlauf der Tuberkulose mit einer Unterscheidung von drei Phasen heute noch ernsthaft verfechten. Die Tuberkulose als Gesamterkrankung läßt sich einfach nicht in eine Schablone pressen. Man kann sogar mit einem gewissen Recht die etwas paradoxe Formulierung vertreten, daß bei der Tuberkulose das einzig Regelmäßige die Unregelmäßigkeit darstellt. Wir halten es für besser, sich an die realistischen Gegebenheiten und Erfahrungen zu halten, nach denen jeder einzelne Erkrankungsfall seine Besonderheiten hat und individuell verläuft, wobei auch der Erfahrene immer wieder Überraschungen erlebt, als Allgemeinplätze von einem cyclischen Verlauf und ähnlichem anzuführen, die mit den wirklichen Verhältnissen nicht in Einklang zu bringen sind. Leitsätze, wie cyclischer Verlauf oder Einteilung in drei Phasen, verführen zu schabloniertem Denken und vorgefaßten Meinungen, die sich sowohl in der Diagnostik wie in der Therapie verhängnisvoll auswirken können, aber auch bei Begutachtungen zu Trugschlüssen und falschen Beurteilungen führen können.

Die früher weit verbreitete Einteilung in exsudative und produktive Erkrankungsformen der Tuberkulose hat sich als Unterscheidungsmerkmal auf die Dauer auch nicht bewährt. Besonders HUEBSCHMANN hat darauf hingewiesen, daß bei den meisten Krankheitsprozessen exsudative und produktive Vorgänge nebeneinander und durcheinander ablaufen und man deshalb besser nicht von einer exsudativen und produktiven Tuberkulose sprechen sollte. Dies gilt besonders auch für die Skelet-Tuberkulose, bei der eine Unterscheidung von exsudativ und produktiv sowieso sinnwidrig und unbrauchbar ist.

II. Die tuberkulöse Erkrankung der Knochen und Gelenke im Rahmen des gesamten Krankheitsbildes

Die tuberkulösen Erkrankungen des Skelet-Systems kommen praktisch so gut wie immer auf hämatogenem Wege von einem Primärkomplex her zustande, der in der weit überwiegenden Mehrzahl seinen Sitz in den Lungen hat. Primärer Befall von Knochen und Gelenken ist nur auf traumatischem Wege denkbar und stellt eine außerordentliche Seltenheit dar. Der lymphogene Weg spielt heute für das Zustandekommen einer Skelet-Tuberkulose nach übereinstimmender Ansicht kaum noch eine beträchtliche Rolle, obwohl früher bei der Wirbeltuberkulose diese Entstehungsart ernsthaft diskutiert wurde (J. v. FINCK).

Entscheidend für den Befall der von der primären Herdbildung entfernt liegenden Organe des Körpers ist der Einbruch der Erreger in die Blutbahn und das Vorhandensein der Tuberkelbakterien im strömenden Blut, das nach Ansicht erfahrener Tuberkulosekenner (HUEBSCHMANN, LIEBERMEISTER) viel öfter vorkommt als man früher annehmen zu können glaubte. Hierbei ist darauf hinzuweisen, daß die Bakteriämien in einzelnen Schüben verlaufen, daß also der Erreger nur zeitweise im Blute nachweisbar ist und daß infolgedessen zwangsläufig ein großer Teil solcher schubweise auftretenden Bakteriämien dem klinischen Nachweis entgehen muß.

Da der Primärkomplex, bestehend aus dem eigentlichen Herd und den gleichzeitig miterkrankten regionären Lymphknoten in etwa 90% aller Fälle seinen Sitz in den Lungen hat, erfolgt in der überwiegenden Mehrzahl aller Fälle die hämatogene Streuung von hier aus unter Umständen in alle Organe des menschlichen Körpers. Die Einbruchstelle von der Ersthherdbildung in die Blutbahn ist gelegentlich nachweisbar, in den meisten Fällen läßt sie sich jedoch nicht erkennen. Ob die Einschwemmung der Keime aus dem Herd im Lungengewebe oder aus den regionären Lymphknoten erfolgt, ist für den weiteren Verlauf nicht von ausschlaggebender Bedeutung. Entscheidend für die hämatogene Verbreitung ist die Menge der eingestreuten Erreger und die Organdisposition, weniger die Virulenz der Erreger selbst. Bei der hämatogenen Streuung kann es zu einem Eindringen der Erreger in die inneren Organe, wie die Lungen, die Leber, die Milz, die Nieren, die Geschlechtsorgane und den Bewegungsapparat, also der Knochen und Gelenke, kommen. Keineswegs jede Erregereinstreuung führt auch zum Auftreten von Herden, dies ist vielmehr abhängig von der lokalen oder Organdisposition, d. h. der Empfänglichkeit eines bestimmten Körperorgans für das Angehen der Infektion. Bei guter lokaler Organabwehr kommt es zu einer Unschädlichmachung der Tuberkelbakterien durch die Abwehreinrichtungen des Körpers, entweder durch celluläre oder humorale Abwehr. Bei nicht völlig ausreichender lokaler Abwehrlage kann es im Anschluß an die hämatogene Streuung zur Entwicklung kleiner und kleinster Teilherde kommen, die dem klinischen Nachweis entgehen können. Hierbei wird der Begriff der Latenz oder der ruhenden Infektion verwendet, aus welcher heraus es bei ungünstiger lokaler Immunlage zur Entwicklung eines klinisch faßbaren Herdes kommen kann. In Verbindung mit Voraussetzungen zum Angehen einer tuberkulösen Infektion hat man auch die Konstitution, d. h. die angeborene körperliche Anlage gebracht, wobei es bis heute umstritten geblieben ist, ob eine bestimmte körperliche Anlage oder ein bestimmter sogen. Konstitutionstypus besonders gute Voraussetzungen zum Angehen einer Infektion mit sich bringt, oder ob die bereits zustande gekommene tuberkulöse Erkrankung ihrerseits den Konstitutionstyp mit seinen äußerlich erkennbaren Merkmalen verändert, wobei besonders auch an den sogen. phthisischen Typus bei Mädchen zu denken ist (Traviata-Typus nach SCHLOSSMANN).

Im Zusammenhang mit allgemeinen Abwehrfragen gegenüber der tuberkulösen Infektion hat man Körperbautypen (KRETSCHMER), Hellhäutigkeit, Rothaarigkeit sowie brünette Merkmale diskutiert, ohne daß hierbei von einer Übereinstimmung der Auffassungen die Rede sein kann. Bei rothaarigen Tuberkulosekranken stellte man in vermehrtem Umfange eine ungünstige Prognose fest (v. HOEGEN). Erfahrungen an größeren Zahlen von extrapulmonalen Tuberkulosekranken scheinen dies auch zu bestätigen, in den wirtschaftlich ungünstigen Nachkriegsjahren konnten aber ungünstige Verlaufsformen der Tuberkulose auch bei brünetten und dunkelhaarigen Typen konstatiert werden.

Eine Vererbung der Tuberkulose in unmittelbarer Form wird heute mit Recht allgemein abgelehnt. Eeine Disposition oder besondere Anfälligkeit für tuberkulöse Infektionen ist aber zweifellos als erblich anzusehen. Ob der Familienbelastung eine besondere Bedeutung zukommt, gilt als umstritten.

LANGE hat die positive Familienbelastung als bedeutungsvoll bezeichnet, während ALEXANDER sie für den Krankheitsverlauf als unwichtig ansah. Die Standpunkte sind hierbei auch deshalb verschieden, weil es sich um Erfahrungen teils an pulmonalen, teils an extrapulmonalen Kranken handelt. Eine tuberkulosepositive Familienanamnese fanden LANGE bei 25%, HASCHE-KLÜNDER und SCHWOB bei 9,1% sowie ALWENS und FLESCH-THEBESIUS bei 33%. Bei einem hierauf untersuchten Teilmaterial fanden wir eine familienmäßige Belastung von 28%. Ob die positive Familienanamnese sich in einem besonders folgenschweren Verlauf der extrapulmonalen Tuberkulose manifestiert, ist schwer zu beurteilen, für gleichgültig möchten wir sie nach unseren Erfahrungen jedenfalls nicht halten.

Daß erbliche Faktoren beim Tuberkuloseablauf eine Rolle spielen, ergibt sich aus den Untersuchungen von DIEHL und VERSCHUER, die bei eineiigen Zwillingen eine Übereinstimmung des Krankheitsverlaufes in ²/₃ der Fälle und einen abweichenden Krankheitsverlauf bei nur einem Drittel feststellen konnten. Auch UEHLINGER und KÜNSCH fanden eine Übereinstimmung im Verlauf der tuberkulösen Erkrankung bei eineiigen und einen verschiedenartigen Verlauf bei mehreiigen Zwillingen, wodurch ihrer Ansicht nach das Vorhandensein einer vererbten Empfänglichkeit für tuberkulöse Erkrankungen erhärtet wird. Umgekehrt liegt auch eine familiär verankerte vermehrte Abwehrfähigkeit gegenüber tuberkulösen Infektionen nahe, da es zweifellos Familien gibt, bei denen irgendwelche tuberkulösen Erkrankungen nie zur Beobachtung gelangen.

Die Zeit vom ersten Eindringen der Erreger bis zum Angehen der Infektion, die als Inkubationszeit bezeichnet wird, kann von 10 bis 12 bis zu annähernd 40 Tagen schwanken, sie kann bei Kindern kürzer sein als bei Erwachsenen. Bei unmittelbarem Eindringen der Erreger in den Körper auf dem Wege einer Verletzung ist die Inkubationszeit unter Umständen sehr kurz, da eine regionäre spezifische Lymphknotenerkrankung schon nach 10 Tagen beobachtet werden kann. Im allgemeinen wird der positive Umschlag einer Tuberkulinreaktion mit dem Ende der Inkubationszeit gleichgesetzt. Hierbei muß aber berücksichtigt werden, daß unter Umständen lokale spezifische Reaktionen vor dem positiven Umschlag einer Tuberkulinreaktion eintreten, andererseits die klinischen Symptome auch mehrere Monate hinter dem Positivwerden einer Tuberkulinreaktion herhinken können.

In den letzten Jahrzehnten hat sich die Erstinfektion mit Tuberkulose in höhere Altersstufen verschoben. Nach Untersuchungen von HAMBURGER und MONTI wiesen im Bereich der Stadt Wien 98% der 14jährigen eine positive Tuberkulinreaktion auf. Diese und andere Veröffentlichungen mit ähnlichen Resultaten sind als allgemeingültig anerkannt worden. Heute ist der Anteil der tuberkulinpositiven Jugendlichen im 14. Lebensjahr niedriger und liegt zwischen 40 und 60%, beträgt also nur noch die Hälfte. Bei etwa 50% der Einwohner von Mitteleuropa dürfte damit der Erstinfekt nach der Volksschulzeit zustande kommen und bei 25% erst während der Berufsausbildung. Deshalb können in höherem Maße als früher die Tuberkulinreaktionen bis zum 30. Lebensjahr noch negativ sein. Für Personal von Krankenhäusern und Gesundheitsämtern ist dies nicht bedeutungslos, da die späten Erstinfektionen bei Erwachsenen oft bösartiger verlaufen als in früher Jugend (R. W. MÜLLER). Nach den Erfahrungen, die man an extrapulmonalen Tuberkulosekranken sammeln kann, ist dem zuzustimmen, da man nicht selten auf Fälle stößt, bei denen es im Erwachsenenalter nach Kontakt mit offenen Tuberkulösen nach primärer Lungenerkrankung zu einer verhältnismäßig schnellen Ausbreitung in den übrigen Organen, auch am Bewegungsapparat, mit nicht immer sehr günstigem Verlauf kommt.

Bei der hämatogenen Ansiedlung kommt es meistens zwar zu einer Streuung in eine ganze Reihe von Organen, aber je nach Menge der eingestreuten Erreger und der lokalen Abwehrlage nur zum Auftreten vereinzelter umschriebener Herdbildungen. In den Knochen und Gelenken sind dabei höchst wahrscheinlich immer die primären Einstreuungszonen wesentlich ausgedehnter als die später beobachtete eigentliche Herdbildung. Für die Wirbelkörperherde hat besonders KASTERT auf diese Tatsache hingewiesen. Wenn von vornherein im Knochensystem multiple Herdbildungen auftreten, so kommt es im Bereich jedes einzelnen Teilherdes oft nicht zu großer Ausdehnung der Zerstörung. Hingegen kann es beim Auftreten eines Einzelherdes im Bereich der Wirbelsäule oder eines großen Extremitätengelenks zu schwerer knöcherner Zerstörung kommen und nach allmählicher Inaktivierung zum Auftreten eines oder mehrerer neuer Herde an anderen Stellen, die ebenfalls mit schwerer knöcherner Zerstörung einhergehen. Beim Auftreten multipler Herdbildungen im Skeletbereich mit nur geringer Ausdehnung ist eine gute lokale Abwehr-, aber eine schlechte allgemeine Immunlage anzunehmen, während bei schwerer Zerstörung im Bereich eines Einzelherdes die lokale Abwehrlage zunächst als ungünstig und die Gesamtimmunlage als günstig zu beurteilen ist. Längere Zeit nach dem Zustandekommen einer Miliartuberkulose können gleichfalls multiple Herdbildungen außerhalb der Lungen erkennbar werden, wobei unter günstigen Abwehrverhältnissen die einzelnen Herdbildungen bei geringer Ausdehnungsstufe stehenbleiben können. Da ein Teil der Miliartuberkulosen im Stadium der frischen Aussaat klinisch ohne schwere Krankheitssymptome einhergehen kann (R. W. MÜLLER), kommt später derartigen Befunden evtl. eine erhebliche diagnostische Bedeutung zu. Für die Einstellung zu den Problemen, welche durch Diagnostik und Therapie der Skelet-Tuberkulose aufgeworfen werden, ist die grundlegende Tatsache maßgebend, daß die Tuberkulose eine Erkrankung des gesamten Menschen darstellt und daß es abwegig ist, sich nur mit der tuberkulösen Erkrankung eines Organs, etwa des Bewegungsapparates, zu beschäftigen. Die Tatsache, daß die Tuberkulose nicht bei der Erkrankung eines Organs oder Organsystems halt macht, sondern den ganzen menschlichen Organismus in Mitleidenschaft zieht, wird zwar oft im Schrifttum betont, aber in den praktischen Folgerungen häufig allzu wenig berücksichtigt. Für das Gebiet der Skelet-Tuberkulose ergibt sich hieraus die Forderung, daß neben der Beobachtung und Untersuchung des ganzen Menschen vor allem auch die übrigen Organe, darunter namentlich die Lungen und Nieren, einer genauen Untersuchung auf tuberkulöse Veränderungen zu unterziehen sind. Die Diagnostik und Therapie gleichzeitig bestehender nicht tuberkulöser Leiden ist dabei aber gleichfalls erforderlich, da deren Einfluß auf den Verlauf der Skelet-Tuberkulose mit von entscheidender Bedeutung sein kann.

III. Pathogenese der Erkrankung

Für das Zustandekommen der Knochen- und Gelenktuberkulose ist der Primärkomplex ausschlaggebend, der in der überwiegenden Zahl der Fälle im Bereich der Lungen lokalisiert ist. Von hier ausgehend erfolgt ein Einbruch der Erreger in die Blutbahn mit hämatogener Streuung in die Organe des Bewegungsapparates. Die Erkrankung siedelt sich im Knochen so gut wie immer im Bereich der Wachstumszonen, also der Epi- und Metaphysen an, während eine primäre isolierte Erkrankung der Diaphysen kaum beobachtet wird. Eine tuberkulöse Erkrankung der Diaphysen kommt auch bei Kindern nur selten, bei Erwachsenen so gut wie überhaupt nicht vor. Als Erklärung hierfür hat man auf den Gefäßreichtum und die besonders gute Durchblutung der Wachstumszonen hingewiesen (LEXER), eine Begründung, die jedoch keine allgemeine Anerkennung gefunden hat. RANDERATH hat darauf aufmerksam gemacht, daß es in der Hauptsache das rote Knochenmark ist, das eine besondere Prädilektionsstelle für die tuberkulöse Ansiedlung bildet. Hierin ist wahrscheinlich u. E. auch eine Begründung dafür zu suchen, daß die unteren Extremitäten wesentlich häufiger erkranken als die oberen, dagegen ist die von einigen Autoren (CATEL, PITZEN) vertretene Ansicht, daß der stärkere Belastungsdruck oder die Möglichkeit vermehrter Traumatisierung eine hinreichende Erklärung für die vermehrte Morbiditätsfrequenz der unteren Gliedmaßen bilden könne, abzulehnen.

Zunächst sehr kleine Herdbildungen können im Bereich der Epiphysen konfluieren und bei weiterer Größenzunahme in das Gelenk durchbrechen. Die zwischen der eigentlichen Wachstumszone und den Gelenkflächen liegenden Herdbildungen sind für Einwanderung und Durchbruch in das benachbarte Gelenk stärker prädisponiert als die metaphysenwärts liegenden Herde. In den Knochenhöhlen, die durch teilweise Zerstörung des Knochens zustande kommen, können größere oder kleinere Sequester vorhanden sein. Eine spontane Resorption dieser Sequester mit völligem Schwinden durch Einwirkung leukocytärer Fermente wird beobachtet, nimmt klinisch jedoch lange Zeit, und zwar oft mehrere Jahre in Anspruch. Zahlreiche Sequester können sich in den spondylitischen Herdbildungen finden, sie sind meistens Überbleibsel der knöchernen Deckplatten und des knorpeligen Faserringes, während der Nucleus pulposus durch den tuberkulösen Prozeß völlig abgebaut wird. Die Durchbruchstelle größerer Herde zum Gelenk hin kann röntgenologisch nachweisbar werden (GARDEMIN), häufig liegt aber schon je nach Sitz und Größe der Röntgenbefunde der Verdacht nahe, daß die Durchwanderung unvermeidbar ist. Hingegen gehört der spontane Durchbruch eines Knochenherdes nach außen ohne Beteiligung des Gelenks zu den Seltenheiten. Mit Sicherheit ist anzunehmen, daß ein Teil der Knochenherde wegen ihrer Kleinheit dem klinischen Nachweis entgeht, wenn man die Untersuchungen von RANDERATH berücksichtigt, der bei Obduktionen von an Lungentuberkulose Verstorbenen in 80% multiple Herdbildungen im Knochenmark feststellen konnte.

Bei gelenknahe liegenden tuberkulösen Knochenherden kann es im benachbarten Gelenk zunächst zu einem serösen Erguß, einem Hydrops kommen, aus dem sich dann infolge massenhafter Einwanderung von Leukocyten ein eitriger Erguß, ein Pyarthros, entwickelt. Beim Übergreifen der Tuberkulose von der Synovia auf die übrigen Kapselschichten kommt es zu einer Kapselphlegmone, die eine erhebliche Verschlimmerung des Krankheitsbildes bedeutet, aber nicht so akute und schwerwiegende Anzeichen aufweist wie bei eitriger Infektion (sc. Kriegsschußverletzungen). Schwere Zerstörungen an Knorpel und Knochen gehen meist mit einer Verkäsung des zunächst vorhandenen Exsudats einher, während die proliferativ-granulierend erscheinenden Formen weniger zur Zerstörung neigen. Bei den granulierenden Formen soll eine Zerstörung der Knochenbälkchen zustande kommen, dagegen sollen bei den vorzugsweise verkäsenden Formen die Trabekel erhalten bleiben. Mit langjährigen und ausgedehnten klinischen Erfahrungen und von operativen Eingriffen bei der Knochen- und Gelenktuberkulose her stimmt dies nicht überein, da im allgemeinen bei ausgedehnter Verkäsung auch eine schwere knöcherne Zerstörung gefunden wird. Dies zeigt sich nicht nur bei knöchernen Herdbildungen im Bereich der Gelenke, sondern vor allem auch bei den deckplattennahe in den Wirbelkörpern auftretenden Knochenherden. Bei der hämatogenen Entstehung der Wirbelkörperherde ist die primäre Ansiedlung im Wirbelkörper oberhalb und unterhalb der knöchernen Deckplatten beim Erwachsenen eine feststehende Tatsache, da in diesem Alter die Zwischenwirbelscheibe gefäßlos ist. Früher wurde dagegen fälschlich die Zwischenwirbelscheibe wegen der zuerst röntgenologisch in Erscheinung tretenden Intervertebralraumverschmälerung als der primäre Ansiedlungspunkt der Erkrankung angesehen.

An den meisten großen Extremitätengelenken überwiegen die primären synovialen Erkrankungen gegenüber den primär auftretenden gelenknahen Knochenherden. Ausnahmen bilden das Schultergelenk und die Fußwurzelknochen mit dem hinteren unteren Sprunggelenk. Bei primärer Erkrankung der Kapselinnenhaut kommt es sekundär auch zu einer Miterkrankung der Knorpel- und Knochenschichten der Gelenkflächen mit unter Umständen ausgedehnter Zerstörung. Infolgedessen ist bei den fortgeschrittenen Fällen oft nicht mehr genau zu eruieren, ob die Erkrankung ihren Ausgang von Knochenherden oder von der Kapsel her genommen hat. Da entgegen den meisten Veröffentlichungen im Schrifttum, vor allen Dingen der älteren Zeit, ganz allgemein die primäre synoviale Entstehung der Gelenktuberkulose zahlenmäßig im Vordergrund steht, ist daran zu denken, daß die tuberkulöse Erkrankung ihr Erscheinungsbild verändert haben kann, zumal auch der Erkrankungsbeginn sich in das spätere Lebensalter verschoben hat. Einflüsse anderer Art von den Umweltbedingungen her — gegenüber den Kriegs- und wirtschaftlichen Notjahren — sind dabei auch zu diskutieren. Nach unseren Beobachtungen überwiegen die synovialen Entstehungsformen nicht nur im Kindes- und Jugendlichenalter, sondern auch bei den Erwachsenen. Besonders auffallend ist die Divergenz an den großen Gelenken der unteren Gliedmaßen in dieser Beziehung zwischen den heutigen Erfahrungen und den früheren Veröffentlichungen. Aber auch bei den tuberkulösen Erkrankungen des Iliosacralgelenks fällt es auf, daß die meisten früheren Autoren das

Zustandekommen der Erkrankung von einem nahe gelegenen Knochenherd her gesehen haben wollen, während in Wirklichkeit der überwiegende Anteil der Iliosacraltuberkulosen unmittelbar hämatogen zustande kommt.

Insgesamt sind auch die abscedierenden Formen bei der Knochen- und Gelenktuberkulose zurückgegangen. Während bei den tuberkulösen Erkrankungen der Wirbelsäule und der Kreuzdarmbeinfugen z. B. früher in der Mehrzahl oder jedenfalls in einem beträchtlichen Anteil, sowohl nach unseren wie auch nach anderweitigen Beobachtungen, Absceßbildungen auftraten, verläuft heute der überwiegende Teil der Knochen- und Gelenktuberkulose ohne Abscesse. So führen z. B. die spondylitischen Erkrankungen heute in wesentlich geringerem Umfange zu Senkungsabscessen, als dies früher der Fall war. Auch in dieser Beziehung ist also eine Veränderung des Verlaufscharakters der Knochen- und Gelenktuberkulose unverkennbar. Neben der hämatogenen Entstehung können tuberkulöse Knochen- und Gelenkerkrankungen auch per continuitatem zustande kommen, jedoch tritt dies hinter der ersteren Form weitgehend zurück. Hierbei ist auf die prävertebralen Abscesse hinzuweisen, die unter dem vorderen Längsband auf- oder absteigend zu einer Miterkrankung der Ventralflächen anderer Wirbelkörper in Form der Spondylitis anterior superficialis führen können. Ebenso können ausgedehnte Abscedierungen hinten seitlich von der Wirbelsäule ausgehend zu ausgedehnten Miterkrankungen der Costotransversalgelenke und der Rippen führen. Auf diese Feststellungen bei operativen Eingriffen haben schon Kremer und Wiese 1930 hingewiesen. Hingegen erkrankt der Trochanter major nicht, wie früher angenommen wurde, überwiegend von Senkungsabscessen her oder von der Bursa trochanterica aus, sondern vielmehr überwiegend hämatogen. Die zwar auch hin und wieder beobachtete Miterkrankung des großen Rollhügels vom Schleimbeutel oder von Abscessen her tritt zahlenmäßig heute sicher hinter der hämatogenen Form zurück.

Das Auftreten ausgedehnter Abscedierungen, von Fisteln und Miterkrankungen der Weichteile ist sicher weitgehend mitbestimmt von der allgemeinen Abwehrlage, wobei vor allem an das reticuloendotheliale System zu denken ist, und von der Masse der eingestreuten Erreger. Dagegen soll der Virulenz der Tuberkelbakterien im einzelnen keine solche entscheidende Bedeutung beizumessen sein. Daß mit Besserung der Lebensverhältnisse die Immunitätslage sich beim einzelnen Kranken gebessert hat, dürfte hauptsächlich dafür verantwortlich sein, daß die vorgenannten Komplikationen bei der Skelet-Tuberkulose sich zahlenmäßig so stark vermindert haben, während sie in den Nachkriegs- und Notjahren zahlenmäßig sehr im Vordergrunde standen. Bei Patienten höherer Altersstufen, deren Erkrankungsbeginn bereits mehrere Jahrzehnte zurückliegt, können gelegentlich aber auch heute noch komplikationsreich verlaufende Erkrankungsformen in Form neuer Schübe oder Rezidive beobachtet werden, unter Umständen auch tuberkulöse Markphlegmonen, die auf den Diaphysenteil übergreifen und dann an das Bild einer eitrigen Osteomyelitis erinnern können. Grundsätzlich lassen sich produktive und exsudative Formen bei der Knochen- und Gelenktuberkulose nicht voneinander trennen, da beide Vorgänge bei dem gleichen Krankheitsherd nacheinander ablaufen oder sich überschneiden können.

IV. Der Verlauf

Gegenüber den pulmonalen Erkrankungen verläuft die Skelet-Tuberkulose mehr chronisch, schleichend und reaktionsträge. Der Beginn ist oft uncharakteristisch und kann diagnostisch beträchtliche Schwierigkeiten machen, so daß die Forderung nach einer möglichst früh zu stellenden Diagnose nicht immer zu realisieren ist. Zweifellos gibt es bei der Skelet-Tuberkulose im Verlauf große Unterschiede, wobei einmal die Krankheitszeichen sehr flüchtig sein, ein anderes Mal sich sehr träge hinziehen können. Auf diese Unterschiede hat schon FRANZ KÖNIG hingewiesen. Welche Unterschiede im klinischen Verlauf zustande kommen können, ergibt sich z. B. daraus, daß einerseits spondylitische Herdbildungen jahrelang bis zur Überführung in ein Inaktivierungsstadium benötigen können, andererseits aber auch Spondylitiden beobachtet werden, die ohne jede Behandlung zu einer durchgehenden Blockbildung führen, ohne daß es dabei überhaupt zu einem Gibbus kommt. Solche spondylitischen Herdbildungen sind manchmal den Patienten überhaupt nicht bekannt, sie können gelegentlich einer Untersuchung als Nebenbefunde entdeckt werden. Dieser Umstand beweist auch die Notwendigkeit, beim Auftreten eines tuberkulösen Skeletherdes die Untersuchung auf den gesamten Menschen auszudehnen.

Der Verlauf der tuberkulösen Skeleterkrankung ist selbstverständlich abhängig von der allgemeinen und lokalen Abwehrlage, von der Einsicht des Patienten und der Qualität und Konsequenz der Behandlung. Dies darf aber nicht dazu führen, daß die Diagnostik und Therapie in einem Schema erstarrt. Es wurde schon darauf hingewiesen, daß es bei der Knochen- und Gelenktuberkulose nicht, wie von MÉNARD gesagt, einen cyclischen, d. h. regelmäßigen Verlauf, gibt. Man kann deshalb auch CALVÉ keineswegs beistimmen, wenn er sagt, daß man „bei der Knochen- und Gelenktuberkulose, wie im Laboratoriumsversuch bei gleicher Versuchsanordnung bestimmter aufgestellter Bedingungen, unabhängig, wer der Träger der Erkrankung ist, einheitlich dasselbe Endresultat erreicht und daß sich die Gelenktuberkulose tatsächlich wie eine experimentell erzeugte Krankheit verhält".

CALVÉ hat darauf hingewiesen, daß bei 50 Typhuskranken oder bei 50 Kranken mit Lungentuberkulose bei gleicher Behandlung unter derselben ärztlichen Leitung und unter den gleichen Bedingungen der Verlauf ein ganz verschiedener sein kann mit Auftreten der verschiedenartigsten Komplikationen und daß die Erkrankung an Typhus und Lungentuberkulose nur in geringem Maße abhängig von der Behandlung verläuft. Im Gegensatz hierzu vertritt er den Standpunkt, daß bei 50 Kranken mit Spondylitis und Coxitis einer klimatischen Heilstätte bei gleicher Behandlungsmethodik, falls nicht gerade eine fistelnde Erkrankung vorliegt, der Verlauf bei diesen 50 Fällen genau derselbe und bezüglich der gebrauchsfähigen Heilung zu demselben Ergebnis führen muß. Diesem Standpunkt kann man keinesfalls zustimmen. Die Knochen- und Gelenktuberkulose ist keine Erkrankung, die unter gleichen Behandlungsbedingungen, wie in einem Experiment, zu dem gleichen Resultat führt. Vielmehr ist der Verlauf abhängig von den Faktoren der lokalen und allgemeinen Abwehrlage, die wir keinesfalls stets in solchem Maße beeinflussen können, wie dies wünschenswert wäre. Auch bei diszipliniertem und einsichtsvollem Verhalten des Kranken und bei sachgemäßer Behandlung kann es zum Auftreten von Rezidiven oder von Neuherdbildungen im Bereich des Skelets, auch zum Auftreten von Abscessen und Fisteln oder zu einer Meningitis kommen. Dies schließt selbstverständlich nicht aus, daß auf dem Gebiet der Diagnostik und Therapie öfter Fehler gemacht werden, auch seitens der Patienten in der Befolgung der ärztlichen Vorschriften. Man kann aber daraus keine mathematische Gleichung machen. Es gibt auch bei der Knochen- und Gelenktuberkulose hinreichend Fälle, die trotz planmäßiger Behandlung unbefriedigend verlaufen und andere, die trotz mangelhafter und unzureichender Behandlung mit einem erstaunlich guten Endresultat ablaufen. Es muß deshalb nachdrücklich darauf hingewiesen werden, daß es auch beim Verlauf der Knochen- und Gelenktuberkulose eine Problematik mit darin enthaltenen Unsicherheitsfaktoren gibt, die derjenigen bei der Lungentuberkulose durchaus ähneln können.

Es ist bekannt, daß die hämatogene Streuung in die verschiedenen Organe oft, wenn auch keineswegs immer, mit einer Initial- oder Generalisationspleuritis einhergeht. Die Zeit zwischen dem Zustandekommen der Erstinfektion bzw. der Generalisationspleuritis und dem Auftreten der Skeletherde kann eine ganz verschiedene sein, wenn sie sich auch häufig von unter einem bis zu 3 Jahren erstreckt. Man hat versucht, dafür bestimmte Zahlen anzugeben, z. B. bei spondylitischen Herdbildungen Erwachsener eine Zeit von 16,8 Monaten (W. LANG). Hierbei handelt es sich aber immer nur um Durchschnittswerte, bei denen es in nicht geringem Maße zu Abweichungen nach oben und nach unten kommt. Jedenfalls gibt es Skeletherde, die noch 10, 15 und mehr Jahre nach einer Initial- oder Generalisationspleuritis auftreten können und trotzdem aus derselben hämatogenen Aussaat stammen, auch wenn dies nicht zu den häufigen Ereignissen gehört.

Berücksichtigt werden muß, daß auch bei gutem Verlauf mit Schwinden klinischer Krankheitssymptome und völliger Wiederherherstellung der Funktion die tuberkulösen Krankheitsherde noch virulente Tuberkelbakterien enthalten können und daß daher von einer Heilung im anatomischen Sinne besser nicht gesprochen wird. Man sollte das Wort Heilung vermeiden und stattdessen von Inaktivierung sprechen. Andere Autoren sprechen von Besserung (ULLMANN), Symptomenfreiheit (HASCHE-KLÜNDER) oder von Stabilisierung (BISCHOFBERGER). Auch nach längeren Zeiten mit völligem Fehlen von tuberkuloseaktivitätsverdächtigen Anzeichen kann es zu Rezidiven alter Krankheitsherde oder zum Auftreten von Neuherdbildungen kommen. Die Äußerung von LUDLOFF, daß man bei der Knochen- und Gelenktuberkulose nur durch die Autopsie entscheiden könne, ob eine Heilung oder Nichtheilung vorliegt, klingt zwar sehr pessimistisch, enthält aber viel Wahres. Es ist daher verständlich, wenn CALVÉ gesagt hat, „wer eine Tuberkulose durchgemacht hat, bleibt zeitlebens immer ein Tuberkulöser". Trotzdem halten wir es aus psychologischen Gründen für richtiger, nicht von einem Tuberkulösen, sondern von einem Tuberkulosegefährdeten zu sprechen, dies auch deswegen, um damit zum Ausdruck zu bringen, daß bei einem großen Teil der Fälle durch gründliche und genügend lange durchgeführte Behandlung mit den heutigen Behandlungsmethoden ein gutes Resultat zu erreichen ist.

Zu erwähnen ist hier auch noch das Erythema nodosum, das zu den initialen Erscheinungen der Tuberkulose gehören kann. Ausgeprägte Formen mit großen und schmerzhaften Knotenbildungen über den Unterschenkelstreckseiten bekommt wegen der damit verbundenen Funktionsstörung gelegentlich auch der Fachmann für extrapulmonale Tuberkulosen zu Gesicht. Es wurde früher häufig als eine Art von Rheumatismus nodosus angesehen. Erst die Untersuchungen der letzten Jahrzehnte haben erkennen lassen, daß es sich überwiegend um eine allergische Hautreaktion bei tuberkulöser Grundkrankheit handelt (W. LÖFFLER, R. W. MÜLLER, A. WALLGREN). Nach unseren Erfahrungen kommen Fälle von Erythema nodosum auch bei ganz frischen Fällen von intrathorakaler Tuberkulose vor, sie können dann sogar ein Signum mali ominis darstellen. Initiale Rheumatoide mit flüchtigen Gelenkerscheinungen sollen manchmal bei frischen pulmonalen Herdbildungen beobachtet werden. Ob es jedoch im Sinne von PONCET in größerem Maße Gelenkerscheinungen auf dem Boden von Tuberkulotoxinen gibt, ist nach wie vor fraglich und schwer beweisbar.

Unzweifelhaft ist dagegen, daß es eine echte Polyarthritis tuberculosa gibt, die im äußeren Erscheinungsbild weitgehend einer Polyarthritis anderer Ätiologie ähneln kann, mit Beteiligung einer großen Anzahl von Gelenken, z. B. der Hüftgelenke, Kniegelenke, oberen Sprunggelenke, Schultergelenke, Ellbogengelenke, Handgelenke und Sternoclaviculargelenke, und wobei in den Exsudaten der meisten dieser Gelenke Tuberkelbakterien einwandfrei nachweisbar sind. Gleichzeitig kann auch eine tuberkulöse Myo- und Perikarditis bestehen. Von uns sind mehrere solcher Fälle einwandfrei beobachtet worden. Ob man hierbei von einer tuberkulösen Polyarthritis oder von einer multilokulären Gelenktuberkulose spricht, im Gegensatz zum sonstigen meist monartikulären Auftreten der Tuberkulose, ist dabei durchaus von zweitrangiger Bedeutung.

Anders liegen dagegen die Dinge bei dem von einer Reihe österreichischer Autoren vertretenen Standpunkt, die bei dem größten Teil der polyarthritischen Erkrankungen eine tuberkulöse Grundlage verfechten, wobei darauf hingewiesen wird, daß bei den meisten Gelenkrheumatikern tuberkulöse Organveränderungen, vor allem an Pleura und Lungen, vorangegangen und noch nachweisbar sind. Bei einem großen Teil der Polyarthritiker sollen nach mehreren dieser Autoren tuberkulosepositive Blutkulturen nachgewiesen worden sein. Von anderer Seite sind diese Resultate jedoch stark in Zweifel gezogen und nicht bestätigt worden (Berger, Coronini, Kutschera von Aichbergen, Löwenstein, Mayrhofer, Reitter). Unzweifelhaft zwar sind bei dem größten Teil der erwachsenen Polyarthritiker alte oder neuere Veränderungen im Bereich der Lungen, teils auch der Pleura vorhanden, trotzdem müssen nach heute geltender Ansicht Tuberkulose und Rheumatismus pathogenetisch und klinisch voneinander getrennt werden, wenn auch bei den Problemen um den peripheren allgemeinen Rheumatismus noch zahlreiche Teilfragen ungeklärt sind.

Das Auftreten einer *Urogenitaltuberkulose* schließt sich häufig an das Stadium der Skelet-Tuberkulose an, und zwar im allgemeinen etwa 4—5 Jahre nach der Generalisation. Häufig ist die Skeleterkrankung bereits inaktiviert oder in Inaktivierung begriffen, wenn sich die Anzeichen einer Nierentuberkulose bemerkbar machen. Es kommt aber auch vor, daß beim Nachweis der Nierenerkrankung noch aktive und behandlungsbedürftige Skelet-Tuberkulosen vorliegen. Für den nosologischen und zeitlichen Zusammenhang lassen sich jedenfalls feste Regeln nicht aufstellen. Es hat sich aber herausgestellt, daß den spondylitischen Herdbildungen im Bereich der unteren Brust- und Lendenwirbelsäule in höherem Maße eine Nierentuberkulose folgt als bei spondylitischen Herdbildungen in den anderen Wirbelsäulenabschnitten. Bei einem großen Teil der Fälle von Skelet-Tuberkulose kommt es später nie zu einer Uro-Tuberkulose. In anderen Fällen treten Uro-Tuberkulosen auf ohne vorherige Skeleterkrankung. Eine Vorhersage ist in dieser Beziehung niemals möglich. Als Erklärung können wir bis heute nur anführen, daß hierbei Fragen der lokalen und der organspezifischen Immunlage maßgebend sein müssen.

Die Koppelung von Primärkomplex, hämatogener Streuung, Skelet-Tuberkulose und Uro-Tuberkulose ist ein besonders nachdrücklicher Hinweis darauf, daß die Tuberkulose eine Allgemeinkrankheit ist und nicht mit der erfolgreichen Behandlung einer singulären Organtuberkulose abgeschlossen oder erledigt werden kann. Es bleibt auch nach Inaktivierung von Herdbildungen im Skeletsystem oder in den Urogenitalorganen ein Zustand zurück, der die Möglichkeit des Auftretens neuer Herdbildungen durchaus in Betracht ziehen lassen muß und den man am besten mit dem Begriff der tuberkulösen Gefährdung umschreibt. Tatsächlich findet sich auch bei einer kleineren Zahl von Krankheitsfällen heute noch im späteren Verlauf nach jahrelanger scheinbarer Gesundheit und Arbeitsfähigkeit immer einmal wieder eine neue tuberkulöse Herderkrankung, z. B. ein Herd in einem neuen Gelenk oder eine Drüsentuberkulose oder tuberkulöse Weichteilabscesse. Bei solchen Fällen sollte man in stärkerem Maße, als dies bisher geschieht, eine gründliche und genügend lange Behandlung in einer fachärztlich gut besetzten Hochgebirgsheilstätte in Erwägung ziehen, die über entsprechende Erfahrungen und Einrichtungen verfügt. Hierfür sind auf Grund jahrzehntelanger Erfahrungen vor allem die Heilstätten in Leysin in der Schweiz und auf der Stolzalpe in der Steiermark als führend und maßgebend anzusehen. Im Zeitalter der europäischen Einigungsbestrebungen kann es nicht mehr entscheidend sein, daß diese Heilstätten im benachbarten Ausland liegen, bei den jetzigen Verkehrsmitteln bilden die Entfernungen dorthin gleichfalls kein Problem mehr. Die zur Verfügung stehenden Mittel werden je nach der speziellen Indikation dann besser für eine sachgemäße Kur in einer dieser Heilstätten eingesetzt als für weitere langfristige, nutzlose Behandungsversuche unter unzureichenden klimatischen Verhältnissen. Dieser Standpunkt muß auch heute noch trotz der insgesamt erzielten großen Erfolge bei der Behandlung der extrapulmonalen Tuberkulose vertreten werden.

V. Die Bedeutung der tuberkulösen Pleuritis

Bei einem großen Teil der Skelet-Tuberkulosen findet sich eine anamnestisch oder röntgenologisch nachweisbare Pleuritis, wobei die Untersuchungen ergeben haben, daß der pleuritischen Erkrankung für den Verlauf und die Prognose der Skelet-Tuberkulose eine große Bedeutung zukommt. Während der Pleuritis für den Ablauf der Lungentuberkulose günstige Einflüsse zugeschrieben werden, hat sich gezeigt, daß von den meisten Autoren, die sich mit der pleuritischen Erkrankung unter dem Aspekt der Behandlung der extrapulmonalen Tuberkulose beschäftigt haben, die Folgeerscheinungen der Pleuritis, jedenfalls für die Knochen- und Gelenktuberkulose, als ungünstig angesehen werden. Von einer Reihe der Untersucher sind sehr verschieden hohe Zahlen für eine pleuritische Vorerkrankung angegeben worden, und zwar finden sich folgende Zahlen:

22,7% Malluche
23,9% Holzhauer
24,5% Frederiksen
26,0% Bischofberger
36,5% Reinhard
43,0% Ostenfeld (nach Alvens und Flesch-Thebesius)
45,0% Kochs und Brögger.

Während ein Teil der Kranken nur in der Anamnese eine Pleuritis aufweist, findet sich bei einem anderen Teil nur eine röntgenologisch nachweisbare Pleuritis in Form von Adhäsionen oder basalen Schwartenbildungen mit zeltdachförmiger Ausziehung des Zwerchfells.

Den anamnestischen Erhebungen haften erklärlicherweise viele Unsicherheitsfaktoren an. Andererseits kann es nach gesicherter Pleuritis zu völliger Restitutio ad integrum kommen, so daß auch röntgenologisch irgendwelche Residuen nicht mehr erkennbar sind. Es kann daher mit Sicherheit angenommen werden, daß in Wirklichkeit die angegebenen Zahlen zu niedrig sind und daß tatsächlich die Zahl derjenigen, die vor der tuberkulösen Skeleterkrankung eine Pleuritis durchgemacht haben, noch wesentlich größer ist.

Die Pleuritis gilt als erstes Symptom der Bakteriämie, ausgehend von einem Primärkomplex, wobei es zu einer Streuung in andere Organe kommen kann, wozu vor allem das Skeletsystem und das Urogenitalsystem gehören. Im Hinblick auf diese Bedeutung hat man die Pleuritis auch als Initialpleuritis (WIESE) oder als Generalisationspleuritis (REINHARD) bezeichnet. Es handelt sich zwar nicht bei allen Pleuritiden um eine Tuberkulose, aber ihre überwiegende Zahl muß doch auf eine tuberkulöse Ätiologie und eine hämatogene Entstehung zurückgeführt werden. In dem Material von v. ARNIM war bei 80%, von HEYMER bei 95%, von LANDOUZY bei 98% eine Tuberkulose anzunehmen. Bei diesen hohen Hundertsätzen muß deshalb von vornherein jede Pleuritis zunächst als tuberkuloseverdächtig angesehen werden. Zweifellos ist das Zustandekommen einer Pleuritis auf eine ungünstige allgemeine Abwehrlage zurückzuführen, man spricht vor einer sogen. negativ-allergischen Phase. Auch hat man die Pleuritis mit einem Darniederliegen des reticuloendothelialen Systems und dem Abfall der damit in Verbindung stehenden Organallergie zu erklären versucht (SCHMID).

Genau wie von KOCHS, konnte auch von uns nachgewiesen werden, daß bei denjenigen Kranken, die eine Pleuritis im Beginn durchgemacht hatten, mehr Skeletherde auftraten als bei den übrigen. Außerdem zeigte sich, daß sich bei den Pleuritikern auch vermehrt gleichzeitige aktive Miterkrankungen der Lungen fanden. Nach eigenen Untersuchungen hatten gegenüber einer durchschnittlichen Mehrherdbelastung von 47% die Pleuritiker eine solche von 60%, während für die gleichzeitige Lungenerkrankung sich ein Durchschnitt von 13% und bei den Pleuritikern ein Bestandteil von 16% fand.

Weiterhin haben wir unser Augenmerk noch darauf gerichtet, ob statistisch bei den Pleuritikern und den Nichtpleuritikern nach Abschluß der stationären Behandlung ein Unterschied in der Wiederherstellung der Arbeitsfähigkeit auffindbar war. Es zeigte sich dabei, daß bei einem Krankenmaterial, welches bis zu 5 Jahren nach Ende der stationären Behandlung beobachtet und nachuntersucht werden konnte, von den Nichtpleuritikern 81,5% arbeitsfähig und 18,5% arbeitsunfähig, hingegen von den Pleuritikern 62,9% arbeitsfähig und 37,1% arbeitsunfähig waren. Hieraus ist zu entnehmen, daß nach der stationären Behandlung der Prozentsatz der Arbeitsunfähigen bei den Pleuritikern doppelt so hoch ist wie bei den Nichtpleuritikern. Es ergibt sich damit u. E. deutlich und unbestreitbar, daß der Einfluß der Pleuritis auf den Verlauf und den Behandlungserfolg der extrapulmonalen Tuberkulose als ungünstig angesehen werden muß.

Diese schwerwiegende Belastung kann allerdings nur der Pleuritis zugeschrieben werden, die einige Zeit vor der Skeleterkrankung zum Ausbruch kommt und mit Recht als erstes Anzeichen der Generalisation bewertet wird. Außer dieser Initial- oder Generalisationspleuritis gibt es andere pleuritische Erkrankungsformen, die häufig während der stationären Behandlung der Knochen- und Gelenktuberkulose-Kranken beobachtet werden können und die bei entsprechender Behandlung sich in kürzerer Zeit wieder völlig zurückbilden können und denen keine schwerwiegende pathognomonische Bedeutung zukommt. Diese banalen pleuritischen Schübe, die während der Skeleterkrankung auftreten, sind deshalb prognostisch anders zu bewerten als die Generalisationspleuritis. Es gibt allerdings auch Untersucher, die nicht geneigt sind, der pleuritischen Vorerkrankung eine so schwerwiegende Rolle zuzusprechen, daß hierdurch die Prognose als wesentlich ungünstiger anzusehen ist als bei den Nichtpleuritikern.

In gemeinsam mit P. Walter durchgeführten Untersuchungen haben wir feststellen können, daß bei den Pleuritikern mit Skelet- und Weichteiltuberkulose die stationäre Behandlung durchschnittlich länger dauerte als bei den Nichtpleuritikern, nämlich im ersten Falle 460, dagegen im letzteren nur 434 Tage. Ferner zeigte sich, daß bei den Pleuritikern durchschnittlich das Erkrankungsalter bei extrapulmonaler Tuberkulose um 10 Jahre höher lag als bei den Nichtpleuritikern. Auch hierbei ist wegen des zunehmenden Alters die Heilungsaussicht prognostisch etwas ungünstiger zu bewerten.

Diese Untersuchungsresultate stimmen auch mit den Beobachtungen von Wurm überein, der bei verhältnismäßig später Ersterkrankung (zwischen dem 20. und 40. Lebensjahr) in 60% eine Pleuritis exsudativa fand. Von Strauss wird auch die tuberkulöse Peritonitis als ein bedeutungsvolles Initialsymptom angesehen, wobei es seiner Ansicht nach bevorzugt zu Knochenprozessen in kaudalen Körperregionen kommen soll. Nach Bertram soll in Skandinavien bei Kindern mit einer exsudativen Pleuritis eine um das zehnfache größere Gefährdung durch Tuberkulosemanifestation gegenüber Kindern mit einer positiven Tuberkulinreaktion ohne Pleuritis exsudativa gefunden worden sein.

Nach allem, was die Untersuchungen hinsichtlich der Bedeutung der Pleuritis bei der extrapulmonalen Tuberkulose ergeben haben, erscheint es als sicher, daß ihr eine schwerwiegende Bedeutung zukommt. Es ist daher in jedem Falle angebracht, bei den extrapulmonalen Tuberkulosekranken in besonderem Maße anamnestisch und röntgenologisch nach einer vorher durchgemachten Pleuritis zu fahnden. Auch die Meldepflicht für die exsudative Pleuritis erscheint gerade aus der Sicht der extrapulmonalen Tuberkulose als berechtigt.

VI. Lungen- und Skelet-Tuberkulose

Früher herrschte die Meinung vor, daß zwischen einer tuberkulösen Erkrankung der Lungen und einer Tuberkulose der Knochen und Gelenke eine Art von Ausschließungsverhältnis vorliege, in dem Sinne, daß bei einer aktiven behandlungsbedürftigen Tuberkulose eines Organs oder Organsystems eine gleichzeitige tuberkulöse Erkrankung des anderen auszuschließen sei oder weitgehend unwahrscheinlich gemacht würde. Von anderen Seiten wurde angenommen, daß eine tuberkulöse Erkrankung im Bereich des Skeletsystems sich günstig auf eine gleichzeitig bestehende Lungentuberkulose auswirken könne. Auch der von Huebschmann geprägte Begriff der Organsystemtuberkulose wurde überwiegend in dem Sinne aufgefaßt, daß eine aktive Tuberkulose im allgemeinen ein Organ oder Organsystem befallen könne, daß dafür aber fortschreitende aktive Tuberkulosen in anderen Organen aus immunbiologischen Gründen nicht zustande kämen. Es findet sich jedoch im Schrifttum neben Veröffentlichungen, die diese Ansicht zu bestätigen scheinen, eine ganze Reihe von Publikationen, die Gegenteiliges aussagen.

ALEXANDER fand bei der Untersuchung von 1012 Erwachsenen nur 0,69% kombinierte Erkrankungen. OSTENFELD fand bei 43% Lungen- und Pleuraveränderungen, FRANZ KÖNIG bei 55,2% Lungenveränderungen, WIESE sah bei Kindern mit extrapulmonaler Tuberkulose in 9,62% schwere Lungentuberkulosen. KLARE hat auf die nachweisbaren Lungenerkrankungen bei chirurgischer Tuberkulose im Kindesalter ohne Zahlenangaben hingewiesen. Bei extrapulmonalen Tuberkulosen fanden MARIENFELD in 33% aktive Lungenherde und DEUTSCHMANN in 31% gleichzeitig aktive Lungenherde. RINONAPOLI konnte bei 2300 Knochen- und Gelenktuberkulosen in 42,53% eine Lungenbeteiligung feststellen. WEGEMER fand bei 582 extrapulmonalen Tuberkulosen in 7,56% aktive Lungenprozesse. Mit am wichtigsten sind die Untersuchungen von ALWENS und FLESCH-THEBESIUS, die bei ihren Untersuchungen an sogen. chirurgisch tuberkulösen Kranken in nicht weniger als 14% ein tuberkelbakterienhaltiges Sputum feststellen konnten.

Bei dem Überwiegen der Lungentuberkulose gegenüber den extrapulmonalen Erkrankungsformen ist es verständlich, daß Kombinationsformen vorwiegend denjenigen zu Gesicht kommen, welche sich mit der extrapulmonalen Tuberkulose zu beschäftigen haben. Die meisten Berichte über gleichzeitige Erkrankungen der Lungen und der übrigen Organsysteme stammen daher von extrapulmonalen Tuberkulosetherapeuten. Es zeigt sich dabei, daß aus der Sicht der extrapulmonalen Tuberkulose die Prozentsätze gleichzeitiger Skelet- und Lungenerkrankungen überraschend hoch sind und daß man sich auf ein Ausschließungsverhältnis nicht verlassen kann. Bei den meisten Untersuchern finden sich gleichzeitige Erkrankungen von über 10% und z. T. noch weit darüber.

Nach eigenen Untersuchungen lag eine Kombinationserkrankung bei 13% vor. Es ergab sich jedoch nach unseren Feststellungen auch bei den Pleuritikern in dieser Beziehung wieder eine Mehrbelastung insofern, als bei denjenigen Kranken, die früher eine Pleuritis durchgemacht hatten, bei 37,5% neben einer Knochen- und Gelenktuberkulose aktive Lungenherde vorlagen.

Ähnliche Beobachtungen wie für die Knochen- und Gedenktuberkulose sind auch in größerem Umfange für die Urogenitaltuberkulose beschrieben worden.

Nach den Untersuchungen von ALWENS und FLESCH-THEBESIUS und auch nach eigenen Beobachtungen besteht in einem nicht geringen Prozentsatz der extrapulmonalen Tuberkulosekranken ein positiver Bakterienbefund im Sputum, wenn auch manchmal nur zeitweilig und vorübergehend. Diesen Befunden kommt jedoch erhebliche Bedeutung zu hinsichtlich der Erkrankungsmöglichkeit des Pflegepersonls und der im Zusammenhang damit zu beobachtenden Vorsichts- und Präventivmaßnahmen.

VII. Fachliche Zugehörigkeit

Die Knochen- und Gelenktuberkulose wird in Deutschland im Rahmen der Orthopädie oder der Chirurgie behandelt. In anderen Ländern bestehen andere Zugehörigkeitsgrenzen, so z. B. ein Facharztgebiet für die Tuberkulose, wobei die pulmonale und extrapulmonale Tuberkulose zusammengefaßt sind. Auf Grund der deutschen Entwicklung halten wir es für besser, daß es einen Facharzt für die Atmungsorgane gibt und daß die extrapulmonale Tuberkulose in verschiedene Fachgebiete aufgeteilt bleibt, z. B. die Skelet-Tuberkulose in den Rahmen der Chirurgie und Orthopädie gehört, die Tuberkulose der Haut in die Dermatologie, die der weiblichen Genitalorgane in die Gynäkologie und die Tuberkuloseerkrankung der männlichen Sexual- und Harnorgane in das Gebiet der Urologie. CALVÉ hat behauptet, die Inanspruchnahme der Knochen- und Gelenktuberkulose für das orthopädische Fach sei zwar nicht ganz unberechtigt, aber gefährlich. Worin diese Gefahr bestehen soll, darüber hat er sich nicht klar ausgelassen. Er hält es offenbar für bedenklich, daß in orthopädischen Werken die Hüftgelenktuberkulose zusammen mit anderen Hüftleiden, z. B. der Hüftgelenkluxation, und in einem anderen Kapitel die Wirbeltuberkulose und die Skoliose behandelt werden. Er führt weiter an, daß in den Kinderkrankenhäusern Kinder mit Hüftgelenktuberkulose, solche mit Klumpfuß und kleine Patienten mit Oberschenkelbrüchen liegen. Wir können weder in dem einen noch in dem anderen einen Schaden erblicken und stehen auf dem Standpunkt, daß die Knochen- und Gelenktuberkulose von demjenigen behandelt werden soll, der dieses Gebiet einwandfrei beherrscht. Wenn CALVÉ meint, die Erfassung der Knochen- und Gelenktuberkulose durch den Orthopäden könne zu irrtümlichen Auffassungen führen, indem die Erkrankung nur als eine örtliche Tuberkulose angesehen und behandelt wird, so betrifft diese Gefahr nicht nur speziell die Orthopäden, sondern ist ganz allgemein eine Angelegenheit der Krankheitslehre und -auffassung überhaupt. Die Ansicht, daß die Tuberkulose eine örtliche Erkrankung sei, ist längst überwunden und veraltet. Die fachliche Aufgliederung der extrapulmonalen Tuberkulose in einzelne Fachgebiete und die Behandlung derselben durch sogen. „Organfachärzte" braucht durchaus keinen Schaden zu bedeuten, wenn jeder derselben sich bewußt ist, daß es sich immer nur um örtliche Manifestationen ein- und derselben Grundkrankheit handelt und sich entsprechend einstellt und wenn eine entsprechende Anzahl erfahrener Fachärzte sich in kollegialer Zusammenarbeit vereint. Nach den bisher in dieser Hinsicht in Deutschland gesammelten Erfahrungen besteht für uns kein Anlaß, von dieser bewährten Einteilung abzugehen.

Ganz allgemein gilt der Grundsatz, daß die Skelet-Tuberkulose, dies gilt in gleichem Maße auch für die übrigen extrapulmonalen Tuberkulosen, möglichst an der gleichen Stelle vom Beginn bis zum Ende in Behandlung bleiben und daß nach operativen Eingriffen auch die konservative Weiter- und Nachbehandlung in der gleichen Hand liegen sollte. Versuche, in einer Klinik oder in einem Krankenhaus die operativen Eingriffe durchzuführen und dann den Patienten zur Weiterbehandlung nach anderswo zu verlegen, haben sich nicht bewährt und sind daher kategorisch abzulehnen. Es kommt immer wieder vor, daß an einer Stelle der Kranke anbehandelt, aber dann, wenn sich die Krankheitsdauer zu sehr in die Länge zieht, wegen Bettenmangels nach anderswo abgeschoben wird. Die hierbei zustande kommenden Resultate sind erfahrungsgemäß schlecht und unzulänglich. Es ist zweckmäßiger, den Patienten in eine Fachklinik oder Fachabteilung von vornherein zu überweisen, wo er bis zum Ende behandelt werden kann. Gefordert werden muß allerdings, daß derartige Fachkrankenhäuser über die erforderlichen Einrichtungen verfügen, nämlich ausreichende Terrassen für die Helio- und Freilufttherapie, genügende Operationseinrichtungen und hinreichende Voraussetzungen für medico-mechanische und Hydrotherapie.

VIII. Frequenz und bevorzugte Altersstufen

Die Bezeichnung der Knochen- und Gelenktuberkulose als mehr oder weniger einheitliches Krankheitsbild ist berechtigt, weil in der Hauptsache die spongiosareichen Partien der Knochen erkranken, d. h. im Bereich der Epi- und Metaphysen, so daß diese Erkrankungen praktisch im klinischen Sinne Gelenkerkrankungen darstellen oder bei der weiteren Entwicklung sich als Gelenktuberkulosen manifestieren. Schafttuberkulosen sind dagegen insgesamt selten. Bei den Wirbeltuberkulosen sitzt die Erstherdbildung im Wirbelkörper selbst, und zwar deckplattennahe, so daß auch hier ein spongiosareicher Knochenteil bevorzugt befallen wird.

Im gesamten Erkrankungsbild der Tuberkulose spielt die Knochen- und Gelenktuberkulose zahlenmäßig keine sehr große Rolle, ihr Anteil schwankt im allgemeinen zwischen 3 und 5%, bei manchen Autoren liegt er etwas darüber, bei anderen darunter.

Die Knochen- und Gelenktuberkulose spielte zahlenmäßig früher eine bedeutendere Rolle in den Altersepochen der Kinder und Jugendlichen, namentlich in der Pubertät. Innerhalb der letzten 2 Jahrzehnte hat sich dieser Erkrankungsgipfel mehr zum Erwachsenenalter hin verschoben. Als Ursache hierfür ist an die späte Erstinfektion zu denken, die sich u. a. darin dokumentiert, daß gegen früher bald 100% heute nur noch etwa 50% der 14jährigen eine positive Tuberkulinprobe aufweisen. Es ist anzunehmen, daß infolge der verspäteten Erstinfektion auch ein später Beginn der tuberkulösen Skeleterkrankung zustande kommt. Außerdem ist auf die aktive Schutzimpfung hinzuweisen sowie auf die erfolgreiche Bekämpfung der Rindertuberkulose. Zusätzlich muß noch berücksichtigt werden, daß durch die Kriegs- und Nachkriegsjahre mit ungünstigen äußeren Lebensbedingungen, wie erheblichen körperlichen und psychischen Belastungen, unzulänglicher Ernährung und schlechten Wohnverhältnissen, wobei sich das Vorhandensein von Offentuberkulösen bei der Zusammendrängung in Massenquartieren besonders verhängnisvoll bemerkbar machte, vermehrte Erkrankungen bei Erwachsenen auftraten. Hierdurch hat sich gleichfalls die Erkrankungshäufigkeit zu den höheren Altersstufen hin verschoben.

Inzwischen ist die Erkrankungshäufigkeit der Erwachsenen im Rückgang begriffen, ohne daß man sagen könnte, die Erkrankungsfrequenz der Kinder und Jugendlichen hätte zugenommen. Dies entspricht ganz allgemein der Tatsache, daß die Knochen- und Gelenktuberkulose in den letzten 10 bis 15 Jahren überhaupt eine rückläufige Tendenz zeigt, was u. a. auch darin seinen Niederschlag findet, daß der Anteil der Skelet-Tuberkulose an der Belegung größerer Kliniken inzwischen erheblich zurückgegangen ist. Z. B. ist in der Orthopädischen Landesklinik in Süchteln der Bestand an tuberkulösen Skeleterkrankungen von 50% der Belegung auf 25%, mithin also auf die Hälfte zurückgegangen.

Auffallend ist, abgesehen vom zahlenmäßigen Rückgang der Skelet-Tuberkulose überhaupt, das Zurückgehen bestimmter Krankheitsformen, vor allem derjenigen der kurzen Röhrenknochen. In den älteren Veröffentlichungen steht an erster Stelle aller Krankheitslokalisationen die Spina ventosa, z. B. bei JOHANSSON, auch bei KREMER und WIESE. Heute gehört die spezifische Erkrankung der Mittelhand- und Mittelfußknochen sowie der Finger- und Zehenphalangen dagegen zu den ausgesprochenen Seltenheiten. An erster Stelle steht in allen statistischen Zusammenstellungen die Spondylitis tuberculosa, und zwar überwiegt sie im allgemeinen bei weitem alle anderen Herdbildungen. Dies ist aber schon bei einer Statistik von ALFER aus dem Jahre 1892 der Fall, so daß vermutlich neben der verschiedenen altersmäßigen Zusammensetzung des Beobachtungsgutes in früheren Statistiken auch noch landschaftliche und rassische Einflüsse eine Rolle gespielt haben können. Daß in der Statistik von JOHANSSON die Spina ventosa zahlenmäßig so weit überragt, in den übrigen Zusammenstellungen aber die Wirbelsäule an erster Stelle steht, führen KREMER und WIESE darauf zurück, daß die Spina ventosa-Fälle meist nicht in stationäre Behandlung gekommen seien. Die tuberkulöse Spondylitis steht an erster Stelle in der Statistik von KREMER und WIESE mit 27%. Auch VACCHELLI, CLAIRMONT, WINTERSTEIN und DIMTZA sowie BISCHOFBERGER, ferner die eigenen Zusammenstellungen weisen darauf hin, daß die tuberkulöse Spondylitis mit Vorrang zahlenmäßig an der Spitze marschiert. Neben der Spina ventosa sind offensichtlich auch die Erkrankungen der platten Knochen zurückgegangen. Erkrankungen des Schädels, des Brustbeins und der Rippen werden offensichtlich heute viel seltener beobachtet als noch vor einigen Jahrzehnten. Multiple Lokalisationen stellten JOHANSSON bei 21% und WIESE bei 7,6% der tuberkulösen Kinder fest. JOHANSSON war der Ansicht, daß bei jüngeren Kindern in größerem Umfang multiple Ansiedlungen beobachtet werden als in höherem Kindesalter. KREMER und WIESE meinten, in der Altersstufe zwischen 6 und 15 Jahren diese Tendenz bestätigen zu können. Während unter den Gelenkerkrankungen in den früheren Statistiken die Coxitis an erster Stelle steht, ist nach neueren Erfahrungen die Kniegelenktuberkulose etwas häufiger als die tuberkulöse Erkrankung des Hüftgelenks.

Nach eigenen Beobachtungen zeigt sich bei den Erkrankten, die vor der Skeleterkrankung eine Initial- oder Generalisationspleuritis durchgemacht hatten, eine vermehrte Belastung mit multiplen Skeletherden. Während bei den Nichtpleuritikern multiple Knochen- und Gelenkherde in 10,5% festgestellt wurden, fanden sie sich bei den Pleuritikern in 18%. Auch KOCHS sah bei den Pleuritikern eine stärkere Belastung durch multiple Herde als bei den Nichtpleuritikern. Bei einer größeren statistischen Zusammenstellung des eigenen Krankenmaterials von ca. 1000 Skelet-Tuberkulosefällen fand P. WALTER bei den Nichtpleuritikern multiple Skeletlokalisationen in 24,1%, bei den Pleuritikern dagegen in 28,8%. An einer höheren Belastung der Pleuritiker durch mehrfache Skeletlokalisationen ist daher nicht zu zweifeln.

IX. Komplikationen und Folgekrankheiten

1. Die Meningitis

Die Prognose der tuberkulösen Meningitis hat sich, seitdem die Antibiotica und Tuberculostatica zur Verfügung stehen, gegenüber früher erheblich gebessert. Nach unseren Erfahrungen muß aber darauf hingewiesen werden, daß die tuberkulöse Meningitis, die sich an eine Skelet-Tuberkulose anschließt oder während der stationären Behandlung einer Knochen- und Gelenktuberkulose auftritt, sich als überaus deletär erweist und eine schlechte Prognose hat. Die im Verlaufe einer Skelet-Tuberkulose auftretende Meningitis muß als schwere lebensbedrohliche Komplikation angesehen werden. Daß die Prognose der auf die Skelet-Tuberkulose folgenden Meningitis auch sonst nicht besonders günstig ist, geht aus den Veröffentlichungen von KASTERT, KOCHS, BISCHOFBERGER u. a. hervor. Ein Teil der Gesamtmortalität bei der Knochen- und Gelenktuberkulose geht zu Lasten der Meningitis. Die Prognose dürfte heute für die auf die Skelet-Tuberkulose folgende Meningitis etwas besser sein, weil die neueren Streptomycin-Präparate eine höhere Dosierung erlauben. Wenn durch intensive Behandlung mit Streptomycin und INH die tuberkulöse Meningitis, vor allem ihre ausgedehnte basale Form mit Hirnnervensymptomen nicht genügend therapeutisch zu beeinflussen ist, so kann die Anwendung von 6fach-Methyl-Prednisolon, vor allem von Urbason, unter Umständen lebensrettend wirken, wie wir dies bei einem Kranken erlebt haben. Bei Überleben dieser schweren meningitischen Erkrankungsformen muß mit schweren Defektheilungen, unter Umständen mit völligem Hörverlust, gerechnet werden. Diese schwerwiegenden Endausgänge, die früher nicht zur Beobachtung gelangten, weil die Kranken vorher schon starben, sind dann aber nicht der Streptomycin-Behandlung zur Last zu legen, sondern Folge der meningitischen Erkrankung selbst. Durch die Behandlung mit Streptomycin läßt sich der Ausbruch einer Meningitis nicht verhindern. Dies ergibt sich daraus, daß Fälle beobachtet worden sind, auch bei uns, bei denen es während der Streptomycin-Behandlung zum Auftreten einer meningitischen Erkrankung kam.

Der sogen. Streptomycin-Schutz bei operativen Eingriffen ist gleichfalls als illusorisch zu betrachten. Eine Generalisation bei operativen Eingriffen, die im übrigen extrem selten zur Beobachtung gelangt, kann durch prophylaktische Verabfolgung von Streptomycin-Präparaten nicht verhindert werden. Wir haben deshalb schon seit vielen Jahren von der präoperativen Verabfolgung von Streptomycin zum Zweck der Prophylaxe Abstand genommen.

2. Die Urogenitaltuberkulose

Tuberkulöse Erkrankungen der Harn- und Geschlechtsorgane werden bei einer nicht geringen Zahl von Kranken gleichzeitig bei einer Knochentuberkulose festgestellt. Die Urogenitaltuberkulose muß, genau wie alle anderen spezifischen Organerkrankungen, im Rahmen der Tuberkulose als Gesamtkrankheit gesehen und behandelt werden. Der Charakter als Allgemeinerkrankung ergibt sich schon aus der Tatsache, daß die Herdbildungen sowohl im Skelet wie auch in den Harnorganen, insbesondere in den Nieren, im allgemeinen aus derselben Generalisation stammen, aber meist später manifest werden als die Skeletherde. Als Latenzzeit von der Streuung bis zur Herdbildung wird für die Nieren im allgemeinen eine Zeit von 4 bis 5 Jahren angenommen. Die verschiedene Latenzzeit und das Nacheinander der Herdbildung wird auf eine Organspezifität der verschiedenen Organe zurückgeführt. Dies hindert jedoch nicht, daß bei einer Reihe von Skelet-Tuberkulosen, deren Erkrankungsdauer sich längere Zeit hinzieht, auch eine Urogenitaltuberkulose gleichzeitig in Erscheinung tritt. Es ergibt sich damit die gleiche Forderung, die schon für die Kombinationserkrankungen in Lungen und Skelet herausgestellt wurde, nämlich, daß bei den Kranken mit Skelet-Tuberkulose auch auf tuberkulöse Erkrankungen der Harn- und Geschlechtsorgane gefahndet werden muß.

Was die Erkrankungen im Bereich mehrerer Organe bzw. Organsysteme betrifft, so wird hier auf die Rolle der Pleuritis hingewiesen. Bei den Kranken mit Nieren- und Genitaltuberkulose ist besonders ein hoher Prozentsatz von Pleuritikern nachweisbar, worauf Wegemer und Winkler hingewiesen haben. Bei der Genitaltuberkulose der Frau sollen in über 50% Pleuraveränderungen sowohl anamnestisch wie klinisch nachweisbar sein. Als sogen. „klassischer Verlauf" gilt eine Aufeinanderfolge von erstmaliger Lungenerkrankung in Form eines Primärkomplexes, Pleuritis in Form der sogen. Generalisationspleuritis mit allgemeiner Streuung, Gelenkerkrankung, Spondylitis, Urogenitaltuberkulose. Es muß hier aber nachdrücklich darauf hingewiesen werden, daß die Reihe in diesem zeitlichen Ablauf kein Axiom darstellt, sondern daß es auch, wenngleich in geringerer Zahl, noch genügend Fälle gibt, bei denen die Reihenfolge anders verläuft und eine Urogenitaltuberkulose auch vor den Skeletherden nachweisbar werden kann. Diese Tatsache ist wichtig für die Stellungnahme bei Begutachtungs- insbesondere Zusammenhangsfragen. Die Vorstellung vom sogen. cyclischen Ablauf der Tuberkulose (Ménard) ist nicht mehr als ein Versuch, den Ablauf der Tuberkulose in einem System unterzubringen. In einem Teil der Fälle kommt es zum Auftreten einer Urogenitaltuberkulose, ohne daß jemals eine Skeleterkrankung beobachtet wird.

Genauso wie die Skeletherde entstehen auch die Herdbildungen in der Niere auf hämatogenem Wege bei Bakteriämien, die von den Lungenherden ihren Ausgang nehmen. Der Befall der Niere stammt aus dem gleichen Schub wie die Skelet-Tuberkulose, nur die Manifestation der Nierenerkrankung weist eine längere Latenzzeit auf. Die Nierentuberkulose kann ein- oder doppelseitig auftreten, ebenso kann die eine Niere erst nach der anderen erkranken. Während man früher annahm, daß die Erkrankung der zweiten Niere über eine Erkrankung der Blase retrograd zustande komme, mußte dieser Standpunkt zu Gunsten der heutigen Erkenntnis revidiert werden, daß die Herdbildung in beiden Nieren hämatogen entsteht und lediglich ein Aktivwerden oder eine Ausbreitung derselben in verschiedenen zeitlichen Intervallen vor sich geht. Bei einem großen Teil der männlichen Kranken, die an einer Nierentuberkulose leiden, ist auch eine tuberkulöse Genitalerkrankung vorhanden. Nach BOSHAMER tritt bei 3 von 5 männlichen Patienten mit Nierentuberkulose gleichfalls eine spezifische Genitalerkrankung auf. Auch für die Herdbildungen der Prostata und Samenblasen etc. ist überwiegend eine hämatogene Genese anzunehmen.

Von Interesse ist, daß die tuberkulöse Erkrankung des Urogenitalsystems bei Tuberkulose der Gelenke der unteren Extremitäten häufiger beobachtet wird als bei derjenigen der oberen Gliedmaßen (SCHULZE), sowie bei der Spondylitis in stärkerem Maße als bei der Lokalisation in den anderen Bereichen. Bei der Spondylitis ist die Erkrankung der unteren Brust- und Lendenwirbelsäule in höherem Maße mit einer nachfolgenden Uro-Tuberkulose belastet als die übrigen Wirbelsäulenabschnitte. Hierbei liegt die Annahme besonders nahe, daß die Einstreuung in die unmittelbar benachbarten Gebiete zur gleichen Zeit erfolgt, obwohl, wie allgemein, auch hierbei der Erkrankungsbeginn in beiden Systemen ein größeres zeitliches Intervall aufweist.

Nach unseren Beobachtungen kommt es zu der konsekutiven Nierenerkrankung häufig bei solchen Patienten, bei denen es an Knochen und Gelenken nicht zu einer größeren Zerstörung, sondern nur zu einer leichteren Erkrankung mit verhältnismäßig schneller Reparation gekommen ist, während bei umfangreichen Herdbildungen mit großen Substanzverlusten, Abscessen und Sequestern der Kranke von einer Uro-Tuberkulose meist verschont bleibt. Hierbei spielen sicher allergische und neurale Einflüsse mit, vor allem aber dürfte die allgemeine Abwehrlage eine Rolle spielen. Bei den geringer ausgeprägten Graden von Herdbildungen im Bereich der Wirbelsäule mit nachfolgender Nierentuberkulose ist eine gute lokale Abwehr, aber eine schlechte allgemeine Immunitätslage anzunehmen.

Die Erkrankungen des Urogenitalsystems stehen ihrer Häufigkeit nach hinter den Tuberkulosen von Lungen, Knochen und Haut an 4. Stelle (WILDBOLZ). In wirtschaftlicher Hinsicht ist ihre Bedeutung trotzdem als erheblich zu veranschlagen, da nach BOSHAMER vorzugsweise Personen vom 20. bis 40., nach F. MAY vom 25. bis 45. Lebensjahr von der Nierentuberkulose befallen werden. Besonders verhängnisvoll macht sich bei den spezifischen Nierenerkrankungen bemerkbar, daß sie lange Zeit völlig symptomlos verlaufen können und keinerlei Beschwerden verursachen, so daß manchmal sogar erst die Miterkrankung der Blase zur Aufdeckung der eigentlichen Krankheitsgrundlage führt. In den frühen Stadien kann der Urinbefund lange Zeit völlig normal sein oder so geringfügige krankhafte Beimengungen aufweisen, daß an eine Nierentuberkulose nicht gedacht wird. Nach BOSHAMER werden 85% der Kranken erst durch Erscheinungen seitens der Blase zur Einleitung einer ärztlichen Behandlung veranlaßt. Wegen der besonderen Gefäßversorgung der Nieren kommt es bei der Bakteriämie überwiegend zunächst zu einer Erkrankung der Nierenrinde (MEDLAR und CIBERT) und von hier ausgehend zu einer fortschreitenden Erkrankung der Markanteile. Allerdings ist die Heilungstendenz der primären kleinen Rindenherdbildungen eine verhältnismäßig gute, so daß es häufig nicht zu einer fortschreitenden Nierentuberkulose kommt. Bei schlechter lokaler Abwehrlage und massiven Schüben schreitet dagegen die Erkrankung fort, und es kommt zur typischen Form der chronischen Nierentuberkulose. Von manchen Autoren werden die Herdbildungen in Papillen und Kelchen auch als primär und hämatogen entstanden angesehen (WILDBOLZ und WEGELIN).

Bei begründetem Verdacht auf eine tuberkulöse Erkrankung des Harnsystms muß mit allen Mitteln versucht werden, eine Klärung herbeizuführen. Mit Proben von frischem Morgenurin oder 24-Std-Urin sind Kulturen und Tierversuche anzustellen. Als durchaus beweisend gilt der positive Ausfall des Tierversuches. Hierzu kommen die Funktionsprüfungen nach VOLHARD und REHN-GÜNZBURG sowie die intravenöse Pyelographie und ggf. die cystoskopische Untersuchung mit Prüfung der Farbausscheidung, retrograder Pyelographie und getrennter Untersuchung des Urins beider Nieren mikroskopisch und mit Kultur und Tierversuch. Ob die Ausscheidung von Tuberkelbakterien durch eine gesunde Niere erfolgen kann bei anderweitigen Herdbildungen, ist eine umstrittene Frage. Es sind einzelne Fälle beschrieben worden, bei denen vom pathologischen Anatomen in durch Nephrektomie wegen Tuberkelbakteriurie entfernten Nieren trotz genauester Durchuntersuchung tuberkulöse Herde nicht nachgewiesen werden konnten. Es muß daher angenommen werden, daß in ganz seltenen Fällen tatsächlich eine Bakteriurie durch gesunde Nieren zustande kommen kann, obwohl im allgemeinen die Ausscheidung von Tuberkelbakterien als beweisend für eine tuberkulöse Nierenerkrankung angesehen werden muß.

Bei der Urogenitaltuberkulose muß unter allen Umständen soweit wie möglich eine Frühdiagnose erreicht werden. In zweifelhaften Fällen müssen die einschlägigen Untersuchungen so oft wiederholt werden, bis entweder die tuberkulöse Ätiologie der Erkrankung klargestellt oder mit Sicherheit ausgeschlossen werden kann. Besonders gilt dies für chronische Cystitiden, welche auf die übliche Behandlung nicht genügend ansprechen, vor allem aber auch für Kranke mit anderweitiger Organtuberkulose, wenn nur geringe pathologische Harnbeimengungen vorliegen. Ist das Vorliegen einer Uro-Tuberkulose gesichert, muß, falls nicht schon bekannt, noch nach einer tuberkulösen Erkrankung der Lungen oder des Skelets gefahndet werden, ebenso muß nach einer etwa gleichzeitig bestehenden Genitaltuberkulose geforscht werden. Die mit einer Genitaltuberkulose kombinierte Uro-Tuberkulose ergibt bei Männern nach BOSHAMER eine dreimal so schlechte Prognose wie bei Frauen.

Wie bei den Tuberkulosen der anderen Organe haben sich auch bei den tuberkulösen Erkrankungen des Harntraktes die Behandlungsaussichten durch das Aufkommen der neuen Antituberkulosemittel erheblich gebessert. Die besten Erfolge sind durch Kombination eines Tuberculostaticums mit einem Antibioticum zu erzielen. Am meisten empfiehlt sich hierfür die Verwendung eines Isonicotinsäurepräparates, und zwar Neoteben oder Rimifon mit einem Streptomycinpräparat, vor allem Didrothenat oder Stellamycin. Conteben und Paraminosalicylsäure haben nicht zu ausreichenden Erfolgen geführt. Die intravenöse Dauerinfusionsbehandlung mit PAS-Präparaten hat sich bei der Nierentuberkulose nach unseren Erfahrungen nicht bewährt und verursacht zudem unangenehme Nebenerscheinungen. An Stelle der Tripledrug-Behandlung, die auch das PAS enthält und früher bevorzugt wurde (LJUNGGREN), ist heute der Kombination von Streptomycin und INH der Vorzug zu geben.

Durch die Möglichkeiten der chemotherapeutischen Behandlung ist gegenüber früher die Indikationsstellung zur Nephrektomie eingeengt worden. Insgesamt ist die chirurgische Behandlung der Nierentuberkulose keineswegs überflüssig geworden, ihre Aussichten sind jedoch nach entsprechender längerer Vorbehandlung wesentlich besser geworden. Neben der Anwendung der modernen Antituberkulosemittel ist nach wie vor auch auf eine ausreichend lange Ruhigstellung in Form einer Heilstättenkur großes Gewicht zu legen. Nach operativer Entfernung einer schwer erkrankten Niere können kleinere Herdbildungen in der zweiten Niere durch die Chemotherapie zur Ausheilung gebracht und ebenso leichtere doppelseitige Erkrankungen in ein Inaktivitätsstadium übergeführt werden. Bei den kombinierten Skelet- und Urogenitalerkrankungen müssen im Behandlungsplan die therapeutischen Gesichtspunkte für beide Organsysteme aufeinander abgestimmt werden. Bei Vorliegen einer spondylitischen Erkrankung und einer Urogenitaltuberkulose kann nach entsprechender Vorbehandlung zunächst die operative Ausräumung des Wirbelherdes angezeigt sein, wodurch sich gleichzeitig auch die Prognose der urogenitalen Herdbildungen verbessern lassen kann. Es gibt jedoch auch Fälle, z. B. mit mehrfachen tuberkulösen Wirbelherden, bei denen unter entsprechenden Voraussetzungen eine Nephrektomie dem operativen Eingriff an der Wirbelsäule vorauszugehen hat. Für die Wahl des zweckmäßigsten Vorgehens, auch der Reihenfolge nach, ist eine planvolle Zusammenarbeit zwischen chirurgisch-orthopädischer und urologischer Seite und ein entsprechendes Maß an Erfahrung entscheidend. Einzelheiten hinsichtlich der Diagnostik und Therapie der Urogenitaltuberkulose sind aus den einschlägigen Fachwerken zu entnehmen.

3. Die Nephrolithiasis

Das Nierensteinleiden kommt bei der Knochen- und Gelenktuberkulose so häufig vor, daß man von einer integrierenden Begleit- und Folgeerkrankung sprechen kann. Eine besondere Bedeutung kommt hierbei der Enlastung und Immobilisierung zu.

Boeminghaus und Heusch haben auf die mechanisch ungünstigen Verhältnisse für den Nierenbeckenabfluß bei Rückenlage hingewiesen. Von den mechanischen Faktoren abgesehen, spielt auch die vermehrte Calciumausscheidung eine Rolle, die durch vermehrten Abbau des Knochens durch stärkere Osteoclastentätigkeit bei durch die Immobilisierung erzwungener Muskelinaktivität zustande kommt (Boshamer). Die Hypercalciurie ist noch vermehrt durch Resorptionsvorgänge bei entzündlichen Knochenerkrankungen, z. B. bei der Osteomyelitis und bei der Knochentuberkulose. Ein stärkerer Grad von Mineralsalzverarmung ist bei der spezifischen Gelenkerkrankung meist über ziemlich ausgedehnte Strecken der angrenzenden Knochenpartien röntgenologisch nachweisbar, besonders die französische Schule hat diese „Demineralisation" bei der Knochentuberkulose hervorgehoben. Auch bei Querschnittsgelähmten werden vermehrt Steinbildungen beobachtet, wobei allerdings auch die Infektion der Harnwege ursächlich beteiligt ist. In Deutschland haben zuerst Boshamer und Volkmann auf die vermehrte Steinbildung in den Harnwegen bei Immobilisation wegen Verletzungen und Erkrankungen des Skeletsystems hingewiesen. Interessanterweise wird die Nephrolithiasis in überwiegendem Maße bei Immobilisierung der Wirbelsäule und der Hüftgelenke zusammen mit den Oberschenkeln beobachtet, während sich die Ruhigstellung des Unterschenkelbereiches hierbei nur in geringem Maße auswirkt. Schulze konnte bei der tuberkulösen Erkrankung der Hüftgelenke und der Wirbelsäule in 13,3 bzw. 12,5% Steinbildungen beobachten, während sie bei der gleichen Erkrankung der oberen Extremitäten vermißt wurden. Wir haben bei unserem Krankenmaterial ähnliche Beobachtungen gemacht.

Durch das Nierensteinleiden und die damit verbundenen Beschwerden, insbesondere die Kolikanfälle, wird der Verlauf des tuberkulösen Grundleidens sehr ungünstig beeinflußt und die erforderliche Ruhigstellung nicht selten in Frage gestellt. Andererseits wirkt sich die gerade bei der Spondylitis und Coxitis erforderliche Ruhigstellung und Fixation infolge ihrer langen Dauer überaus ungünstig auf die Lithogenese aus. Wenn auch längst nicht alle Kranken mit Knochen- und Gelenktuberkulose vom Steinleiden befallen werden, weil konstitutionelle und nervöse Einflüsse mit im Spiele sind, so muß doch gerade der Ruhigstellung und Entlastung in Rückenlage aus mechanischen Gründen eine mindestens in starkem Maße mitwirkende ursächliche Einwirkung neben den lokalen Resorptionsvorgängen zugeschrieben werden. Obwohl die eigentliche Ätiologie der Lithogenese bis heute nicht restlos aufgeklärt ist, kann an diesen Zusammenhängen trotz kritischer Stimmen von manchen Seiten nach den Forschungen der letzten Jahrzehnte nicht mehr gezweifelt werden. Die Richtlinien für die Diagnostik und Therapie der Nephrolithiasis müssen aus den urologischen Fachbüchern entnommen werden.

4. Amyloidose und akute Pankreatitis

Die Amyloiderkrankung der inneren Organe ist eine schwere Komplikation, vor allem bei den fistelnden Knochen- und Gelenktuberkulosen mit chronischer Eiterung. An der Erkrankung können Milz, Leber, Nieren, Nebennieren, Darm, Herz und Gefäße beteiligt sein. Die Amyloiderkrankung soll bis zu ihrer Entwicklung nach WALDENSTRÖM 1 bis 2 Jahre benötigen, nach anderen Autoren wesentlich weniger. Die parenchymatösen Organe können dabei eine starke Vergrößerung aufweisen, dies ist aber nicht immer der Fall. Bei der Amyloidnephrose können erhebliche Eiweißmengen im Urin ausgeschieden werden bis zu 20‰. Es können jedoch auch Beimengungen pathologischer Formelemente im Sediment und Albuminurie fehlen oder ganz gering sein (WALDENSTRÖM). Bei geschlossenen Formen der Knochen- und Gelenktuberkulose soll die Amyloidose nur selten, dagegen häufiger bei ausgedehnter chronischer Eiterung auftreten. Bekannt ist ihr Zustandekommen auch bei chronischer fistelnder eitriger Osteomyelitis, bei kavernösen Phthisen und Bronchiektasen. NEUMANN fand bei Kindern mit offenen Lungenphthisen in 78% eine Amyloidose, dagegen bei Knochen- und Gelenktuberkulose nur in 1,1%. KREMER und WIESE fanden gleichfalls eine Amyloiderkrankung bei etwa 1% ihrer Fälle. Die Rückbildungsfähigkeit der Amyloiderkrankung ist umstritten. Leichtere Erkrankungsfälle sollen zu einer Restitutio ad integrum gelangen können, wenn die Eiterung zum Stillstand kommt, in jedem Fall ist die Amyloidose als eine bedenkliche Zusatzerkrankung mit bedrohlicher Prognose anzusehen. Bei schweren amyloidotischen Erkrankungen mit ausgedehnter Beteiligung aller inneren Organe ist jedenfalls mit einer Rückbildung nicht mehr zu rechnen.

Als charakteristich gilt der Nachweis durch Farbstoffschwund bei der Kongorot-Probe nach BENNHOLD. Zur Sicherung der Diagnose wird von manchen Autoren die Laparoskopie mit Gewebsentnahme aus der Leber als unumgänglich angesehen.

Gegenüber früheren Beobachtungen kommt die Amyloidose in den letzten Jahrzehnten bei der Knochen- und Gelenktuberkulose nur noch sehr selten zur Beobachtung. Nach eigenen Erfahrungen liegt sie auch bei den fistelnden Tuberkulosen weit unter 1%. Auch bei den schweren Erkrankungen, die in der Zeit nach dem 2. Weltkrieg zur Beobachtung gelangten, konnte trotz multipler Herdbildungen und massiver Eiterungen eine Zunahme der Amyloidose nicht beobachtet werden. Warum die Amyloidose mit der Zunahme schwerer und komplikationsreicher Skelet-Tuberkulosen nach dem vergangenen Krieg nicht Schritt gehalten hat, ist nicht bekannt. Wir vertreten den Standpunkt, daß bei einem entsprechenden Ausfall der Kongorot-Probe nach BENNHOLD auf die Laparoskopie und Biopsie bei den Skelet-Tuberkulosekranken verzichtet werden sollte. Bei einem Farbstoffschwund von mehr als 70% innerhalb einer Stunde ist eine Amyloidose anzunehmen.

Bei der tuberkulösen Spondylitis wird in manchen Fällen eine akute Pankreatitis mit den bedrohlichen Symptomen einer schweren Baucherkrankung und autoptisch nachweisbaren Fettgewebsnekrosen beobachtet. Das Übergreifen des entzündlichen Prozesses von der erkrankten Partie der Wirbelsäule auf das Pankreas ist dabei naheliegend. Ein letaler Ausgang ist dabei im allgemeinen nicht zu verhindern.

Auf andere Erkrankungen allgemeinen infektiösen Charakters, z. B. Virushepatitis, Grippe u. ä., die auf extrapulmonalen Tuberkuloseabteilungen eine größere Rolle spielen, wird hier nicht näher eingegangen, da diese Erkrankungen nicht in typischer Beziehung zur Knochen- und Gelenktuberkulose stehen.

X. Diagnostik

1. Klinische Untersuchung

Bei der Untersuchung ist die Erhebung einiger Daten aus der Vorgeschichte unerläßlich. Hierzu gehört die Frage nach dem Vorkommen tuberkulöser Erkrankungen in der Familie, da bekannt ist, daß bei tuberkulösen Erkrankungen eine positive Familienanamnese in 25 bis 30% der Fälle vorliegt.

Vor allem ist zu eruieren, ob der Kranke selbst früher schon eine tuberkulöse Erkrankung, besonders ob er eine Pleuritis durchgemacht hat. Des weiteren ist danach zu fragen, ob im Beginn der Erkrankung kürzere oder längere Zeit höhere Temperaturen bestanden haben. Höheres Fieber spricht im allgemeinen gegen eine Tuberkulose und mehr für eine osteomyelitische Ätiologie.

Bei der äußeren Betrachtung des Kranken kann eine blasse Farbe oder starke Untergewichtigkeit auffallen. Nach Gewichtsverlusten innerhalb der letzten Wochen bis Monate muß geforscht werden. Normaler Ernährungszustand oder Übergewicht lassen eine tuberkulöse Erkrankung aber keinesfalls ausschließen.

Bei der Untersuchung sollte grundsätzlich der Patient sich völlig ausziehen, damit auch bei Vorliegen von Beschwerden im Bereich der Extremitätengelenke der Thorax und die Atembewegungen in Augenschein genommen werden können. Dies ist aber auch erforderlich, um den Verlauf und die Beweglichkeit der Wirbelsäule richtig prüfen und den Kranken insgesamt im Stehen und bei der Fortbewegung beobachten zu können. Bei der Angabe bestimmter Beschwerden und Schmerzen muß versucht werden, ein Bild über den Schmerzcharakter, über die Kontinuität oder das zeitweilige Auftreten derselben und die Lokalisation zu gewinnen, ebenso ob Schmerzen nur bei Bewegung oder Belastung oder auch in Ruhe bestehen. Angaben über vermehrte Schmerzhaftigkeit während der Nacht gibt es nicht nur bei tuberkulösen, sondern auch bei rheumatischen Erkrankungen. Nächtliche Knochenschmerzen bestehen auch bei der Lues. Schmerzzunahme wird in den frühen Morgenstunden bei der Arthritis urica (heute selten) beobachtet.

Bei Beschwerden in einem bestimmten Gelenk ist daselbe einer genauen Bewegungsprüfung zu unterziehen, vor allem im Vergleich mit der Gegenseite. Bei der äußeren Inspektion ist auf Schwellungen umschriebener und allgemeiner Art, Erhöhung von Hauttemperatur und Druckempfindlichkeit zu achten. An den unteren Extremitäten ist besonderer Wert auf die vergleichsweise Messung der Beinlänge zu legen. Eine bei der äußeren Beobachtung auffallende Atrophie muß durch genaue vergleichende Messung objektiv gesichert werden. Am Hüftgelenk ist wegen seiner tiefen Lage Hyperthermie nicht nachweisbar. Beim Stehen können sich daraus Hinweise ergeben, daß der Kranke die betr. Seite möglichst entlastet. Beim Gehen des unbekleideten Kranken ist bei einer schon ausgeprägten Erkrankung im allgemeinen leicht erkennbar, welches Gelenk besonders geschont wird. Bei Umfangsdifferenzen der oberen Gliedmaßen muß berücksichtigt werden, ob der Betreffende Rechtshänder ist.

In den frühen Stadien einer tuberkulösen Erkrankung können die Endwerte der Beweglichkeit eingeschränkt sein. Es gibt aber auch bei akuten rheumatischen Schüben eine Einschränkung und Schmerzhaftigkeit der endgradigen Beugung und Streckung, besonders typisch am Kniegelenk.

Schwierigkeiten gibt es vor allem in der Diagnostik früher Erkrankungsstadien bei Kindern und Jugendlichen. Zeitweiliges Hinken, Klagen über Schmerzen und Unlust zum Spielen können zwar Hinweise bilden, sie sind aber nur unbestimmte Anzeichen und können nicht als typisch für eine tuberkulöse Erkrankung angesehen werden. Gerade am Hüftgelenk wird bei Kindern und Jugendlichen des öfteren eine vorübergehende schmerzhafte Bewegungseinschränkung beobachtet, die auf anderen Ursachen beruht (Traumatisierung, unspezifische Entzündungen, Drüsenschwellungen).

Wenn an mehreren Gelenken der gleichen Extremität entzündliche Veränderungen gefunden werden, z. B. am Hüft- und Kniegelenk oder am Knie- und oberen Sprunggelenk, so kann es sich durchaus um eine tuberkulöse Grundlage handeln. Finden sich dagegen die Gelenkveränderungen im Bereich mehrerer Gliedmaßen, so spricht dies mehr für eine unspezifische Ätiologie. Namentlich bei rheumatischen Erkrankungen kann an einem Gelenk ein akutentzündlicher Zustand bestehen, während sich an anderen Gelenken, die schon eine frühere Erkrankung durchgemacht haben, Versteifungen oder Teilversteifungen nachweisen lassen. Hierbei ist besonders auf die Beweglichkeit der Fußwurzelgelenke und der Zehengrundgelenke zu achten.

Bei nicht genügend charakteristischem Befund muß die Untersuchung in kürzeren Abständen wiederholt werden. Bei einer eindeutigen Bewegungseinschränkung kann es empfehlenswert sein, bei dem kranken Kind zunächst häusliche Bettruhe anzuordnen und dann nach einiger Zeit eine erneute Untersuchung durchzuführen. Schwierigkeiten macht im allgemeinen immer die Frühdiagnostik und die möglichst exakte Auswertung auch geringer Befundabweichungen.

Bei Verdacht auf eine tuberkulöse Wirbelsäulenerkrankung liefern Druck- und Klopfschmerz sowie Stauchungsschmerz nicht immer ein charakteristisches Symptomenbild. Besonders zu achten ist jedoch auf Bewegungseinschränkungen im Sinne der Beugung und Streckung, der Seitbeugung und der Rotation. Bewegungsschmerzen und Bewegungseinschränkungen gehören zu den integrierenden Frühanzeichen einer spondylitischen Erkrankung. Bei gürtelförmig ausstrahlenden Beschwerden vom Rücken zum Brustbein hin entlang den Intercostalsegmenten muß auch eine spezifische Wirbelsäulenerkrankung mit in Betracht gezogen werden. Bekannt sind in den Bauchraum projizierte Beschwerden, die zur Annahme einer Appendicitis oder einer anderen akuten Baucherkrankung führen können. Iliosacralerkrankungen können ausstrahlende Beschwerden und Schmerzen in dem betr. Bein hervorrufen. Berücksichtigt werden muß ferner, daß eine spezifische Hüfterkrankung mit Kniebeschwerden beginnen kann, so daß bei anamnestisch angegebenen Kniebeschwerden ohne positiven Befund auch das Hüftgelenk der betr. Seite stets untersucht werden muß. Berücksichtigt werden muß weiterhin, daß die Schmerzempfindung individuell außerordentlich verschieden sein kann, so daß unter Umständen der Bewegungseinschränkung bei der passiven Beweglichkeitsprüfung an den Gelenken diagnostisch der Hauptwert zukommt. Die unterschiedliche Schmerzempfindlichkeit ist wahrscheinlich auch die Ursache dafür, daß ein Teil spondylitischer Erkrankungen während des Frühstadiums unentdeckt bleibt, weil bei den Betreffenden ein nennenswertes Krankheitsbewußtsein fehlt und sie keinen Arzt deswegen konsultieren. Nachdrücklich und mit besonderer Betonung muß immer wieder darauf hingewiesen werden, daß bei uncharakteristischen Symptomen und vieldeutiger Symptomatologie die Untersuchungen so oft wiederholt werden müssen, bis eine spezifische Erkrankung auszuschließen ist. Hierzu muß dem Kranken nachdrücklich gesagt werden, daß er in Intervallen immer wieder sich der Untersuchung zu stellen hat, weil es für die Behandlungsaussichten und für seine Zukunft außerordentlich wichtig ist. Wenn bei wiederholten ambulanten Untersuchungen der Verdacht auf eine tuberkulöse Erkrankung nicht genügend entkräftet werden kann, muß der Patient ggf. stationär untersucht und beobachtet werden. Dies gilt besonders für Kinder und Jugendliche, namentlich für kleinere Kinder, die ihre Beschwerden nicht genügend schildern können.

Ein röntgenologisch im Bereich der Lungen nachgewiesener Primärkomplex ist kein Beweis dafür, daß es sich bei einer Gelenkerkrankung immer um eine tuberkulöse Ätiologie handeln muß. Auch bei einer aktiven Lungentuberkulose können an den Extremitätengelenken rheumatische Erkrankungen in Erscheinung treten, dies muß namentlich bei höheren Altersstufen differentialdiagnostisch mit in Betracht gezogen werden.

Beim Auftreten von Gelenkergüssen, die durch Fluktuation klinisch nachweisbar sind, ist der Gelenkinhalt durch Punktion zu entleeren und einer eingehenden Untersuchung zu unterziehen, wobei es schon makroskopisch auf Farbe, Konsistenz und Menge entscheidend ankommen kann. Neben der einfachen mikroskopischen Untersuchung auf Erythrocyten und Leukocyten kommen bei Verdacht auf Tuberkulose vor allem Kultur und Tierversuch in Frage. Die Durchführung des Tierversuches nimmt im allgemeinen wenigstens 8 bis 10 Wochen in Anspruch. Während dieser Zeit ist bei begründetem Verdacht auf eine tuberkulöse Entzündung unbedingt eine entsprechende Ruhigstellung durchzuführen.

Bei anderweitig nicht hinreichend zu klärender Diagnose kommt die Probearthrotomie in Betracht, bei der ein nicht zu kleines Gewebsstück, unter Umständen auch mehrere Gewebsanteile, die makroskopische Veränderungen aufweisen, entnommen werden sollten. Im allgemeinen sollte die Probearthrotomie so vorgenommen werden, daß das betr. Gelenk auch makroskopisch genügend inspiziert werden kann, zu kleine Schnitte haben hierbei keinen Zweck. Bei tuberkulosepositivem Ausfall der histologischen Untersuchung ist die Diagnose gesichert, bei negativem Ausfall kann aber durchaus der Verdacht einer Tuberkulose bestehen bleiben. Bei frischen tuberkulösen Gelenkerkrankungen ist im allgemeinen eher mit einem positiven feingeweblichen Resultat zu rechnen. Besteht jedoch eine verdächtige Erkrankung schon länger, oder ist bereits durch einige Zeit hindurch antibiotische und tuberkulostatische Vorbehandlung erfolgt, so kann heute überwiegend die histologische Untersuchung tuberkulosenegativ ausfallen (nach eigenen umfangreichen Beobachtungen bei über 60%). Erfahrene Histologen können je nach den Umständen auch dann noch aus bestimmten unspezifisch-entzündlichen Veränderungen den Verdacht auf eine vorangegangene Tuberkulose äußern. Ein Teil des entnommenen Probematerials kann für den Tierversuch mit intraperitonealer Transplantation benutzt werden. Diese Methode ist zwar aufwendig, aber bei sonst nicht zu klärender Diagnose durchaus in Betracht zu ziehen. Bei negativem Ausfall der histologischen Untersuchung gelingt im allgemeinen auch die bakteriologische Sicherung der Diagnose nicht. Dies gilt auch für die Typendifferenzierung zwischen Typus humanus und Typus bovinus.

2. Die Bedeutung der Tuberkulinreaktion

Der Wert der Untersuchung der Tuberkulinreaktionen ist abhängig vom Alter des Patienten. Bei jüngeren Altersstufen, etwa bis zum Berufsalter, kann heute die Tuberkulinreaktion negativ ausfallen, während noch vor Jahrzehnten fast 100% aller 14jährigen tuberkulinpositiv waren. Beim Erwachsenen ist der negative Ausfall auch heute noch als selten anzusehen und dann unter Umständen ein wichtiger Hinweis. Der negative Ausfall der Tuberkulinreaktion beim Kinde und Jugendlichen spricht gegen eine Tuberkulose, sofern nicht gerade die tuberkulinnegative Phase vorliegt oder soeben Masern überstanden wurden. Eine miliare Aussaat, bei der die Tuberkulinreaktion auch negativ ist, kommt hier differentialdiagnostisch nicht in Betracht.

Der positive Ausfall der Tuberkulinreaktion besagt nur, daß eine tuberkulöse Infektion stattgefunden hat, beweist aber nicht unter allen Umständen den tuberkulösen Charakter einer Knochen- und Gelenkerkrankung. Lungenaufnahmen sind dann auch erforderlich wegen der Frage des Primärkomplexes oder einer aktiven Lungenerkrankung. Bei einer floriden Skelet-Tuberkulose fällt aber im allgemeinen die betr. Tuberkulinreaktion besonders stark tuberkulosepositiv aus, so daß sich hieraus doch manchmal diagnostische Aufschlüsse gewinnen lassen.

Von den Tuberkulinprüfungen nach Mendel-Mantoux, Moro, Petruschky, Pirquet sind für die diagnostischen Zwecke bei der Knochen- und Gelenktuberkulose die Proben nach Petruschky oder nach Pirquet am zweckmäßigsten, weil hierbei Kontrollmarken an der Haut angebracht werden, wodurch die Ablesbarkeit erleichtert wird.

3. Die Laboratoriumsuntersuchungen

Die einfachste Untersuchungsmethode ist die Feststellung der Blutkörperchensenkung. Ihre Werte können von ganz niedrigen Zahlen über geringe Beschleunigungen bis zu extrem hohen Geschwindigkeiten reichen. In einer großen Zahl der Erkrankungsfälle sind die Werte so niedrig, daß sie keinerlei Hinweise für das Bestehen einer Knochentuberkulose geben. Wenn die Werte anfangs eindeutige Beschleunigungen aufweisen, was auf stärkere entzündliche Vorgänge, u. a. auch im Sinne der perifokalen unspezifischen Entzündung hinweist, so ist ein allmähliches Abfallen der Senkungswerte als prognostisch günstig anzusehen. Nicht selten ergibt sich bei der Aufhebung der Immobilisierung und Entlastung ein erneuter Senkungsanstieg. Daß die Blutsenkung lange Zeit oder während des ganzen Krankheitsverlaufes normale Werte aufweisen kann, hat bereits Pitzen 1929 festgestellt. Eine Ergänzung der Blutsenkung bildet die Knüchelsche Serumreaktion. Dieselbe zeigt in stärkerem Maße als die Blutsenkung einen Anstieg der Werte bei zunehmender Belastung und bei allmählich eintretender Stabilisierung einen Abfall der Werte. Für die eigentliche Diagnostik können wir allerdings der Knüchelschen Serumreaktion keine größere Bedeutung beimessen als der Blutkörperchensenkung. Wenn nach längerer Zeit normaler oder subnormaler Werte die Blutkörperchensenkung einen plötzlichen steilen Anstieg aufweist, so kann dies auf Super- oder Mischinfektion hinweisen. Das Blutbild ergibt diagnostisch keine Hinweise auf das Bestehen einer Knochen- und Gelenktuberkulose, für Abwehr, Verlauf und Prognose kann es jedoch gewisse Aufschlüsse liefern. Im Beginn der Erkrankung findet sich nicht selten eine Anämie mit vermindertem Erythrocyten- und Blutfarbstoffgehalt. Bei der Differenzierung des weißen Blutbildes gilt eine ausgeprägte Lymphocytose als prognostisch günstig, besondern dann, wenn sie während der Behandlung nach anfänglicher Lymphopenie erst auf höhere Werte ansteigt. Eine Vermehrung der weißen Blutkörperchen insgesamt ist hinsichtlich des Verlaufes sicher auch als günstiger zu bewerten als eine Leukopenie. Eine Linksverschiebung im weißen Blutbild, die sich allmählich zurückbildet, gilt als günstig für den Verlauf der Erkrankung.

Die Werte des Weltmannschen Coagulationsbandes sind abhängig vom Albumin-Globulin-Quotienten, wobei der Ablauf allgemein-entzündlicher Veränderungen eine Rolle spielt, wodurch aber über den spezifischen oder nicht spezifischen Grundcharakter der Entzündung nichts ausgesagt werden kann. Bei den chronischen Entzündungen, wie der Tuberkulose, kann das Weltmannsche Coagulationsband verlängert sein.

Elektrophoretisch kann bei der Skelet-Tuberkulose der Albumingehalt des Serums vermindert, der Globulingehalt vermehrt sein. Bei schwerem Krankheitsverlauf können die Globulinfraktionen weiter zunehmen. Größere Bedeutung kommt der Elektrophorese jedoch zu bei Tumoren, vor allen Dingen beim Vorliegen eines Plasmocytoms.

Der Untersuchung der sauren und alkalischen Serumphosphatase soll bei der Knochen- und Gelenktuberkulose eine gewisse diagnostische Bedeutung zukommen. Zu einer breiteren Anwendung der Untersuchungsmethode für diese Zwecke ist es bisher nicht gekommen.

4. Die Röntgenuntersuchung

Die wichtigste Ergänzung des klinischen Befundes bildet die Röntgenuntersuchung. Bei der Skelet-Tuberkulose gibt es jedoch keine röntgenologische Frühdiagnostik. Die charakteristischen Veränderungen setzen erst nach einer Reihe von Wochen ein. Oft dauert es auch Monate und je nach dem Sitz der Erkrankungsherde unter Umständen auch 1 bis 2 Jahre. Die röntgenologische Erfassungsmöglichkeit ist abhängig von der Strahlendurchlässigkeit bzw. der Schattendichte der zu durchstrahlenden Knochen- oder Weichteilpartien. Bei Herdbildungen ist sie abhängig von der Herdgröße.

Da bei der Knochen- und Gelenktuberkulose die röntgenologische Symptomatologie im strengeren Sinne zur Spätdiagnostik gehört, kommt es zuerst und entscheidend auf die klinische Untersuchung und Diagnose an. Außerdem ist die röntgenologische Diagnostik nur im Zusammenhang mit den klinischen Symptomen und unter Berücksichtigung der einzelnen klinischen Abweichungen verwertbar.

Die ersten Anzeichen, die röntgenologisch in Erscheinung treten, bestehen in einer Entkalkung des Knochens, der sogen. knöchernen Atrophie, die sich im Bereich des Erkrankungsherdes und um denselben herum entwickelt. An den Gelenken betrifft sie in der Hauptsache die gelenknahen Knochenpartien und greift erst allmählich auf den Schaft über. Vor allem macht sich die Entkalkung im Bereich der Epi- und Metaphysen bemerkbar und kann hier verhältnismäßig scharf begrenzt sein. Dies findet man besonders bei Kindern und Jugendlichen. Hand in Hand mit der knöchernen Atrophie kann eine zunehmende Schattenverdichtung der Weichteile, vor allem der Gelenkkapsel, einhergehen, was besonders bei Kindern und Jugendlichen und vor allem an Hüft- und Kniegelenken beobachtet werden kann. Diese vermehrte Schattengebung der Kapsel ist auf ihre entzündliche Verdickung zurückzuführen. Bei den synovialen Erkrankungsformen, vor allem am Kniegelenk, kann es bei längerem Bestehen zu scharf abgegrenzten Defektbildungen an den Randpartien kommen. Dies macht sich namentlich an den Randpartien der Tibia- und Femurgelenkfläche bemerkbar.

Beim Fortschreiten der Erkrankung kommt es im Bereich der Gelenke zu einer Gelenkspaltverschmälerung, die durch den Abbau der knorpeligen Gelenkflächen zustande kommt. Im Anschluß hieran kann es zu einer Zerstörung der subchondralen Knochenzonen und bei schwerer knöcherner Zerstörung zu einer Längenverkürzung der Gliedmaße, bei asymmetrischem Knochenabbau zu Fehlstellungen kommen, und zwar entweder zu Knickungen des Achsenverlaufes oder zu Subluxationen und Luxationen. Am Hüftgelenk können Zerstörungen des Pfannendaches zur pathologischen Luxation führen, die während des Verlaufes nicht selten übersehen wird und später nicht mehr zu beseitigen ist.

Knöcherne Herdbildungen können sich in der Nähe der Gelenke in Form rundlicher oder ovaler oder unregelmäßig begrenzter Aufhellungen bemerkbar machen, gelegentlich mit Sequesterbildungen. Die Höhlenbildungen im Knochen werden erst dann deutlich, wenn ihre Wandungen eine gewisse Schattenverdichtung aufweisen. Bei der Tomographie können die parartikulären Knochenkavernen eine wesentlich bedeutendere Größe aufweisen als auf den Summationsaufnahmen. Zur operativen Eröffnung und Ausräumung kann die Tomographie in 2 Ebenen zwecks Lagebestimmung unerläßlich sein.

Bei der Gelenktuberkulose wurde eine Qualitätsdiagnostik im Sinne der Abtrennung einer produktiven und einer käsigen Form bereits 1923 von Flesch-Thebesius und nach ihm von Kremer 1926 versucht. Später hat Gardemin am Hüftgelenk versucht, die beiden Formen voneinander zu trennen. Bis heute muß jedoch daran festgehalten werden, daß es bei der Knochen- und Gelenktuberkulose nicht möglich ist, in diesem Sinne eine Qualitätsdiagnostik zu betreiben und den einzelnen anatomischen Formen bestimmte Röntgensymptome zuzuordnen. Hierbei ist zu berücksichtigen, daß auch pathologisch-anatomisch produktive und käsige Formen sich überschneiden und ineinander übergehen, worauf besonders RANDERATH hingewiesen hat. Es kommt auch nicht nur bei den produktiven, sondern auch bei den käsigen Formen bei genügend langem Verlauf zu einer schweren knöchernen Zerstörung. M. LANGE, LINDEMANN u. a. haben die Möglichkeit einer solchen Qualitätsdiagnostik bestritten. Auch die eigenen Erfahrungen sprechen eindeutig dagegen, daß es möglich ist, produktive und exsudativ-käsige Verlaufsformen röntgenologisch gegeneinander abzugrenzen. Insbesondere für das Hüftgelenk haben GLAUNER und MARQUARDT diese Möglichkeit ebenfalls verneint.

Bei den tuberkulösen Wirbelsäulenentzündungen kommt es im Anfang zu einer knöchernen Atrophie der Deckplatten und der angrenzenden Wirbelkörperpartien. Die dann röntgenologisch nachweisbare Verschmälerung des Intervertebralraumes entspricht der Gelenkspaltverschmälerung an den Gelenken. Sie kommt zustande durch die Einschmelzung und den Abbau des Nucleus pulposus und tritt häufig in Erscheinung, bevor irgendwelche Herdbildungen im Bereich der Wirbelkörper sichtbar werden. Die zu den röntgenologischen Frühzeichen gehörende Erniedrigung des Zwischenwirbelraumes hat zu der irrigen Ansicht geführt, daß hier der erste Ansiedlungspunkt des tuberkulösen Prozesses lokalisiert sei, in Wirklichkeit beginnt derselbe jedoch deckplattennahe im Wirbelkörper selbst. Befallen werden im allgemeinen wenigstens immer 2 Wirbelkörper, da die Herdbildungen regelmäßig mit Zerstörung der Bandscheibe auf den nächst höher oder nächst tiefer gelegenen Wirbelkörper übergreifen. Bei ungünstigem Verlauf können von der Erkrankung noch wesentlich mehr als nur 2 Wirbelkörper ergriffen und teilweise zerstört werden. Bei ausgedehnterer Zerstörung kommt es regelmäßig zu einem Gibbus, da die Zerstörung ventralseitig stets die größten Ausmaße annimmt. Bei ausgedehnten Herdbildungen können einzelne Wirbelkörper so hochgradig zerstört werden, daß dorsalwärts nur noch ein kleiner dreieckiger Restschatten übrig bleibt, in extremen Fällen aber auch ganze Wirbelkörper völlig schwinden, was dann nur noch durch die übriggebliebenen Wirbelfortsätze und Rippen erkennbar ist. Bei der häufig beobachteten asymmetrischen Zerstörung in der Frontalebene kommt es zu einer Achsenknickung oder sogen. Lateralverschiebung, die in der Folge eine kurzbogige oder je nach Umfang und Sitz der Zerstörung auch großbogige Skoliose hervorrufen kann. Abscesse werden entweder durch Abhebung und Verdrängung der Längsbänder oder durch zunehmende Schattendichte ihrer Kapsel sichtbar. Im Dorsalabschnitt der Wirbelsäule haben die Absceßbildungen häufig eine kugelige oder ovale Form. Im Lumbalbereich kann der normalerweise sichtbare Psoasschatten durch einen Senkungsabsceß entweder verdrängt und nach lateral vorgebuckelt oder durch Überlagerung des Abscesses unsichtbar werden. Schattenverdichtungen der Längsbänder können im Bereich der Wirbelsäule auch ohne Absceßbildung deutlich hervortreten. Bei prävertebraler Absceßbildung kann es zur sogen. Spondylitis anterior superficialis kommen, welche sich durch ventrale Arrosion und partielle knöcherne Zerstörung der Wirbelkörpervorderanteile bemerkbar machen kann. Bei lange bestehenden Senkungsabscessen kann es infolge Eindickung des Inhalts zu einer Verkreidung und Verkalkung und damit guten Röntgensichtbarkeit kommen. Gelegentlich finden sich Abscesse gut sichtbar als spindelige Anhangsgebilde einzelner Wirbelkörper. Beim Vorhandensein von Fisteln ist die Darstellung ihres Verlaufs durch Füllung mit dünnflüssigen Röntgenkontrastmitteln angezeigt, um festzustellen, ob ein Zusammenhang mit Knochenherden, z. B. Wirbelkörperkavernen, besteht oder ob es sich um reine Weichteilabscesse handelt. Beim Verdacht auf eine Wirbelkörpertuberkulose oder bei schon nachgewiesener Herdbildung ist die Ergänzung der Übersichtsaufnahmen durch Schichtbilder stets zweckmäßig, da hierdurch häufig hinsichtlich der Herde eine beträchtlichere Größe oder eine andere Richtung der Ausdehnung nachgewiesen werden können. Zum Zwecke operativen Vorgehens ist vorherige Tomographie in beiden Ebenen angezeigt, um die Herdbildungen genauer zu lokalisieren.

Bei nachgewiesener Herdbildung muß die Wirbelsäule unbedingt im ganzen untersucht werden, da nicht selten mehrfache Herde beobachtet werden, die aber im allgemeinen einen verschiedenen Aktivitätsgrad aufweisen. Bei multiplen Herdbildungen kann die Zerstörung im Bereich des einzelnen Herdes auffallend gering sein (Etagenspondylitis). Schwierigkeiten gibt es bei der Röntgendiagnostik tuberkulöser Herdbildungen vor allem am cervico-dorsalen und am lumbosacralen Übergang. Hier ist ohne gute Schichtaufnahmen unter Umständen lange Zeit keine sichere Diagnose möglich. Die Erkrankungen des Lumbosacralüberganges können auch dann noch große Schwierigkeiten bereiten, besonders wenn es sich um nicht sehr ausgedehnte Herdbildungen handelt. Ein von hier ausgehender Absceß kann lange Zeit das einzige greifbare Symptom bleiben. Zur richtigen Auswertung der Röntgenaufnahmen der Wirbelsäule ist eine entsprechende Erfahrung erforderlich. Vor allem betrifft das auch die Deutung der Tomogramme. Eine falsche Beurteilung kann verhängnisvolle Folgen nach sich ziehen.

Knöcherne Atrophie und Zwischenwirbelraumverschmälerung sind Anzeichen für eine entzündliche Erkrankung und nicht beweisend für den tuberkulösen Charakter der Grunderkrankung. Erkrankungen anderer infektiöser Grundlagen können ähnliche Befunde aufweisen wie die spezifische Erkrankung. Bei Zerstörung oder Erniedrigung einzelner Wirbelkörpr mit Erhaltung der Intervertebralräume müssen differentialdiagnostisch andere Krankheitsbilder diskutiert werden, eine tuberkulöse Erkrankung ist dann auszuschließen.

Von einigen Autoren (Malluche u. a.) ist behauptet worden, daß die Röngenveränderungen bei der tuberkulösen Spondylitis oft der klinischen Diagnostizierbarkeit vorangehen könnten. Dieser Ansicht muß mit aller Entschiedenheit widersprochen werden. In Wirklichkeit ist es genau umgekehrt, die klinischen Symptome sind die eigentlichen Frühzeichen, auf sie kommt es entscheidend an, dann erst folgen die Röntgenveränderungen. Entscheidend ist hierfür eine exakte klinische Untersuchung und Beobachtung. Es gibt allerdings spondylitische Herdbildungen, die in einem abgelaufenen Stadium zufällig aus Anlaß einer anderen Untersuchung als Nebenbefunde entdeckt werden. Dies beruht aber nicht darauf, daß die röntgenologische Erfaßbarkeit der klinischen vorangeht, sondern darauf, daß Schmerzen und Beschwerden bei der Spondylitis individuell außerordentlich verschieden sein können und ein Teil der Patienten bei nicht sehr ausgeprägten Symptomen keinen Arzt konsultiert, ein gewisser Teil entgeht der Entdeckung sicher auch auf Grund mangelhafter klinischer Diagnostik.

Im reparativen oder Heilungsstadium kommt es zu einem Rückgang der knöchernen Atrophie und zu einer Zunahme der Schattendichte, was sich in einem stärkeren Hervortreten der Trabekelstruktur im Bereich der knöchernen Gelenkenden und einer Randsklerose der Defektbildungen und Zerstörungsherde bemerkbar macht. Bei knöchernen Gelenkflächen kann es zu einer spontanen Synostose kommen. Im Bereich der Wirbelkörperherde wird eine knöcherne Verblockung zwischen teilzerstörten Wirbelkörperpartien unter entsprechender Gibbusbildung häufig beobachtet. Bei Erhaltenbleiben von Bandscheibenteilen kann eine Verklammerung teilzerstörter

Wirbelkörper durch Verknöcherung der Längsbänder und Knochenneubildung von den Randleisten her zustande kommen. Trotz Verblockung oder paravertebraler teilweiser Blockbildung können noch aktive und ausgedehnte Zerstörungsherde in Form von Wirbelkavernen vorhanden sein. Abscesse und Fistelbildungen können bei Kontrastdarstellung den Zusammenhang mit solchen Herden nachweisen lassen. Nach operativen Eingriffen, z. B. Resektionen, Arthrodesen und Herdausräumungen, ist eine laufende röntgenologische Kontrolle erforderlich, um die fortschreitende Besserung in Form einer Zunahme der Schattendichte sowie der knöchernen Durchbauung an operativ versteiften Gelenken oder einer sich anbahnenden Blockbildung bei Wirbelherden zu erkennen. Verwertbare Vergleiche mit den vorherigen Aufnahmen sind aber nur möglich bei einwandfreier Technik, inbesondere Berücksichtigung gleicher Lagerung des Patienten, gleicher Belichtung und gleicher Röhrenabstände, da sonst Besserungen oder Verschlechterungen des Befundes vorgetäuscht werden, die in Wirklichkeit nicht vorhanden sind. Bei der Tomographie sind nur die gleichen Schichtebenen miteinander vergleichbar. Bei a.p.-Aufnahmen von Gelenken auf einem Bild muß besonders auf völlig symmetrische Lagerung geachtet werden, da sonst z. B. am Hüftgelenk fälschlich eine Atrophie oder an einem Kniegelenk unter Umständen eine Gelenkspaltverschmälerung vorgetäuscht werden kann. Diese Forderungen erscheinen zwar selbstverständlich, jedoch hat eine vieljährige Erfahrung gezeigt, daß gegen derartige Grundsätze häufig verstoßen wird, wodurch die Verwertbarkeit der Bilder stark eingeschränkt und die Diagnostik behindert wird.

XI. Behandlung

1. Konservative Behandlungsformen

a) Die Ernährungsbehandlung

Die Besserung der Behandlungsaussichten der Knochen- und Gelenktuberkulose durch die neuen Tuberkulosemittel hat es mit sich gebracht, daß den Fragen der Ernährung bei dieser Erkrankung nicht mehr die gleiche Bedeutung beigemessen wird wie noch vor 20 bis 30 Jahren. Im allgemeinen kommt es beim Ausbruch einer tuberkulösen Infektion, ebenso aber auch beim Befall einzelner Organe, zu einem Absinken des Körpergewichtes oder auch einem förmlichen Gewichtssturz, z. B. bei der Spondylitis. Ein vermehrter Abbau von Körpersubstanz tritt ebenfalls auf bei fieberhaftem Verlauf, besonders aber auch bei stark sezernierenden Fisteln und bei Abscessen infolge des Eiweißverlustes.

Eine schwerwiegende Verschlechterung der gesamten Wirtschaftslage innerhalb eines Landes führt erfahrungsgemäß nicht nur zu einem Ansteigen der Tuberkulosemorbidität, sondern auch zum Auftreten schwerwiegender und komplizierter Tuberkuloseabläufe, so daß in diesen Zeiten eine größere Zahl ernährungsmäßig herunter gekommener und kachektischer Kranker beobachtet wird. Diese Dinge waren in Deutschland in typischer Weise nach 1918 und nach 1945 an einem umfangreichen Krankenmaterial zu beobachten. Die in diesen Zeiten für Tuberkulosekranke vorgesehenen Ernährungszulagen waren charakteristisch für den allgemeinen Nahrungsmangel, aber zu der damaligen Zeit im Rahmen der Behandlung der Tuberkulosekranken häufig völlig unzulänglich.

Bekanntermaßen besteht bei vielen Tuberkulosekranken nicht nur eine hochgradige Untergewichtigkeit und in die Augen springende Abmagerung, die ja der Erkrankung die Bezeichnung einer Phthise, eines Schwundes, eingebracht hat, sondern auch ein schweres Darniederliegen der Nahrungsaufnahme. Nicht nur bei offenen und kavernösen Lungenphthisen, auch bei schwer verlaufenden Knochen- und Gelenktuberkulosen mit Fisteln und Abscessen kann eine so hochgradige Anorexie bestehen, daß der Kranke hierdurch schwer gefährdet wird und für die weitere Behandlung die größten Schwierigkeiten bestehen. Bei schwer inanierten Kranken kann andererseits der Umschwung im Verlaufe des Krankheitsbildes nicht selten zunächst an einer Steigerung der Appetenz und Zunahme des Körpergewichtes abgelesen werden.

Die Kranken neigen häufig zu der Auffassung, daß die Krankheit nur durch die Zufuhr von großen Mengen sehr calorienreicher Nahrung mit Aussicht auf Erfolg bekämpft werden könne. Sie betrachten deshalb nicht selten, insbesondere bei sehr langem Krankenhausaufenthalt, die während der stationären Behandlung verabfolgte Verpflegung mit sehr kritischen Blicken oder beurteilen sie als minderwertig oder unzulänglich. Aus diesem Grunde lassen sie sich häufig von ihren Angehörigen noch zusätzlich hochwertige Lebensmittel und Delikatessen mitbringen, von denen sie dann selbst oft gar keinen Gebrauch machen können. Es stößt nicht selten auf große Schwierigkeiten, der Unvernunft der Kranken oder auch ihrer Angehörigen zu steuern. Hierbei muß darauf hingewiesen werden, daß Speisen und Eßwaren, die an Tuberkulosekranke ausgegeben, aber nicht verzehrt worden sind, auch wenn sie unberührt geblieben sind, anderen Kranken nicht mehr verabfolgt werden dürfen, sondern der Tierverwertung zugeführt werden müssen. Hierdurch kommt es oft zu einer Vergeudung hochwertiger Lebensmittel, die in Wahrheit nicht vertretbar ist und die in einem grotesken und beklagenswerten Gegensatz zu dem Nahrungsmangel der wirtschaftlichen Notjahre steht. Nicht selten beobachtet man, daß unvernünftige Kranke, wenn sie in gebessertem Zustand aufstehen und sich fortbewegen können, Teile der Verpflegung einfach fortwerfen, z. B. größere Mengen trocken gewordener Brotschnitten aus den Krankenhausfenstern, was nach unserer Auffassung nicht nur eine verächtliche Herabwürdigung des täglichen Brotes darstellt, sondern auch das Auftreten von Ungeziefer, wie Ratten und Mäusen, unmittelbar um die Krankenhausanlage herum begünstigt.

Es versteht sich wohl von selbst, daß die ärztliche Führung aus disziplinarischen Gründen sich hier um die Einzelheiten bekümmern und Mißbräuche mit psychologischem Geschick, aber auch mit der nötigen Energie abstellen muß.

Über die Zusammensetzung der Nahrung aus den drei Grundstoffen Eiweiß, Fett und Kohlehydrate gehen die Ansichten auseinander. Wegen des Eiweißabbaues wurde früher vor allem eine eiweiß- und fettreiche, aber kohlehydratarme Nahrung bevorzugt. In den Jahren zwischen 1870 und 1880 beschäftigte sich insbesondere Brehmer mit Ernährungsfragen bei Lungenkranken und verabfolgte vorwiegend eine eiweißreiche Nahrung. Bei Tierversuchsreihen kamen Thomas, Hornemann und Weichert zu der Ansicht, daß durch eine eiweiß- und fettreiche Ernährung eine Schutzwirkung gegenüber der tuberkulösen Infektion erzeugt, daß aber durch Kohlehydrate die Ausbreitung der Erkrankung gefördert würde.

Gerade bei der Skelet-Tuberkulose stand lange Zeit wegen der knöchernen Entkalkungszonen die Mineralsalzverarmung im Mittelpunkt der Aufmerksamkeit. Es wurden Mineralsalzgemische zusammengestellt, wobei man besonders auf Anteile von Kalk, Arsen und Phosphor bedacht war. Es erscheint jedoch zweifelhaft, ob durch die Zufuhr größerer Mengen von Mineralsalzen wirklich die Reparationsvorgänge bei der Skelet-Tuberkulose beschleunigt werden können. Wegen der gleichzeitigen Chlorverarmung wurde einerseits Kochsalzzufuhr empfohlen, andererseits aber auf eine kochsalzarme oder sogar kochsalzfreie Diät Wert gelegt. Übermäßiger Kochsalzgenuß ist zweifellos unzweckmäßig und sollte unbedingt vermieden werden, der Standpunkt gewisser Kreise der Naturheilkunde, daß Kochsalz in jeder Menge als schädlich anzusehen sei, ist aber sicher einseitig und übertrieben, besonders wenn bestimmte Krankheiten oder Krankheitsgruppen als Folgeerscheinungen des Kochsalzgebrauches überhaupt angesehen werden. Auch Gerson hat seinerzeit die Beschränkung der Kochsalzzufuhr bei seiner Tuberkulosediät propagiert, weil er von der Vorstellung ausging, daß durch vermehrte Alkalizufuhr die Säuerung im Stoffwechsel der Tuberkulosekranken neutralisiert und die Harnsäuerung den Verhältnissen beim Gesunden angeglichen werden könne. Diese Vorstellung hat sich jedoch als nicht haltbar erwiesen. Was die Wirksamkeit der Diät nach GERSON, HERRMANNSDORFER und SAUERBRUCH (GHS) betrifft, so ist nach der Feststellung von HERRMANNSDORFER darauf hinzuweisen, daß der Effekt dieser Kostform nicht auf alkalisierenden Potenzen beruht.

Nach jahrelangen Untersuchungen hat HERRMANNSDORFER die GHS-Diät in ihrer endgültigen Form zusammengestellt. Hierbei wurde besonderer Wert gelegt auf eine Zusammenstellung von calorienreichen Nahrungsmitteln unter Berücksichtigung von Nährstoffen, die entweder wenig oder gar nicht einem Kochprozeß unterworfen werden müssen, um einen hohen Vitamingehalt der Nahrung zu sichern. Die Verabreichung von Konserven soll dabei möglichst vermieden werden. Die GHS-Diät enthält außerdem nur das in den Bestandteilen natürlich vorkommende Kochsalz, bei der Zubereitung wird kein weiteres Kochsalz zugesetzt. Der Kochsalzmangel bei dieser Ernährungsform stößt aus Geschmacksgründen bei den Kranken häufig auf Ablehnung. Mit Recht hat aber HERRMANNSDORFER darauf verwiesen, daß die Gewöhnung hierbei eine große Rolle spielt und daß bei entsprechender ärztlicher Führung und Beeinflussung die Kranken sich auf diese Diätform umstellen. Die ärztliche Seite ist jedoch hierbei auf eine besondere Ausbildung und entsprechende Fähigkeiten des Diätküchenpersonals angewiesen, da sich unter Verwendung von Gewürzkräutern und kochsalzfreien Gewürzen (Curtasal, Citrofin) das fehlende Kochsalz in den Speisen ohne weiteres ersetzen läßt.

Es ist sicher, daß die von HERRMANNSDORFER an seiner Ernährungsabteilung in Berlin unzweifelhaft erzielten Erfolge bei gewissen Formen von Lungentuberkulose, wie auch bei extrapulmonalen Tuberkulosen weitgehend an die von ihm aufgebaute Organisation gebunden waren und sich anderweitig nur schwer reproduzieren lassen.

SCHÜLLER hat seinerzeit mit der GHS-Diät gleichfalls bei Knochen- und Gelenktuberkulosen über gute Erfolge berichten können, auch SCHÖNBAUER hat sich über den therapeutischen Wert dieser Diätform positiv geäußert.

Die Verwendung des von HERRMANNSDORFER angegebenen Salzgemisches Mineralogen führte nach Untersuchungen von BREHMER und SCHÜLLER nicht zu überzeugenden Erfolgen.

Die Durchführung der GHS-Diät ist wegen ihrer hochwertigen und calorienreichen Bestandteile mit möglichst viel frischer Nahrung sehr teuer, namentlich im Winter. Eine vor Jahren von uns durchgeführte Überprüfung hinsichtlich der Preisgestaltung hat ergeben, daß der Verpflegungssatz dadurch stark ansteigt. Weitere Schwierigkeiten ergeben sich dadurch, daß die GHS-Diät nur bei einer größeren Zahl von Kranken gemeinsam durchgeführt werden kann und daß entsprechende Überwachung und Kontrolle sichergestellt werden muß, damit nicht etwa uneinsichtige Kranke nebenbei sich andere zusätzliche Nahrungsmittel oder zusätzliche Kochsalzmengen verschaffen oder von Besuchern zugeführt bekommen. Jedenfalls ist dringend davon abzuraten, bei einzelnen Kranken auf extrapulmonalen Tuberkuloseabteilungen nach Scheitern oder ungenügendem Erfolg anderer Therapie einen Versuch mit GHS-Diät zu unternehmen.

In der Pädiatrie sind die Erfahrungen mit der GHS-Diät offensichtlich negativ verlaufen, worüber BIRK, BRÜGGER und CATEL berichtet haben. Für das Erwachsenenalter ist aber zweifellos anzunehmen, daß mit der GHS-Diät bei extrapulmonalen Tuberkulosen, besonders bei der Knochen- und Gelenktuberkulose, therapeutische Erfolge zu erzielen sind, wenn die entsprechenden Voraussetzungen vorliegen.

Heute wird im allgemeinen Wert gelegt auf eine calorisch ausreichende Ernährung der Tuberkulosekranken, wobei die Nahrung ausreichend Eiweiß und Kohlehydrate, aber nicht zu viel Fett enthalten soll. Als Kostmaß wird eine Durchschnittsrichtzahl von 3000 Calorien angenommen (ICHOK). Zu achten ist auf eine ausreichende Zufuhr von Mineralsalzen und Vitaminen. Es sollte also möglichst viel Salat,

Gemüse und Obst in der Verpflegung enthalten sein. Man ist aber längst davon abgegangen, die Kranken übermäßig zu ernähren oder geradezu zu mästen, da ein hochgradiges Ansteigen des Körpergewichtes sich keineswegs für den Gesamtverlauf der Tuberkulose günstig auswirkt. Übermäßige Gewichtszunahme, die häufig schon als Folge der Immobilisierung eintritt und vielfach durch eine abnorme Wasserretention im Gewebe charakterisiert ist, führt bei der späteren Wiederaufnahme der Fortbewegung zu erheblichen Schwierigkeiten. Diejenigen Kranken, die keinen stärkeren Gewichtsansatz aufzuweisen haben, schaffen den Übergang zum Sitzen, Stehen und Gehen viel leichter.

Bei den sogen. dysplastischen Typen kommt es häufig auch bei knapper Ernährung zu einem unerwünschten Ansteigen des Körpergewichtes, wobei man sich des Eindruckes nicht erwehren kann, daß pluriglanduläre Drüsenstörungen nicht selten kausal mit der tuberkulösen Infektion in Zusammenhang stehen. Mit der Verwendung von sogen. Appetitzüglern haben wir früher in größeren Versuchsserien uns bemüht, bei Übergewichtigen eine vorsichtige Abmagerungskur durchzuführen, jedoch tritt meist nach anfänglichen Erfolgen eine Gewöhnung ein, eine größere Gewichtsabnahme ist, jedenfalls während der Immobilisierung auf die Dauer hiermit nicht zu erzielen. Bei stark untergewichtigen Kranken mit fistelnden Skelet-Tuberkulosen gelingt es aber bei aller Sorgfalt und allen Behandlungsmaßnahmen, auch bei Helio- und Freilufttherapie, oft nur schwer, das Körpergewicht zu normalisieren. In einzelnen Fällen läßt sich mit Vitamin T (Goetsch) eine Steigerung der Appetenz erreichen, allerdings läßt dieselbe leider nach Absetzen des Präparates manchmal schnell wieder nach.

Bei den kombinierten Lungen- und Extrapulmonalerkrankungen liegt häufig die Nahrungsaufnahme noch stärker danieder als bei unkomplizierten Knochen- und Gelenktuberkulosen. Ihre Gewichtskurve zum Anstieg zu bringen, verursacht besondere Mühe. Zusätzliche Schwierigkeiten für die Ernährung ergeben sich des weiteren durch während der langen Behandlungszeiten der Skelet-Tuberkulose gelegentlich zu beobachtende Erkrankungen des Verdauungstraktes, z. B. durch Gastriditiden, Ulcera ventriculi et duodeni sowie durch stellenweise gehäuft auftretende infektiöse Hepatitis, Gärungsdyspepsien sowie alte vom Kriege her zurückgebliebene Ruhrerkrankungen. Ihre Behandlung hat nach den Grundsätzen der internen Medizin zu erfolgen. Für gleichzeitig bestehende Schilddrüsenerkrankungen, vor allem mit einer gesteigerten Tätigkeit der Schilddrüse einhergehende Formen, gilt das gleiche. Über die Pankreatitis ist an anderer Stelle bereits Näheres ausgeführt.

Bei stark reduziertem Ernährungszustand muß auch noch an andere, z. T. banale Ursachen, z. B. an gleichzeitig vorliegende Wurmerkrankungen, gedacht werden. Hier kommt vor allem der Rinderbandwurm in Frage, der durch sein Vorhandensein die Erzielung eines Gewichtsanstieges zu einem Problem werden lassen kann. In einem solchen Fall ist eine erfolgreiche Bandwurmkur die unbedingte Voraussetzung für den Erfolg der gesamten Behandlung.

Im allgemeinen ist zu sagen, daß bei den extrapulmonalen Tuberkulosen auf eine sorgfältig zubereitete, nicht zu reichlich und nicht zu knapp gehaltene, abwechslungsreiche Ernährung großer Wert gelegt werden muß, weil hiervon auch der Erfolg aller übrigen Behandlungsmaßnahmen mit abhängig ist. Bei den langen Behandlungszeiten, gerade bei der Knochen- und Gelenktuberkulose, ist auch aus psychologischen Gründen die äußere Aufmachung und Darreichungsform der Verpflegung von großer Bedeutung. Ein ausreichender Gehalt von Mineralsalzen und Vitaminen in der Ernährung muß gesichert sein, namentlich wenn über längere Zeit eine Behandlung mit Antibiotica durchgeführt wird.

b) Sonnen- und Freiluftbehandlung

Die Vorstellungen von der heilenden Wirkung des Lichtes, insbesondere des Sonnenlichtes, reichen bis in sehr frühe Epochen der Menschheitsgeschichte zurück und sind mit kultischen Grundlagen verknüpft.

Bekannt ist im frühesten Altertum die Verehrung der Sonnen- und Lichtgötter, beginnend beim Sonnengott der Ägypter über den phönizischen Baal bis hin zu dem griechischen Apollo. Nicht umsonst ist Asklepios oder Aeskulap, die Gottheit der Heilkunde, ein Sohn des Phöbus Apollo. HERODOT, der griechische Historiker, berichtet darüber, daß die Ägypter Fische und Geflügel durch Sonneneinwirkung dörren ließen, wie auch über die Tatsache, daß im Anschluß an eine große Schlacht des Altertums die Schädel der gefallenen Perser brüchig, die der Ägypter aber hart waren, was auf den Umstand zurückgeführt wurde, daß die Perser ihren Kopf vor der Sonneneinwirkung schützten, während die Ägypter kurzgeschnittenes Haar trugen und ihren Kopf der Sonne aussetzten.

Schon HIPPOKRATES, der ja als Kronzeuge für fast jede Therapie angeführt wird, spricht von günstigen Einwirkungen der Sonnenstrahlen. In der römischen Kaiserzeit veröffentlichten mehrere Ärzte Berichte über die Sonneneinwirkung und gaben Anweisungen über die Durchführung der Heliotherapie, so u. a. CELSUS und der griechische Arzt HERODOT. Später wurde die Einwirkung der Sonne zwar noch als Vorbeugungsmittel gegen Erkrankung geschätzt und empfohlen, aber nicht mehr therapeutisch verwendet. Von HUFELAND wurde 1795 die Heliotherapie zur Behandlung der „Skrofelkrankheit" angeraten. 1835 wurden bereits von ROSENBAUM Sonnenbestrahlungen für rachitische und skrofulöse Jugendliche empfohlen. BONNÈ (Lyon) stellte die Bedeutung der Sonnenbäder für chronische Gelenkkrankheiten heraus. Dessen Nachfolger OLLIER und PONCET führten bereits in systematischer Anwendung Sonnenbestrahlungen tuberkulös erkrankter Gelenke durch. In der Folgezeit nahmen die Berichte über die Bedeutung der Sonnenbehandlung, sowohl zu therapeutischen wie auch zu prophylaktischen Zwecken, immer mehr zu. 1855 wurde von dem Schweizer ARNOLD RIKLI in Veldes (Jugoslawien) eine Anlage für Sonnenbäder errichtet, welche aus nach Süden offenen Hallen bestand. Einen besonderen Markstein in dieser Entwicklung bildete die Entdeckung von DOWNS und BLUNT im Jahre 1877, daß das Licht, insbesondere der kurzwellige Teil desselben, bakterienabtötende Fähigkeiten besitzt. Hierauf fußend entwickelte später der geniale Däne FINSEN seine künstlichen Lichtquellen zu Bestrahlungszwecken.

Rein empirisch kam OSKAR BERNHARD im Jahre 1902 auf den Gedanken, speziell die Sonne im Hochgebirge für therapeutische Zwecke auszunutzen. Als bei einem schwerverletzten Italiener, der ihm mit 7 Messerstichen in das Krankenhaus eingeliefert wurde, nach einer ausgedehnten Bauchoperation die Laparotomiewunde aufplatzte, gelang es ihm, durch intensive Sonnenbestrahlung innerhalb kurzer Zeit die große, intensiv und übel riechende, stark sezernierende Wundfläche zur Heilung zu bringen. Durch diesen Erfolg und durch die Beobachtung, daß die Bündner Bergbauern seit altersher Fleisch durch Aufhängen in Sonne und Luft konservierten, wurde er veranlaßt, auch bei anderen Kranken mit schlecht heilenden und infizierten Wunden die Sonnentherapie durchzuführen und schließlich auch tuberkulöse Geschwüre und Fisteln sowie geschlossene Tuberkuloseformen der Sonneneinwirkung auszusetzen. Auf Grund seiner Erfahrungen hat sich BERNHARD sehr eingehend dem Studium der hauptsächlichsten Wirkungen des Sonnenlichtes gewidmet und die wichtigsten Faktoren erkannt und beschrieben, so u. a. die Anregung der Wundepithelisierung, die austrocknende, granulationsanregende und gefäßerweiternde Wirkung, den analgetischen Effekt sowie die keimtötenden Fähigkeiten. Während BERNHARD die Sonnenbestrahlung hauptsächlich zur lokalen Behandlung der erkrankten Körperpartien verwandte, bevorzugte ROLLIER überwiegend die Sonneneinwirkung auf den ganzen Körper.

Es ist das Verdienst von ROLLIER, die Ganzbestrahlung mit Hochgebirgssonne bei der extrapulmonalen Tuberkulose zu einer exakten Methode ausgearbeitet zu haben. Die Erfolge der Heliotherapie führten schließlich zu einem Umschwung in den gesamten therapeutischen Auffassungen bei der Behandlung der Knochen- und Gelenktuberkulose und nach einer vorwiegend chirurgisch eingestellten Ära mit ausgedehnten Resektionen und Amputationen eine mehr konservative Einstellung herbei. Besondere Bedeutung erlangt haben in der Schweiz Davos und Leysin, in Österreich die Stolzalpe bei Murau/Steiermark, in Deutschland die Backerklinik in Riezlern/Kl. Walsertal.

Für die Durchführung der Heliotherapie kommt nicht nur das Hochgebirge in Frage, auch in mittelgebirgigen Gegenden, in der Ebene oder an den Meeresküsten lassen sich gute Erfolge erzielen. Besonders bekannt als vorbildliche Heilstätte für extrapulmonale Tuberkulosen in der Tiefebene war Hohenlychen bei Berlin, wo zunächst BIER, dann KISCH wirkte. Auch an der Meeresküste gibt es eine Reihe vorzüglich entwickelter und organisierter Heilstätten für Tuberkulose, z. B. auf den ostfriesischen Inseln, in den Niederlanden (Rotterdamsches Seehospital in Kattwyk) und in Frankreich (die berühmten Esel von Berck). An den Küsten kommt vor allem die große Reflexwirkung der Wasserflächen für die indirekte Himmelsstrahlung und der verhältnismäßig hohe Salzgehalt der Luft in Betracht. Von den extrapulmonalen Formen werden hier vor allem die Drüsen-, Bauchfell- und Adnex-Tuberkulosen günstig beeinflußt.

Es ist sicher richtig, daß es ein spezifisches Heilklima für die Tuberkulose nicht gibt, wie dies schon eine Reihe anderer Autoren früher betont hat. Ebenso stimmt es aber, daß ein großer Teil der Klima- und Heliotherapie auf dem Reiz des Milieuwechsels beruht. Hierdurch ist es auch zu erklären, daß es z. B. während des ersten Weltkrieges nicht möglich war, im Orient eine Heliotherapie der Skelet-Tuberkulose mit Erfolg durchzuführen (WIETING und BRÜNING). SAUERBRUCH stellte fest, daß Drüsentuberkulosen bei Kindern der einheimischen Bevölkerung im Alpengebiet bei gewöhnlicher Besonnung nicht ausheilten, daß dagegen eine auffallende Besserung zustande kam, wenn man diese Kinder in ein anderes Milieu versetzte. In den sehr sonnenreichen Gegenden ist der menschliche Körper an diese großen Besonnungsquantitäten schon adaptiert, es kommt kein Reiz mehr dadurch zustande.

Der Wirksamkeit nach steht für die Behandlung der Skelet-Tuberkulose die Kur im Hochgebirge nach wir vor obenan, daran muß auch heute noch festgehalten werden, danach folgt das Mittelgebirge, dann die Küste und die Tiefebene. Zwar lassen sich auch an den letzteren Stellen gute Erfolge erzielen, wenn entsprechende Einrichtungen und hierfür ausgebildete Ärzte zur Verfügung stehen, es darf aber auch nicht außer acht gelassen werden, daß bei der Errichtung von Heilstätten in der Ebene organisatorische Gesichtspunkte sowie wirtschaftliche und finanzielle Notwendigkeiten mit eine Rolle gespielt haben.

Unter dem Aufkommen der neuen Tuberkulosemittel und erweiterter operativer Eingriffe haben sich die therapeutischen Auffassungen vielerorts verschoben, und man neigt dazu, den Heilstättenkuren in bestimmtem Milieu, auch denen im Hochgebirge, nur noch geringe oder jedenfalls verminderte Bedeutung zuzusprechen.

Es gibt aber auch heute noch Kranke mit extrapulmonalen Herdbildungen, bei denen die erzielten Endzustände insofern unbefriedigend sind, als es nach Inaktivierung des einen oder anderen Herdes noch nach Jahren immer wieder zum Auftreten neuer Herde kommt. Ich vertrete die Auffassung, daß man bei entsprechender Erfahrung und exakter Abwägung der Indikation bei diesen Kranken die Anwendung einer Hochgebirgskur in stärkerem Maße in Erwägung ziehen sollte als es heute geschieht.

Das Licht gehört nach der Theorie von MAXWELL in das Gebiet der elektro-magnetischen Schwingungen, wobei für die Einteilung der Strahlenqualität die Wellenlänge entscheidend ist. Im Bereich der Elektrizität gibt es die größten Wellenlängen, dann schließen sich die kurzwelligsten derselben, die sogen. elektrischen Kurzwellen, daran die Infrarotwärmestrahlen an, worauf das Gebiet des sichtbaren Lichtes mit einer Wellenlänge von 729 bis 395 m/μ folgt. Im Gegensatz zu den Auffassungen von GOETHE stellt das farblose Licht nach der Theorie von NEWTON eine Mischung von Strahlen dar, welche durch prismatische Brechung in einen roten, orangefarbigen, gelben, grünen, blauen und violetten Abschnitt aufgeteilt werden kann, hierbei sind die roten die langwelligsten und die violetten die kurzwelligsten Strahlen. Mit abnehmender Wellenlänge schließen sich an das sichtbare Licht die Ultraviolettstrahlen an mit einer Wellenlänge bis zu 160 m/μ. Mit noch kürzeren Wellenlängen folgt dann der Röntgen- und Radiumbereich.

Die bedeutendste Lichtquelle, von deren Einwirkung die Entwicklung des gesamten Lebens auf der Erde abhängt, ist die Sonne mit einem Strahlenbereich von etwa 3000 bis 295 m/μ. Hierbei ist von entscheidender Bedeutung, daß die Sonne neben den sichtbaren auch Infrarot- und Ultraviolettstrahlen aussendet, wobei der sichtbare rote und infrarote Teil vorwiegend Wärmewirkungen erzeugt, während der ultraviolette Bereich chemische Umsetzungen bewirkt (sogen. photochemische Effekte). Der kurzwellige Abschnitt des sichtbaren Lichtes und die Ultraviolettstrahlen vermögen nicht sehr tief in die Haut einzudringen, bringen aber ein Erythem und sekundäre Pigmentierung zustande, während die langwelligen roten Strahlen bei wesentlich größerer Durchgangsfähigkeit durch die Haut eine Gefäßerweiterung hervorrufen. Bei überdosierter Sonneneinwirkung kommt es zum sogen. Sonnenbrand mit zu starker Wärmeeinwirkung durch die langwelligen Strahlen mit Gefäßerweiterung, wobei die Schädigung durch den Ultraviolett-Teil oft erst nach Stunden den Höhepunkt erreicht mit Ödem, Blasenbildung und Nekrosen, also mit einer Verbrennung 3. Grades. Die hierbei gleichzeitig eintretende Überflutung des Körpers mit Eiweißabbauprodukten kann schwere Allgemeinerscheinungen mit Fieber, Nieren- und Leberschädigungen hervorrufen, wie sie auch sonst bei Verbrennungen beobachtet werden. Die Stärke der Lichtwirkung hängt ab von der konstitutionell bedingten Empfindlichkeit gegenüber dem Sonnenlicht. Blonde und rotblonde Typen sind gleichzeitig hellhäutig und im allgemeinen empfindlicher gegen Sonneneinwirkung, wobei sie sich auch durch eine geringere Fähigkeit zur Pigmentbildung auszeichnen. Dunkelhaarige und brünette Personen hingegen vertragen von vornherein größere Mengen von Sonnenstrahlen und sind zu einer besseren Pigmentbildung fähig. HAUSSER und VAHLE haben festgestellt, daß die Erythem- und Pigmenterzeugung vorwiegend in einem Wellenbereich von 297 bis 302 m/μ liegt (Dornostrahlen). Durch Dunst, Nebel und Staub kann die Sonneneinwirkung stark vermindert werden, ein großer Teil der viel stärkeren Sonneneinwirkung im Hochgebirge ist auf das Fehlen dieser Störfaktoren zurückzuführen. Unter günstigen Voraussetzungen beträgt der Anteil der Dornostrahlen im Hochgebirge etwa 1%, unter ungünstigen Bedingungen ist der Anteil derselben noch wesentlich geringer. Auf den ultravioletten Teil der Strahlung gehen insbesondere auch die bactericide Wirkung, die Methämoglobinbildung und die Aktivierung des Ergosterins, also der antirachitische Effekt zurück. Selbstverständlich reicht die bactericide Kraft der Sonneneinwirkung nicht dazu aus, etwa in oberflächlichen Körperschichten befindliche Tuberkelbakterien abzutöten oder entscheidend zu schädigen.

Die Pigmentbildung geht in den basalen Zellen der Cutis vor sich, sie bietet keinen Schutz gegen Ultraviolettstrahlen, weil dieselben bereits in den obersten Epithelschichten wirksam werden. Die früher vertretene Lehrmeinung, daß aus der Stärke und der Ausdehnung der Pigmentierung auf einen guten Bestrahlungserfolg und eine nachhaltige therapeutische Wirkung geschlossen werden könne, hat sich wissenschaftlich nicht halten lassen. Man kann aus einer vorhandenen gesunden Hautbräunung lediglich entnehmen, daß die Strahlentherapie in der richtigen Weise durchgeführt wurde. Insgesamt wirkt die Strahlenbehandlung bei richtiger Indikationsstellung und sachgemäßer Durchführung hyperämisierend, austrocknend, analgesierend, stimulierend auf die Abwehrkräfte and anregend auf die Blutbildungszentren, außerdem sind auch Veränderungen im Kohlehydrat- und Mineralstoffwechsel festgestellt worden. Beim wachsenden Organismus hat das Sonnenlicht eine antirachitische Wirkung, während Sonnenmangel den Ausbruch der Rachitis begünstigen kann. Der kurmäßige Gebrauch des Sonnenlichtes übt einen Reiz auf den gesamten Körper aus, der um so stärker ist, je weniger der Organismus an intensive Lichtwirkung gewöhnt ist, so daß beim Eintritt ins Hochgebirge bei Personen, die aus der Tiefebene kommen, sehr intensive, unter Umständen schädliche Wirkungen eintreten können, die bei den Einwohnern der alpinen Gebiete nicht beobachtet werden. In diesem Falle läßt nach einiger Zeit der Reiz der Strahleneinwirkung nach, so daß eine Pause eingeschaltet werden muß, um erneut therapeutische Wirkungen hervorrufen zu können. Hierauf beruht auch die Notwendigkeit, im Verlaufe einer Bestrahlungskur die Expositionszeiten systematisch zu steigern. Neben den therapeutischen Wirkungen, die durch Strahleneinwirkung auf den ganzen Körper oder ausgedehnte Körperpartien zustande kommen, gibt es noch die Möglichkeit, Krankheitsherde selbst unmittelbar in höherer Dosierung zu bestrahlen, wobei es nach anfänglichem Erythem zu einer intensiven Pigmentwirkung kommt und insbesondere bactericide und analgesierende Faktoren zur Auswirkung gelangen. Hierbei sollen auch reflektorische Wirkungen erzeugt werden, die über das Vegetativum ablaufen.

Während man früher dem Ultraviolettanteil die hauptsächlichsten Einwirkungen der Heliotherapie zuzuschreiben geneigt war, ist man heute der Auffassung, daß auch dem infraroten und roten Teil, den sogen. Wärmestrahlen, wegen der größeren Tiefenwirkung erhebliche Bedeutung zukommt.

Bei der Durchführung der Heliotherapie, gleich in welchem Milieu dieselbe stattfindet, muß berücksichtigt werden, daß der kranke Mensch gegenüber der Sonneneinwirkung viel empfindlicher und anfälliger ist als der gesunde. Die Besonnung ist keineswegs ein indifferenter oder harmloser Vorgang und muß mit großer Vorsicht gehandhabt werden, damit keine Schädigungen auftreten. Die Sonneneinwirkung darf niemals so forciert angewandt werden, daß Allgemeinreaktionen als Ausdruck einer Schädigung auftreten. Die Heliotherapie muß deshalb individuell dosiert werden, wobei der Konstitutionstyp und die Art der Pigmentierung, die schon früher erprobte Verträglichkeit der Sonne und die durch die Erkrankung bedingte gesamte Reaktionslage berücksichtigt werden müssen. Hierbei ist besonders zu bedenken, daß die Tuberkulose eine Erkrankung des gesamten Organismus darstellt mit Beteiligung einer Reihe von Organen, bei denen manifeste Erkrankungen vielleicht gar nicht nachweisbar sind. In vielen Fällen erweist es sich als zweckmäßig, den Kranken zunächst ohne Besonnung nur der frischen Luft und der indirekten Sonneneinwirkung auszusetzen und dann Teilbestrahlungen durchzuführen, die je nach der Verträglichkeit allmählich ausgedehnt und gesteigert werden.

Besonders vorsichtig muß mit der Sonneneinwirkung im Hochgebirge umgegangen werden bei Kranken, die aus einem anderen Milieu, aus der Ebene oder aus dem Mittelgebirge kommen. ROLLIER hat nach den sehr großen Erfahrungen, die er an einem reichhaltigen Krankenmaterial in Leysin sammeln konnte, feste Richtlinien für die Sonnendosierung aufgestellt. Hiernach wurden z. B. am 1. Tage die Füße 3mal 5 min, am 2. Tag die Füße 3mal 10 min, die Unterschenkel 3mal 5 min, am 3. Tag die Füße 3mal 15 min, die Unterschenkel 3mal 10 min und die Oberschenkel 3mal 5 min bestrahlt. Bei diesem vorsichtigen Vorgehen werden allmählich in ähnlicher Form Brust, Rücken und Bauch in die Strahleneinwirkung mit hineingenommen, bis schließlich im Laufe einiger Wochen Sonnenvollbäder von mehreren Stunden möglich sind.

Im Mittelgebirge und in der Ebene ist die Sonneneinstrahlung nicht so intensiv, daher einerseits nicht so wirksam und andererseits auch nicht so gefährlich wie im Hochgebirge. Man kann deshalb in diesen Gebieten von Anfang an bei der Sonnentherapie längere Expositionszeiten zur Anwendung kommen lassen, jedoch ist auch hierbei sorgfältige Beobachtung und individuelle Dosierung unbedingt am Platze. Allgemeinreaktionen in Form von Temperatur- und Pulsfrequenzsteigerungen, Kopfschmerzen, Schlaf- und Appetitlosigkeit müssen unbedingt vermieden werden. Der Kopf ist vor der Sonneneinwirkung unbedingt durch eine geeignete Kopfbedeckung zu schützen, ebenso ist bei direktem Auftreffen des Sonnenlichtes auf den Kranken das Auge durch eine gute Sonnenbrille zu schützen. Unbedingt zu vermeiden ist das Auftreten eines Sonnenbrandes, also einer Verbrennung 1. und 2. Grades der Haut, da hiermit eine Schädigung des gesamten Organismus verbunden ist. Mit der Unvernunft der Kranken, die oft der Ansicht sind, daß eine möglichst forcierte Sonneneinwirkung die Wiederherstellung beschleunigen könnte, muß jederzeit gerechnet werden, zumal in der heutigen Zeit das Sonnenbad zur Erzielung einer dunkelbraunen Hautfarbe zu einem Massenkult geworden ist. Zur Heliotherapie gehört unbedingt eine geeignete Hautpflege mit Einölen oder Einfetten der Haut, um eine zu starke Austrocknung derselben mit Rissigwerden zu vermeiden.

Durchblutungsfördernde Maßnahmen wirken sich meistens günstig aus, da eine gut vascularisierte Hautfläche mehr Strahlen resorbieren kann als eine schlecht durchblutete. Besondere Vorsicht geboten ist bei der Bestrahlung von Körperpartien, die lange Zeit in Okklusivverbänden eingeschlossen waren, z. B. in einem Beckengipsverband, da bei langer Immobilisierung auch die Zirkulation herabgesetzt ist.

Rollier hat besonders auf die schädlichen Nebenwirkungen des Licht- und Luftabschlusses bei großen immobilisierenden Verbänden hingewiesen, insbesondere auf die Maceration und Atrophie der Haut, er hat, um möglichst ausgedehnte Körperpartien einer möglichst intensiven Heliotherapie unterziehen zu können, besondere Fixations- und Extensionsvorrichtungen entwickelt, welche neben einer ausgiebigen Heliotherapie auch eine arbeitsmäßige Beschäftigung erlaubten. Diese Art der Behandlung ist jedoch an ganz besondere örtliche und organisatorische Voraussetzungen gebunden, sie benötigt zweifellos besonders zahlreiches und geschultes Krankenpflegepersonal zur Überwachung und Anleitung der Patienten, insbesondere der Jugendlichen und Kinder, weil anders die unbedingt erforderliche Ruhigstellung und Entlastung nicht gewährleistet ist. Die in Leysin jahrzehntelang durchgeführte und standardisierte Behandlungsmethodik läßt sich nicht auf andere Regionen und Anstalten übertragen. An solchen Orten, an denen die Sonneneinstrahlung wesentlich geringer ist als im Hochgebirge, spielt die sorgsame und exakte Ruhigstellung und Entlastung mittels immobilisierender Verbände deshalb nach wie vor eine entscheidende und maßgebende Rolle. Je nach Situation und Indikation können entweder gefensterte Verände oder immobilisierende Schalen oder Schienen zur gleichzeitigen Einwirkung der Sonnenbestrahlung notwendig sein.

Neben allen Formen der Knochen- und Gelenktuberkulose kann die Sonnenbehandlung auch indiziert sein bei tuberkulösen Erkrankungen der Drüsen, der Haut und des Peritoneums, ebenso der Adnexe. Von nicht tuberkulösen Erkrankungen sind hierbei zu erwähnen der subakute und chronische Gelenkrheumatismus, allergische Erkrankungen, schlecht heilende und stark sezernierende Wunden sowie eine Reihe von Hautkrankheiten. Bei der Lungentuberkulose ist besondere Vorsicht am Platze. Große Zurückhaltung ist ferner geboten bei Zuständen von schwerer Kachexie, bei Amyloidose sowie bei bestimmten Formen von Herz- und Nierenerkrankungen. Aktive, offene und progrediente Lungentuberkulosen mit Neigung zu Hämoptoe bedeuten eine absolute Gegenindikation gegenüber der Heliotherapie. Solche Kranke, bei denen eine gleichzeitige spezifische Pulmonalerkrankung neben einer extrapulmonalen Herdbildung besteht, bedürfen bei Durchführung einer Sonnenbestrahlungskur einer besonders sorgfältigen Überwachung und Beobachtung. Wenn der tuberkulöse Lungenprozeß als aktiv zu beurteilen ist, sollte vor Einleitung der Heliotherapie unbedingt die Stellungnahme eines erfahrenen Lungenfacharztes eingeholt werden. Bei mehrfacher extrapulmonaler Herdbildung, insbesondere bei gleichzeitigen spezifischen Nierenerkrankungen, ist ebenfalls besondere Sorgfalt bei der Indikationsstellung für die Sonnenkur wie auch Beobachtung während derselben am Platze.

α) Freiluftbehandlung

Jede Sonnenbestrahlungskur ist zwangsläufig verbunden mit der Einwirkung anderer klimatischer Faktoren, die sich gleichfalls günstig oder ungünstig auf den Körper auswirken können. Hierzu gehören insbesondere die Luftbewegung, die Temperatur der umgebenden Luft, ihre Reinheit von Staub und anderen Beimengungen sowie der Luftdruck und der Feuchtigkeitsgehalt. Durch den ständigen Aufenthalt in frischer und von schädlichen Beimengungen freier Luft werden bereits auf den Körper gesundheitsfördernde Wirkungen ausgeübt, die sich durch eine bessere Durchblutung der Haut, Anregung des Appetits und andere Allgemeinwirkungen auszeichnen. Hierzu kommt namentlich im Winter ein gewisser Kältereiz sowie in den höheren Gebirgslagen ein niedriger Luftdruck, welcher durch Einwirkung auf den Kreislauf mit Zunahme der Atem- und Pulsfrequenz zu einer stimulierenden Wirkung auf die Blutbildungszentren führt. Während eine mäßig bewegte Luft durch Verminderung der Sonnenwärme bei gleichzeitiger Heliotherapie sich günstig auswirken kann, muß der Kranke vor zu starker Windeinwirkung geschützt werden. Zu starke Einwirkung von Feuchtigkeit und Nässe ist gleichfalls ungünstig. Vor Nässe und Kälte ist bei Durchführung einer Freiluftkur der Kranke durch entsprechende Verpackung zu schützen, ggf. ist auch die Zufuhr von Wärme in Form von Wärmebeuteln oder Heizkissen erforderlich. Patienten, welche gleichzeitig an rheumatischen Affektionen leiden, sind besonders empfindlich gegenüber Kälte und Nässe. Im allgemeinen vertragen Kinder und Jugendliche den Dauerliegeaufenthalt im Freien besser als Erwachsene, so daß bei Freiluftschulen von seiten der Schüler weniger Schwierigkeiten eintreten als von seiten der Lehrer.

β) Bau von Liegehallen und Terrassen

Krankenhäuser, Kliniken und Heilstätten, welche sich in größerem Umfang mit der Behandlung der extrapulmonalen Tuberkuloseformen, vor allem der Knochen- und Gelenktuberkulose befassen, sind auf die Erstellung besonderer Liegehallen und Terrassen angewiesen, durch welche die Durchführung der Freiluft- und Sonnenbehandlung ermöglicht wird. Ihre Bauweise muß bestimmten Anforderungen entsprechen, vor allem müssen sie so gebaut sein, daß für die Zuführung frischer Luft und den Eintritt der Sonnenstrahlen eine besonders große Einwirkungsmöglichkeit garantiert wird, andererseits der Kranke aber weitgehend vor den Unbilden der Witterung geschützt bleibt.

Bei der Erbauung von Sonnen- und Freiluftterrassen kann man 3 verschiedene Formen unterscheiden:

1. völlig frei stehende Terrassen oder Hallen, welche mit der eigentlichen Krankenstation nicht in unmittelbarem baulichen Zusammenhang stehen,
2. an die einzelnen Krankenzimmer angebaute Balkons oder Terrassen, auf welche die Kranken je nach Witterung hinaus- und hineingefahren werden können, wobei die Größe der betreffenden Veranda für die Belegung des angrenzenden Zimmers ausreichen muß,
3. durchgehende große Terrassen, die in unmittelbarem baulichen Zusammenhang mit der betreffenden Station stehen.

Je nach den klimatischen Voraussetzungen muß der Schutz gegenüber Witterungsunbilden, insbesondere gegenüber Regen und Wind, besonders berücksichtigt werden, namentlich unter der Voraussetzung, daß die Liegekur zu allen Jahreszeiten, auch im Winter, durchgeführt wird. Bei zu intensiver Sonneneinwirkung mit mangelhafter Luftbewegung kann es hingegen zu ungünstigen Wirkungen durch Wärmestauung kommen. Wenn unter Witterungsverhältnissen, wie sie in der Ebene oder im Mittelgebirge vorliegen, Dauerliegekuren auch im Winter durchgeführt werden sollen, müssen die Liegeterrassen verhältnismäßig stabil gebaut sein. Das verwendete Material muß den Lichtstrahlen einen weitgehend ungehinderten Eintritt ermöglichen. Dies bedingt die Verwendung von Glas, soweit dies möglich ist. Soweit die örtliche Gegebenheit es gestattet, soll die Terrasse nach der Südseite liegen, um während der gesamten Tageszeit eine möglichst langfristige Exposition gegenüber den Sonnenstrahlen zu gewährleisten. Nach den baupolizeilichen Vorschriften (jedenfalls in Deutschland) müssen Glasdächer aus Drahtglas bestehen, das bisher nicht aus ultraviolett-durchlässigem Glas hergestellt wird. Während man früher die Glasdachkonstruktionen häufig nach dem vorderen Rand zu abfallend erstellte, geht man heute mit Recht von dieser Bauweise ab und läßt den Neigungswinkel von vorn nach hinten abfallen, um die Möglichkeit des Strahleneintritts zu vergrößern. Dies bedingt jedoch notwendigerweise an der Frontseite tiefer heruntergezogene Glasschürzen zur Abhaltung von Regen und Wind. Während es im Sommer bei größeren Glasdächern häufig zu Hitzestauungen unterhalb derselben kommt, ist im Winter bei starkem Regen und Schneefall die Frage der Dichtigkeit ein schwierig zu lösendes Problem. Die früher durchgeführte Verkittung der Glasplatten untereinander und an den strählernen Tragebestandteilen wurde durch die Einwirkung der Sonne meistens rissig und damit undicht, so daß es im Winter häufig durchregnete. In moderner Bauweise werden Glasdächer heute verfalzt gebaut, so daß eine genügende Dichte erreicht wird. Bei der heutigen Bauweise mit nach der Rückseite abfallendem Glasdach ist bei starker Beregnung auch die Frage der Wasserabführung besser zu lösen. Der Nachteil der Hitzestauung unter Glasdächern läßt sich durch ausfahrbare Konstruktionen zwar beheben, jedoch ist dies eine Kostenfrage; der Einbau solcher Konstruktionen ist wegen der hohen Kosten bis heute in Kliniken und Sanatorien kaum möglich. Wasserberieselungsanlagen zur Kühlung der Glasdächer verlangen große Wassermengen, was örtlich oft am Wassermangel scheitern kann, außerdem häufig zu Rissen und Sprüngen der überhitzten Glasdächer führt.

Die Verwendung von Ventilatoren läßt sich daher bei schwüler Witterung und starker Sonneneinstrahlung auf die Glasüberdachung oft nicht umgehen.

Soweit im Bereich der Terrassen ein Anstrich größerer Flächen erforderlich ist, soll er möglichst aus aesthetischen und wärmetechnischen Gründen, damit Wärmestauungen vermieden werden, hell gehalten werden, wobei eine Blendwirkung unbedingt vermieden werden muß. Weiße und hellgelbe Farbtöne sollten daher vermieden werden.

Gegenüber der stabilen Glasdachbauweise mit ihren verhältnismäßig hohen Kosten bietet die Anbringung von Markisen den Vorteil größerer Preiswürdigkeit und die Möglichkeit, die ganze Fläche wegzurollen, wodurch Wärmestauungen vermieden werden. Markisendächer haben jedoch dafür den Nachteil, daß sie infolge der Witterungs- und Sonneneinwirkung wenig verschleißfest sind und die Planenteile stets innerhalb weniger Jahre erneuert werden müssen.

Neuerdings werden bei der Erstellung von Terrassen z. T. auch für die Bedachung Baubestandteile aus modernem Kunststoff verwendet, die sich durch besondere Stabilität gegenüber Witterungseinflüssen auszeichnen, außerdem auch den Vorteil besonders geringer Gewichte haben, dafür aber den Nachteil bieten, daß sie Geräusche sehr stark aufnehmen und weiterleiten, so daß z. B. bei stärkerer Beregnung sehr störende prasselnde Geräuschbelästigungen eintreten können.

Wenn größere Liegeterrassen in ganzer Länge vor eine Krankenstation gebaut werden, ergibt sich häufig der Nachteil des mangelnden Lichtzutrittes in die dahinter gelegenen Krankenzimmer. Hierdurch sind der Tiefenausdehnung der Liegeterrassen gewisse Grenzen gesetzt.

Aus psychologischen Gründen erweist es sich als zweckmäßig, größere Liegehallen durch Zwischenwände zu unterteilen, damit der Eindruck der Massenunterbringung vermieden wird. Besondere Einrichtungen sind notwendig, um die Ausscheidungen der Kranken in hygienisch einwandfreier Weise zu beseitigen, z. B. sind an einer oder mehreren Stellen der Terrassen sogen. Hospitalausgüsse anzubringen, damit dem Pflegepersonal längere Wege erspart werden. Bei flachem Gelände ist vor den Liegeterrassen die Schaffung von Rasenflächen oder anderen gärtnerischen Anlagen erwünscht, um der gesamten Anlage ein gefälliges Aussehen zu verleihen. Darüber hinaus kann die Anpflanzung von Sträuchern zweckmäßig sein, um unerwünschte Einsicht zu verhindern. Die Pflege weiblicher Kranker auf großen Liegeterrassen stellt an das Pflegepersonal besondere Anforderungen hinsichtlich Delikatesse und Fingerspitzengefühl (Menstruation).

Nässe und Kälte können je nach Ausdehnung innerhalb des Jahresablaufes dazu zwingen, die Liegeterrassen mit Heizung auszurüsten. Soweit eine Raumheizung nicht vorhanden ist, muß unter Umständen dem einzelnen Kranken Wärme in Form von Heizkissen oder Wärmebeuteln zugeführt werden. Trockene Kälte wird im allgemeinen wesentlich besser vertragen als Nässe. Bei nebligem und nassem Wetter kann es vorkommen, daß vorübergehend die Liegekur auf einer Terrasse abgebrochen werden muß. Bei Rheumatikern und solchen Patienten, die zu infektiösen Erkrankungen oder Steinleiden der Harnwege neigen, kann es notwendig sein, die Liegekur besonders zu modifizieren. Die noch vor einigen Jahren propagierte Infrarotheizung hat sich nicht einbürgern können, offensichtlich ist sie bei verhältnismäßig hohen Betriebskosten nicht genügend wirksam.

Bei Anbringung kleiner Terrassen oder Balkons, die jeweils nur die Zahl der in den dahinter liegenden Krankenzimmern befindlichen Kranken aufnehmen, wird häufig die Liegekur nur tagsüber und bei günstiger Witterung durchgeführt. Die Kranken werden dann für die Nacht oder bei schlechtem Wetter in das zugehörige Krankenzimmer zurückgebracht. In diesen Fällen erübrigt sich ein wetterfester Ausbau der Freiluftliegefläche durch vordere Glaswände oder Türen, wodurch erhebliche Kosten erspart werden.

Im Handbuch für den neuen Krankenhausbau hat A. Tegtmeier Ausführungen über die Entwicklung von Tuberkuloseheilstätten gemacht, die sich in der Hauptsache aber auf Lungenheilstätten beziehen und für diese anwendbar sind. Einige der allgemeinen Voraussetzungen, die von Tegtmeier bei der Errichtung von Heilstätten gefordert werden, sind allerdings auch für extrapulmonale Heilstätten von Bedeutung und sollten grundsätzlich bei der Planung solcher Einrichtungen mit erwogen werden. Besonders die Forderung, jede einzelne Station nicht über eine Zahl von 30 Betten zu dimensionieren, ist im Interesse sowohl der Kranken wie des Pflegepersonals mit Nachdruck zu unterstreichen. Größere Stationen bringen außerordentliche Nachteile mit sich und führen zu zahlreichen Unzulänglichkeiten.

Die Unterbringung in Zweibettzimmern stellt auch für extrapulmonale Tuberkuloseabteilungen den Idealzustand dar, vor allem was die individuelle Gestaltungsmöglichkeit der krankenpflegerischen Versorgung betrifft. Allerdings ist die Beanspruchung des Pflegepersonals hierbei erheblich und erfordert zahlenmäßig mehr Pflegekräfte als dies für eine Lungenheilstätte zu gelten hat. Es erscheint daher mindestens zweifelhaft, ob sich im Einzelfalle diese ideale Forderung, namentlich bei Mangel an Krankenpflegepersonal, immer verwirklichen läßt.

Für die Anordnung der Liegehallen und -terrassen zur Krankenstation gelten unbedingt andere Forderungen als für Lungenheilstätten, bei denen die Liegehallen im Anschluß an die Krankenstation in der gleichen Längsachse angeordnet sein können. Extrapulmonale Tuberkuloseheilstätten müssen unbedingt die Liegeterrassen vor den Krankenräumen und von diesen aus unmittelbar zugänglich haben, die hierdurch entstehenden Nachteile bezüglich mangelnder Belichtung der Krankenräume müssen dabei in Kauf genommen werden.

Die Empfehlung von Tegtmeier, die Türbreite auf wenigstens 1,20 m zu bemessen, die schon für Lungenheilstätten empfohlen wird, gilt erst recht für die extrapulmonale Tuberkulose, bei der in viel größerem Umfange die Kranken in bettlägerigem Zustand von fremder Hand transportiert werden müssen. Die häufig zu gering bemessene Türbreite macht sich außerordentlich störend bemerkbar und führt erfahrungsgemäß immer in erheblichem Umfange zur Beschädigung des Türfutters und der Bettenlackierung.

Während bei Lungenheilstätten eine Ausrichtung auf die Südost- oder Südwestlage empfohlen wird, muß reine Südlage zur möglichst rationellen Ausnutzung der Sonneneinstrahlung für die meisten Formen der extrapulmonalen Tuberkulose als erforderlich angesehen werden, worauf auch Tegtmeier hinweist.

γ) Künstliche Lichtquellen

Der Umstand, daß in mittleren Höhenlagen und in der Ebene vorzugsweise im Winter nicht in genügendem Maße natürliches Sonnenlicht zur Verfügung steht, hat zur Konstruktion und Verwendung künstlicher Lichtquellen geführt, die entweder das ganze Spektrum der Sonnenstrahlen oder nur Teile desselben enthalten.

Der eigentliche Begründer der Strahlenbehandlung mit künstlichen Lichtquellen ist der Däne Finsen, der die Kohlenbogenlampen wegen ihres Gehaltes an Ultraviolett- neben Licht- und Wärmestrahlen einführte mit einem Bereich, der etwa dem Sonnenspektrum entspricht. Bei den Kohlenbogenlampen kommt ein Lichtbogen dadurch zustande, daß bei hohen Stromstärken es zwischen zwei Kohle-Elektroden zur Materialverdampfung und einer ionisierenden Gasbrücke kommt. Früher verwandte man hierbei Gleichstrom, bei den modernen Geräten hingegen wird Wechselstrom genommen. Durch ein Regulierwerk muß dafür gesorgt werden, daß die Kohle-Elektroden immer den gleichen Abstand einhalten. Durch Imprägnierung der Kohle-Elektroden mit Metallsalzen, z. B. Eisen- oder Wolframsalzen, kann die Ausbeute an Ultraviolett gesteigert werden, man spricht hierbei von sogen. Effektkohlen. Von den künstlichen Lichtquellen hat die Kohlenbogenlampe die meiste Ähnlichkeit mit dem Sonnenlicht, der Gehalt an langwelligem Ultraviolett ist sogar noch größer. Trotz dieser hervorragenden Eigenschaften blieb der Kohlenbogenlampe lange Zeit eine breite Anwendung versagt, weil unangenehme Rauchentwicklung und eine überstarke Wärmeentwicklung sich ungünstig bemerkbar machten, auch war die Handhabung der Apparaturen zu umständlich.

Bei den heute vorhandenen Konstruktionen sind diese Nachteile großenteils vermieden. Ein sehr brauchbares Gerät ist die Kandem-Bogenlichtlampe (Körting und Mathiessen), bei welcher der Lichtbogen unter teilweisem Luftabschluß sich in einem Metallgehäuse befindet, wodurch der Kohleverbrauch geringer und bei gleichmäßigem Bogenlicht jede Luftverschlechterung vermieden wird. Bei der Kandem-Bogenlampe ist der Gehalt an langwelligem Ultraviolett und sichtbaren Lichtstrahlen reichlich, derjenige an Infrarot nur mäßig groß. Neben Allgemeinbestrahlungen können auch lokale Reizbehandlungen mit Kohlenbogenlampen durchgeführt werden, deren stets gleichbleibende Strahlenausbeute ein besonderer Vorzug ist, als Nachteil kann allenfalls der verhältnismäßig große Verbrauch an Kohlen gewertet werden.

Die am meisten verbreiteten künstlichen Lichtquellen sind die Quecksilberdampfquarzlampen, bei diesen Geräten wird die Strahlung durch Verdampfung von Quecksilber im Lichtbogen erzielt, wobei die umgebende Quarzröhre sich als besonders geeignet für den Durchtritt des kurzwelligen Ultraviolettanteils erweist. Die Bezeichnung „Künstliche Höhensonne" ist bei den Quecksilberdampfquarzstrahlern insofern unzutreffend, weil sie viel Ultraviolett, besonders kurzwelliges Ultraviolett, aber nur wenig Rot und Infrarot erzeugen. Bei den früheren Modellen war die Handhabung ziemlich umständlich, weil durch mehrfaches Kippen des Brenners das Quecksilber von einer Hälfte in die andere geschaukelt werden mußte, um den Lichtbogen in Gang zu setzen, während die Geräte heute durch Zündung einer Edelgasfüllung in Betrieb gesetzt werden. Bei Bestrahlungen mit Höhensonne, insbesondere bei Bestrahlungen der Körpervorderseite, müssen die Augen durch Brillen mit dunklem Glas vor der Ultravioletteinwirkung geschützt werden. Dies gilt vorwiegend für das Kindesalter, während Erwachsene die Augen schließen können, um das Entstehen einer pigmentfreien Randzone um die Augen herum zu vermeiden.

Eine Reihe von früher sehr beliebten Konstruktionen für lokale Einwirkungen, wie z. B. die Kromayer-Quarzlampe oder die Kehlkopfquarzlampe nach Cemach, mit welcher vorwiegend die Kehlkopftuberkulose behandelt wurde, ist heute kaum noch in Gebrauch. Die heute verwendeten „Höhensonnen" sind meistens Kombinationsstrahler, die entweder überwiegend auf Ultraviolett oder auf Infrarot geschaltet werden können.

Zu den künstlichen Lichtquellen gehören weiterhin die Rot- und Infrarotstrahler sowie die Glühlichtlampen. Ihre Wirkung beruht in der Hauptsache auf Wärmeerzeugung, wobei den sichtbaren Rotstrahlen eine größere Tiefenwirkung als dem Ultrarot zugesprochen werden muß. Ein sehr verbreitetes Gerät ist die Sollux-Lampe, welche aus einem Stickstoffkolben mit einem Wolframwendel besteht und deren Wirkung durch vorgeschaltete Rot- oder Blauscheiben noch modifiziert werden kann. Bei Rotlicht ist die Wärmewirkung intensiver, während sogen. kalten Blaustrahlen eine sedierende Wirkung z. B. bei Neuralgien zugeschrieben wird.

Die Anwendung von „Höhensonnen" und Kohlenbogenlampen kommt bei der extrapulmonalen Tuberkulose vor allem als Ersatz für fehlende Natursonne in Betracht, also in sonnenarmen Gegenden und im Winter. Man kann entweder Ganzbestrahlungen oder lokale Applikationen durchführen. Bei den sogen. Ganzbestrahlungen werden Vorder- und Rückseite des Körpers nacheinander bestrahlt in steigenden Dosen, wobei man z. B. bei der „Höhensonne" meist mit je 2 min bei 1 m Abstand beginnt und bis auf 18—20 min steigert, gelegentlich auch auf längere Zeiten, je nach Verträglichkeit muß hierbei individuell vorgegangen werden.

Bei richtiger Anwendung kommt es zu einer gesunden Hautbräunung, die Wirkung ist appetitanregend, roborierend, es soll zu einer Steigerung der Immunkörperbildung und der Erythropoese kommen. Bei inanierten Kranken mit stark sezernierenden Fisteln, schlechtem

Gesamtzustand und Anorexie ist die Wirksamkeit bei vorsichtiger und sachgemäßer Bestrahlung nicht selten überraschend gut. Allerdings läßt nach 4 bis 6 Wochen die Wirkung infolge Erschöpfung der Reizansprechbarkeit nach, es ist dann zweckmäßig, eine Pause von mehreren Wochen einzuschalten und darauf mit einer neuen Bestrahlungsserie zu beginnen.

Bei der lokalen Strahlen-Applikation auf tuberkulöse Knochen- oder Gelenkherde ist im Gegensatz zu Bestrahlung großer Körperflächen auf die Erzeugung eines gründlichen Erythems evtl. sogar bis zu leichter Blasenbildung Wert zu legen. Hierdurch wird auf träge reagierende fungöse Formen ein intensiver Reiz ausgeübt, es kommt zu einer sogen. Ableitung auf die Haut im Sinne einer intensiven Gefäßerweiterung und vermehrten Durchströmung der Hautgefäße über dem betr. Herd. Auch hierbei läßt nach einiger Zeit die Wirksamkeit nach, so daß ein bestrahlungsfreies Intervall eingelegt werden soll.

Bei Sensibilitätsstörungen, z. B. bei Querschnittslähmungen, ist bei der Anwendung von Strahlungsquellen, insbesondere von Wärmestrahlen, große Vorsicht geboten.

δ) Die Röntgenbestrahlung

Von der Röntgentherapie wurde früher in größerem Maßstab bei der Behandlung der Knochen- und Gelenktuberkulose Gebrauch gemacht.

Nach den Feststellungen von Schmieden und Löffler eigneten sich Hals- und Lendenwirbelerkrankungen besonders für die Tiefentherapie, nach der Bestrahlung sollte es zu einem Schwinden der Schmerzen kommen. Ludloff war der Meinung, daß durch die Behandlung mit Röntgenstrahlen manches tuberkulös erkrankte Gelenk wieder einer normalen Funktion zugeführt worden sei. Fritz Lange empfahl die Röntgentherapie gewissermaßen als Ersatzmittel für nicht durchführbare Sonnenbehandlung. Während die Tiefenwirkung der Sonnenbestrahlung nur gering sei, könne die Röntgenbestrahlung bis in größere Tiefen, also auch an tiefer gelegene Krankheitsherde vordringen. Man bestrahlte deshalb im allgemeinen früher vorwiegend mit harten Strahlen unter Verwendung von Aluminiumfiltern. Es wurde aber darauf verwiesen, daß bezüglich der Dosierung sehr individuell vorgegangen werden müsse. Besonders günstig sollten die Wirkungen bei Bestrahlungen der Drüsentuberkulose sein, insbesondere bei den Halslymphomen. Es wird jedoch auch über unangenehme Allgemeinerscheinungen, wie Fieber und Kopfschmerzen, berichtet. Eine weitere Gefahr kann darin bestehen, daß es bei verkästen Drüsen und in der Tiefe liegenden Absceßbildungen zum Durchbruch nach außen kommt. Fritz Lange hat weiterhin darauf hingewiesen, daß die fungösen Formen der Gelenkherde auf die Röntgentherapie besser ansprächen als die derben cirrhösen. Jedoch wird auch für die Gelenktuberkulosen die Gefahr eines Aufbruches durch die Röntgenanwendung herausgestellt. Für die fistelnden Formen wird, wie bei den Lymphomen, eine Anwendung vieler kleiner Einzeldosen gefordert. Schönbauer hat in seinem Kapitel über die Knochentuberkulose auch die Röntgentherapie erwähnt und die lokalen und allgemeinen Wirkungen hervorgehoben mit einer Umstimmung des krankhaft veränderten Gewebes und der vermehrten Bildung von Granulationsgewebe und Narben. Auch er betont die Notwendigkeit des individuellen Vorgehens je nach der Art der Prozesse und des Allgemeinzustandes des Kranken. Vor zu hohen Dosen wird gewarnt.

Kremer und Wiese haben noch 1930 in ihrem Buch die Röntgenbestrahlung da als angezeigt angesehen, wo die Heliotherapie nicht durchführbar sei. Für die richtige Dosierung soll das Nachlassen der Schmerzen und der Schwellung charakteristisch sein. Hier wird gesagt, daß der tuberkulöse Hydrops besser reagiere als der Fungus. Die Röntgentherapie soll öfter die Behandlungsdauer abkürzen. Als Regel wird angegeben: Niedrige Dosen, harte Strahlen, große Pausen. Im Gegensatz zu Rollier warnen sie vor Röntgenbestrahlung bei gleichzeitig durchgeführter Heliotherapie. Die beste Wirkung soll regelmäßig nur bei kleinen Knochen und Gelenken zu erzielen sein (Brustbein, Rippen, Schlüsselbein, Jochbein, Finger, Mittelhand, Mittelfuß), gleich ob es sich um frischere oder chronische Formen mit oder ohne Fistel und Mischinfektion handelt.

Die Röntgentherapie der Knochen- und Gelenktuberkulose genießt heute nicht mehr das Ansehen als Standardverfahren wie noch vor einigen Jahrzehnten und spielt heute, von einigen Sonderfällen abgesehen, insgesamt keine entscheidende Rolle mehr.

c) Medikamentöse Therapie

Von der Behandlung mit spezifischen und unspezifischen Reizkörperpräparaten wurde vor Jahrzehnten in stärkerem Maße Gebrauch gemacht als heute. Die früher verwendeten Injektionen von Tierblut oder Pferdeserum sind nicht mehr in Gebrauch.

Die chemotherapeutische Behandlung mit Kupfer- oder Goldsalzverbindungen wurde früher häufig verwandt, aber dann wegen ihrer Nebenwirkungen weitgehend verlassen.

Die Stauungsbehandlung nach Bier wurde zeitweilig sehr empfohlen und in größerem Umfange von Bier und Kisch in Hohenlychen durchgeführt. Gleichzeitig wurde Jod-Natrium verabfolgt, wodurch eine Absceßbildung verhindert werden sollte. An den meisten Stellen wird diese Methode heute nicht mehr verwandt. Auch die von Kremer und Wiese empfohlene Hyperämie-Behandlung durch heiße Bäder hat sich nicht durchsetzen können.

Bei den Gelenkerkrankungen wurden früher lokale Applikationen von Schmierseife durchgeführt, die Anwendung von Schmierseife ist aber heute praktisch nur noch bei der tuberkulösen Peritonitis in Gebrauch.

Die Verwendung von Jod-Diathren-Präparaten ist auch seit langem aufgegeben worden. Kombinationspräparate von Kalk-Phosphor und ähnlichem können die Behandlung zweifellos unterstützen. Auch Zusammenstellungen von Lebertransubstanzen wirken stimulierend auf den allgemeinen Zustand. Therapeutische Wirkungen auf die tuberkulösen Herdbildungen unmittelbar sind dadurch selbstverständlich nicht zu erzielen.

Das früher bei den extrapulmonalen Tuberkuloseformen häufig empfohlene und verwendete Friedmannsche Mittel ist mittlerweile praktisch völlig in Vergessenheit geraten. Es wurde 1903 aus Schildkröten-Tuberkelbacillen hergestellt und 1922 zum Zwecke der Schutzimpfung und der Behandlung in den Handel gebracht. Der Friedmann-Impfstoff, der später unter der Bezeichnung Utilin noch weiter verwendet wurde, hat einen lange anhaltenden Streit der Meinungen entfacht, es wurde sogar eine besondere Kommission eingesetzt, um die Wirkung dieses Verfahrens einer kritischen Prüfung zu unterziehen. Die theoretisch nicht unbegründete Vorstellung, Tuberkelbakterienstämme geringer Virulenz therapeutisch zu verwenden, hat in der Praxis nicht zu befriedigenden Erfolgen geführt, vor der Friedmann-Ära haben andere Autoren schon die gleiche Richtung verfolgt, ohne zu besseren Resultaten zu gelangen. Andere Impfstoffe, wie z. B. derjenige von Vaudremer, der nur bei der Tuberkulose kleinerer Knochen verwendet werden sollte, sind aus der Reihe der Tuberkulose-Therapeutica ebenfalls verschwunden.

Einige andere Formen der spezifischen Therapie mit verschiedenen Tuberkulinsorten haben sich gleichfalls nicht durchsetzen können, weder das Tuberkulin Rosenbach, noch andere Präparate. Die passiven Formen der Immunisierung sind wegen der mangelhaften Erfolge völlig verlassen worden. Auch die Versuche, durch Impfmaßnahmen an der Haut einen therapeutischen Einfluß auf tuberkulöse Prozesse an anderen Stellen auszuüben, sind als gescheitert zu betrachten. Dies gilt sowohl für die frühere Impfmethode nach Ponndorf, wie auch für die danach aufgenommenen Versuche von Selter und zuletzt von Kutschera v. Aichbergen.

Bei Daniederliegen der Abwehrkräfte kann durch Injektionen von Aolan, Omnadin oder ähnlichen Präparaten eine Leistungssteigerung des reticuloendothelialen Systems erreicht werden. Wenn es infolge von Fisteleiterung und schlechter Nahrungsaufnahme zu schwerer Abmagerung und Unterernährung gekommen ist, können Dauerinfusionen von Lösungen rechts- und linksdrehenden Zuckers, bei starken Eiweißverlusten die Zufuhr von Aminosäurepräparaten Erfolge bringen. Die oft gleichzeitig bestehende Exsikkation kann durch Blutersatzmittel, wie Tutofusin,

Periston und Makrodex bekämpft werden. Außerdem hat sich zur Hebung des Allgemeinzustandes bei schwerer Unterernährung die Anwendung der neuen eiweißaufbauenden Anabolica sehr bewährt. Zum Ersatz von Blutverlusten kommt in der Hauptsache die Bluttransfusion in Frage, entweder mittels Blutkonserve oder Vitalblutes, wobei eine Reihe von Blutübertragungen in Mengen zwischen 200 und 400 cm^3 in zeitlichen Abständen von 8 bis 14 Tagen sich als besonders zweckmäßig herausgestellt hat. Bei Vorliegen einer Anämie ist neben der Anwendung von Eisen, Arsen, Kobalt und Folsäure in entsprechenden Kombinationspräparaten ein guter Erfolg von der Anwendung der neueren Medikamente, die B_1, B_6, B_{12} in einer geeigneten Zusammenstellung enthalten, zu erwarten.

Bei Unruhezuständen und Depressionen ist eine erfolgreiche Wirkung durch eines der modernen Psycholeptica zu erzielen. Bei Schlaflosigkeit oder mangelnder Nachtschlafzeit, besonders häufig bei langfristig durchzuführender Immobilisierung, ist oft ohne die Verordnung leichter Schlafmittel nicht auszukommen. Tagesberuhigungsmittel können auch für die Nachtruhe erleichternd wirken. Uns hat sich bei einer großen Zahl von Patienten besonders das Eusedon bewährt. Vor der Anwendung von Alkaloiden ist bei der Knochen- und Gelenktuberkulose wegen der Suchtgefahr und der sonstigen ungünstigen Nebenwirkungen (Inappetenz, Obstipation) dringend zu warnen. Zur Behandlung akuter Schmerzzustände sind genügend alkaloidfreie Präparate vorhanden, aber auch bei deren Anwendung ist im Hinblick auf den chronischen Verlauf der Skelet-Tuberkulose große Zurückhaltung am Platze. Wenn ohne dieselben nicht auszukommen ist, muß zwischen einzelnen Präparaten wegen der Gefahr der Gewöhnung gewechselt werden. Zur Bekämpfung der Obstipation sollte man möglichst pflanzliche Laxantien verwenden, jedenfalls aber nur phenolphthaleinfreie Präparate. Auf die Regelung des Stuhlgangs ist bei den Kranken, die lange Zeit strenge Bettruhe einhalten müssen, großes Gewicht zu legen.

Von Troch wurde 1946 ein Präparat, bestehend aus Thorium-X und einem eosinhaltigen Platinsol, unter dem Namen Peteosthor zur Behandlung der Knochen- und Gelenktuberkulose herausgebracht, wodurch angeblich aufsehenerregende Erfolge erzielt werden sollten. Später stellte sich jedoch heraus, daß diese Erfolge einer ernsthaften Kritik nicht standhalten konnten und bedenkliche Schädigungen zur Beobachtung gelangten. Bereits früher waren bei dem thoriumhaltigen Kontrastmittel Thorotrast Bedenken bezüglich der Speicherwirkung einer strahlenden Substanz in den Geweben und insbesondere in den regionären Lymphknoten geltend gemacht worden. Nach W. Koch wurden bei Kindern mit Kniegelenktuberkulose, die im Beckengipsverband ruhiggestellt waren, suprakondyläre Spontanfrakturen beobachtet, die auf die radioaktive Strahlung des Thorium-X zurückzuführen waren. Spiess konnte bei Nachuntersuchungen zeigen, daß das Wachstum der meisten Kinder und Jugendlichen nach Peteosthor-Behandlung auffallend verzögert war. Diese Verringerung des Längenwachstums infolge einer Schädigung der Wachstumsfugen wäre allenfalls noch in Kauf zu nehmen gewesen, wenn das Peteosthor sich als ein auffallend wirksames Heilmittel zur Behandlung der Knochen- und Gelenktuberkulose erwiesen hätte. Hiervon kann aber keinesfalls die Rede sein. Viel bedenklicher ist jedoch, daß nach früherer Peteosthor-Behandlung in einem solch hohen Prozentsatz bösartige Geschwulstbildungen beobachtet wurden, daß schon deshalb die Peteosthor-Behandlung nicht zu verantworten ist (Lindemann und Rathke, Poppe, Spiess).

Bei einer unserer Patientinnen mit Kniegelenktuberkulose waren von Troch intraartikuläre Peteosthor-Injektionen durchgeführt worden, ohne daß durch diesen Behandlungsmodus ein greifbarer Erfolg erzielt worden wäre. Bei der später von uns durchgeführten Kniegelenkarthrodese kam es erst über ein Jahr nach der Operation zu einer allmählich eintretenden Synostose. Diesen außerordentlich protrahierten Verlauf müssen wir auf eine Schädigung der Osteogenese durch das Peteosthor zurückführen, das histologisch im Bereich des Kniegelenks noch in größeren Resten nachgewiesen werden konnte.

Bei einer weiteren Patientin mit einer Sitzbeintuberkulose waren noch 14 Jahre nach der Peteosthor-Behandlung die Kontrastdepots röntgenologisch im Bereich des Knochenherdes nachweisbar. Auch bei dieser Kranken muß eine erhebliche Schädigung der Knochenneubildung angenommen werden, da der Verlauf bei langjähriger Beobachtung ein sehr ungünstiger war und 14 Jahre nach der Peteosthor-Behandlung bei außerordentlich verzögerter Reparation erneut Fisteln aufgetreten waren, die erst nach Entfernung dreier großer Sequester zur Heilung kamen.

Außer Carcinomen und Sarkomen wurden myeloische Leukämien beobachtet. Auch die Gefahr einer Gen-Schädigung ist nicht von der Hand zu weisen. Vor der Anwendung von Peteosthor muß daher dringend gewarnt werden.

d) Chemotherapeutische und antibiotische Behandlung

α) Thiosemicarbazon (TB I und TB VI/698, Conteben)

Nach langen Vorarbeiten schon während der Kriegsjahre 1940 bis 1943 an Präparatereihen von Thiazol- und Thiodiazol-Verbindungen wurde von Domagk ein Thiosemicarbazon, ein Präparat mit tuberkulostatischer Wirkung, zunächst als Versuchspräparat TB I/698, später Conteben genannt, herausgebracht. Mit seinen Mitarbeitern Behnisch, Mietzsch und Schmidt konnte er feststellen, daß in Kulturen das Wachstum des Typus humanus durch Thiodiazol bei hohen Verdünnungsgraden gehemmt wurde. Die hiervon abgeleiteten Thiocarbazone zeichneten sich durch noch bessere tuberkulostatische Wirkung aus. Unter Zusatz von Antipyrin erreichte man genügende Wasserlöslichkeit des sonst in Wasser so gut wie unlöslichen Präparates.

Die besten Wirkungen mit Conteben sind wohl bei tuberkulösen Erkrankungen der Haut und der Schleimhäute erzielt worden. Dagegen ist offensichtlich in der Therapie der Lungentuberkulose nach anfänglich günstigen Berichten die Wirksamkeit des Conteben später als negativ beurteilt worden. Seine hohe Wirksamkeit ist wohl auch darauf zurückzuführen, daß von Freerksen für Conteben besonders hohe Konzentrationen und lange Verweilzeiten in der Haut und in der Schleimhaut der oberen Luftwege ermittelt werden konnten. Anfangs wurde das Conteben auch bei Skelet-Tuberkulosen in größerem Umfang verwendet und über Erfolge dabei berichtet.

Über Erfolge der Conteben-Behandlung bei Knochen- und Gelenkerkrankungen berichteten Aue und Saame, Bethge, Brecke, Catel, Daubenspeck, Delfs, Hasche-Klünder und Leimbach, Meyer und Steyer. Ullmann und Volkert haben sich nur mit Zurückhaltung geäußert. Roeren hat bei einer größeren Zahl von erkrankten Kindern unter Conteben wenigstens keine Verschlimmerungen auftreten sehen, was er als einen gewissen Grad von positiver Wirkung ansah.

Schon in der Frühzeit des Conteben wurde von Karitzky berichtet, daß er von der Conteben-Behandlung bei Skelet-Tuberkulosen keine erfolgreichen Wirkungen, sondern nur einen schlagartigen Abfall der Blutsenkung zustande kommen sah. Solche Verringerungen der Senkungsgeschwindigkeit wurden auch bei Conteben-Behandlung der Lungentuberkulose konstatiert. Von Heilmeyer wurde die Verminderung der Senkungsgeschwindigkeit auf eine Abnahme der α-Globuline und in etwa auch der β-Globuline zurückgeführt. Nach eigenen Erfahrungen an 100 Kranken mit Skelet-Tuberkulose konnte mit oraler Applikation einer Tagesdosis von 0,1 bei Behandlungszeiten bis zur Dauer eines Jahres irgendein klinischer Erfolg nicht erzielt werden. Die von anderer Seite registrierten Senkungsstürze haben wir nicht beobachten können.

Von Nebenerscheinungen wurde über Anorexie, Übelkeit und Erbrechen, Conjunctivitis, Leberschädigungen und leichte Nierenschäden berichtet. Ein Teil der Nebenwirkungen mußte wahrscheinlich der Verwendung des anfangs in stärkerem Maße angewandten TB I-Eleudron zur Last gelegt werden, ein anderer Teil wahrscheinlich auch einer zu hohen Dosierung. Neben Anämien wurden auch Veränderungen der Erythrocyten, Leukopenien und Agranulocytosen beobachtet, aber auch Exantheme und kardiale Symptome. Bei Kindern wurden toxische Anzeichen in Form von Übelkeit, Erbrechen und Somnolenz festgestellt (Catel). Von Rominger wurde darauf hingewiesen, daß es nach Conteben bei Kindern zur Fistelbildung bei tuberkulösen Erkrankungen der Halslymphknoten kam. Von dermatologischer und pädiatrischer Seite wurden schwere Zwischenfälle mit tödlichem Ausgang berichtet. CATEL hat, nachdem er nach 2 anfänglichen Todesfällen ein 10jähr. Mädchen durch eine Panmyelophthise verlor, vor der Anwendung des Conteben bei Kindern gewarnt.

Nach eigenen Erfahrungen sind eindeutige Erfolge durch intraartikuläre Injektionen von Solvoteben, früher TB VI/698, zu erzielen. Hierbei war der klinische Erfolg mit Rückgang von Weichteilschwellung und Hauttemperaturerhöhung am augenfälligsten, wenn mehrfache tuberkulöse Herde vorlagen und bei frischen fungösen Erkrankungsformen. Die bei der Behandlung von Schleimhauttuberkulosen gesammelten Erfahrungen legten den Gedanken nahe, daß auch die entzündlichen Erkrankungen der Synovia mit vermehrter Durchblutung der Conteben-Behandlung zugängig sein müßten. Die praktische Erfahrung hat dies bestätigt, so daß die intraartikuläre Injektion von Solvoteben durchaus empfohlen werden konnte. Dagegen erschien nach unseren Erfahrungen die therapeutische Breite des Conteben bei oraler Applikation zu gering, so daß mit Recht bei der Skelet-Tuberkulose das Conteben heute in allgemeiner Form nicht mehr verwendet wird.

β) p-Aminosalicylsäure

Die Präparate der Paraminosalicylsäure, deren tuberkulostatische Wirksamkeit von LEHMANN, Göteborg, entdeckt wurde, sind in Form von Dragees, Granulaten und Lösungen zur Anwendung gekommen. Nach anfänglich recht enthusiastischen Urteilen wurden mit zunehmender Erfahrung die Stellungnahmen im Schrifttum merklich zurückhaltender, je nach der Anwendungsweise bei pulmonalen oder extrapulmonalen Erkrankungsformen.

Über Erfolge bei Lungenkranken berichteten STEINLIN und WILHELMI, NAGLEY und LOGG, BRUN, VIALLIER und KALB sowie GILLARD. HUG, MÖSCHLIN und TANNER sowie OBRANT konnten einen positiven Effekt bei urologischen Tuberkulosen verzeichnen, WITMER und RAGAZ bei tuberkulösen Augenleiden.

Eigene Erfahrungen mit der PAS-Behandlung bei einer größeren Zahl von Skelet-Tuberkulose-Kranken, hauptsächlich Spondylitiden und Erkrankungen der großen Extremitätengelenke, ließen keinen therapeutischen Erfolg erkennen. Bei einer größeren Anzahl von Kranken kam es zu Magen-Darm-Störungen in Form von Aufstoßen, Übelkeit, Erbrechen, Appetitlosigkeit und Durchfällen. Auch Nierenschädigungen wurden beschrieben. Bei mangelhafter Nierenfunktion infolge tuberkulöser Erkrankung sind urämische Zustandsbilder beobachtet worden. Die orale Medikation einer Tagesdosis von 12 g = 40 Dragees kann auf unüberwindlichen Widerwillen stoßen. Wenn man die Tagesdosis wegen der Einnahmeschwierigkeiten auf 20 bis 30 Dragees reduzieren muß, ist wegen der niedrigen Blutspiegel bei der Skelet-Tuberkulose ein Erfolg nicht zu erwarten. Mehrfach mußte die Behandlung mit PAS wegen einer Leberschädigung und Ikterus abgesetzt werden.

Auch bei der Urogenitaltuberkulose haben wir mit der PAS-Behandlung keine Erfolge erzielen können und stehen auch der Kombination mit Streptomycin und INH ablehnend gegenüber, obwohl die Amerikaner PAS in Form der Triple-drug-Behandlung immer noch verwenden (LJUNGGREN).

Nachdem von lungenärztlicher Seite bei frischen exsudativen Lungenschüben eine Infusionsbehandlung mit PAS durchgeführt und empfohlen wurde, waren wir wegen mangelnder Wirksamkeit bei einer Reihe von Uro-Tuberkulosen auch zur Applikation intravenöser Dauerinfusionen übergegangen, konnten aber auch hierbei ein zufriedenstellendes Resultat nicht verzeichnen. Da wir aber gleichzeitig unangenehme Nebenwirkungen erlebten in Form hoher Temperaturen, Kopfschmerzen, Übelkeit, Erbrechen und allergischer Exantheme, sahen wir uns gezwungen, diese Behandlungsform gleichfalls aufzugeben.

Erfolge sahen wir hingegen von der PAS-Behandlung bei Darmtuberkulosen, insbesondere Iliocoecaltuberkulosen, wobei sich PAS-Einläufe als sehr wirksam erwiesen. Ebenso wurde bei fistelnden Brustdrüsentuberkulosen ein überzeugender Effekt erreicht. Wir haben daher später die Paraminosalicylsäure-Präparate speziell für die Behandlung der Darmtuberkulosen reserviert.

γ) Isonicotinsäurehydrazid (Neoteben, Rimifon)

Die therapeutische Wirksamkeit dieses Mittels wurde von Domagk, Offe und Siefken entdeckt. Das Isonicotinsäurehydrazid kam Ende 1951 erstmals zur Anwendung bei der Tuberkulose unter dem Namen Neoteben (Bayer) und Rimifon (Roche).

Zunächst hat Klee über Erfolge bei der Lungentuberkulose berichtet. Kuhlmann und Schulz erzielten mit INH einen guten Effekt bei Pharyngitis, Iritis und Salpingitis, Schoch gleichfalls bei Haut- und Genitaltuberkulose. Tanner, Wanner, Wehrlin und Ramer behandelten erfolgreich Erkrankungen des Larynx und der Harnblase.

Das Isonicotinsäurehydrazid zeichnet sich durch eine besondere Resorptions- und Diffusionsfähigkeit aus, worauf auch die Permeabilität gegenüber der Blutliquorschranke basiert. Hierdurch ist die Wirksamkeit des INH bei tuberkulösen Meningitiden auch bei oraler Anwendung zu erklären, was namentlich von pädiatrischer Seite betont worden ist. Mit der INH-Behandlung haben wir bei über 200 Kranken mit Knochen- und Gelenktuberkulose einen beachtlichen Erfolg erzielen können. Von besonderen Nebenwirkungen konnten wir Appetitsteigerung und Gewichtszunahme sowie Schläfrigkeit und Somnolenz, namentlich im Beginn der Behandlung, bei jeweils über 60% der Fälle beobachten. Beide Nebenwirkungen erwiesen sich in Anbetracht der langen Dauer der stationären Behandlung als durchaus erfreulich, wurden auch von den Kranken als angenehm angesehen. Unangenehme Nebenerscheinungen in Form von Völlegefühl, Aufstoßen und Appetitmangel gab es nur bei einer kleineren Zahl von Kranken. Sehr störend machten sich Paraesthesien an Fingern und Zehen bei 15,8% der Kranken bemerkbar. Bei 20 Patienten durchgeführte histologische Untersuchungen ließen keine krankhaften Veränderungen an Gefäßen oder Nervenendigungen erkennen. Sämtliche Gefühlsstörungen bildeten sich im Laufe mehrerer Monate völlig zurück. Ein gesicherter klinischer Erfolg wurde bei 18% der Skelet-Tuberkulosen erreicht. Eine auffallende Erniedrigung der vorher stark beschleunigten Blutsenkung wurde bei 23,6% beobachtet. Die Dosierung sollte stets 10 mg/kg K.-Gew. betragen, unterhalb dieser Grenze sind Erfolge nicht zu erwarten. Bei Leberschädigungen und tuberkulösen Diabetikern sollte auf die Anwendung des INH besser verzichtet werden.

Von Flavoteben, das wir bei Unverträglichkeit des Neoteben bei einer Reihe von Kranken verwendet haben, wurde keine therapeutische Wirksamkeit gesehen. In Form intraartikulärer Injektionen zeigt INH etwa die gleiche therapeutische Wirkung wie Solvoteben.

δ) Streptomycin

Das Streptomycin wurde 1944 von Schatz, Bugie und Waksman aus dem Strahlenpilz (Streptomyces griseus) als tuberkulosewirksame Substanz gewonnen. Nachdem das Streptomycin in größeren Mengen seit 1950 auch in Deutschland zur Verfügung stand, wurde es als Antibioticum in stärkerem Maße als die vorstehenden chemotherapeutischen Mittel bei der Behandlung der Tuberkulose verwendet. War die Beurteilung anfangs noch sehr enthusiastisch, so daß man jeden Knochen- und Gelenkherd günstig beeinflussen zu können glaubte, so kam es später zu Rückschlägen und stark eingeschränkten Urteilen. Vor allem wurde auf das Schwinden von Abscessen, Verschluß von Fisteln und die baldige Ermöglichung operativer Eingriffe hingewiesen. Streptomycin-Gaben sollten bei Durchführung operativer Eingriffe eine Streuung verhindern.

Umstritten war in den Anfangsjahren die Frage der Dosierung. Während man in Deutschland eine Tagesdosis von 0,5 bis 1,0 bevorzugte, wurden in anderen Ländern, vor allem in USA, wesentlich höhere Tagesmengen verabfolgt, und zwar bis zu 3,0. Auch die Gesamtmengen waren sehr unterschiedlich.

Von M. Lange wurde eine Tagesdosis von 1,0 mit einer Gesamtmenge von 40,0, von Volkert 1,0 mit einer Gesamtmenge von 30,0 bis 70,0, von Daubenspeck von 1,0 mit einer Gesamtmenge von 50,0, von Reinhard von 0,5 mit einer Gesamtmenge von 50,0 verabfolgt. Im Ausland wurden größere Mengen appliziert, von Sorrel und Sorrel-Dejerine 1,0 mit einer Gesamtdosis von 120,0, B. L. Brock 1,8 mit einer Gesamtdosis von 180,0, von Jelinek 3,0 mit einer Gesamtmenge von 90,0.

Verwendet wurde das Streptomycin früher in Form von Dihydro-Streptomycin oder Streptomycin-Sulfat oder in Form von Kombinationspräparaten. Es zeigte sich, daß mit höherer Dosierung die Komplikationen seitens des 8. Hirnnerven erheblich zunahmen, wobei z. T. Hörstörungen und z. T. Gleichgewichtsstörungen im Vordergrund standen. Die Frage der Gesamtdosierung wurde beim Streptomycin von dem Problem der Streptomycinresistenz in besonderem Maße berührt. Hierüber waren die Meinungen keinesfalls einheitlich, da ein Teil der Autoren der Ansicht war, daß bereits nach wenigen Wochen eine Resistenz aufträte, ein anderer Teil aber von der Wirksamkeit der Streptomycin-Behandlung durch viele Monate hindurch überzeugt war. Von einigen wurde das Stretomycin nur für die fistelnden Skelet-Tuberkulosen bevorzugt, bei geschlossenen Erkrankungen aber abgelehnt. Da wir feststellen konnten, daß auch geschlossene Formen auf Streptomycin gut reagierten, aber andererseits ein Teil der fistelnden Tuberkulosen, besonders bei längerem Bestehen, unbeeinflußt blieb, haben wir diese unterschiedliche Indikationsstellung als nicht berechtigt angesehen. Auf Grund der Erfahrungen an einem großen Krankenmaterial konnten wir feststellen, daß die Streptomycin-Behandlung bei Kranken über 50 Jahre und bei Patienten mit durch die Immobilisierung zustande gekommenen hohen Gewichtszunahmen weniger erfolgreich war.

Einen bedeutenden Fortschritt in der Streptomycin-Therapie erreichte man durch die Entwicklung neuer Präparate, vor allem des Didrothenat (Keller, Mückter), bei dem die geringeren toxischen Nebenwirkungen auf den Gehalt von Pantothensäure zurückgeführt wurden. Inzwischen hat sich jedoch herausgestellt, daß nicht der Thenat-Anteil das Entscheidende ist, sondern der höhere Reinheitsgrad des Präparates selbst den Grund dafür bildet, daß die früher befürchteten neurotoxischen Komplikationen nicht mehr beobachtet werden. In therapeutischer Hinsicht lassen sich gleich gute Wirkungen auch mit anderen Präparaten, z. B. dem Stellamycin, erreichen, so daß auch deswegen anzunehmen ist, daß die entscheidende Verbesserung in dem höheren Reinheitsgrad zu erblicken ist. Mit den neueren Präparaten werden praktisch keine Schädigungen des 8. Hirnnerven mehr beobachtet, auch bei einer Tagesdosis von 1,0 mehrere Monate hindurch. Für mehrere Wochen kann die Tagesdosis auch auf 2,0 je nach der vorliegenden Indikation gesteigert werden. Im allgemeinen bevorzugen wir heute die Verabfolgung einer Tagesdosis von

1,0 Didrothenat oder Stellamycin bis zu einer Gesamtmenge von 100,0, kombiniert mit einem INH-Präparat in einer Dosierung von 10 mg/kg K.-Gewicht. Bei dieser gut verträglichen Kombination ist eine frühzeitig eintretende Resistenz nicht zu befürchten, ganz abgesehen davon, daß gerade für die Streptomycin-Therapie die Erfahrung gilt, daß in vivo keinesfalls mit in vitro gleichzusetzen ist. Neben der allgemeinen Applikation empfiehlt sich diese Zusammenstellung auch für die postoperative Herdbeschickung, insbesondere nach Vertebrotomien. Auf weitere Zusätze kann man hierbei verzichten, sie bilden nach unserer Erfahrung keine Verbesserung. Außer bei der Skelet-Tuberkulose haben wir auch gute Erfolge bei Halslymphomen gesehen, deren Infiltrate bei dieser Behandlung auffallend schnell in Rückbildung gingen. Abgesehen vom Fehlen irgendwelcher Schädigungen im Bereich des Cochlearis-Vestibularis werden auch sonst kaum unangenehme Nebenwirkungen bei Applikation der neueren Streptomycine beobachtet.

Bei 2 unserer Fälle kam es zu Dermatitiden, von denen aber eine mit Sicherheit auf andere Ursachen zurückzuführen war. Bei 2 anderen Fällen bestand eine individuelle Idiosynkrasie, die sich in Form von Kopfschmerzen, Anorexie und Übelkeit äußerte, so daß die Injektionen abgesetzt werden mußten.

Außer bei der Knochen- und Gelenktuberkulose haben wir auch bei Uro-Tuberkulosen mit der Streptomycin-INH-Kombination gute Erfolge erzielen können.

ε) Cycloserin-D

Das Cycloserin-D wurde wesentlich später als das Streptomycin entdeckt und für die Behandlung aller Tuberkuloseformen empfohlen. Es hat keine sehr große Verbreitung erlangt und wurde auch von verschiedenen Seiten ungünstig beurteilt. Nach unseren Erfahrungen sollte es jedenfalls oberhalb einer Grenze von 50 bis 60 Jahren nicht angewandt werden, da bei uns unangenehme Nebenerscheinungen, wie Kopfschmerzen, Übelkeit, Trübung des Sensoriums sowie Konzentrations- und Merkschwäche beobachtet wurden. Bei jüngeren Altersstufen kann aber die Verwendung des Cycloserin-D berechtigt sein, besonders dann, wenn mit Streptomycin und Isonicotinsäurehydrazid kein hinreichender Erfolg zu erzielen ist.

ζ) Antibiotica und Sulfonamide bei der Behandlung der Mischinfektion

Das Penicillin (Fleming) besitzt zwar gegen die Tuberkulose keine unmittelbare Wirksamkeit, spielt aber bei der Behandlung der fistelnden Formen von Knochen- und Gelenktuberkulose eine große Rolle. Eine Erleichterung der Penicillin-Therapie ist dadurch gegeben, daß heute auch wirksame Präparate für die orale Applikation zur Verfügung stehen. Bei uns hat sich neben dem Penicillin besonders das Tetracyclin in Form des Reverin bei fistelnden und mischinfizierten Skelet-Tuberkulosen bewährt. Bei der langfristigen Behandlungsnotwendigkeit der Skelet-Tuberkulose muß mit baldiger Penicillin-Resistenz gerechnet werden, namentlich gegenüber dem weit verbreiteten Staphylococcus aureus. Die Kombination eines Antibioticum mit einem Sulfonamid kann sich bei Mischinfektion als wesentlich wirksamer herausstellen als die Applikation nur eines Antiboticum, außerdem wird hierdurch die Resistenz merklich hinausgeschoben. Von den hierfür in Betracht kommenden Sulfonamiden haben wir früher gute Erfahrungen mit dem Supronal gemacht, bei dem allerdings die längere Anwendung wegen Unverträglichkeit auf Schwierigkeiten stoßen kann. Unserer Ansicht nach sind die Sulfonamide zu unrecht allzu sehr in Vergessenheit geraten, nachdem immer mehr Antibiotica und zahlreiche

Kombinationspräparate auf dem Heilmittelmarkt erschienen sind. Bei der Bekämpfung eitriger Infektionen sollte man sich jedoch in stärkerem Maße daran erinnern, daß hierfür auch die Sulfonamide sehr nützlich sein können und daß des öfteren durch eine Kombination von Antibiotica mit Sulfonamiden die Wirkung gesteigert werden kann. Bei mischinfizierten Fällen mit längerer Fisteleiterung ist in jedem Fall eine Resistenzbestimmung zu empfehlen und auf die als am wirksamsten ausgetesteten Präparate überzuwechseln, unter Umständen auch mehrere Antibiotica miteinander zu kombinieren. Allerdings muß berücksichtigt werden, daß bei der Testung als unwirksam angegebene Präparate klinisch noch eine erhebliche Wirksamkeit aufweisen können, während der therapeutische Effekt der als wirksam ausgetesteten Mittel enttäuschen kann. In solchen Fällen bleibt manchmal nichts anderes übrig, als empirisch die therapeutisch wirkungsvollsten Antibiotica herauszufinden und evtl. miteinander zu kombinieren.

e) Ruhigstellung und Entlastung

Die Ausschaltung tuberkulös erkrankter Körperabschnitte aus der Bewegung und Belastung in konsequenter Form gehört bei der Behandlung mit zu den wirksamsten Maßnahmen. Ihre kontinuierliche Durchführung ist entscheidend für den gesamten Behandlungserfolg und die Prognose. Die mangelhafte Beachtung dieses Prinzips rächt sich immer und führt zu Mißerfolgen. Auch die Anwendung der neuen Tuberkulosemittel kann eine genügend lange und planvolle Ruhigstellung nicht illusorisch machen. Daher kann auch dem Standpunkt von ALLARIA und BRANCIFORTI, unter tuberkulostatischer Behandlung auf strenge Ruhigstellung zu verzichten, nicht zugestimmt werden.

Als besonders wichtig muß die Ruhigstellung und Entlastung der tuberkulös erkrankten Wirbelsäule hervorgehoben werden, sie muß in völlig ununterbrochener Form durchgeführt werden, der Kranke darf dabei aus gar keinem Grunde, auch nicht zum Aufsuchen der Toilette, aufstehen, daher ist die häusliche und ambulante Behandlung der tuberkulösen Spondylitis abzulehnen.

Zur Ruhigstellung und Entlastung sowohl der Wirbelsäule wie der Gelenke ist nach wie vor die Anwendung von Gipsverbänden, entweder in Form des Gipsbetts bei der Spondylitis oder in Form von Okklusivverbänden bei den Gelenkerkrankungen nach wie vor die Methode der Wahl. Grundsätzlich muß bei jedem tuberkulösen Gelenkherd das oberhalb und unterhalb gelegene gesunde Gelenk mit ruhiggestellt werden, um alle Bewegungseinflüsse der Muskulatur auszuschalten.

Aus besonderen Gründen kann die Verwendung offener Gipsschalen, z. B. zum Zwecke der Heliotherapie oder bei frischen Prozessen zur besseren Beobachtung, ebenso bei Abscessen und Fisteln zweckmäßig sein. Von den Schweizer Heliotherapeuten, vor allem von ROLLIER, wurden Gipsverbände abgelehnt und stattdessen besondere Bandagenkonstruktionen verwendet, um Licht und Luft möglichst viel Zutritt zu gewähren.

Spezielle Erfahrungen in der Gipstechnik sind erforderlich, damit Druckstellen und Zirkulationsstörungen vermieden, aber andererseits auch die Verbände nicht zu weit angefertigt werden, weil sonst die Ruhigstellung unzureichend ist. Fensterung der Verbände kann für bestimmte Behandlungsformen notwendig sein. Die unbehinderte Entleerung von Stuhl und Urin ist gleichfalls in Betracht zu ziehen. Die Fensterung der Verbände für diese Zwecke darf nicht zu groß und nicht zu klein gestaltet werden.

Versuche, den Gips durch moderne Kunststoffe für die Anfertigung von Schalen und Okklusivverbänden zu ersetzen, waren bisher noch nicht erfolgreich, entweder aus Gründen der Kosten oder der mangelnden Stabilität. Trotz gewisser Nachteile hat sich daher bis heute der Gips als Grundsubstanz zur Herstellung der immobilisierenden Verbände in Gebrauch erhalten. Für Portativverbände an den oberen Extremitäten wird der Gips zweckmäßigerweise durch Cellona oder ähnliche Stoffe ersetzt, was zwar etwas teurer ist, aber den Vorteil größerer Leichtigkeit für sich hat. Während bei Gelenkerkrankungen der oberen Gliedmaßen der Kranke mit einem Portativverband das Bett verlassen kann, muß die Behandlung der unteren Gliedmaßen und der Wirbelsäule in Form strenger Bettruhe durchgeführt werden. Dies ist selbstverständlich mit erheblichen Nachteilen durch Ausschaltung der Funktion mit entsprechender Atrophie, mangelhafter Inanspruchnahme des Herzens und der Gefäße, wie auch mechanisch für die Nierentätigkeit verbunden. Diese Nachteile müssen jedoch im Interesse der Inaktivierung des tuberkulösen Erkrankungsherdes in Kauf genommen werden. Ebenso wie die strenge und kontinuierliche Ruhigstellung als solche gehört es zu den Grundsätzen der fachärztlichen Behandlung bei der Skelet-Tuberkulose, die Immobilisierung und Entlastung keinesfalls länger durchzuführen als unbedingt erforderlich ist. Der Kranke soll deshalb, sobald sich eine hinreichende Inaktivierung angebahnt hat, aus der Horizontalen in die Vertikale gebracht werden, wobei zunächst bei Erkrankung der Gelenke der unteren Extremitäten Gehgipsverbände und bei der Spondylitis Gipskorsetts angezeigt sind. Dieses Vorgehen erweist sich deshalb als besonders zweckmäßig, weil der Kranke nach längerer Liegezeit die Funktionen seines Organismus umstellen muß, was besonders für ältere Menschen eine erhebliche Belastung bedeuten kann. Schwellungen und Zirkulationsstörungen machen sich dabei oft monatelang störend bemerkbar. Ebenso ist die Fortbewegung mit der ungeübten Muskulatur infolge vorzeitiger Ermüdung stark behindert. Medico-mechanische Behandlung und hydriatische Prozeduren sowie die Verabfolgung von Kreislaufmitteln können Abhilfe bringen. Wenn dieser Teil der Mobilisierung seitens des Kranken toleriert worden ist, ohne daß es zum Wiederaufflakkern der entzündlichen Erscheinungen an den Erkrankungsherden kommt, wird zur endgültigen Apparatversorgung übergegangen, wozu stets ein Gipsabdruck erforderlich ist, um nach dem Negativ an Hand eines Positivs den orthopädischen Apparat genau formgerecht anfertigen zu können. Entscheidend ist bei den großen Gelenken der unteren Gliedmaßen, daß das Bein in Schwebestellung gehalten und nicht belastet wird, was nur mittels eines von außen um den Schuh herumgeführten Gehbügels zu erreichen ist. Das Spondylitis-Korsett soll möglichst in reklinierender Form angefertigt werden, um den Belastungsdruck von den vorderen auf die hinteren Wirbelabschnitte zu verlagern. Beim Vorhandensein eines Gibbus darf der hintere Korsettrand nicht über die Gibbushöhe hinausragen, weil sonst die Reklinationswirkung durch das Korsett oberhalb des Gibbus illusorisch wird.

Für die Anfertigung der orthopädischen Apparate hat seit jeher die Leder-Schienen-Technik die größte Stabilität aufgewiesen, allerdings bei verhältnimäßig hohen Gewichten. Die neuerdings aufkommenden Kunststoffe, wie Ortholen und Gießharz, sind voraussichtlich geeignet, in Zukunft diesem Mangel abzuhelfen. Das früher zeitweilig verwendete Plexiglas hat sich nicht bewährt. Bei Kindern und Jugendlichen muß im allgemeinen die Apparatversorgung eine größere Ausdehnung nach beiden Seiten über den Erkrankungsbereich hinaus aufweisen, weil infolge des größeren Bewegungsdranges die Gefahr einer Reaktivierung der tuberkulösen Herde größer ist.

f) Die Beschäftigungstherapie

Wenn im Zuge fortschreitender Besserung der Kranke aufstehen kann oder soweit gekräftigt ist, daß er sich mehr oder weniger unbehindert fortbewegen kann, aber noch längere Zeit in stationärer Behandlung bleiben muß, gehört die Beschäftigung im wahrsten Sinne des Wortes zur Therapie. Die Beschäftigungstherapie in individueller Gestaltung und Dosierung nimmt dem Kranken das Gefühl der Tagesleere und verhütet disziplinarische Verstöße. Außerdem wird hierdurch der gesamte Organismus einer steigenden Belastung unterzogen und an sie gewöhnt, was für die Wiederanpassung im Sinne der Rehabilitation notwendig ist. Im übrigen sollen aber auch die einzelnen Muskelgruppen und Gelenke, die durch lange Untätigkeit oder Unterfunktion in ihrer Leistung stark geschwächt sind, geübt und gekräftigt werden. Allerdings soll die Art der Beschäftigung nicht schabloniert und schematisiert durchgeführt, sondern individuell den Fähigkeiten des Kranken angepaßt werden. Geistesarbeiter sollten anders beschäftigt werden als Handwerker und ungelernte Arbeiter, Männer anders als Frauen. Neben den üblichen weiblichen Handarbeiten kommen bei den Frauen Flechten und Weben besonders in Betracht, für Männer dagegen handwerkliche Betätigungen, Holzarbeiten, Feinmechanik und Elektrotechnik. Wenn nicht besondere Indikationen dafür vorliegen, sollte man Männer nicht längere Zeit hindurch mit Flecht- und Webarbeiten beschäftigen, weil sie dabei keine Befriedigung finden.

Eine der besten Beschäftigungsarten, deren Wert noch nicht hinreichend erkannt wird, ist die Musikausübung und das Singen. Auch denjenigen, die zunächst ablehnend hiergegen eingestellt sind, macht später das Singen oder das Erlernen einzelner Instrumente Freude. Hierzu sind feste Übungsstunden unter Anleitung eines Musik- oder Gesanglehrers erforderlich. Von den Möglichkeiten, die es auf diesem Gebiet gibt, wird leider heute immer noch viel zu wenig Gebrauch gemacht. Ganz abgesehen von der Tatsache, daß die Beschäftigung mit der Musik seelische Kräfte aktiviert und den Kranken aus seiner depressiven Grundstimmung herausholt, wird durch die Beanspruchung der Atmungsorgane und des Lungenkreislaufs die unphysiologische Ruhigstellung des ganzen Organismus teilweise kompensiert oder aufgehoben. Besonders während der erforderlichen Ruhigstellung und Entlastung ist der Wert des Chorsingens aus psychologischen Gründen kaum zu überschätzen. Die hierdurch entstehenden Unkosten sollten seitens der Kostenträger nicht gescheut werden. Bei entsprechender Initiative lassen sich sicher Musikpädagogen finden, die diesen Aufgaben einen Teil ihrer Zeit opfern würden. Welche Erfolge sich hierdurch erzielen lassen, hat mir die Betätigung eines erkrankten Opernkapellmeisters gezeigt, der seine Mitkranken in psychologisch geschickter Form für das Singen begeisterte und aus einem Teil der Kranken einen Männerchor bildete, der mit Freude bei der Sache war. Für die Übungen eines Chores oder eines Klinikorchesters müssen allerdings feste Stunden anberaumt werden, damit hierdurch der übrige Klinikbetrieb nicht gestört wird.

g) Medico-mechanische Therapie

Die bei der Knochen- und Gelenktuberkulose erforderliche lange Ruhigstellung bringt für den gesamten Organismus erhebliche Nachteile mit sich. Verminderte

Herztätigkeit, verringerte Durchblutung und Atrophie der Muskulatur führen einen Zustand herbei, der am Ende der Immobilisierung für den Kranken eine schwere Behinderung für das Aufstehen und die Fortbewegung bildet. Äußerlich sind die negativen Folgen schon nach Freigabe erkrankter Gliedmaßenabschnitte an der blassen, faltigen und welken Haut zu erkennen. In Betracht kommt vor allen Dingen zur Behebung der Atrophie eine gründliche und sachgemäße Massage der Muskulatur, die der Situation individuell angepaßt sein muß, damit es nicht zum Wiederaufflackern einer Erkrankung kommt. In den geeigneten Fällen ist die Massage mit feuchter Wärme zu kombinieren. Das wichtigste für den Erfolg ist die an die Massage angeschlossene Übungsbehandlung, da nur durch eigene Betätigung der Muskulatur deren aktive Kraft gesteigert werden kann. Die krankengymnastische gezielte Übungsbehandlung im Anschluß an die Massage muß genauestens ärztlich dosiert und überwacht werden, damit Schäden vermieden werden. Nach spontaner oder operativer Gelenkversteifung ist es erforderlich, den Nachbargelenken wieder ihre normale Beweglichkeit zu verschaffen, was gründlich, aber schonend durchgeführt werden muß. Hydrotherapeutische Prozeduren können hierbei unterstützend wirken. Von großem Nutzen kann vor allem ein Schwimmbad sein, da hierdurch die Übungsbehandlung sehr erleichtert wird. Bei spastischen Teillähmungen können Thermalbäder die Bewegungstherapie noch weiter fördern. Kranke mit Senkungsabscessen und Fisteln sind selbstverständlich von der Hydrotherapie auszuschließen.

2. Operative Behandlung

a) Die Punktionsbehandlung der Gelenke

Wenn bei tuberkulösen Gelenkerkrankungen ein größerer, durch Fluktuation nachweisbarer Erguß vorhanden ist, bedeutet dies für die diagnostische Klärung zweifellos eine Erleichterung. Bei sachgemäßer und möglichst vollständiger Punktion in Lokalanaesthesie ist das Punktat einer genauen Inspektion und mikroskopischen Untersuchung zu unterziehen, die je nach Lage des Falles durch kulturelle Untersuchung und ggf. auch durch einen Tierversuch zu ergänzen ist. Bei einem stark trübflockigen oder eitrigen Gelenkexsudat handelt es sich immer um eine entzündliche Erkrankung, der tuberkulöse Grundcharakter muß aber durch weitere Untersuchungen gesichert werden, wobei es entscheidend auch auf den klinischen und röntgenologischen Befund ankommen kann.

Unter Berücksichtigung der anatomischen Voraussetzungen gibt es für die großen Extremitätengelenke bestimmte Zugangswege, die das Vorgehen erleichtern und Nebenverletzungen weitgehend ausschließen. An der oberen Gliedmaße kann die Punktion des Schultergelenks von vorn unterhalb des Acromioclaviculargelenks, von dorsal unterhalb der Spina scapulae in der hinteren Axillarlinie und von lateral zwischen Acromion und Humeruskopf vor sich gehen. Das Ellbogengelenk kann von hinten her dicht oberhalb der Olecranonspitze durch die Tricepssehne, ebenso aber auch medial oder lateral vom Olecranon punktiert werden. Für das Handgelenk benutzt man im allgemeinen den dorsalen Zugang etwa in der Mitte des Handgelenks.

An den unteren Extremitäten erfolgt die Punktion des Hüftgelenks von lateral und ventral etwa in der Mitte zwischen Trochanter major und Leistenbandmitte oder von lateral etwas dorsal vom Trochanter major. Das Kniegelenk wird am besten von lateral her im Bereich des oberen Recessus punktiert, das obere Sprunggelenk von der Ventralseite her in der Mitte zwischen beiden Malleolen.

Bei starken Fibrinniederschlägen innerhalb der Gelenkergüsse oder bei mehrfacher Kammerbildung kann die Punktion auf Schwierigkeiten stoßen. Auffüllungen und Spülungen mit steriler Kochsalzlösung können sich als nützlich erweisen.

Zum Zwecke der intraartikulären Einbringung von Tuberculostatica und Antibiotica sind die gleichen Zugangswege wie für die Punktion der großen Gelenke zu benutzen. Beim Vorhandensein eines Ergusses ist die intraartikuläre Injektion an die punktionsweise Entleerung sofort anzuschließen, was technisch eine Erleichterung bedeutet. Bei intraartikulärer Injektion in das Hüftgelenk kann man mit Hilfe des Bildwandlers die Lage der Nadel kontrollieren, um völlig sicher zu sein, daß die Injektion auch in das Gelenk selbst erfolgt. An den übrigen großen Körpergelenken kommt man im allgemeinen ohne Röntgenkontrolle aus.

b) Die Punktionsbehandlung der Abscesse

Wenn auch heute der Durchbruch der Senkungsabscesse nicht mehr die gleiche deletäre Prognose hat wie früher, so ist doch noch eine sachgemäße Punktion der Abscesse angezeigt. Grundbedingung hierfür ist eine strenge Asepsis, damit das Einschleppen einer Mischinfektion vermieden wird. Stets soll die Punktion entgegen der Schwere und fernab der Absceßwandung durch gesunde Haut und Weichteile hindurch erfolgen. Vorherige Anaesthesierung der Haut und Weichteile mittels eines Lokalanaestheticums ist erforderlich, vor allem bei tiefem Sitz des Abscesses in den Weichteilen. Man soll von vornherein keine zu dünnen Kanülen benutzen, da der tuberkulöse Eiter oft dickflüssig ist und membranöse Bestandteile und Gewebsbröckel enthalten kann. Beim Vorhandensein mehrerer Absceßkammern oder bei mehrfachen Ausbuchtungen der Absceßhöhle kann die völlige Entleerung auf Schwierigkeiten stoßen. Wenn der Inhalt stark eingedickt ist und Fibringerinnsel enthält, kann eine mehrfache Spülung mit indifferenten Flüssigkeiten Erfolg bringen. Früher wurde häufig bei Abscessen nach Entleerung des Eiters Jodoformöl oder Jodoformglycerin injiziert. Bei starker Eindickung des Eiters wurde von Biesalski die Calotsche Lösung empfohlen (Kampferphenol-Kampfernaphthol 6,0, Guajacol 15,0, Jodoform 20,0, Lanolin 100,0), v. Bayer hat ausgeführt, daß unangenehme Nebenerscheinungen bei Verwendung von Jodoform-Präparaten auftreten können, teils durch Jodoform-Idiosynkrasie, teils durch Zersetzung des Jodoforms in den von der Luft abgeschlossenen Absceßhöhlen.

Die Behandlung des Senkungsabscesses mit Jodoform-Präparaten ist inzwischen längst aufgegeben worden. Man injiziert jetzt häufig Tuberculostatica und Antibiotica in die Absceßhöhle, in der Hoffnung, von hier aus den Herd bei guter Erreichbarkeit mit zu beeinflussen. Der durch Punktion entleerte Eiter ist bei diagnostisch unklaren Fällen einer genauen Untersuchung zu unterziehen, und zwar mikroskopisch und kulturell, evtl. auch durch Tierversuch.

Bei auftretender Mischinfektion mit hohen Temperaturen kann es erforderlich werden, die Abscesse breit zu eröffnen. In diesen Fällen ist der Eiter bakteriologisch zu untersuchen und die entsprechend der Resistenzprüfung als wirksam ausgetesteten Antibiotica zu verwenden. Beim Vorhandensein von Fisteln ist häufig eine Kontrastdarstellung zum Nachweis des Zusammenhanges mit einem Knochenherd angezeigt. Zu diagnostischen und therapeutischen Zwecken wurde früher die Becksche Wismut-Paste verwandt (30 Teile Wismut, 5 Teile weißes Wachs, 5 Teile Paraffin und 60 Teile Vaselin), die vor Anwendung bis auf Dünnflüssigkeit erwärmt werden muß. Heute werden zur Fisteldarstellung dünnflüssige Kontrastmittel, wie Urografin und Joduron, bevorzugt. Bei Jodüberempfindlichkeit kann jedoch auch heute noch die Wismut-Paste nach Beck gute Dienste leisten.

c) Die Probearthrotomie

Die Probeentnahme zur histologischen Untersuchung erkrankten Gewebes ist dann erforderlich, wenn sich durch alle anderen diagnostischen Methoden keine genügende Klärung der Krankheitsätiologie erreichen läßt. Bei der Probeentnahme aus einem Gelenk oder einem Knochenabschnitt soll der Schnitt nicht zu klein gewählt werden, damit genügende Übersicht erzielt wird und krankhaft veränderte Gewebspartien auch makroskopisch genügend übersehen werden können. Die Schnittführung muß auch deshalb genügend groß sein, weil das zu untersuchende Gewebsstück oder eine Gewebsentnahme von mehreren Stellen genügende Größe haben soll, um histologisch verwertbar zu sein. Evtl. kommt gleichzeitig auch eine Verwertung für den Gewebetierversuch in Betracht. Nur bei frischen Erkrankungen ist in größerem Maßstabe ein tuberkulosepositiver Ausfall der feingeweblichen Untersuchung zu erwarten, der dann beweisend ist. Bei lange bestehenden Krankheitsprozessen oder vorheriger tuberkulostatischer und antibiotischer Behandlung fällt die Untersuchung in einem hohen Prozentsatz tuberkulosenegativ aus. Auch dann kann es sich um eine tuberkulöse Erkrankung handeln. Das Resultat der Probeentnahme und der histologischen Unteruchung ist also in jedem Falle nur im Zusammenhang mit dem übrigen Befund zu verwerten.

Die früher gefürchteten Komplikationen bei einer Probefreilegung im Sinne von Mischinfektion und Fistelbildung spielen heute keine entscheidende Rolle mehr. Auch wenn eine Probeentnahme aus dem Hüftgelenk indiziert ist, braucht sie nicht auf besondere Bedenken zu stoßen.

In der vorantibiotischen Ära konnte es durch eine Probearthrotomie, wenn sich das Vorliegen einer Gelenktuberkulose herausstellte, öfter zu der gefürchteten Mischinfektion und Fistelbildung kommen. So hat Calvé in seinem Buch noch 1946 vor den Probeentnahmen aus Hüft- und Kniegelenken als zu gefährlich gewarnt, weil er danach zahlreiche schwere Fistelbildungen gesehen hatte.

Unter den heutigen Verhältnissen kommt es im Anschluß an eine Probearthrotomie nicht mehr zu solch schwerwiegenden Folgen. Wenn es wirklich durch den operativen Eingriff zu einer Keimeinschleppung kommt, läßt sich eine hierdurch bedingte Infektion innerhalb kurzer Zeit durch antibiotische Behandlung zum Rückgang bringen.

d) Die operativen Eingriffe

Bei der Knochen- und Gelenktuberkulose sind die früher häufig in Betracht kommenden verstümmelnden Operationen im Sinne der Exartikulation und der Amputation zur Seltenheit geworden. Sie kommen nur noch in Betracht unter ganz besonders prekären Umständen, z. B. bei sehr hohem Alter oder dekrepidem Gesamtzustand.

Die operativen Eingriffe insgesamt können in 2 große Gruppen unterteilt werden, und zwar 1. in eine solche, bei der sich die Eingriffe an den Herdbildungen oder an den Gelenken selbst abspielen und 2. in eine weitere, bei welcher Eingriffe in der

Umgebung der Gelenke oder Herde zum Zwecke der Versteifung oder aus anderen Gründen vorgenommen werden, ohne den tuberkulösen Herd dabei selbst anzugreifen.

Zu der ersten Gruppe gehören die Gelenkresektionen, intraartikulären Arthrodesen, Synovektomien und Herdausräumungen, zu der zweiten Gruppe die extraartikulären Arthrodesen, die korrigierenden Operationen an Weichteilen oder Knochen sowie die Versteifungsoperationen außerhalb tuberkulöser Herdbildungen.

α) Die Gelenkresektion

In der vorantibiotischen Ära spielte die ausgedehnte Gelenkresektion unter Mitnahme teilzerstörter größerer gelenknaher Knochenabschnitte eine wesentlich bedeutendere Rolle als heute. Hierdurch wurde soweit wie möglich der ganze Herd durch Entfernung des erkennbar tuberkulös erkrankten Knochens ausgeschaltet und eine Heilung zwischen gesunden Knochenabschnitten angebahnt. Bei Vorliegen einer entsprechenden Indikation können die Resektionen tuberkulös erkrankter Gelenke heute wesentlich sparsamer und damit die Gliedmaßenverkürzungen geringer gestaltet werden. Wenn dabei tuberkulös erkrankte Partien zurückbleiben, so können diese noch durch zusätzliche tuberkulostatische und antibiotische Behandlung in ein Inaktivierungsstadium überführt werden. Die Einstellung zur Gelenkresektion bei der Tuberkulose ist unter den heutigen Umständen eine Frage der persönlichen Auffassung und Erfahrung. Ein Teil der Autoren hat die Erfahrung gemacht, daß nach der Gelenkresektion eine knöcherne Vereinigung der resezierten Gelenkenden entweder gar nicht oder nur außerordentlich verzögert zustande kommt. Man hat deshalb zusätzliche Verfahren, wie die Druckosteosynthese mittels Spanndrahtverriegelung angewendet. Bei der Drahtung kann es aber infolge abnormer Weichheit und tuberkulotoxischer Schädigung des Knochens in manchen Fällen zu einem Durchschneiden der Drähte kommen.

β) Die intraartikuläre Arthrodese

Bei dieser Form der Gelenkversteifung wird auf die Entfernung des tuberkulösen Gewebes aus dem Gelenk verzichtet und der Hauptakzent auf eine möglichst baldige und kräftige knöcherne Versteifung in guter Stellung gelegt. Hierbei können Knochenspäne von verschiedenen Stellen aus durch beide Gelenkenden durchgebolzt oder ausgemeißelte Knochenstücke gegeneinander verschoben werden. Eine weitere Form ist die sogen. Umdrehungsarthrodese (Pitzen, Roeren, Schüller), von der sich die Modifikation nach Schüller bei uns am besten bewährt hat. Auch bei der Umdrehungsarthrodese kommt es entscheidend darauf an, die ausgemeißelten und umgedrehten Knochenpartien unter Druck zurück zu verlagern, weil hierdurch die knöcherne Verfestigung besonders gefördert wird. Durch die hierbei entstehenden größeren Extravasate und Haematome kommt es gleichfalls zu einer Anregung der Knochenneubildung, auch die Inaktivierung des tuberkulösen Krankheitsprozesses selbst wird hierdurch gefördert.

γ) Die Synovektomie

Bei einer Synovektomie versucht man, bei frischen fungösen Prozessen ohne Miterkrankung des Knochens durch völlige Ausrottung der Synovia eine Heilung der tuberkulösen Gelenkerkrankung herbeizuführen. In der vorantibiotischen Ära waren die Erfahrungen mit dieser Methode im allgemeinen ungünstig. Unter den jetzigen

Umständen ist dieses Verfahren erneut aufgegriffen worden (Kastert, Wilkinson). Zusammen mit einer Reihe anderer Autoren stehen wir der Methode ablehnend gegenüber. Bei einer Anzahl von anderweitig operierten Fällen haben wir einen ungünstigen Verlauf und Rezidive gesehen. Bei den Gelenken der oberen Extremität, bei denen es in höherem Maße auf eine Erhaltung der Beweglichkeit und weniger auf Stabilität ankommt, kann man unter Umständen von der Synovektomie einen Erfolg erwarten. Dagegen ist bei den großen Gelenken der unteren Extremität, wie Hüft- und Kniegelenk, von der Synovektomie entschieden abzuraten.

δ) Die Herdausräumung

Die Herdausräumung spielt zahlenmäßig heute die größte Rolle bei den Wirbelkörperherden und ist nach früheren ungünstigen Erfahrungen auf Grund der neueren Tuberkulosemittel und der die Mischinfektion verhütenden antibiotischen Behandlungsmöglichkeiten zu einem erfolgssicheren Verfahren geworden. Sie wird in verchiedener Form durchgeführt, und zwar mit einer antibiotisch beschickten Gipsplombe nach Fründ, mit Defektausfüllung durch Spongiosa mit Antibiotica nach Erlacher, Orell u. a. und mit Drainage und Dauerinstillation nach Kastert. Wir halten die operative Ausräumung der Wirbelkörperherde mit folgender Mehrfachdrainage und Dauerinstillation für die wirksamste Methode auf Grund der an einem großen Krankenmaterial gemachten praktischen Erfahrungen.

Ferner eignet sich die Herdausräumung für Gelenkherde, die mit ausgedehnter Zerstörung der knöchernen Gelenkpartien einhergehen und wobei eine Synostose als Endzustand unumgänglich und wünschenswert ist. Hiermit lassen sich z. B. gute Erfolge bei schwer destruierenden, noch aktiven Prozessen am Hüftgelenk erzielen, wobei von mehreren Seiten drainiert und instilliert und vor allem auch eine Drainage nach dorsalwärts aus dem Gelenk herausgeführt werden muß.

Des weiteren kommen Herdausräumungen in Betracht für parartikulär gelegene, gut abgegrenzte Knochenherde, um einen Durchbruch des tuberkulösen Prozesses in das Gelenk zu verhüten. Diese Indikation gibt es bereits seit Jahrzehnten. Auch Kremer und Wiese haben nachdrücklich darauf hingewiesen. Heute wird die Ausräumung dieser Knochenherde mit der nachfolgenden Drainage und Dauerinstillation von mehreren Stellen her für eine Zeit von 6 bis 8 Wochen kombiniert. Die Erfolgsaussichten sind dadurch gegen früher noch entschieden verbessert worden.

ε) Die extraartikulären Arthrodesen

Bei der extraartikulären Form der Arthrodese versucht man, durch Späne eine knöcherne Verbindung zwischen zwei Skeletanteilen außerhalb des erkrankten Gelenks herzustellen, oder durch Verschiebung gelenknaher Knochenpartien in anderer Form eine Knochenbrücke außerhalb des Gelenks zustande zu bringen (am Schultergelenk Spanung vom Tuberculum majus zum Acromion, Verschiebung des Trochanter major oberhalb des Hüftgelenks auf das Ileum zu nach Hass, Hibbs u. a.). Früher wurde häufig vor der intraartikulären Arthrodese wegen der Gefahr der Generalisation gewarnt und deshalb der extraartikulären Methodik der Vorzug gegeben. Mit stärkerer Zunahme der operativen Behandlung ganz allgemein in der tuberkulostatischen Ära hat sich gezeigt, daß derartige Bedenken heute als gegenstandslos angesehen werden können.

ζ) Korrigierende Operationen

Zum Zwecke der Stellungskorrektur an Gelenken, die in Fehlstellung versteift sind, können Eingriffe an den Weichteilen oder am Knochen erforderlich werden. Bei Kontrakturen, die auf andere Weise nicht zu beseitigen sind, können Stellungsverbesserungen durch Muskel- oder Sehnendurchtrennungen oder Sehnenverlängerungen erforderlich werden. Der wichtigste Korrektureingriff ist jedoch die Osteotomie zur Stellungsverbesserung solcher Gelenke, die in Fehlstellung knöchern versteift sind. Eine besondere Prädilektionsstelle hierfür bildet das Hüftgelenk mit Versteifung in Flexion und Adduktion, die durch eine subtrochantere Osteotomie korrigiert werden kann. Auch an anderen Stellen, z. B. am Kniegelenk, kann es infolge ausgedehnter, aber asymmetrischer Substanzverluste zu einer Fehlstellung im Varus- oder Valgussinne kommen. Auch solche Fehlstellungen können durch eine Osteotomie beseitigt werden. In diesen Fällen kann die Stellungskorrektur bei höheren Graden von Fehlstellung auch erforderlich werden, um überhaupt eine geeignete Apparatversorgung durchführen zu können.

η) Die Spanversteifung

Die Spanungsoperation zur Immobilisierung tuberkulöser Knochenherdbildungen kommt vor allem an der Wirbelsäule in Betracht, wofür es eine Reihe verschiedener Modifikationen gibt, von denen die wichtigsten die von Henle und Albee sind, nachdem Fritz Lange schon mit Wirbelsäulenversteifungen unter Verwendung von körperfremdem Material vorangegangen war. Der Spondylodese kommt bei der Wirbelsäule nicht mehr die gleiche Bedeutung zu wie früher, sie ist heute großenteils durch die Herdausräumung als überholt anzusehen. Die Kombinationen von Herdausräumung und Spanversteifung, die von verschiedenen Seiten vorgeschlagen wurden, sind u. E. unzweckmäßig und nicht zu empfehlen.

ϑ) Operative Mobilisierung und Gelenkplastik

Die operative Mobilisierung tuberkulös erkrankter und in guter Stellung knöchern versteifter Gelenke ist im allgemeinen abzulehnen. Dies bezieht sich besonders auf die großen Gelenke der unteren Extremität. Auch der Versuch einer Gelenkplastik ist dabei entschieden zu widerraten, weil die Endresultate in jeder Beziehung schlecht sind. An den Gelenken der oberen Extremität kann unter Umständen mit größeren Aussichten auf Erfolg nach extraartikulärer Arthrodese ein erkranktes Gelenk mobilisiert oder an einem versteiften Gelenk eine Plastik versucht werden. Praktisch ist die Lage aber so, daß den meisten Kranken nach langer Behandlung ein in funktionsgünstiger Stellung versteiftes und daher gut gebrauchsfähiges Gelenk lieber ist, als ein Gelenk, das nur eine teilweise Beweglichkeit aufweist, aber Schmerzen verursacht. Berücksichtigt werden muß außerdem, daß der während der Behandlung erzielte Bewegungsausschlag solcher Gelenke später häufig erheblich wieder zurückgeht und oft bis auf minimale Reste. Bei sehr differenzierten Berufen, z. B. Künstlern, Sportlern und dergl., sollte man sich bei Fragen nach der Wiederherstellungsmöglichkeit der Beweglichkeit versteifter Gelenke nach vorheriger tuberkulöser Erkrankung hinsichtlich der Prognose große Zurückhaltung auferlegen. Durch Gewöhnung an den Zustand, Funktionsverbesserung benachbarter Gliedabschnitte und kompensatorische Zunahme der Beweglichkeit von Nachbargelenken (z. B. vermehrte Plantarflexion im Chopartschen Gelenk bei Versteifung im oberen Sprunggelenk) kann häufig die Behinderung durch eine Gelenkversteifung so weitgehend ausgeglichen werden, daß nur der Eingeweihte den Unterschied überhaupt bemerkt.

e) Nachbehandlung nach operativen Eingriffen

Hier ist darauf hinzuweisen, daß lange Ruhiggestellte und Immobilisierte gegen Blutverluste bei längeren Eingriffen außerordentlich empfindlich reagieren können und daß es nach länger dauernden operativen Eingriffen zu einer teilweisen Versakkung der zirkulierenden Blutmenge in das Splanchnicusgebiet kommen kann. Die Endotrachealnarkose mit von Anfang an durchgeführter Blut- und Flüssigkeitszufuhr bedeutet demgegenüber einen Faktor erhöhter Sicherheit. Auch nach Beendigung der Operation kann die Zufuhr von Blutersatzmitteln und von weiteren Blutkonserven erforderlich sein. Nach Herdausräumungen ist auf die Fortführung der Herdinstillation besonderes Gewicht zu legen. Bei stark eitriger Sekretion müssen die zu- und abführenden Drains des öftern mit einer indifferenten Spülflüssigkeit durchgespült werden. Kunststoffdrains (Braun, Melsungen) sind wegen der Gefahr der Gummiallergie gegenüber aus Gummi hergestellten Rohren und Kathetern zu bevorzugen. Komplikationen durch Embolien und Fettembolien gehören nach unseren Erfahrungen bei der Knochentuberkulose zu den Seltenheiten. Schmerzbekämpfung, Herbeiführung einer ausreichenden nächtlichen Schlafzeit, Förderung der Appetenz usw., unterscheiden sich nicht von den sonst üblichen Methoden nach chirurgischen Eingriffen. Von besonderen Situationen abgesehen, z. B. Herausnahme aus dem Gipsbett für einige Zeit nach der Vertebrotomie, ist die Ruhigstellung und Immobilisierung weiterhin möglichst lückenlos durchzuführen, bis das Stadium einer ausreichenden Inaktivierung erreicht ist. Die weitere Nachbehandlung unterscheidet sich im übrigen nicht wesentlich von der sonst üblichen Behandlung der Knochen- und Gelenktuberkulose bei konservativem Vorgehen. Lediglich die Zeit der Ruhigstellung und Entlastung ist abgekürzt.

Je nach der Art des operativen Eingriffs ist die medico-mechanische und Übungsbehandlung der Art der für dauernd zurückbleibenden Funktionsstörung anzupassen, d. h. z. B. nach operativen Gelenkversteifungen die Muskulatur der betr. Gliedabschnitte besonders zu beüben und die Beweglichkeit der Nachbargelenke zu verbessern und zu steigern.

XII. Psychologische und disziplinarische Gesichtspunkte

Bei den Gesichtspunkten der allgemeinen Behandlung gehört die Berücksichtigung der psychologischen Faktoren mit zu den schwierigsten Aufgaben bei der Knochen- und Gelenktuberkulose im Hinblick auf die lange stationäre Behandlungszeit. Die psychologischen Probleme sind um so schwerwiegender, wenn in der betreffenden Klinik oder Heilstätte die baulichen oder einrichtungsmäßigen Voraussetzungen zu wünschen übrig lassen, oder die Krankenpflege und die sonstigen Umweltbedingungen unzulänglich sind oder berechtigten Anlaß zu Beschwerden bieten. Bereits bei der Aufnahme sind die ersten Eindrücke für den Kranken mit entscheidend, Mitarbeit und Genesungswille werden maßgebend davon beeinflußt, je nachdem, ob der Kranke ein Milieu vorfindet, das für ihn die Anzeichen warmer menschlicher Anteilnahme zum Vorschein kommen läßt, oder ihn mehr oder weniger als eine Nummer registriert, die in einem Bett untergebracht wird, das gerade frei geworden ist. Im allgemeinen ist der Kranke, sei es, daß ihm das Vorhandensein seiner tuberkulösen Erkrankung bereits seit langem bekannt ist, oder sei es, daß ihm die Diagnose des Grundleidens erst vor kurzem bekannt wurde, deprimiert wegen der Aussicht auf eine lange stationäre Behandlung mit Immobilisierung und Ruhigstellung sowie wegen des Ausscheidens aus dem Erwerbsleben und der Trennung von seiner Familie. Hierzu treten noch die ersten Eindrücke des fremden Milieus, in das der Kranke sich neu einordnen muß. Namentlich in den ersten Tagen und Wochen benötigt der Neuankömmling seelische Hilfe, Aufmunterung und Zuspruch. Natürlich hat er auch Anspruch auf Informationen über die Art und Ausdehnung der Erkrankung und Angaben über die voraussichtliche Dauer, wobei sich jedoch selbst der versierteste Fachmann niemals auf genaueste zeitliche Abmessung einlassen kann. Die seelische Führung der Kranken gehört gerade bei der Knochen- und Gelenktuberkulose neben entsprechenden Fachkenntnissen zu den wichtigsten ärztlichen Leistungen. Hierbei ist ein gleichbleibendes freundliches und höfliches Umgehen mit der Klientel sowohl seitens der Ärzte wie des Pflegepersonals entscheidend, um das Vertrauen des Erkrankten zu gewinnen, wobei jedoch ein Zuviel genau so schädlich sein kann wie ein Zuwenig. Für den psychologisch richtigen Umgang mit dieser Gruppe von Kranken gibt es keine feststehenden Regeln, hier noch weniger als auf anderen Gebieten, es läßt sich auch nur bis zu einem gewissen Grad erlernen. Die grundsätzliche Fähigkeit dazu muß der Arzt aber als Anlage mitbringen.

Sehr wichtig ist, daß die Patienten, bei denen strenge Immobilisierung durchgeführt werden muß, die Möglichkeit haben, die langen Stunden der erzwungenen Ruhe am Tage mit sinnvoller Tätigkeit auszufüllen. Es gehört hierzu das Lesen von Büchern oder Zeitungen, das Schreiben von Briefen, die Möglichkeit der Fortbildung für jüngere oder im mittleren Alter befindliche Personen, unter Umständen unter dem Gesichtspunkt der Umschulung und des späteren Überganges in einen anderen Beruf. Auch eine Teilnahme an Rundfunk und Fernsehen ist innerhalb gewisser Grenzen empfehlenswert, damit dem Patienten das Gefühl des Abgeschlossenseins vom öffentlichen Leben genommen wird. Vorträge, Lichtbildvorführungen, Konzerte sind, wo die Möglichkeit dazu besteht, sehr geeignet, die Eintönigkeit des Alltags zu unterbrechen und zu beleben. Beschäftigungs- und Arbeitstherapie können hierbei eine wichtige Ergänzung bilden. Die Beschäftigung des Patienten darf allerdings auch nicht übertrieben werden. Es ist zweifellos ein Fehler, hier zu viel zu tun und den Patienten den ganzen Tag etwa beschäftigen zu wollen. Vielmehr ist es erwünscht, daß der Kranke über eine Reihe von Stunden am Tage unbedingt seine Ruhe hat und der hektischen Betriebsamkeit, wie sie heute im Alltag herrscht, entzogen wird.

Gegenüber den Angehörigen der Kranken, die sich nach der Ausdehnung des Leidens, seiner Dauer und ähnlichem erkundigen, ist bei aller Höflichkeit Zurückhaltung und Vorsicht bei prognostischen Angaben unbedingt erforderlich. Es muß damit gerechnet werden, daß bei der langen Krankheitsdauer auch andere Interessen als die unmittelbarste menschliche Anteilnahme die Triebfeder des Ersuchens um Auskunftserteilung sein können. Daß im übrigen die Notwendigkeit langer stationärer Aufenthalte die Grundlagen einer Familie gefährden oder zur Auflösung bringen kann, braucht hier im einzelnen nicht weiter ausgeführt zu werden. Leider wird jedoch nicht selten seitens der Angehörigen in diesen Fragen eine Beunruhigung an den Kranken herangetragen, die sich für den Verlauf der Erkrankung sehr ungünstig auswirken kann. Seitens des Arztes gehört dann sehr viel Takt, Geschick und Klugheit dazu, um derartige von außen herantretende ungünstige Einflüsse zu paralysieren. So sehr verständlich es ist, daß die Patienten den Besuch ihrer Angehörigen wünschen und dadurch gesundheitlich gefördert werden können, so sehr gibt es andererseits im Zusammenhang mit der ganzen Besuchsfrage auch Schwierigkeiten und Komplikationen, so daß man allgemein sagen kann, daß mehr als ein Besuchstag pro Woche nicht gestattet werden sollte.

Schwierigkeiten ergeben sich bei der extrapulmonalen Tuberkulose keineswegs selten durch mangelnde Einordnungsfähigkeit der Kranken und disziplinarische Verstöße. Die Krankenhausordnung sollte in den Grundzügen nicht zu kleinlich und nicht zu schematisch angelegt sein, dafür müssen ihre Bestimmungen aber auch eingehalten werden. Die einmal angeordnete strenge Immobilisierung muß unbedingt und konsequent durchgeführt werden. Wenn dem Kranken einmal oder mehrere Male vernünftig und sachlich erklärt worden ist, warum eine bestimmte Behandlungsart durchgeführt werden muß, so müssen die Folgerungen auch seitens des Kranken akzeptiert und eingehalten werden. Allerdings gibt es Personen, die gegenüber jeder Bemühung sich so negativistisch verhalten, daß es keinen Zweck hat, die Behandlung fortzusetzen.

Der Kranke muß das Vertrauen haben, daß seitens des Arztes und des Pflegepersonals das beste für ihn geleistet wird, was möglich ist.

Disziplinarische Verstöße können beobachtet werden bei der Durchführung der Immobilisierung, indem z. B. Kranke aus dem Gipsbett aufstehen, um die Toilette aufzusuchen oder indem sie einen zirkulären Gipsverband absichtlich beschädigen oder mit einem Bekkengipsverband herumzulaufen versuchen. In diesem Fall sind energische und kräftige Ermahnungen am Platze. Verhält der Kranke sich weiterhin uneinsichtig, muß möglichst kurzfristig seine disziplinarische Entlassung unter Mitteilung an den Kostenträger erfolgen.

Die meisten Schwierigkeiten treten jedoch dann auf, wenn die extrapulmonalen Tuberkulosekranken sich auf dem Wege der Besserung befinden und mit entsprechenden orthopädischen Behelfen aufstehen und herumgehen können. Die überwiegende Mehrzahl der Kranken verhält sich weiterhin diszipliniert, weil sie den Erfolg der Behandlung handgreiflich vor Augen sieht. Eine kleine Minderzahl dagegen benutzt leider diesen Zeitpunkt, um sich Freiheiten herauszunehmen, die von seiten der ärztlichen Leitung einfach nicht geduldet werden können, z. B. eigenmächtiges Verlassen des Krankenhauses, Rückkehr in alkoholisiertem Zustand, grobe Überschreitung eines gewährten Urlaubs usw. Bei der bekannten Neigung mancher Tuberkulosekranken, unter allen Umständen in einer krankhaft gesteigerten Gier möglichst alles das nachzuholen, was sie ihrer Ansicht nach durch die vorherige Immobilisierung versäumen mußten, sind Exzesse in Baccho et in Venere öfter zu beobachten. Im allgemeinen verhalten sich Frauen disziplinierter als Männer. Die Notwendigkeit disziplinarischer Entlassungen kommt beim weiblichen Geschlecht nur selten vor. Daß Patienten bei sehr langwierigem Krankheitsverlauf, schwierigen wirtschaftlichen Verhältnissen oder der Aussicht, einem bisher erfolgreich ausgeübten Beruf entsagen zu müssen, in eine gedrückte Stimmung geraten und aus dieser heraus gelegentlich einmal erheblich über den durchschnittlichen Durst trinken, ist menschlich verständlich, dafür muß man auch von dem behandelnden Arzt einen gewissen Grad von Verständnis erwarten können, solange dies innerhalb gewisser Grenzen bleibt, der Patient nicht weiter auffällig oder renitent wird oder etwa andere belästigt oder in einem pathologischen Rauschzustand Einrichtungsgegenstände zertrümmert. Kleinere disziplinarische Verstöße sollte man gelegentlich entweder tolerieren oder übersehen, um im Wiederholungsfalle umso energischer dagegen einzuschreiten. Es ist m. E. richtiger, einmal oder zweimal bei einer Disziplinlosigkeit es bei einer Ermahnung bewenden zu lassen und erst beim 3. oder 4. Mal die disziplinarische Entlassung unter Mitteilung an den Kostenträger durchzuführen, damit bei Rückfragen des Kostenträgers handfestes Material zur Verfügung steht, das selbst bei humanster Auslegung keinerlei Zweifel an der Notwendigkeit der Entlassung aufkommen läßt. Allerdings muß dann von dem betr. Träger der Sozialversicherung auch erwartet werden, daß er seinerseits entsprechende Maßnahmen gegen renitente und undisziplinierte Personen ergreift. Leider läßt nach meiner vieljährigen Erfahrung die Zusammenarbeit zwischen den behandelnden Ärzten und den Sozialversicherungsträgern in puncto Übereinstimmung bei disziplinarischen Verstößen noch viele Wünsche offen. Unbedingt zu fordern ist, daß bei schweren Verstößen die disziplinarische Entlassung in flagranti, d. h. am folgenden Morgen in der Frühe, zu erfolgen hat. In dieser Hinsicht muß eine lückenlose Zusammenarbeit zwischen Arzt und Pflegepersonal gewährleistet sein.

Für den ärztlichen Behandler ist es enttäuschend, nicht selten die Feststellung treffen zu müssen, daß die Kranken untereinander es an der gebotenen Rücksicht gelegentlich sehr fehlen lassen. Nicht nur kommt es vor, daß die Aufsteher die Türen an den Krankenzimmern, in denen noch Schwerkranke liegen, laut zuschlagen, auch neben Frischoperierten, die noch von der Narkose benommen sind, werden laute Unterhaltungen geführt oder in anderer Art durch ungebremste Lärmerzeugung Schwerkranke gestört. Die Benutzung eigener Rundfunkgeräte oder Lautsprecher führt gleichfalls nicht selten zu Unzuträglichkeiten, indem z. B. Rekonvaleszenten unmittelbar neben Schwerkranken Rundfunkgeräte auf die größte Lautstärke bringen. Bei mangelnder Aufsicht werden unter dem Vorwand, eine besonders spannende Fernsehsendung sehen zu wollen, die bis 22 oder 23 Uhr dauert, regelrechte Nachtsitzungen mit großen Mengen von Alkohol veranstaltet. Derartige Dinge können ärztlicherseits keinesfalls geduldet werden. Auch bei rücksichtslosem Verhalten der Kranken gegeneinander sind energische Maßnahmen unbedingt am Platze.

XIII. Trauma und Skelet-Tuberkulose

Die Tatsache, daß bei der Tuberkulose nach einer Erstinfektion der Lungen die extrapulmonalen Herdbildungen durch eine hämatogene Ausbreitung zustande kommen, erklärt, warum dieser Vorgang weitgehend unabhängig von äußeren Einwirkungen sich abspielt. Es erscheint deshalb vom wissenschaftlichen Standpunkt aus von vornherein unwahrscheinlich, daß eine tuberkulöse Knochen- oder Gelenkerkrankung durch eine Einwirkung von außen, z. B. durch Schlag, Stoß, Schußverletzungen, Stürze oder dergl. zustande kommen kann. Tatsächlich haben jahrzehntelange Erfahrungen und umfangreiche, besonders auf diesen Punkt gerichtete Erhebungen ergeben, daß die unfallweise Entstehung einer Skelet-Tuberkulose ein überaus seltenes Vorkommnis darstellt.

Hierzu bildet die Neigung der Kranken, für jede Krankheitsbeziehung, die dem Verständnis des Laien unerklärlich und geheimnisvoll erscheint, eine äußere Einwirkung als Erklärung heranzuziehen, einen diametralen Gegensatz. Auch bei völlig klaren Situationen, die die Annahme eines Zusammenhanges zwischen einer behaupteten Verletzung und einer Skelet-Tuberkulose als unmöglich erscheinen lassen, gelingt es keineswegs immer, die betr. Antragsteller davon zu überzeugen, daß die weitere Verfolgung der Angelegenheit aussichtslos ist. Hat ein derartiger Rentenantrag erst mehrere Instanzen durchlaufen und stimmen die Schlußfolgerungen der erstatteten Gutachten nicht ganz überein, so gelingt es kaum noch, den Betreffenden von der Aussichtslosigkeit einer weiteren Aktion zu überzeugen. In einigen Fällen haben wir aber doch mit unseren Bemühungen in dieser Hinsicht Erfolg gehabt. Leider muß gesagt werden, daß bei der Verfolgung aussichtsloser Zusammenhangsfragen sehr viel Zeit und Geld nicht selten völlig nutzlos vertan wird. Im Hinblick darauf sollte man, wenn es sich nicht gerade um Querulanten und Rentenneurotiker handelt, immerhin den Versuch machen, durch eine offene und eingehende Darlegung der Probleme den Betreffenden von der Absurdität seiner Vorstellungen zu überzeugen. Allerdings muß auch darauf hingewiesen werden, daß es häufig infolge der Bürokratisierung und Schwerfälligkeit des Instanzenweges zu lange dauert, bis der Antragsteller über den positiven oder negativen Ausgang der Angelegenheit informiert wird. Mancher Patient würde sich zweifellos leichter damit abfinden, wenn nach spätestens einem halben Jahr eine klare Entscheidung darüber vorliegt, daß die betr. Zusammenhangsfrage abgelehnt wird. Wenn es aber Jahre dauert, bis Entscheidungen vorliegen, so neigen die Betreffenden zu der Ansicht, daß gerade ihr Fall zwar besonders kompliziert sei, aber jedenfalls der Rentenantrag unbedingt weiter durchgefochten werden muß.

Die Ansichten über die Häufigkeit des Vorkommens einer traumatischen Tuberkulose haben sich im Laufe der letzten hundert Jahre stark gewandelt. Die amerikanischen Orthopäden Taylor und Sayre bezifferten diese Frequenz auf 53 und 70% aller Fälle. W. Roser hat die Richtigkeit dieser Zahlen schon 1881 im Hinblick auf seine 31jährige klinische Erfahrung stark bezweifelt. Richard von Volkmann und seine Schule (Chirurgenkongreß 1885) hielten aber trotzdem an der zahlenmäßigen Bedeutung der traumatischen Ätiologie fest. Hierbei wies VON VOLKMANN darauf hin, daß zwar im allgemeinen bei Tuberkulosekranken Verletzungen, Wunden und Knochenbrüche keine lokalen Tuberkuloseansiedlungen zur Folge hätten, daß aber die überwiegende Anzahl aller Knochen- und Gelenktuberkulosen auf traumatische Einwirkungen zurückginge, jedoch nicht auf schwerwiegende Verletzungen, sondern auf leichte Traumen, wie Distorsionen, Kontusionen etc.

Daß bei Kranken mit ausgedehnter Lungentuberkulose es weder nach operativen Eingriffen noch nach unfallweise entstandenen Verletzungen am Orte der Einwirkung zu einer lokalen Tuberkulose kommt (ZOLLINGER), ist ein schwerwiegender Punkt, der von den Gegnern des traumatischen Zusammenhanges häufig angeführt wurde. H. VON MEYENBURG hat dem entgegengehalten, daß hierbei zu berücksichtigen sei, ob es sich um eine isolierte Organtuberkulose oder um eine hämatogene generalisierte Tuberkulose handele. Bei der ersteren Form, vor allem der chronischen Lungentuberkulose, komme es kaum jemals zu weiteren Ansiedlungen an anderen Stellen, auch nicht nach Traumatisierung, dagegen zeige die zweite Form weit eher die Neigung zu einer Ausbreitung in anderen Körperregionen.

Zur Klärung dieser Fragen hat der Tierversuch bisher nicht beitragen können und wird auch wohl niemals diese Möglichkeit haben. F. KRAUSE glaubte noch, bei Tierversuchen eine sogen. „Kontusionstuberkulose" beweisen zu können, andere Autoren kamen aber zu direkt entgegengesetzten Ergebnissen.

THIEM hat noch 1909 in seinem Handbuch nicht weniger als 20% der Tuberkulosen als traumatisch entstanden beurteilt.

Gegenüber dem traumatischen Zustandekommen tuberkulöser Erkrankungen werden außerdem die in den beiden Weltkriegen gesammelten Erfahrungen geltend gemacht, denn bei den Riesenzahlen von schweren Kriegsverletzungen ist praktisch so gut wie nie das Zustandekommen einer Skelet-Tuberkulose im Zusammenhang mit äußeren Gewalteinwirkungen festgestellt worden (ZOLLINGER, MAGNUS, BÖHLER u. a.). Auch im Bergbau mit seinen zahlreichen Unfallverletzten konnte niemals eine traumatische Tuberkulose registriert werden, obwohl tuberkulöse Lungenerkrankungen (Silicotuberkulose) gerade bei Bergleuten verhältnismäßig häufig auftreten (SCHEFFLER). Die Erfahrungen großer Versicherungen bewegen sich in der gleichen Richtung (KAUFMANN, ZOLLINGER, LINIGER).

Interessant ist in diesem Zusammenhang die Feststellung von PIETRZIKOWSKI, daß die Knochen- und Gelenktuberkulose am häufigsten von allen Tuberkulosen zum Gegenstand von Begutachtungen wird, angeblich in 54,5%. In einer Veröffentlichung von A. SCHMIDT ist erwähnt, daß bei 4138 Fällen von Knochen- und Gelenktuberkulose, in denen 485mal eine traumatische Genese behauptet wurde, also bei etwas mehr als 10%, ein Unfallzusammenhang nur in 0,7% anerkannt wurde.

KAUFMANN hat darauf hingewiesen, daß die Annahme der unfallweisen Entstehung einer Skelet-Tuberkulose mit abhängig ist von der Frühdiagnose der Erkrankung. In diesem Zusammenhang ist der Begriff der Frühdiagnose natürlich ein relativer, da im allgemeinen bei Knochen- und Gelenkerkrankungen die tuberkulöse Grundlage erst relativ spät gesichert werden kann. Entscheidend sind aber gerade hierbei genaue Untersuchungen und Beobachtungen auch kleinster Befunde und anscheinend zunächst auch geringfügiger Einzelheiten und deren sorgfältige schriftliche Registrierung. Das gleiche trifft selbstverständlich, wie dies ja schon an zahllosen Stellen des Schrifttums immer wieder zum Ausdruck kommt, auch zu für die genaue Untersuchung und Dokumentation äußerer Gewalteinwirkungen. Die exakte Behandlung und Differenzierung der später auftauchenden Zusammenhangsfragen stößt auf die größten Schwierigkeiten oder scheitert daran, daß weder die ersten Krankheitszeichen der beginnenden Tuberkulose, noch die Einwirkungen eines Unfalles von Anfang an genau festgelegt worden sind.

GEISSENDÖRFER hat mit Recht darauf aufmerksam gemacht, daß, abgesehen von der Traumatisierung, das Angehen einer Tuberkulose auch von den Faktoren der Immunitätslage und der Konstitution abhängig ist. Was die Lokalisation betrifft, so ist bekannt, daß die Tuberkulose sich beim Erwachsenen primär nie an den Diaphysen der langen Röhrenknochen, sondern nur an den Epiphysen und im Bereich der Gelenke abspielt (FLESCH-THEBESIUS, PITZEN, E. SCHNEIDER), so daß die Schaftpartien der Extremitätenknochen hier von vornherein ausscheiden. Beim Auftreten einer Tuberkulose im Epiphysenbereich nach angeblicher Traumatisierung ist natürlich auch die Frage zu diskutieren, ob hierbei nicht ein schon vorhandener, ruhender Herd aktiviert wurde, so daß dann die Verschlimmerung eines bestehenden Leidens anzunehmen wäre.

Hinzuweisen ist besonders darauf, daß aus späterer Sicht von den Kranken oft äußere Einwirkungen angenommen und anamnestisch betont wiedergegeben werden, die in Wirklichkeit bagatellmäßige Begleitumstände oder einfache Verrichtungen des täglichen Lebens darstellen, aber erstmalig einen Schmerz oder eine Funktionsstörung wachrufen, die zur Aufdeckung einer bereits bestehenden tuberkulösen Erkrankung führen.

Hierher gehört z. B. das Umknicken eines Fußes oder die Drehbewegung eines Kniegelenks, deshalb besonders schmerzhaft, weil hierbei eine vielleicht etwas forcierte Bewegung mit einem schon erkrankten Gelenk ausgeführt wurde. Ein beispielhafter Vorgang ist hierbei der folgende: Ein Feinmechaniker und Schreibmaschinenspezialist hebt schnell eine Schreibmaschine hoch und bringt sie vor einem Schrank, der beim Transport durch Arbeitskollegen umzustürzen droht, in Sicherheit. Er erkrankt einige Wochen später an Rückenschmerzen, wobei ein bereits ausgeprägter dorsaler spondylitischer Herd festgestellt wird. Erst jetzt erinnert sich der Betreffende an das Ereignis des schnellen Anhebens einer Schreibmaschine, das er sonst bei seiner täglichen Arbeit ständig auszuführen hat und das ihm ohne die kurz darauf folgende Krankheit längst aus der Erinnerung geschwunden wäre. Er glaubt, diesen Vorgang als Ursache für seine tuberkulöse Erkrankung betrachten zu müssen, und es bedarf ärztlicherseits der größten Mühe, ihm die wirklichen Zusammenhänge klarzumachen. Im Zeitalter einer fortgeschrittenen Industrialisiernug und Verkehrstechnik gibt es zahllose Beispiele ähnlicher Art.

Es bedarf keiner weiteren Erörterung, daß derartige Ereignisse mit der Entstehung einer Knochen- und Gelenktuberkulose ursächlich nichts zu tun haben.

Im Sinne der Unfallgesetzgebung reicht die Möglichkeit zur Annahme eines ursächlichen Zusammenhanges zwischen Unfall und Tuberkulose nicht aus, die Unfallwirkung muß eine „wesentlich mitwirkende Teilursache“ darstellen (Stellungnahme des Reichsversicherungsamtes vom 6. 9. 1929). Diese Auffassung erscheint auch heute noch durchaus logisch begründet, sie widerspricht auch nicht den Erfahrungen der Begutachtungswissenschaft. Im Hinblick auf die extreme Seltenheit einer traumatischen Tuberkulose muß in jedem Falle eine genaue Darlegung und Abwägung aller Umstände im einzelnen bis zur Führung eines schlüssigen Beweises verlangt oder mindestens der Zusammenhang zwischen Unfall und Tuberkulose in Übereinstimmung mit der wissenschaftlichen Erfahrung wahrscheinlich gemacht werden.

Bestimmte Erkrankungen sollen auf Grund einer gesteigerten lokalen Abwehrlage einen Schutz gegenüber der tuberkulösen Infektion verleihen, so daß sie schon hierdurch a priori für die Erörterung einer Zusammenhangsfrage ausscheiden würden, z. B. spastische und schlaffe Lähmungen, Skoliosen, Adoleszentenkyphosen, Osteomyelitiden (Pitzen) und die Chondrodystrophie (Valentin). Ob diese Auffassung in Wirklichkeit zutrifft, erscheint mir mindestens zweifelhaft. Bei einigen Erkrankungen ist sie jedenfalls nicht stichhaltig, da ich mehrfach das Zusammentreffen von Skoliosen und Adoleszentenkyphosen mit einer Spondylitis beobachtet habe.

Als eigentliche traumatische Tuberkulose im strengen Sinne kann nur die sogen. *Inoculationstuberkulose* betrachtet werden, bei der gleichzeitig mit der Verletzung eine entsprechende Menge von Tuberkelbakterien in die Wunde gelangt. Wenn im Zusammenhang mit diesem Vorgang es zu einer aktiven tuberkulösen Herdbildung kommt, kann es unfallrechtlich selbstverständlich keine Zweifel geben. E. SCHNEIDER konnte bis zum Jahre 1935 im Schrifttum 29 einschlägige Fälle auffinden, was dafür spricht, daß diese Form der Infektion sehr selten zustande kommt. Von den erwähnten 29 Fällen lag bei 7 eine Wundinfektion durch eigenes Sputum vor. MÜLLER beschrieb einen Fall von Zungentuberkulose durch Bißverletzung bei gleichzeitiger offener Lungentuberkulose. LAUBER führte den Fall einer Studentin mit doppelseitiger Lungen- und ausgedehnter Iliocöcaltuberkulose an, bei welcher es nach Appendektomie zu einer tuberkulösen Infektion der Operationswunde kam. Von HENSCHEN wurde angenommen, daß es in seltenen Fällen zu einer tuberkulösen Infektion bestehender Wunden, z. B. eiternder Fisteln, bei chronischen Osteomyelitiden kommen könne, er spricht von sogen. „Anschlußtuberkulosen". Hierbei muß sich bereits ein tuberkulöser Herd am Ort der Erkrankung oder in unmittelbarer Nachbarschaft befunden haben und durch den unspezifischen Infekt zum Aufflackern gebracht, oder in bestehende Fisteln müssen sekundär Tuberkelbakterien verschleppt worden sein.

Hierher gehört vielleicht der Fall von MARX, bei dem es bei einer kriegsbedingten Verschüttung zu einem komplizierten Oberschenkel- und Unterschenkelbruch sowie einer Fraktur des 3. und 4. Lendenwirbelkörpers kam. In der Folge zahlreiche Fisteleiterungen am Bein und im Rücken, wo sie sich bis zum 12. Brustwirbel erstreckten. Wehrdienstbeschädigung wegen Fisteleiterung in den Weichteilen des Rückens wurde anerkannt. Es kam schließlich auch zu Fisteln, die sich bis zur Höhe des 10. Brustwirbels erstreckten und zu einer teilweisen Blockbildung zwischen 12. Brust- und 1. Lendenwirbelkörper. Die Untersuchungen verliefen stets tuberkulose-negativ. Erst nach 7 Jahren wurden bei einer Fistelauskratzung durch histologische Untersuchung Epitheloid- und Langhanssche Riesenzellen nachgewiesen. Tuberkelbakterien waren dagegen nie nachweisbar.

Selbst wenn in den ersten Jahren dieses ungewöhnlich protrahierten Krankheitsverlaufes eine Tuberkulose noch nicht nachgewiesen wurde, so besteht immerhin die Möglichkeit, daß eine solche schon vorhanden war, denn beweisend ist schließlich nur der positive Ausfall der Untersuchungen, falls die klinischen und röntgenologischen Befunde nicht genügend charakteristisch ausfallen. Jedenfalls liefert die Tatsache des Zustandekommens einer Verblockung zwischen 12. Brust- und 1. Lendenwirbelkörper einen Hinweis, der verdächtig darauf ist, daß zu diesem Zeitpunkt bereits eine Tuberkulose bestand. A. W. FISCHER meint zwar zu diesem Fall, er möchte sich nicht gern nur auf das Vorhandensein von Epitheloid- und Langhansschen Riesenzellen verlassen, aber abgesehen vom Nachweis durch Tierversuch und Kultur gibt es schließlich keine zuverlässigeren Möglichkeiten. Der Zusammenhang mit Kriegseinwirkungen ist hier mit Recht anerkannt worden. Wenn gesagt wird, daß die Impf- oder Inoculationstuberkulose sensu strictiori die einzig sichere Form der traumatischen Tuberkulose darstellt, so muß gleichzeitig darauf verwiesen werden, daß auch sie ein seltenes Vorkommnis ist.

Eine Sonderform ist der sogen. *Leichentuberkel* oder die Leichenwarze, die bei Personal Pathologischer Institute häufig beobachtet wird, aber meistens auf die Haut beschränkt bleibt, ohne daß dabei eine tuberkulöse Erkrankung innerer Organe beobachtet wird. Beim Leichentuberkel als Erstinfektion muß ein Primärkomplex (RANKE-GHON) in Form einer entzündlichen Schwellung der regionären Lymphdrüsen auftreten. Auch bei sekundären Lymphtuberkulosen können die regionären Lymphdrüsen miterkranken, wenn sich die Infektion auf dem Lymphwege ausbreitet oder eine Mischinfektion besteht, während bei tiefer reichenden Schnittverletzungen die Tuberkelbakterien unter Umgehung der nächstgelegenen Lymphfilter gleich bis in die Lungen gelangen können, wo hierdurch eine Herdbildung entstehen kann. Es wird deshalb verlangt, daß bei allen Schnittverletzungen mit der Möglichkeit einer Einschleppung tuberkulösen Materials, auch bei glatter Wundheilung, eine Lungenuntersuchung vorgenommen wird. Die Seltenheit der Lymphtuberkulose wird auf den Umstand zurückgeführt, daß bei Weichteilverletzungen durch eine stärkere Blutung die Tuberkelbakterien aus der Wunde herausgespült werden. Der indirekte Infektionsweg gilt als häufiger (Kappis), und zwar im Sinne einer endogenen Reinfektion. Bei Ärzten wird im allgemeinen bei von äußeren Wunden ausgehenden Infektionen, auch bei Tuberkulose, ein Berufsunfall angenommen. Hierbei genügt für die Annahme des Zusammenhanges der Nachweis der Wahrscheinlichkeit.

Ein typisches Beispiel bildet hier der von A. W. Fischer angeführte Fall eines cand. med. vet., der sich bei der Demonstration tuberkulöser Organe am Finger eine Rißverletzung zuzog. Nach Schluß der eiternden Fingerwunde, und zwar 5 Wochen nach der Verletzung, schmerzhafte Anschwellung der Cubitaldrüse und des angrenzenden Vorderarmabschnitts mit leichter Temperaturerhöhung, Eiterentleerung durch Incision, langsame Abheilung der Incisionswunde, der ganze Bezirk blieb hart und empfindlich. 12 Wochen nach der Verletzung wurde von A. W. Fischer ein verkästes Drüsenpaket in der Ellenbeuge entfernt und eine den Beugern aufliegende Eiterhöhle mit käsigen Wandungen eröffnet. Am Oberarm einige kleine harte Drüsen. Lungen o. B. Hierbei ist also der Zusammenhang zwischen Verletzung und tuberkulöser Infektion, ausgehend von der Fingerwunde und auf den Arm übergreifend, einwandfrei nachgewiesen.

Erschwerend kommt für die *Impftuberkulose* auch in Betracht, daß eine genaue Inkubationszeit nicht bekannt ist und daß für die angehende Infektion die verschiedenartige Virulenz der Erreger und Immunitätslage des Kranken maßgebend sein kann. Im allgemeinen wird bei der Impftuberkulose für die Herdentstehung eine Mindestzeit von etwa 4 Wochen und eine Höchstzeit von etwa 6 Monaten angenommen. Tuberkulosen, die wenige Tage nach einer Verletzung bereits klinische Erscheinungen machen, sind daher für die Zusammenhangsfragen auszuschließen.

Auf die Frage der *Sehnenscheidentuberkulose* muß in diesem Zusammenhang noch näher eingegangen werden im Hinblick darauf, daß in Verbindung damit nicht ganz selten auch Knochentuberkulosen zur Beobachtung kommen. Beim Schlachtergewerbe spielt wegen der Häufigkeit der Rindertuberkulose und wegen des gleichzeitig gehäuften Vorkommens von Schnitt- oder Stichverletzungen an den oberen Extremitäten die Frage der Berufserkrankung eine große Rolle. Bekanntlich besitzt der Typus bovinus den gleichen Grad von Pathogenität für den Menschen wie der Typus humanus. Bei der sogen. Perlsucht des Schlachtviehs besteht häufig eine massive Terminalbakteriämie (Stucke). Namentlich beim Auftreten einer Sehnenscheidentuberkulose wird regelmäßig von Metzgern eine Berufsinfektion behauptet. Bei der Behandlung der Zusammenhangsfrage in diesen Fällen treten meistens große Schwierigkeiten auf, weil gerade hierbei die Unfallmeldungen im allgemeinen sehr verspätet erfolgen und die nachträglichen Erhebungen trotz Aufwendung größter Mühen keine genügende Klarheit zu schaffen vermögen. Es hat sich gezeigt, daß beim größten Teil der Sehnenscheidentuberkulosen der behauptete Zusammenhang mit einer Weichteilverletzung den genauen Nachforschungen nicht standgehalten hat (Burckart) auf Grund der Erhebungen bei der Fleischerei-Berufsgenossenschaft. Als Voraussetzung für die Entstehung einer traumatischen Sehnenscheidentuberkulose wird eine Verletzung der Sehnenscheide selbst gefordert (Kaufmann). Es ist klar, daß die unfallweise entstehende Schnittverletzung einer Sehnenscheide während der Arbeit ein eindrucksvolles Ereignis darstellt und wegen starker Blutung, vor allem im Bereich der Hand und der Finger und wegen der auftretenden Schmerzen zu Arbeitseinstellung und ärztlicher Versorgung Anlaß gibt und durch Zeugenaussagen erfaßbar ist. Hierbei muß aber auch noch berücksichtigt werden, daß bei kräftiger arterieller Blutung die eingedrungenen Tuberkelbakterien aus der Schnittwunde wieder herausgespült werden. v. Tempsky hat auf Grund seiner Beobachtungen bei Stichverletzungen von Schlächtern darauf hingewiesen, daß für die Anerkennung der Zusammenhangsfrage kleine Hautrisse nicht genügen, sondern eine direkte Verletzung der Sehnenscheide selbst oder ihrer näheren Umgebung vorgelegen haben muß. Ein stumpfes Trauma kann hierbei keine Rolle spielen, auch eine exogene, percutane Infektion wird allgemein abgelehnt. Kaufmann weist darauf hin, daß die Hauttuberkulose allgemein nicht auf die Sehnenscheide übergreift. Außerdem gibt es keine unmittelbaren Verbindungen der Lymphwege von der Haut zur Sehnenscheide. Für die meisten Fälle von Sehnenscheidentuberkulose ist eine hämatogene Entstehung anzunehmen (Hölscher). Interessant ist in diesem Zusammenhang, daß bei Kanavel in 14 Fällen von Sehnenscheidentuberkulose 13mal die rechte Hand und einmal die linke Hand betroffen war, wobei es sich aber auch noch um einen Linkshänder handelte. Sowohl die überwiegende Beteiligung der Beugeseiten wie die der Arbeitshand wird im Sinne einer sekundären Reinfektion auf hämatogenem Wege gedeutet. Wenn Kanavel seinerzeit noch glaubte, einen Locus minoris resistentiae annehmen zu müssen, so kann man ihm hierin heute nicht mehr folgen. Für die berufsweise Entstehung einer Sehnenscheidentuberkulose bei Fleischern ist von Burckart der Nachweis des Typus bovinus als conditio sine qua non gefordert worden. Aus verschiedenen Gründen können wir dem nicht ganz zustimmen, auch Stucke hält den Bovinus-Nachweis hierbei nicht für durchaus entscheidend. Neuerdings haben auch Klosterkötter und Lenz die Ansicht geäußert, daß durch den Nachweis des Typus humanus eine Berufsinfektion nicht ohne weiteres ausgeschlossen werden könne. Es ist hier darauf hinzuweisen, daß bei vielen Fällen von Drüsentuberkulose, namentlich im Bereich des Halses, der Typus bovinus gefunden wird, vor allem bei der Landbevölkerung infolge des Genusses roher oder ungenügend abgekochter Milch. Bei Kindern bis zur Altersgrenze von 14 Jahren mit tuberkulösen Halsdrüsenerkrankungen ergaben die Untersuchungen bei 58,7% und bei Erwachsenen bei 22% den Typus bovinus. In nicht seltenen Fällen wird bei der menschlichen Halsdrüsentuberkulose ein gleichzeitiges Vorliegen von Typus humanus und Typus bovinus vorgefunden (Stucke). Erschwerend kommt noch hinzu, daß der Typus humanus auch beim Schwein und Rind in 1 bis 20% gefunden wird, vor allem nach der nordischen Literatur (nach Haaselmann soll beim Rind in 5% der Typus humanus vorkommen). Es ist also durchaus denkbar, daß, wenn auch extrem selten, beim Vorliegen des Typus humanus eine Berufsinfektion der Sehnenscheide vorliegen, andererseits beim Nachweis des Typus bovinus die Sehnenscheidentuberkulose hämatogen zustande gekommen sein kann.

Im einzelnen Falle stößt die Typendifferenzierung häufig auf große Schwierigkeiten, weil entweder kein geeignetes Material gewonnen werden kann, oder ein Typennachweis nicht gelingt. Letzteres namentlich dann, wenn eine Tuberkulose weder histologisch noch kulturell nachgewiesen werden kann. Bei den Sehnenscheidentuberkulosen der Fleischer muß der Zusammenhang mit einer exogen-traumatisch zustande gekommenen Infektion wegen Nichterfüllung der übrigen Anforderungen schon häufig abgelehnt werden, so daß die Frage der Typendifferenzierung dann praktisch keine Rolle spielt.

Es sei auch darauf verwiesen, daß sich nicht selten an eine Sehnenscheidentuberkulose eine Knochentuberkulose im Finger- oder Handbereich anschließt, die während des weiteren Verlaufes zu mehrfachen Operationen oder sogar zur Amputation führt. Es handelt sich dann mit Sicherheit um eine hämatogene Entstehung, wobei die Sehnenscheiden- und die Knochenerkrankung im allgemeinen aus demselben Streuvorgang stammen und nur nacheinander manifest werden. Hier ermöglicht der Verlauf eine klare Urteilsbildung.

Bei einem vor kurzem von uns begutachteten Fall hatte ein Metzger beim Aufsuchen eines Krankenhauses wegen einer subkapitalen Humerusfraktur erklärt, er habe sich vor etwa 4 Wochen (!) beim Schlachten tuberkulöser Kühe auf dem Schlachthof eine Stichverletzung an der Streckseite (!) eines Fingers zugezogen. An dieser Stelle entwickelte sich später ein Sehnenscheidenhygrom, dessen tuberkulöse Grundlage nachgewiesen wurde. Von dem betr. Krankenhaus wurde ein Zusammenhang angenommen, der aber später nicht aufrecht erhalten werden konnte, da ein sicherer Nachweis einer Schnitt- oder Stichverletzung an dieser Stelle überhaupt nicht erbracht werden konnte. Im weiteren Verlauf ergab sich eine Knochentuberkulose an diesem Finger, die schließlich zur Amputation führte. Es ist klar, daß hier die Frage des Zusammenhanges eindeutig als negativ zu entscheiden war.

Zusammengefaßt kann also festgestellt werden, daß es nur in ganz seltenen Fällen möglich sein wird, die traumatische Genese einer Sehnenscheidentuberkulose anzuerkennen, oder den Zusammenhang mit einem Unfall wahrscheinlich zu machen (Albertini, Hölscher, Kaufmann, v. Tempsky). Heute gilt dies um so mehr, als die in neuerer Zeit nach dem Vorbild der Schweiz, der nordischen Länder und der USA auch in Deutschland verstärkte Bekämpfung der Rindertuberkulose zu einem erheblichen Rückgang dieser Seuche geführt hat.

Für die Möglichkeit der unfallweisen Entstehung tuberkulöser *Schleimbeutelentzündungen* gelten praktisch die gleichen Gesichtspunkte wie bei der Sehnenscheidentuberkulose.

Der Umstand, daß von allen Tuberkuloseformen die Skelet-Tuberkulose am häufigsten den Anlaß zur Aufrollung von Zusammenhangsfragen bildet, und die Tatsache, daß in puncto der traumatischen Entstehungsmöglichkeit einer Knochen- oder Gelenktuberkulose eine Unmenge von Gutachten erstattet worden ist, haben dazu geführt, daß auf Grund der gesammelten Erfahrungen sich eine Anzahl von Forderungen herauskristallisiert hat, deren Beachtung sich als erforderlich herausgestellt hat.

Als unabdingbare Voraussetzungen für die Anerkennung eines Zusammenhanges zwischen Trauma und Skelet-Tuberkulose gelten im allgemeinen 4 sozusagen klassische Punkte, die allerorten im Schrifttum eingehend diskutiert worden sind. Diesen 4 Forderungen hat später Seyler noch 3 weitere Gesichtspunkte hinzugefügt, die auch Geissendörfer in seine ausführliche Stellungnahme zu dem Thema mit einbezogen hat. Diese Forderungen für die Anerkennung der traumatischen Entstehung einer Tuberkulose sind folgende:

1. Die Diagnose einer Tuberkulose muß einwandfrei sichergestellt sein.
2. Eine bereits vor dem Unfall vorhandene aktive Tuberkulose muß auszuschließen sein.
3. Der Unfall muß sicher erwiesen sein.

4. Die Gewalteinwirkung muß erheblich gewesen sein.

5. Die Gewalteinwirkung und die später folgende tuberkulöse Erkrankung müssen eine örtliche Übereinstimmung aufweisen.

6. Zwischen dem Unfall und dem Beginn der tuberkulösen Erkrankung muß eine bestimmte zeitliche Verbindung bestehen, d. h. das zeitliche Intervall soll nicht unter 4 Wochen und nicht über 6 Monate betragen.

7. Bei längeren Zeiträumen zwischen Unfall und Beginn der klinischen Anzeichen einer Tuberkulose müssen lückenlose Brückensymptome vorhanden sein.

Zu 1.: Die Forderung, daß die Diagnose einer Tuberkulose gesichert sein muß, erscheint eigentlich selbstverständlich. Hierbei ist aber darauf hinzuweisen, daß in den Anfangsstadien die Sicherstellung der Diagnose auf große Schwierigkeiten stoßen kann, vor allem in der Zeitperiode, in der man lediglich auf die klinischen Symptome angewiesen ist, während sich die Erkrankung selbst noch in der röntgennegativen Phase befindet. Die Zeit bis zum Auftreten einwandfreier Röntgensymptome kann mehrere Monate betragen. Histologische und bakteriologische Befunde stehen im allgemeinen erst bei fortgeschrittener Tuberkulose zur Verfügung, aber nicht in den Frühstadien. Dabei muß die Tatsache Erwähnung finden, daß auch bei einwandfreier Tuberkulose die histologische Untersuchung häufig negativ ausfällt, besonders nach antibiotischer Behandlung, aber auch bei längerem Bestehen der tuberkulösen Erkrankung. Bei negativem Ausfall der histologischen Untersuchung ist im allgemeinen auch kein bakteriologischer Nachweis zu erbringen. Die Schwierigkeiten, die sich für die Frage der histologischen und bakteriologischen Sicherung ergeben, führen zwangsweise wieder auf den Kardinalpunkt hin, daß das entscheidende Schwergewicht für die Sicherung der Diagnose in der klinischen und röntgenologischen Symptomatologie begründet liegt. Die Forderung nach Sicherung der Tuberkulose erscheint aber auch deswegen nicht abwegig, wenn man daran denkt, daß nicht selten eine tuberkulöse Ätiologie fälschlich angenommen wird, z. B. beim Vorliegen hochgradiger Scheuermannscher Veränderungen oder bei einer chronischen Osteomyelitis.

Zu 2.: Hierbei handelt es sich im allgemeinen um die Frage einer schon vor der Gewalteinwirkung bestehenden aktiven Tuberkulose anderer Organsysteme als des Skelets, nämlich vor allem der Lungen und in geringerem Maße des Urogenitalsystems. Der Nachweis einer aktiven Lungentuberkulose ist deshalb von Bedeutung, weil bekannt ist, daß hierbei häufig Bacillämien bestehen können und im Zusammenhang damit massenhafte kleine Streuherde in den Knochen (Huebschmann, Randerath, Schürmann). Beim Vorhandensein einer aktiven bzw. nachweisbar offenen Lungentuberkulose wird im allgemeinen dann nur die Anerkennung einer Verschlimmerung auf dem Boden eines Unfalles in Betracht kommen. Allerdings muß hierbei einschränkend gesagt werden, daß auch ohne eine nachweisbare aktive Lungentuberkulose Bacillämien nur bei Vorhandensein von Primärkomplexen bestehen können. Dadurch ist es bekanntlich zu erklären, daß der größte Teil der Skelet-Tuberkulosen sich an einen Primärkomplex in den Lungen anschließt, ohne daß es zu einer aktiven Lungentuberkulose kommt. Das Nichtvorhandensein einer aktiven Lungentuberkulose ist andererseits aber auch keinesfalls immer eine adäquate Begründung dafür, eine Berufserkrankung abzulehnen, wie dies der folgende Fall zeigt.

48jähr. Frau, wegen tuberkulöser Erkrankung des rechten Talocalcanealgelenks bei uns in stationärer Behandlung, die mit ruhigstellenden Verbänden, Neoteben und Streptomycin erfolgte. Aus der Vorgeschichte war erwähnenswert, daß die Patientin früher ein Jahr lang als Putzfrau in einer Lungenfürsorgestelle gearbeitet hatte. Bei der Herdausräumung konnte an Hand des gewonnenen Materials histologisch nur eine unspezifische Osteomyelitis diagnostiziert werden. Im Hinblick auf den Verlauf, die antibiotische Vorbehandlung, die Röntgenbefunde und den makroskopischen Befund bei der Operation bestand für uns kein Zweifel daran, daß es sich um eine tuberkulöse Erkrankung handelte. Deshalb äußerten wir uns auch gutachtlich dahingehend, daß im vorliegenden Falle eine Berufserkrankung angenommen werden müsse. Von mehreren anderen Gutachtern wurde dagegen der Standpunkt eingenommen, daß es sich im vorliegenden Falle bei der Erkrankung des unteren Sprunggelenks nicht um eine Tuberkulose handeln könne, da die Patientin im Anschluß an ihre Tätigkeit als Putzfrau in der Tuberkulosefürsorgestelle keine erkennbare aktive Lungenerkrankung durchgemacht habe und da die histologische Untersuchung negativ ausgefallen sei. Eine Klage vor dem zuständigen Sozialgericht mit Erstellung weiterer Gutachten durch namhafte Fachärzte führte schließlich zur Bejahung der Zusammenhangsfrage, und das Leiden wurde mit Recht als Berufserkrankung anerkannt.

Einigermaßen überraschend war, daß mehrere Vorgutachter eine Berufserkrankung abgelehnt hatten, ohne die Patientin oder auch nur die Röntgenaufnahmen gesehen zu haben. Das Fehlen einer aktiven Lungentuberkulose bildet mithin keinen Grund, beim Vorliegen solcher Tatbestände eine Berufserkrankung abzulehnen. Ebenso muß nachdrücklich darauf hingewiesen werden, daß der positive Ausfall der histologischen Untersuchung zwar die Diagnose noch zusätzlich erhärtet, daß aber durch den negativen Ausfall der feingeweblichen Untersuchung eine Tuberkulose nicht ausgeschlossen werden kann, insbesondere nicht nach vorheriger tuberkulostatischer und antibiotischer Behandlung.

Zu 3.: Wenn verlangt wird, daß ein Unfall als ein umschriebenes Ereignis gesichert und bewiesen sein muß, so hat das seine guten Gründe. Fast jeder Kranke sucht bei einer Erkrankung an Knochentuberkulose nach irgendwelchen Faktoren, die diese Krankheit herbeigeführt haben könnten und glaubt im allgemeinen, sie in äußeren Einwirkungen sehen zu müssen. Dabei erinnert sich dann ein großer Teil dieser Kranken nachträglich an irgendwelche „Unfälle“, die ihm vor langer Zeit einmal zugestoßen sind. Solche Dinge sind aber ganz unmaßgeblich und können hierbei keine Rolle spielen. Es genügt nicht, daß sich jemand zu irgendeinem Zeitpunkt vielleicht an dem später erkrankten Körperabschnitt gestoßen hat oder irgendwann einmal gefallen und angeblich auf das betr. Gelenk gestürzt ist.

In den früheren Zeiten, als man eine traumatische Ursache häufig als gegeben ansah, wurde ärztlicherseits nach solchen Traumatisierungen geforscht und damit eine äußere Ursache geradezu in die Kranken hineingefragt. Es gehört immerhin einiges Geschick dazu, bei einer Diskussion der Zusammenhänge eine Suggestivwirkung der Fragestellung gegenüber dem Erkrankten zu vermeiden. Zollinger hat schon darauf hingewiesen, daß die Angaben über den sogen. Unfall zunächst meist sehr ungenau erscheinen und erst allmählich immer bestimmteren Charakter annehmen, je mehr danach gefragt wird.

Die Angaben, welche von einem Verletzten über das Zustandekommen und die Begleitumstände eines Unfalles gemacht werden, können nicht einfach als gegeben hingenommen werden, sie müssen durch die Aussagen von Augenzeugen bewiesen werden. Hierfür wiederum von entscheidender Bedeutung ist der Zeitpunkt der Unfallmeldung. Dabei kann allgemein gesagt werden, daß, je kürzer der Zeitpunkt ist, der bis zur Unfallmeldung verstreicht, um so mehr mit einem einwandfreien Unfallereignis gerechnet werden kann. Man findet aber häufig Unfallmeldungen, die erst nach vielen Monaten oder nach Jahren erstattet werden, nämlich dann, wenn der Erkrankte die ganze Schwere und Bedeutung der tuberkulösen Erkrankung erkannt hat und welche wirtschaftlichen und sozialen Folgerungen damit auf ihn zukommen.

Es ist klar, daß nach Verstreichen eines oder gar mehrerer Jahre nach dem angeblichen Unfall eine Sicherung desselben durch exakte Zeugenaussagen auf ganz erhebliche Schwierigkeiten stößt. Überhaupt müssen Unfallmeldungen, welche erst nach Jahren vorgebracht werden, mit besonderer Kritik und Skepsis betrachtet werden. Diese Bedenken sind um so mehr am Platze, als umfangreiche und langjährige Erfahrungen ergeben haben, daß, je größer der zeitliche Abstand von dem Unfallereignis wird, die Angaben zwar mit größerer Präzision vorgebracht, gleichzeitig aber auch die Größenordnungen, welche die Schwere des Unfalles illustrieren sollen, erheblich gesteigert werden. Dies zeigt sich z. B. darin, daß die Höhen, aus denen ein Absturz erfolgte, von einem bis auf 6 Meter ansteigen, oder das Gewicht, von welchem der Verletzte getroffen wurde, von 100 kg bis zu mehreren Tonnen zunimmt.

Besonders bedenklich ist es, wenn Ärzte sich von ihren Patienten zur Ausstellung solcher Bescheinigungen bewegen lassen, in denen ein Zusammenhang zwischen einer Unfallwirkung und einer Knochentuberkulose als wahrscheinlich attestiert wird, lediglich auf Grund von Angaben der betr. Kranken. Solche Atteste werden dann stets den Trägern der Sozialversicherung oder den Sozialgerichten vorgelegt, wenn es sich um die Aufrollung von Zusammenhangsfragen handelt. Es ist dem ärztlichen Ansehen äußerst abträglich, wenn bereits eine überschlägige Durchsicht der Unterlagen ergibt, daß der ärztlich bescheinigte Zusammenhang wissenschaftlich völlig unhaltbar ist.

Beim Zustandekommen eines wirklichen Unfalles muß man voraussetzen, daß es dabei zu Schmerzen, Funktionsstörung und äußerlich erkennbaren Folgen der Gewalteinwirkung kommt, so daß im allgemeinen ein Arbeitnehmer seine Arbeit oder ein Verkehrsteilnehmer seine Fahrt unterbricht und sich in ärztliche Behandlung begibt. Schwerwiegende Betriebsunfälle werden im allgemeinen sofort gemeldet und von den übrigen Arbeitnehmern mitbeobachtet und durch deren Aussagen gesichert. Ob man in allen Fällen darauf bestehen soll und muß, daß zum Nachweis des sicheren Traumas der Betreffende die Arbeit sofort unterbricht und sogleich den Arzt aufsucht, ist eine umstrittene Frage. A. W. FISCHER hat für die Osteomyelitis diese Forderung als überspitzt abgelehnt.

Zweifellos ist die Toleranz gegenüber äußeren Gewalteinwirkungen bei den einzelnen Menschen ganz verschieden. Während der eine, der gegen sich selbst hart ist und einen Verdienstausfall im Interesse seiner Familie fürchtet, nach kurzer Unterbrechung seine Tätigkeit fortsetzt, legt der andere, der übervorsichtig, um seine Gesundheit sehr besorgt ist und die Möglichkeit zur Arbeitsunterbrechung bereitwillig wahrnimmt, seine Arbeit nieder und läßt sich ärztlich untersuchen. Man würde der ersten Gruppe sicher unrecht tun, wenn man die Forderung der sofortigen Arbeitsniederlegung und des sofortigen Aufsuchens eines Arztes für alle Fälle zu einer unabdingbaren machen wollte. Es bleibt hier nichts übrig, als von Fall zu Fall abzuwägen, in welchem zeitlichen Abstand zu dem Unfall die Tätigkeit abgebrochen und die ärztliche Untersuchung durchgeführt wurde.

Im allgemeinen bedeutet die Anmeldung eines Unfalles, die sehr verspätet, oft erst nach Monaten oder Jahren erfolgt, einen Anlaß zu besonders kritischer Untersuchung. Fehlen von Zeugen bei einem angeblich ernsthaften Unfall muß bedenklich stimmen, ebenso aber auch Aussagen, die entweder ungenau sind oder nicht übereinstimmen. Zeugenaussagen, die bei einer viele Monate oder Jahre nach dem Unfall erfolgenden Untersuchung in allen Einzelheiten mit größter Bestimmtheit vorgebracht werden, sind ebenfalls mit Vorsicht zu bewerten, sie stellen sich auch nicht selten als unzutreffend oder unmöglich heraus. Die sehr verspätete Festlegung dieser Zeugenaussagen schränkt deshalb ihren Wert außerordentlich ein. Bei der Knochen- oder Gelenktuberkulose gehen Unfallmeldungen in über 90% der Fälle mit erheblicher Verspätung ein (ZOLLINGER, SCHEFFER u. a.). Häufig handelt es sich auch um belanglose, nicht genau faßbare Bagatellereignisse, die mehr oder weniger künstlich zurecht konstruiert erscheinen (FLESCH-THEBESIUS).

Bei den Privat-Unfallversicherungen kommen traumatische Tuberkulosen nicht zur Anmeldung, weil hier ein Unfall sofort gemeldet und ein Arzt sogleich zugezogen werden muß (FÜRTH). Bei der ärztlichen Untersuchung kommt es naturgemäß außerordentlich darauf an, daß möglichst genaue Angaben über den Unfall und der erste Untersuchungsbefund genauestens schriftlich niedergelegt werden. Wenn bei dem Aufsuchen des Arztes keinerlei Angaben über einen Unfall gemacht worden sind, oder bei der Untersuchung keinerlei Verletzungsfolgen oder Funktionsausfälle festgestellt wurden, so wird hierdurch ein Unfall überaus fragwürdig, ebenso auch dann, wenn bei stationärer Behandlung in dem betr. Krankenblatt über einen Unfall nichts bekannt ist (ZOLLINGER). A. W. FISCHER und MOLINEUS weisen darauf hin, daß ein Unfallereignis als zweifelhaft anzusehen sei, wenn von Augenzeugen oder dem zugezogenen D-Arzt oder Betriebsarzt keinerlei Schädigungen festzustellen waren und keine alsbaldige Einstellung der Arbeit erfolgte. Ferner kann von Bedeutung sein, ob der betreffende Unfallverletzte sich einen Krankenschein oder Verletzungsschein hat ausstellen lassen. Bei sehr verspäteter Unfallmeldung und noch viel späterer Zeugenvernehmung ergibt sich häufig bei eingehender Eruierung aller Begleitumstände, daß von einem wirklichen, für die Zusammenhangsfrage ernsthaft zu erörternden Unfall gar keine Rede sein kann.

Ein junger Mann, welcher an einer Kniegelenktuberkulose erkrankt war, gab später an, von einem Pferd, das er nach dem Beschlagen aus der Schmiede abgeholt hatte, heruntergefallen und auf das später erkrankte Knie gestürzt zu sein. Die Meldung dieses angeblichen Unfalles erfolgte erst nach einer Reihe von Monaten, als die Kniegelenktuberkulose bereits manifest war. Die Zeugenvernehmungen seitens der Polizei erfolgten aber erst Jahre später, wobei sich ergab, daß keine dieser Personen den Sturz wirklich beobachtet hatte, geschweige denn, daß jemand gesehen hatte, daß der Betreffende auf ein Knie gefallen war.

Derartige Angaben finden sich häufig in den Aktenunterlagen, auf Grund deren dann Ansprüche bei Sozialversicherungsträgern und Sozialgerichten geltend gemacht werden.

Zu 4.: Die Einwirkung äußerer Gewalt muß eine erhebliche gewesen sein, so daß entweder Verletzungen am Skelet selbst, z. B. Knochenbrüche und Luxationen oder Weichteilverletzungen, wie Bänderrisse, Muskel- oder Sehnenzerreißungen oder ausgedehnte Blutergüsse mit einer entsprechenden Verfärbung der Haut nachgewiesen werden. Es ist klar, daß solche erheblichen Gewalteinwirkungen zu Schmerzen und Funktionsstörungen führen müssen, so daß ein solches Ereignis eine sofortige oder mindestens baldige Arbeitseinstellung und Unfallmeldung zur Folge hat. Selbstverständlich hängen die Punkte 3 und 4 kausal eng miteinander zusammen, d. h., daß nur ein einwandfrei nachgewiesener Unfall zu einer schweren Gewalteinwirkung führen kann, und daß es sich niemals um eine erhebliche Gewalteinwirkung gehandelt haben kann, wenn der Unfall als solcher nicht einmal mit Sicherheit nachgewiesen ist. Die Forderung, daß die Unfalleinwirkung eine erhebliche gewesen sein muß, um die Anerkennung eines Zusammenhanges möglich zu machen, hat zu einer weitläufigen Diskussion geführt. Hierbei spielte früher die Lehre vom sogen. Locus minoris resistentiae eine große Rolle, d. h. die Auffassung, daß durch die Traumatisierung einer Körperregion ein Ort geringeren Widerstandes oder geringerer Abwehrfähigkeit geschaffen und dadurch die Ansiedlung einer Tuberkulose lokal begünstigt würde. Diese Lehre schien zunächst recht einleuchtend und war namentlich für Laien von einer entsprechenden Eingängigkeit. Der Begriff vom Locus minoris resistentiae hat sich jedoch wissenschaftlich nicht halten lassen.

Es sei in diesem Zusammenhang auf die Veröffentlichung von BORDASCH hingewiesen, der auf Grund seiner Versuche nachweisen konnte, daß durch stumpfe Traumatisierung der Diaphysen langer Röhrenknochen eine erhebliche und lange andauernde Steigerung der keimtötenden Kraft im Knochenmark zustande kommt. Die bactericide Fähigkeit des Knochenmarks nach Blutverlusten soll noch erheblich größer gewesen sein als nach Traumatisierungen und auf das zwanzigfache, bei Unterernährung und Hunger auf das dreißigfache des normalen Knochenmarks ansteigen.

Von E. SCHNEIDER wurde hervorgehoben, daß Tuberkelbakterien in einem sauerstoffarmen Milieu sich leichter ansiedeln können, so daß ein unerheblicher Unfall nicht die geeigneten Voraussetzungen herbeiführen kann. HONSELL u. a. haben bei Tierexperimenten durch leichte Traumen keine Tuberkulose zur Ansiedlung bringen können, hingegen trat sie an nicht traumatisierten Gelenken derselben Versuchstiere auf, HONSELL nimmt deshalb einen erhöhten Gewebsschutz durch ein geringes Trauma an. In einem Hämatom wird das Blut als schlechter Nährboden für Tuberkelbakterien angesehen (HABERLAND).

Bei schweren Traumen mit ausgedehnten Gefäßzerreißungen kann es zweifellos zu einer gewissen Sauerstoffverarmung der Gewebe kommen, es können also günstige Bedingungen für die Ansiedlung einer Tuberkulose gegeben sein, aber die Erfahrung zeigt, daß es auch bei diesem Zusammentreffen nur höchst selten zur Ansiedlung von Tuberkelbakterien kommt, es müssen also auch noch andere Faktoren maßgebend sein als die Anoxie allein. Zweifellos ist es so, daß ein großer Teil sichergestellter Unfälle wegen ihrer Geringfügigkeit als Ursache für die Entstehung einer Knochen- oder Gelenktuberkulose nicht in Betracht kommt, und daß eine Überprüfung der Art der Unfalleinwirkung ergibt, daß wegen Fehlens eines entsprechenden Schweregrades ein Zusammenhang abgelehnt werden muß. Gerade im Hinblick auf diesen Punkt erscheint eine frühzeitige Unterbrechung der Arbeit bei Betriebsunfällen und eine baldige Inanspruchnahme ärztlicher Hilfe als berechtigte Forderung. In einer Entscheidung des Reichsversicherungsamtes aus dem Jahre 1927 heißt es, „daß die Auslösung einer Knochentuberkulose durch einen Unfall die seltene Ausnahme bildet und nur anerkannt werden kann, wenn eine erhebliche Verletzung der später erkrankten Stelle einwandfrei nachgewiesen ist".

Nach der Ansicht von SCHUBERTH und MAYR-WEBER sollte entweder eine latente Knochentuberkulose durch eine Traumatisierung aktiviert werden oder durch die Verletzung ein Locus minoris resistentiae zustande kommen. FLESCH-THEBESIUS hat bereits 1923 den Begriff des Locus minoris resistentiae für die Skelet-Tuberkulose abgelehnt. Die zahlreichen Tierversuche, welche von HONSELL, FRIEDRICH, SCHÜLLER, LANNELONGUE und ACHARD, COURMONT und DOR, CADIOT, GILBERT und ROGER, PETROW, KRAUSE, LEXER, KOCHER, CHAVEAU, P. SCHÜRMANN, RIBERA und SANS sowie DELIC und ANGLASIO durchgeführt wurden, haben in diesem Punkte keine eindeutige Klarheit schaffen können.

Als am meisten geeignet sind bei den Tierversuchen Meerschweinchen und Kaninchen verwendet worden, bei denen die Tuberkelbakterien überwiegend in Lungen und Knochenmark angesiedelt werden. Auch die Verwendung sehr großer Keimmengen entspricht nicht den Verhältnissen, die für die menschliche Infektion maßgebend sind. Außerdem befinden sich die tuberkulösen Knochenherde so gut wie immer im Bereich der menschlichen Epiphysen, während primäre Erkrankungen der Diaphysen, jedenfalls im Erwachsenenalter, nicht zur Beobachtung gelangen.

Vor allem haben die Tierversuche sich nicht als geeignet erwiesen zur Klarstellung der Frage, ob ein schwereres oder ein leichteres Trauma günstigere Bedingungen für die Ansiedlung einer Tuberkulose schafft, wie KLOSE mit Recht herausgestellt hat. MAGNUS hat darauf hingewiesen, daß bei einer schweren Gewalteinwirkung beim Übergang zum Gesunden eine Zone leichterer Traumatisierung vorhanden sein müsse. Trotzdem wird aber nach Frakturen so gut wie nie das Auftreten einer Knochentuberkulose beobachtet.

Die Ergebnisse der Beobachtungen an den zahlreichen Verletzten beider Weltkriege, in Friedenszeiten an Verkehrsverletzten und Sportunfällen, sprechen dagegen, daß dem Begriff des sogen. Locus minoris resistentiae für die Entstehung einer Knochen- oder Gelenktuberkulose ein entscheidender Wert beigemessen werden könnte. Von Bakay, zit. nach Hedry, wurden Beobachtungsresultate mitgeteilt, bei denen unter 30 000 Verwundeten des ersten Weltkrieges 3mal eine tuberkulöse Infektion von Schußkanälen festgestellt wurde.

Überhaupt haben Schußverletzungen nur außerordentlich selten eine tuberkulöse Erkrankung zur Folge. Nach Zollinger konnte unter 85 623 Fällen nur 2mal ein Zusammenhang zwischen Schußverletzung und späterer Tuberkulose anerkannt werden.

Magnus und Scheffler konnten in einem Zeitraum von 10 Jahren unter jährlich 3000 bis 4000 im Bergbau Verletzten keine traumatische Tuberkulose ausfindig machen, obwohl tuberkulöse Lungenerkrankungen bei Bergleuten nicht selten beobachtet werden. Auch alle übrigen Erfahrungen, die von zahlreichen Autoren nach Verletzungen, Verwundungen und operativen Eingriffen mitgeteilt worden sind, sprechen gegen die Anerkennung des Locus minoris resistentiae. Das Reichsversicherungsamt hat dann auch in einer Entscheidung bereits am 7. 11. 1929 festgestellt, daß für die Frage des Zusammenhangs zwischen Traumatisierung und Knochentuberkulose der Begriff des Locus minoris resistentiae nicht herangezogen werden kann. Es heißt dort: „Die Sachverständigen bauen ihre Gutachten hauptsächlich auf der Lehre vom weniger widerstandsfähigen Körperteil (Locus minoris rististentiae) auf, einer Anschauung, die nach den Erfahrungen des Weltkrieges in neuerer Zeit überwiegend aufgegeben worden ist. Nach der jetzt in der medizinischen Wissenschaft herrschenden Auffassung, der sich das RVA. in seiner Rechtsprechung seit langem angeschlossen hat, kann eine Gewalteinwirkung nur dann als Ursache einer Tuberkulose der betroffenen Körperteile angesehen werden, wenn sie erheblich war, sofort heftige Schmerzen auslöste und merkliche Beschränkungen in der Funktion bewirkte."

Die Erfahrungen, die seither über 30 Jahre zusammengetragen worden sind, ganz besonders die Beobachtungen an den massenhaften Traumatisierungen des zweiten Weltkrieges, bilden keinen Anlaß, diesen Standpunkt zu revidieren, vielmehr untermauern sie noch stärker die Auffassung, daß der Begriff des Locus minoris resistentiae für die Klärung der Zusammenhangsfragen endgültig fallengelassen werden muß.

Im Gegensatz zur überwiegenden Mehrzahl der Autoren, die nur einen erheblichen Unfall als geeignet zur Entstehung einer Tuberkulose erklären, gibt es einige, die auch einem leichteren Trauma eine solche Bedeutung zubilligen, wobei auf eine Herabsetzung der lokalen Abwehrlage verwiesen wird. Konschegg meint, daß durch das wiederholte geringfügige Trauma eine größere Disposition zur Ansiedlung einer Tuberkulose hervorgerufen würde als durch eine einmalige erhebliche Traumatisierung, jedoch steht dies im Widerspruch zu den ausgedehnten klinischen Beobachtungen. Deshalb kommt z. B. auch dem von Roux angeführten Fall, bei welchem eine Ordensschwester an einer Tuberkulose der Tuberositas tibiae erkrankte, m. E. keine entscheidende Beweiskraft zu, wenn auch seine Erklärung, durch das Knien sei es zu lokalisierten, wiederholten kleinen Traumatisierungen gekommen, scheinbar einleuchtend wirkt. Einer Verallgemeinerung dieser Argumentierung steht schon die Einseitigkeit der Erkrankung im Wege. Außerdem hat bei solchen Fällen sehr häufig die kritische Analyse der Begleitumstände gezeigt, daß das Zusammentreffen einer solchen Knochenherdbildung mit einer Inanspruchnahme funktioneller Art nicht mehr als eine zufällige Koinzidenz darstellt. Die große Masse der Ordensschwestern, die im gleichen Maße ihre Kniefunktionen ein ganzes Leben hindurch in Anspruch genommen hat, erkrankt eben nicht an einer Tuberkulose im Kniebereich. Die Annahme, daß die Mikrotraumatisierung bei Alltagsverrichtungen oder leichten Bagatellverletzungen geeignet sein könnte, eine Knochen- oder Gelenktuberkulose hervorzurufen, würde alle Möglichkeiten der erforderlichen Abgrenzung verwaschen und zu einem heillosen Durcheinander in der Begutachtungswissenschaft führen.

MAY hat unter 673 Kranken nicht weniger als 230mal ein Trauma in der Vorgeschichte gefunden, d. h. bei 34%, dabei soll es sich um Traumatisierungen erheblicher Art gehandelt haben, von denen mehr als die Hälfte den Ort der später aufgetretenen tuberkulösen Erkrankung betraf. Hierbei verweist MAY auch auf KONSCHEGG, der annähernd ähnliche Zahlen veröffentlicht hat. Es wurde schon hervorgehoben, daß die Ansicht von KONSCHEGG, der die Bedeutung des gehäuften „Mikrotraumas" für die Zusammenhangsfrage herausgestellt hat, von der überwiegenden Zahl erfahrener Kliniker und Unfallwissenschaftler nicht geteilt werden kann. MAY hat nach seinen Erfahrungen den Standpunkt vertreten, daß die Unfälle in den Anamnesen seiner Patienten die Frühdiagnose fast ausnahmslos verhindert hätten. Wir haben an unserem großen Krankenmaterial solche ungünstigen Erfahrungen nicht sammeln können und finden, daß die Frühdiagnose überwiegend aus ganz anderen Gründen heraus nicht gestellt wird, aber nicht, weil die Traumatisierung in der Vorgeschichte den diagnostischen Blick der Erstbehandler in eine falsche Richtung gelenkt hätte. Es wird im Gegenteil eine Entstehung der extrapulmonalen Tuberkulose aus äußeren Anlässen heraus viel zu häufig angenommen, auch von ärztlicher Seite. MAY befindet sich mit dem von ihm angegebenen ungewöhnlich hohen Anteil von 34% schwerer Traumatisierungen in der Anamnese seiner Tuberkulosekranken im Gegensatz zur überwiegenden Zahl aller Autoren, die zu diesem Thema Stellung genommen haben.

Da allgemein die Anerkennung eines „*Ortes verminderter Widerstandskraft*" heute abgelehnt wird, bleibt lediglich die praktische Schlußfolgerung übrig, daß durch eine äußere Gewalteinwirkung ein latent gebliebener Herd gesprengt oder aktiviert wird. Da Bakteriämien und latente Herdbildungen (HUEBSCHMANN und RANDERATH) bei der Gesamterkrankung Tuberkulose durchaus keine abnorme Seltenheit darstellen, muß angenommen werden, daß, wenn auch sehr selten, beim Zusammentreffen bestimmter Grundbedingungen, die sich auf die Disposition und die lokale Immunlage beziehen, eine örtlich vorhandene, bis dahin aber latent gebliebene Herdbildung in ein aktives Stadium tritt, während ohne die eingetretene äußere Gewalteinwirkung diese Herdbildung höchst wahrscheinlich weiter latent geblieben wäre. Man kann dabei demnach bei konsequenter Diskussion der Probleme sagen, daß in allen diesen Fällen der Traumatisierung nur die Bedeutung einer Teilursache zugebilligt werden kann. Dem gesamten Fragenkomplex haften heute noch so viele Unsicherheitsfaktoren an, daß es berechtigt ist, wenn nach dem heutigen Stand der Erkenntnisse die Wahrscheinlichkeit eines Zusammenhanges als hinreichend angesehen wird.

Zu 5.: Wenn man einen ursächlichen Zusammenhang annehmen soll, muß die einwirkende äußere Gewalt die Stelle der späteren Erkrankung unmittelbar getroffen haben. Es können also Traumatisierungen, die fern vom Sitz der Erkrankung eingewirkt haben, nicht maßgebend sein. Auch bei diesem Punkt wird häufig allzu großzügig verfahren und eine fortgeleitete Erschütterung angenommen, z. B. bei Sturz auf die Gesäßpartie bei einer später auftretenden Spondylitis. Häufig gehen die anfänglichen Erhebungen über den Ort der Gewalteinwirkung allzu leichtfertig hinweg.

Bei einer älteren Frau in unserem stationären Krankengut mit einer langwierig verlaufenden und fistelnden tuberkulösen Coxitis wurde versorgungsrechtlich ein Zusammenhang mit einem Sturz auf der Treppe eines Luftschutzkellers angenommen, obwohl keinerlei Anhaltspunkte dafür gegeben waren, daß bei dem Unfall das später erkrankte Bein überhaupt in Mitleidenschaft gezogen war.

Es ist eigentlich eine selbstverständliche Forderung, daß ein örtlicher Zusammenhang nur gegeben sein kann, wenn der Unfall an dem Ort der späteren Erkrankung auch nennenswerte Spuren äußerer Gewalteinwirkung hinterlassen hat, denn sonst widerspricht dies schon dem vorhergehenden Punkt, daß die Unfallwirkung eine erhebliche sein muß. Verlangt werden muß hierbei natürlich, daß auch entsprechende Unterlagen über Zustandekommen und Art des Unfalles und den anfänglichen Befund vorhanden sein müssen, wie dies schon früher gesagt wurde.

Zu berücksichtigen ist hierbei außerdem die Tatsache, daß bei tuberkulösen Gelenkerkrankungen auch Schmerzempfindungen in Nachbargelenke projiziert werden, z. B. kann bei einer Coxitis über Knieschmerzen geklagt werden. Andererseits werden häufig bei einem tuberkulösen Hauptherd in einem Gelenk mitigierte Miterkrankungen der Nachbargelenke beobachtet, z. B. Miterkrankung des Kniegelenks bei einer Coxitis oder Miterkrankung des oberen Sprunggelenks bei einer Gonitis. Derartige Befunde werden oft längere Zeit übersehen oder fälschlich als Inaktivitätsatrophie gedeutet.

Im Schrifttum sind Fälle beschrieben worden, bei denen eine sogen. „Fernwirkung" angenommen wurde, z. B. von HABERLAND bei einer Spondylitis im oberen Wirbelsäulenbereich nach Fall auf die Steißgegend und einer Hüftknochentuberkulose nach Fall auf das Knie, von OEHLECKER bei einer Spondylitis nach schwerer Oberschenkelverletzung. Gegen die Anerkennung eines traumatischen Zusammenhanges bei diesen Fällen müssen m. E. schwerste Bedenken geltend gemacht werden. Besondere Kritik ist bei solchen Fällen am Platze, bei denen in der Vorgeschichte einer spondylitischen Erkrankung von einem Fall oder Sturz auf Gesäß, Knie oder die Füße die Rede ist. Wie oft zeigt sich hierbei, daß nach anfänglich ungenauen Angaben über die Höhe, aus der ein Fall erfolgte, die Umstände allmählich immer markanter und nachdrücklicher geschildert werden und die Meterzahl der Fallhöhe mit dem zeitlichen Abstand von dem Fall immer mehr zunimmt.

Es gibt auch Fälle, bei denen bei einem gesicherten und erheblichen Unfall auch ein örtlicher Zusammenhang gegeben ist und trotzdem der spätere Verlauf den Einfluß der Gewalteinwirkung illusorisch erscheinen läßt.

Hierzu hat A. W. FISCHER ein interessantes Beispiel berichtet. Ein Kranker wurde von einem Stein in den Rücken getroffen, wobei etwa 8 Wochen später röntgenologisch ein Bruch des Querfortsatzes am 2. und 3. Lendenwirbel mit frischer Callusbildung nachgewiesen wurde. Gleichzeitig wurde am 4. Lendenwirbelkörper eine eben beginnende Spondylitis entdeckt. Es wurde zunächst von FISCHER ein ursächlicher Zusammenhang angenommen. Der lungenkranke Patient starb aber einige Zeit später, und die Sektion deckte multiple Knochenherde auf, dabei 3 spondylitische Herde. Hierdurch sah sich A. W. FISCHER gezwungen, seine anfängliche Stellungnahme zu revidieren und einen Zusammenhang abzulehnen. Es handelte sich eben doch um ein zufälliges Zusammentreffen eines Unfalles mit multiplen hämatogenen Herdbildungen.

Es kommt jedenfalls keineswegs selten vor, daß bei genauer Überprüfung angeblich örtlich traumatischer Zusammenhänge festgestellt werden muß, daß zur Zeit des Unfalles eine tuberkulöse Knochenerkrankung bereits in ihren Anfängen vorhanden war. Insbesondere ergibt manchmal eine nachträgliche Vergleichung früherer Röntgenaufnahmen eine Zwischenwirbelraumverschmälerung schon wenige Tage nach dem Unfall. Solche Anfangsbefunde werden gelegentlich übersehen, weil man bei einer schweren Gewalteinwirkung mit Hämatomen, Schmerzen und Funktionsstörung röntgenologisch zunächst nach einer Wirbelfraktur fahndet. In unserem Begutachtungsmaterial haben wir mehrere derartige Fälle beobachten können. Hierbei gab es in den Jahren nach 1945 insofern Schwierigkeiten, als in dieser Zeit das Filmmaterial häufig unzulänglich war und mit Papieraufnahmen gearbeitet werden mußte.

Bei der Diskussion der örtlichen Zusammenhangsfaktoren ist natürlich auch wieder der Umstand von Bedeutung, daß die Tuberkulose bei Erwachsenen so gut wie nie die Diaphysen der langen Röhrenknochen befällt, sondern ausschließlich in der Epiphysenregion lokalisiert ist. GEISSENDÖRFER hat hierzu bemerkt, daß dieser Tatbestand die Frage aufwirft, ob nicht ein ruhender Herd durch das Trauma aktiviert worden ist im Sinne der Verschlimmerung eines bereits bestehenden Leidens. Wenn nach operativen oder unblutigen Eingriffen, z. B. einem orthopädischen Redressement, sich eine Tuberkulose am Ort der Einwirkung entwickelt, so ist hier natürlich ohne weiteres ein örtlicher Zusammenhang nachweisbar. In dieser Hinsicht liegen aber nur sehr wenige Mitteilungen vor (HOCHSTETTER, SCHRAMM, SCHÜLLER). Beim Vorliegen einer vorangehenden hämatogenen Aussaat, die unbekannt geblieben ist, kann natürlich ein latenter Knochenherd vorgelegen haben und das Zusammentreffen von äußerer Einwirkung und tuberkulöser Erkrankung auf zeitlichen Zufälligkeiten beruhen, wie dies der Fall von A. W. FISCHER zeigt. J. SCHÜLLER hat über 3 Fälle berichtet, bei denen sich in klinischer Beobachtung im Anschluß an ein Trauma ein tuberkulöser Herd entwickelte.

Bei dem ersten dieser Fälle, einem 11jähr. Jungen, war in Narkose ein Zwingenredressement wegen beiderseitigen Hohlfußes vorgenommen worden. 7 Wochen später kam es am linken Fuß zu einer Schwellung, die mehrfach inzidiert wurde, worauf sich typische tuberkulöse Ulcerationen entwickelten und die tuberkulöse Grundlage auch histologisch gesichert werden konnte.

Bei dem zweiten Fall handelte es sich um ein 6jähr. Mädchen, bei welchem wegen eines paralytischen Hackenfußes nach Kinderlähmung eine Arthrodese des hinteren unteren Sprunggelenks durchgeführt wurde. Etwa 5 Monate danach trat auch hier eine schmerzlose Schwellung im Operationsgebiet auf, bei deren Incision sich Eiter entleerte. Man gelangte dabei in eine kleine Knochenhöhle, aus welcher sich käsige Massen mit Knochenstücken excochleieren ließen. Auch hierbei handelte es sich histologisch um eine Tuberkulose.

Bei einem dritten Fall handelte es sich um ein $1^1/_2$ Jahre altes Mädchen, das aus einem Kinderwagen fiel, worauf 3 Wochen später eine Oberarmfraktur im oberen Drittel mit deutlicher Callusbildung festgestellt wurde. Bei der stationären Aufnahme, 10 Wochen nach dem Unfall, fand sich eine Weichteilschwellung und Verdickung des Knochens, röntgenologisch kräftiger Callus, in Höhe der Fraktur eine Aufhellung. Außerdem stark erhöhte Blutsenkung. Von einer Stichincision aus wurde mit einem scharfen Löffel etwas Gewebe entnommen, dessen histologische Untersuchung tuberkulosepositiv ausfiel. 5 Wochen später, also etwa 4 Monate nach dem Unfall, kam das Kind unter den Anzeichen einer Miliartuberkulose der Lungen ad exitum. Leider wurde die Sektion verweigert.

Bei den beiden ersten Fällen wurde von SCHÜLLER eine traumatische Tuberkulose angenommen. Bei dem 3. Fall dürfte es sich um eine zufällige Koinzidenz von Traumatisierung des Armes mit einer tuberkulösen Streuung gehandelt haben. Bei den beiden ersten Fällen ist hervorzuheben, daß es sich um lungengesunde Kinder handelte, bei denen auch sonst kein Anhaltspunkt für irgendeinen anderweitigen tuberkulösen Herd gegeben war. Es ist deshalb anzunehmen, daß es sich hier um latente Herde gehandelt hat, welche durch die äußere Gewalteinwirkung aktiviert wurden. MAGNUS sagt zu diesem Problem folgendes: „Die Entstehung einer traumatischen Tuberkulose in einem bisher nicht erkrankten Körperteil durch ein Trauma ist eine sehr große Seltenheit. Es ist wahrscheinlich, daß es sich um die Aktivierung eines bisher latenten Herdes handelt, da die Schaffung eines ‚Ortes verminderter Widerstandsfähigkeit' durch die Gewalteinwirkung nicht bewiesen werden kann. Die Kontusionstuberkulose ist nur dann anzunehmen, wenn der Unfall erwiesen ist, wenn er die später erkrankte Stelle direkt betroffen hat und wenn die Gewalteinwirkung erheblich war, also geeignet, anatomisch nachweisbare Gewebsschädigungen zu setzen." Wenn man dieser Stellungnahme von MAGNUS folgt, müssen die beiden Fälle von SCHÜLLER als traumatische Tuberkulosen angesehen werden, zumal auch das zeitliche Intervall den gegebenen Anforderungen entsprach.

Bei Entstehung einer *tuberkulösen Meningitis* im Verlaufe einer Skelet-Tuberkulose sind im allgemeinen gleichfalls traumatische Einflüsse abzulehnen. Auch nach operativen Eingriffen an tuberkulös erkrankten Knochen und Gelenken werden so gut wie nie nachfolgende Meningitiden beobachtet. JOHANNSON beobachtete im Anschluß an solche Operationen in 5% der Fälle (bei 165 Operierten), dagegen bei Nichtoperierten in 15% der Fälle eine Meningitis tuberculosa. Der Anteil von 15% spontan eintretender tuberkulöser Meningitiden = 36 Fälle bei 242 konservativ behandelten Knochen- und Gelenktuberkulosen bei JOHANNSON ist erschreckend hoch und liegt erheblich über dem sonst beobachteten Zahlenverhältnis.

Ein gesicherter *operationstraumatischer Zusammenhang* besteht hingegen zwischen Spondylitis und tuberkulöser Meningitis, wenn es bei einer Vertebrotomie zu einer Eröffnung der Hirnhautumscheidungen der hinteren Wurzeln kommt. Dies ist zwar ein seltenes Ereignis, jedoch hat bereits jeder Operateur, der über ein größeres einschlägiges Zahlenmaterial verfügt, derartige Fälle erlebt. Die Meningitis tritt dann unmittelbar im Anschluß an den operativen Eingriff in Erscheinung, der direkte Zusammenhang ist hierbei einwandfrei gesichert.

Zu 6.: Wenn zwischen dem Unfallereignis und dem Auftreten der Skelet-Tuberkulose ein zeitlicher Zusammenhang gefordert wird, so ist auch das berechtigt. Zur Aufstellung dieser Forderung haben solche Fälle geführt, bei denen wenige Tage nach dem in Rede stehenden Unfall bereits sichere klinische und röntgenologische Anzeichen einer Knochentuberkulose festgestellt wurden, oder solche Fälle, bei denen zwischen dem Trauma und dem Beginn der Skelet-Erkrankung ein Intervall von mehreren Jahren lag. Im ersteren Falle ist ein solcher Zusammenhang von vornherein auszuschließen. Im letzteren Falle ist die Kausalität sehr fragwürdig und umstritten, aber gerade diese Fälle führen im allgemeinen zu den meisten gutachtlichen Streitigkeiten. Von der Mehrzahl der Autoren wird im allgemeinen eine Mindestzeit von 4 Wochen und eine Höchstzeit von 6 Monaten zwischen der Traumatisierung und dem Beginn der ersten klinischen Erscheinungen postuliert. Mit einem gewissen Recht hat ZOLLINGER gesagt, daß, je größer das zeitliche Intervall, um so unwahrscheinlicher der Zusammenhang zwischen dem behaupteten Unfall und der später aufgetretenen Tuberkulose sei. Hinsichtlich der zeitlichen Höchstbegrenzung von 6 Monaten sind erhebliche Bedenken vorgebracht worden. Diese Bedenken erscheinen nicht unberechtigt, wenn man an die Unterschiede bezüglich der diagnostischen Erfassungsmöglichkeit von Gelenkherden an den Extremitäten und von Wirbeltuberkulosen denkt. Bei spondylitischen Herdbildungen kann die diagnostische Erfassung wesentlich längere Zeit in Anspruch nehmen, zumal bekannt ist, daß auch das Auftreten der ersten greifbaren Röntgensymptome noch erheblich länger als nur 2 bis 3 Monate dauern kann. Ein zeitliches Intervall von einem Jahr halten wir daher für die Spondylitis unbedingt für vertretbar, unter Umständen auch noch länger, dagegen eine feste Abgrenzung von 6 Monaten entschieden für unzulänglich. Es kommt aber ganz auf die besondere Situation des einzelnen Falles an, so daß eine starre Schematisierung gerade beim Zeitfaktor nicht aufrecht erhalten werden kann, im Gegensatz zu den vorher behandelten Punkten, bei denen unserer Auffassung nach vor allem an den Richtlinien, daß ein schweres Trauma vorgelegen haben und der örtliche Zusammenhang gewahrt sein muß, unbedingt festzuhalten ist. Für die Entwicklung der Wirbeltuberkulose bis zum Manifestwerden klinischer Symptome kann es sowieso bis zu einem Jahr dauern (TIMME). Das gleiche gilt auch für die tuberkulöse Erkrankung des Schädeldaches und der Beckenknochen (GEISSENDÖRFER). Die Tuberkulose des Trochanter major benötigt gleichfalls sehr lange bis zu ihrer diagnostischen Sicherstellung, da sie lange Zeit schleichend verlaufen kann, einen protrahierten Verlauf zeigt und wegen der Schichtdicke des großen Rollhügels lange Zeit der röntgenologischen Erfassung entgehen kann. Gerade für die tuberkulöse Erkrankung des großen Rollhügels gilt aber, daß sie, jedenfalls nach unseren Erfahrungen, im allgemeinen als hämatogen entstanden beurteilt werden muß, zumal sie nicht selten mit anderen Herdbildungen kombiniert auftritt. Trotz der exponierten und oberflächlichen Lage des Trochanter major kann ein traumatischer Zusammenhang ganz extrem selten überhaupt nur in Betracht kommen. Ähnliches gilt auch für die tuberkulöse Peritonitis. Für die tuberkulöse Perikarditis sollen besonders lange Intervallzeiten möglich sein, wie dies durch den Fall von AUERBACH bekannt wurde.

Hierbei handelte es sich um einen 39jähr. Eisenbahner, der beim Kuppeln eines Waggons eine Brustquetschung mit Fraktur der 5. bis 7. Rippe erlitt, in den folgenden 6 Jahren immer wieder über Brustschmerzen klagte und im Alter von 45 Jahren an Miliartuberkulose zugrunde ging. Die Sektion deckte eine Miliartuberkulose der Lungen, eine 2 cm dicke käsige Perikarditis, verkäsende Myokarditis sowie tuberkulöse Herdbildungen im Brustbein und in der 4. Rippe auf. Trotz des langen Zeitraumes von 6 Jahren wurde hierbei ein traumatischer Zusammenhang anerkannt.

Posttraumatische Miliartuberkulosen sind ebenfalls außerordentlich selten, da es sich im allgemeinen um eine endogene Reinfektion im Sinne einer hämatogenen Aussaat handelt. Nach KAUFMANN darf eine Miliartuberkulose nicht später als 6 bis 7 Wochen nach dem Unfall auftreten.

Zu 7.: Bei längeren zeitlichen Intervallen werden zwischen Traumatisierung und dem Auftreten der klinischen Krankheitssymptome lückenlose Überbrückungszeichen gefordert, d. h., daß zwischen Unfall und Beginn der Knochentuberkulose kein langes beschwerde- und krankheitsfreies Intervall dazwischen geschaltet sein darf. Wenn die Brückensymptome aber nur in Klagen und Beschwerden ohne objektive und greifbare Veränderungen bestehen, so ist dies sehr unsicher und unter Umständen erst retrospektiv verwertbar. Daß die zeitliche Höchstbegrenzung von 6 Monaten für die Zusammenhangsfrage umstritten und je nach Lokalisation überschritten werden muß, wurde schon unter Punkt 6 dargelegt. Die Forderung nach lückenlosen Brükkensymptomen muß aber als berechtigt anerkannt und aufrecht erhalten werden für die Fälle, bei denen ein Intervall von einem Jahr erheblich überschritten wird und unter Umständen mehrere Jahre beträgt.

In manchen Fällen kommt der traumatische Einfluß bei der Knochen- und Gelenktuberkulose nur im Sinne einer Verschlimmerung in Betracht. Hierbei ist ein Teil der vorgenannten Forderungen ebenfalls zu erfüllen, jedenfalls die Punkte 1, 3, 4 und 5. Der Punkt 2 dagegen ist geradezu die Voraussetzung dafür, daß der Gesichtspunkt einer Verschlimmerung überhaupt diskutiert werden kann. Was den zeitlichen Zusammenhang betrifft, so muß die Verschlimmerung einer tuberkulösen Erkrankung bereits wenige Tage nach dem Unfall in Erscheinung treten und erheblich sein (FLESCH-THEBESIUS, ZAHRADNICKY). Es wurde darauf hingewiesen, daß die traumatische Verschlimmerung einer Tuberkulose auch als ein seltenes Ereignis anzusehen ist. Wenn dabei eine traumatisch bedingte Verschlimmerung anerkannt werden soll, muß im Verlaufe der Tuberkulose eine nicht zu übersehende, erhebliche und zeitlich in Zusammenhang mit dem Unfall stehende Wendung zum Schlechteren unverkennbar sein. Dagegen unterliegt eine weit fortgeschrittene Tuberkulose mit schwersten Veränderungen und Zerstörungen an Knochen und Gelenken, Fisteln und Abscessen nur ganz selten einer traumatischen Einwirkung. Dabei dürfte es sich meistens um die Überwertung von Bagatellereignissen handeln.

Bei der Diskussion einer traumatischen Verschlimmerung kommt es aber vor allen Dingen darauf an, ob es sich bei der betr. Knochen- oder Gelenkerkrankung um eine bereits inaktivierte Tuberkulose oder eine noch floride Erkrankung handelt. Im ersteren Falle muß erwartet werden, daß, wenn ein traumatischer Zusammenhang angenommen werden soll, die Symptome auffallender und schwerwiegender auftreten und dem Betreffenden stark zum Bewußtsein kommen. Bei einer Tuberkulose in noch aktivem Stadium kann dagegen der verschlimmernde Einfluß der Traumatisierung viel schwerer zu beurteilen und bedeutend schwieriger gegenüber dem sonstigen Krankheitsverlauf abgrenzbar sein. Es ist klar, daß nur erhebliche Gewalteinwirkungen geeignet sein können, die Verschlimmerung einer schon bestehenden tuberkulösen Herdbildung hervorzurufen. Kommt es z. B. bei einer bereits in Inaktivierung begriffenen Spondylitis durch Sturz mit dem Fahrrad oder bei einem Kraftfahrzeugunfall zum Zusammenbruch eines spondylitisch erkrankten Wirbels und im Zusammenhang damit zum Auftreten von Lähmungserscheinungen, so handelt es sich um die traumatische Verschlimmerung einer Wirbeltuberkulose. In solchen Fällen wird im allgemeinen die Hälfte = 50% der bestehenden Arbeits- und Erwerbsunfähigkeit als traumatisch entstanden anzusehen sein. Ähnliches gilt auch, wenn es bei einer knöchern versteiften Coxitis mit angebahnter Inaktivierung durch einen Unfall in einem öffentlichen Verkehrsmittel mit schwerer Gewalteinwirkung auf die Hüfte zum Wiederauftreten der Beweglichkeit, d. h. zu frakturartigen Vorgängen im Bereich der Synostose mit einem entsprechenden Bewegungsschmerz kommt. Es muß aber betont werden, daß solche eindeutigen und einwandfrei zu beurteilenden Zusammenhangsfragen nur sehr selten gegeben sind, und daß auch bei der Frage der Verschlimmerung sowohl die Art der Traumatisierung wie auch der zeitliche Zusammenhang der klinisch festzustellenden Verschlimmerung damit oft sehr unklar und unsicher wird, wozu noch kommt, daß die Meldung über den erfolgten Unfall und die hierbei geltend gemachten Ansprüche oft erst nach Monaten oder Jahren vorgebracht werden. Für die verspätete Meldung solcher Verschlimmerungsunfälle gilt aber das gleiche, was schon früher in puncto der Meldungen von Unfällen und der hierzu gemachten Zeugenaussagen ausgeführt wurde.

Wenn die vorstehend angeführten Forderungen hinsichtlich der Schwere der Traumatisierung und des örtlichen und zeitlichen Zusammenhanges bei der Diskussion von Verschlimmerungsfragen erfüllt sind, so entspricht dies im großen und ganzen dem heute allgemein verwendeten Begriff der richtunggebenden Verschlimmerung. Sind jedoch die vorerwähnten Voraussetzungen nur teilweise gegeben, so kann eine vorübergehende und zeitlich begrenzte Verschlimmerung in Betracht kommen.

Einer besonderen Erörterung bedürfen die tuberkulösen Skelet-Erkrankungen, die im Zusammenhang mit *Kriegs- und Wehrdienst* auftreten oder bei denen ein solcher Zusammenhang behauptet wird. Im allgemeinen ist anzunehmen, daß der Kriegsdienst und die mit ihm in Zusammenhang stehenden körperlichen und seelischen Belastungen als geeignet anzusehen sind, das Auftreten einer tuberkulösen Erkrankung hervorzurufen oder zu begünstigen. Voraussetzung ist hierbei, daß die körperliche und nervliche Beanspruchung durch den Dienst in militärischen und militärähnlichen Formationen erheblich war, eine hinreichende Dauer aufwies und nennenswert über das hinausging, was dem Durchschnitt der Zivilbevölkerung im gleichen Umfange zugemutet wurde. Die gleichen Gesichtspunkte gelten auch für Aufenthalte in Gefangenenlagern (Dystrophie, schwere Eiweißmangelschäden), Konzentrationslagern, Verschleppung von Zivilgefangenen, kriegsbedingte Flucht von Zivilpersonen und unter Umständen auch rassische und politische Verfolgung. Es ist dabei in jedem einzelnen Falle die Art der Belastung und die Dauer derselben genau zu untersuchen und nachzuweisen, da bei weitem nicht jeder behauptete Zusammenhang wirklich den Tatsachen entspricht. Zeiten der Kriegsteilnahme, die in einer Garnison im Hinterland, oder die z. B. von einem Fahrer eines Verpflegungslagers der Luftwaffe abgeleistet wurden, können keinesfalls mit einer Kriegsteilnahme im Feldbereich oder dem Aufenthalt in einem Gefangenenlager gleichgesetzt werden. Die Untersuchungen haben ergeben, daß in dieser Hinsicht der Aufenthalt in russischer Kriegsgefangenschaft mit entsprechender Dauer eine erheblich schwerere Belastung bedeutete als in anderen Ländern.

Für die Frage des zeitlichen Zusammenhangs zwischen Kriegsdienst oder Gefangenschaft und dem Auftreten einer Skelet-Tuberkulose oder einer extrapulmonalen Tuberkulose anderer Art gelten ähnliche Gesichtspunkte, wie sie bereits besprochen wurden. Die einfache Angabe des Vorhandenseins von Rückenbeschwerden, z. B. während des Kriegsdienstes, genügt im allgemeinen nicht, um damit den Beginn einer Spondylitis anzunehmen. Es gehört ein erhebliches Maß an gutachtlicher Erfahrung dazu, um einerseits unbillige Härten zu vermeiden, andererseits aber völlig unberechtigte Ausweitungen der Zusammenhangsfragen zu verhindern. Berücksichtigt werden muß u. a. auch, daß bei der Zusammenballung großer Menschenzahlen in engen und unzulänglichen Unterkünften der hierdurch erzwungene nahe Kontakt mit unerkannten offenen Tuberkulösen zur unvermeidbaren, unmittelbaren Krankheitsübertragung geführt hat, was des öftern nachgewiesen werden konnte.

Besonders zu berücksichtigen sind in diesem Zusammenhang die Pleuritis im Sinne der *Initial- oder Generalisationspleuritis* und die mit ihr in Zusammenhang stehenden hämatogen entstandenen extrapulmonalen Tuberkulosen. Die auf eine im Wehrdienst oder in der Gefangenschaft durchgemachte Pleuritis folgenden tuberkulösen extrapulmonalen Herdbildungen sind stets als Kriegsleiden bzw. als Folgeerscheinungen des Kriegsdienstes anzuerkennen, auch dann, wenn dazwischen lange Intervalle liegen. In extremen Fällen können zwischen der Pleuritis als WDB. und den später auftretenden extrapulmonalen Herdbildungen viele Jahre, unter Umständen Jahrzehnte liegen. Hierbei ist zu berücksichtigen, daß die Tuberkulose eine Gesamterkrankung ist und die Pleuritis die erste schwere Manifestation derselben darstellt mit einer Streuung unter Umständen zahlreicher Herde, die sehr lange klinisch latent bleiben können.

Nach umfangreichen Erfahrungen auf dem Gebiet der extrapulmonalen Tuberkulose bedeutet insgesamt die pleuritische Erkrankung ein ungünstiges Vorzeichen. Für die einzelnen extrapulmonalen Herdbildungen können die Latenzzeiten sehr verschieden sein. Oft schließt sich an die Skeleterkrankung nach einer Reihe von Jahren eine Urogenitaltuberkulose an. Der umgekehrte Verlauf wird allerdings auch beobachtet.

Bei einem Wehrmachtsangehörigen kam es 1943 während des Afrikafeldzuges zu Hämaturien, die zunächst auf eine Steinerkrankung zurückgeführt wurden. Schließlich wurde jedoch eine Nierentuberkulose festgestellt und nach dem Kriege eine Nephrektomie durchgeführt, da die andere Niere sich als völlig gesund erwies. Für die Nierentuberkulose wurde WDB. anerkannt. Einige Jahre danach erkrankte der Patient an einer Spondylitis, wobei in einem norddeutschen Krankenhaus eine Vertebrotomie durchgeführt wurde, worauf der Kranke nach 6 Wochen aufstehen und belasten durfte. Es kam dann zu schweren Komplikationen mit ausgedehnten Absceßbildungen, in deren Verlauf der Kranke innerhalb einiger Monate verstarb. Von dem betr. Versorgungsamt wurde für die Spondylitis eine Wehrdienstbeschädigung als Ursache abgelehnt, da man sich auf den Standpunkt stellte, daß durch die Nephrektomie die Wehrdienstbeschädigung behoben worden sei. Dieser Ansicht des Versorgungsamtes konnten wir nicht beipflichten, da die Tuberkulose eine Erkrankung des Gesamtorganismus darstellt. Wenn der Beginn der Gesamtkrankheit Tuberkulose sich während des Krieges und damit als Wehrdienstbeschädigung objektiv manifestiert hatte, so mußten auch andere Tuberkuloselokalisationen, wie in diesem Falle die Spondylitis, als Schädigungsfolge anerkannt werden.

Bei Beginn des Krieges 1939 war von deutscher Seite ein großer Teil der Wehrmachtsangehörigen nicht durch eine Musterung genauer ärztlich untersucht worden, die flüchtigen sogen. Gesundheitsbesichtigungen bildeten hierfür keinen ausreichenden Ersatz. Infolgedessen waren nicht wenige Personen fälschlich zum Wehrdienst eingezogen worden, bei denen schon vorher tuberkulöse und andere schwerwiegende Erkrankungen bestanden hatten. Die dann auftretenden Verschlimmerungen oder neuen Herdbildungen, z. B. Erkrankung eines Resthodens nach früherer Semicastratio, mußten selbstverständlich als WDB. im Sinne der Verschlimmerung eines schon bestehenden Leidens anerkannt werden.

Nach den vorliegenden Erfahrungen muß es als fehlerhaft bezeichnet werden, jemanden, der eine manifeste tuberkulöse Erkrankung durchgemacht hat, zum Militärdienst einzuziehen. Besonders gilt dies für eine pleuritische Erkrankung in der Vorgeschichte. Auch dann, wenn eine Skelet-Erkrankung oder Urogenitalerkrankung keinerlei erkennbare Schädigung, Funktionsstörung oder Restzustand hinterlassen hat und keinerlei Art von Behinderung vorliegt, ist es unbedingt als Kunstfehler zu bezeichnen, den Betreffenden am Militärdienst teilnehmen zu lassen oder ihn in eine militärähnliche Organisation einzureihen.

Bei dem Pflegepersonal auf extrapulmonalen Tuberkuloseabteilungen ist eine regelmäßige Überwachung mit Lungenuntersuchungen, insbesondere eine genaue Untersuchung mit Lungenaufnahme vor Beginn der Tätigkeit zu fordern, da die Beobachtungen ergeben haben, daß ein nicht geringer Teil der extrapulmonalen Tuberkulosekranken gleichzeitig Lungenbefunde und oft auch intermittierend bacillenhaltiges Sputum aufweist. Wenn ein Angehöriger des Pflegepersonals während oder infolge seiner Tätigkeit an einer aktiven Tuberkulose erkrankt, muß dieselbe als Diensterkrankung im Sinne der Entstehung anerkannt werden, wenn vorher eine aktive tuberkulöse Erkrankung nicht nachgewiesen war, andernfalls kommt unter Umständen auch die Anerkennung als Diensterkrankung im Sinne einer Verschlimmerung in Frage.

XIV. Skelet-Tuberkulose und Schwangerschaft

Noch vor einigen Jahrzehnten wurde eine aktive tuberkulöse Erkrankung als Argument für die Schwangerschaftsunterbrechung angesehen, sowohl seitens der Gynäkologen wie der Tuberkuloseärzte, weil man annahm, daß die Tuberkulose so gut wie immer durch die Gravidität in verschlimmerndem Sinne beeinflußt würde und daß häufig ein rapider Verlauf den Tod der werdenden Mutter herbeiführte. Dies galt für die Lungentuberkulose wie für die extrapulmonalen Formen. Man glaubte allgemein, daß gegenüber der zu befürchtenden Komplikation durch die Gravidität bei der Tuberkulose die artifizielle Interruptio nur ein geringes Risiko und eine vertretbare Belastung darstellen würde. STÖCKEL vertrat noch 1911 den Standpunkt, daß eine fistelnde Coxitis eine Anzeige für die Schwangerschaftsunterbrechung abgäbe.

Was die Interruptio als solche betrifft, so ist hier vor allem auf die Erfahrungen in Sowjet-Rußland hinzuweisen. Dort glaubte man im Zusammenhang mit der materialistischen Gesellschaftslehre, die Unterbrechung der Gravidität, die u. a. seitens der staatlichen Führung als lästig wegen des Produktionsausfalls angesehen wurde, als belanglosen Bagatelleingriff bewerten zu können. Die Erfahrungen, welche die sowjetrussischen Gynäkologen bei diesem Massenexperiment zwischen 1920 und 1930 machten, verliefen aber durchaus anders als erwartet. Es kam nämlich auch bei Wahrung streng aseptischer Kautelen in einem hohen Prozentsatz zu Endometritiden und zur Sterilität. Diese Mißerfolge sind von den russischen Gynäkologen offen zugegeben und veröffentlicht worden, man warnte deshalb auch vor der kritiklosen Durchführung der Interruptio eindringlich und forderte eine strenge medizinische Indikationsstellung.

In Deutschland haben zunächst die Gynäkologen erkannt, daß bei der Tuberkulose die konservative Behandlung der Gravidität das bessere Verfahren sei. A. MAYER und MENGE stellten heraus, daß bei der tuberkulosekranken schwangeren Frau die Interruptio einen schwerwiegenden Eingriff bedeute, und daß nicht die Unterbrechung, sondern eine sofort eingeleitete Heilstättenbehandlung das Wichtigste sei. In konsequenter Befolgung dieses Standpunktes wurde von MENGE der Heidelberger Universitäts-Frauenklinik eine Sonderabteilung für lungenkranke gravide Frauen angegliedert. Nach den Feststellungen von SCHULTZE-RHONHOF und HANSEN hat diese Abteilung sich außerordentlich bewährt und gute Resultate erzielt.

Die verbesserten Behandlungsmöglichkeiten für alle Tuberkuloseformen seit Ende des zweiten Weltkrieges haben auch die Diskussion um das Thema Tuberkulose und Gravidität wieder lebhafter werden lassen, infolgedessen gibt es auch eine größere Zahl von Veröffentlichungen hierüber als aus der früheren Zeit.

GOECKE, KÖNIG und GERFELDT konnten an Hand von 2000 Fällen nachweisen, daß die Prognose der Tuberkulose bei Schwangeren nicht schlechter war als diejenige anderer tuberkulosekranker Frauen, daß hingegen die Wirkung der Interruptio sich als ungünstig herausstellte. Auf Grund großer amerikanischer Statistiken kamen SCHAEFER und EPSTEIN zu dem Resultat, daß die Mortalitätsziffern tuberkulosekranker Frauen im gebärfähigen Alter und diejenigen tuberkulöser Gravider sich in gleichem Maße verringert hatten.

Wegen des wesentlich häufigeren Vorkommens gibt es Sonderabteilungen für die stationäre Behandlung tuberkulosekranker Schwangerer nur bei der Lungentuberkulose, entsprechend ist auch das hierzu veröffentlichte Zahlenmaterial bedeutend größer. KOESTER und SEEGERS haben nachgewiesen, daß die Lungentuberkulose auch während der Gravidität mit guten Erfolgsaussichten behandelt werden kann. Insbesondere konnte SEEGERS feststellen, daß nach intensiver vorheriger Behandlung der Mütter mit Antibiotica und Tuberculostatica keine Schädigung der Kinder zu beobachten war. Er konnte außerdem auf Grund eines großen Zahlenmaterials beweisen, daß bis zum 8. Schwangerschaftsmonat sowohl die Kollapstherapie wie auch große thoraxchirurgische Eingriffe ohne nachteilige Folgen durchführbar waren.

Für die Skelet-Tuberkulose und die Uro-Tuberkulose ist das publizierte Material über ein Zusammentreffen mit Gravidität zahlenmäßig weit geringer Hierzu liegen kasuistische Mitteilungen vor von H. ALEXANDER, G. B. GIBSON, HAIZMANN, HOLLMANN und HASSELMANN, JENTGENS und MATTERN, KOVÁCS, SCHÄFER, F. G. ST. CLAIR STRANGE, ULLMANN, WIESE, M. C. WILKINSON und ZOLTÁN. Im Leitfaden der Indikationen zu Schwangerschaftsunterbrechungen von NAUJOKS aus dem Jahre 1954 ist angeführt, daß bei aktiven tuberkulösen Erkrankungen der Wirbelsäule, des Beckens und hierbei vornehmlich der Iliosacralgelenke, eine Indikation zur Interruptio gegeben sei. Bei nicht sicher inaktivierten Erkrankungen der Lendenwirbelsäule und der Kreuzdarmbeingelenke soll die Frage einer Interruptio in Erwägung gezogen werden. Bei einer floriden Coxitis soll die Indikation zum artifiziellen Abort deshalb gegeben sein, weil während der Gravidität eine exakte Ruhigstellung der Hüftgelenke nicht durchgeführt werden könne.

Wir haben das Zusammentreffen von Gravidität und Skelet-Tuberkulose bei einer größeren Zahl von Patientinnen beobachten können und überblicken bisher ein einschlägiges Material von 52 Fällen. Es handelte sich hierbei in der Hauptsache um aktive und behandlungsbedürftige Tuberkulosen und bei einer kleineren Zahl um bereits in Inaktivierung befindliche oder als inaktiviert anzusehende tuberkulöse Erkrankungen. Nach unseren Erfahrungen ist es das zweckmäßigste, beim Zusammentreffen von Skelet-Tuberkulose und Gravidität unter sorgfältiger Überwachung die Schwangerschaft zu erhalten und die Behandlung der Skelet-Tuberkulose in der üblichen Form weiterzuführen.

Die Behandlung der Skelet-Tuberkulose macht während der Gravidität keineswegs derart große Schwierigkeiten, wie dies früher von ULLMANN und WIESE dargestellt wurde. Bei einigem Improvisationstalent und Nachdenken läßt sich die erforderliche Immobilisierung in allen Fällen hinreichend durchführen. Die Ruhigstellung einer Spondylitis oder einer Iliosacraltuberkulose erfolgt genau wie sonst auch im Gipsbett. Bei Coxitis und Gonitis genügt im allgemeinen die Lagerung in einer Gipsschale, die das Becken und den Fuß, bei der Coxitis auch den gesundseitigen Oberschenkel mit dem Hüftgelenk einschließt. Voraussetzung ist, daß die hierfür erforderlichen Gipsschalen genügende Wandstärke besitzen und die betr. Extremität etwa zu $^2/_3$ umfassen. Bei der Behandlung der Coxitis ist dabei die Verstärkung durch eine Schrägstrebe vom gesundseitigen Oberschenkel zum krankseitigen Unterschenkel am Platze.

Zu unterscheiden ist beim Zusammentreffen von Gravidität und Tuberkulose zweierlei, 1. der Einfluß der Gravidität vom Stoffwechsel und vom Endocrinium her auf die Tuberkulose als Gesamtkrankheit und 2. die lokalen Einflüsse bzw. Schwierigkeiten, die sich aus dem Zusammentreffen beider ergeben. Hierbei ist darauf hinzuweisen, daß, wenn man heute schon bei der Lungentuberkulose einen konservativen Standpunkt einnimmt, bei der hinsichtlich des Stoffwechselgeschehens und des klinischen Ablaufes wesentlich träger reagierenden tuberkulösen Erkrankung der Knochen und Gelenke viel eher von vornherein die Erhaltungsfähigkeit der Gravidität als gegeben angesehen werden muß. Was den zweiten Punkt betrifft, so kommt es bei Erkrankungen der caudalen Wirbelsäulenabschnitte und des Beckens, insbesondere auch der Iliosacralgelenke, praktisch niemals zu einer Verlegung oder Beeinträchtigung der Geburtswege. Wenn bei einer noch aktiven Coxitis eine Fehlstellung in Flexion und Adduktion zustande gekommen ist, so besteht hier immerhin die Möglichkeit, eine Sectio durchzuführen und später die coxitische Fehlstellung durch subtrochantere Osteotomie zu beseitigen. Beim Vorhandensein einer hochgradigen coxitischen Fehlstellung dürfte es allerdings auch nur extrem selten zu einer Konzeption kommen.

Die Behandlung aktiver tuberkulöser Knochen- und Gelenkerkrankungen mit Tuberculostatica und Antibiotica ist während der Schwangerschaft ohne Schädigung von Mutter und Kind genauso gut durchführbar wie bei der Lungentuberkulose (worauf früher schon SEEGERS nachdrücklich hingewiesen hat). Operative Eingriffe sind unter entsprechenden Voraussetzungen und bei ggf. eingeengter Indikation auch durchführbar, ohne daß nachteilige Folgen hierdurch eintreten. Während SEEGERS die Durchführbarkeit größerer thoraxchirurgischer Eingriffe bis zum 8. Schwangerschaftsmonat nachgewiesen hat, konnte KASTERT während der ersten Hälfte der Gravidität ebenso erfolgreiche Vertebrotomien durchführen. Nach Mitteilung von KASTERT hat eine größere Zahl von Frauen, die früher vertebrotomiert worden waren, später eine komplikationsfrei verlaufende Schwangerschaft 1 bis 3 Jahre nach dem operativen Eingriff durchgemacht. Auch in unserem Beobachtungsmaterial findet sich eine größere Anzahl von Frauen, die nach operativer Behandlung der Spondylitis und störungsfreier Schwangerschaft ein gesundes Kind geboren haben. Im allgemeinen ist die Einstellung gravider Frauen mit aktiven Skelet-Tuberkulosen gegenüber der Gravidität als durchaus positiv anzusehen. Bei solchen Frauen, die mit dem Wunsch einer Interruptio in die Sprechstunde kommen, handelt es sich meist um lange zurückliegende inaktivierte Erkrankungen, wobei der vorgebrachte Wunsch nach einer Interruptio meist von anderen Beweggründen diktiert wird.

Grundsätzlich sollte man allerdings u. E. den Standpunkt vertreten, daß möglichst von einer Gravidität vor Ablauf von 3 Jahren nach Inaktivierung der Skelet-Tuberkulose abgesehen werden sollte. Dieser Rat wird allerdings oft genauso wenig befolgt wie die Ratschläge, die vor einer Eheschließung eingeholt werden. Unter allen Umständen soll bei stationärer Behandlung während der Gravidität ein erfahrener Gynäkologe zur Beratung und Überwachung mit herangezogen werden. Wir haben unsere Patientinnen stets etwa 8 Tage vor dem mutmaßlichen Geburtstermin auf eine geburtshilfliche Abteilung verlegt und nach Abstillen der Kinder auf unsere Abteilung wieder zurückverlegt. Die Kinder wurden in eine Kinderklinik oder in ein Kinderheim gebracht, da auf einer extrapulmonalen Tuberkuloseabteilung die Mitnahme der Kinder während der Lactationsperiode nicht, wie in einer Lungenheilstätte, möglich ist. Mit diesem Vorgehen haben wir stets nur gute Erfahrungen erlebt und keinerlei Zwischenfälle verzeichnen können.

Besondere Schwierigkeiten sind natürlich dann gegeben, wenn neben der Skelet-Tuberkulose noch eine gleichzeitige Erkrankung der Lungen oder der Nieren besteht. Solche Fälle sind aber als extrem seltene Vorkommnisse anzusehen.

Bei einer unserer Kranken mit einer Spondylitis L I—II bestand von einer früheren Gravidität her eine schwere Nephropathie mit einem Hochdruck von über 200. Trotz dieser Komplikation kam es am Ende der Gravidität zu einer störungsfreien Geburt mit gesundem Kind.

Auf Grund der gesammelten Erfahrungen kommen wir zwangsläufig zu dem Standpunkt, daß das Vorhandensein einer aktiven und behandlungsbedürftigen Knochen- und Gelenktuberkulose keine Indikation zur Interruptio bildet. Die Unterbrechung der Schwangerschaft ist bei der Skelet-Tuberkulose mit einem wesentlich größeren Risiko behaftet als die konservative Behandlung. Es soll deshalb unter allen Umständen die Skelet-Tuberkulose lege artis auch während der Gravidität behandelt werden, bis unter Leitung eines erfahrenen Gynäkologen die Geburt erfolgen kann. Der früher vertretene Standpunkt, daß beim Zusammentreffen von Skelet-Tuberkulose und Gravidität die Anzeige zur Schwangerschaftsunterbrechung gegeben sei, ist durch die praktischen Erfahrungen widerlegt und muß als überholt angesehen werden.

XV. Wirtschaftliche Bedeutung — Fürsorgemaßnahmen

Im Hinblick auf die langen Behandlungszeiten sind die wirtschaftlichen und sozialen Aspekte bei der Skelet-Tuberkulose von ganz erheblicher Bedeutung. Für den einzelnen Kranken erfordert das Leiden oft für Jahre das Ausscheiden aus dem gewohnten Familienmilieu und je nach seinem Alter aus der beruflichen oder Schulausbildung oder aus der Berufstätigkeit. Damit sind stets auch erhebliche wirtschaftliche Nachteile verbunden, vor allem wenn es sich um das Ausscheiden des Ernährers einer Familie aus dem Erwerbsleben handelt. Für die Kostenträger der Sozialversicherung, Landesversicherungsanstalten und Bundesversicherungsanstalt für Angestellte, bedeuten die hierdurch entstehenden Kosten eine erhebliche Belastung. Besonders deletär wirkt sich die Erkrankung für diejenigen Patienten aus, die einem freien Beruf angehören. Für solche Einzelpersonen, die der Sozialversicherung nicht angehören, leisten wegen der für den Einzelnen oft untragbaren wirtschaftlichen Belastung die Landschafts- und Fürsorgeverbände wirtschaftliche Tuberkulosehilfe. Insgesamt ist die heute vorhandene Fürsorge für die Tuberkulosekranken auch auf dem Gebiet der Skelet-Tuberkulose weitaus differenzierter und besser organisiert als noch vor Jahrzehnten. Trotzdem sind auch heute noch auf manchen Gebieten Verbesserungen erforderlich, z. B. bei der Wohnungsbeschaffung, bei der Organisation der Umschulungsmaßnahmen und der Unterstützung mancher Personenkreise bei der Sicherung und Wiedererlangung von Arbeitsplätzen. Es sei nur darauf hingewiesen, daß z. B. Angestellte, die infolge einer langjährigen Behandlung wegen Skelet-Tuberkulose ihre Stelle verloren haben, auch heute nur unter günstigen Umständen eine gleichwertige Stellung wiederfinden, weil selbst größere Firmen das Erkrankungsrisiko und die soziale Belastung, die damit verbunden ist, scheuen. Auch die wohnungsmäßige Unterbringung macht nicht selten Schwierigkeiten, weil der Skelet-Tuberkulosekranke unter dem Odium der vermeintlichen Ansteckungsfähigkeit durchaus zu Unrecht zu leiden hat.

In den einzelnen Ländern Europas ist die Fürsorge für die Tuberkulosekranken und die Rekonvaleszenten außerordentlich unterschiedlich. Als besonders vorbildlich ist sie in der Schweiz, dem Lande, das jahrzehntelang in der Erforschung und der Behandlung der Tuberkulose führend war, zu bezeichnen. Neben einer Reihe von Hilfsmaßnahmen, die staatlich organisiert sind, gibt es hier auch einen privaten Zusammenschluß der Tuberkulosekranken und der ehemaligen Tuberkulosekranken unter dem Namen Le Lien (das Band), 1931 von zwei Patienten in Leysin gegründet. Dieses Selbsthilfewerk hat sich vielleicht deshalb gerade in der Schweiz konstituiert, weil dort schon lange vor den anderen Ländern die Beschäftigungstherapie, die

Selbstfinanzierung der Behandlung durch Krankenarbeit, Wiedereingliederungsmaßnahmen und andere besonders fortschrittliche Hilfen bei der Tuberkulose inauguriert und durchgeführt worden sind.

XVI. Die Prognose

Die Behandlungserfolge bei der Knochen- und Gelenktuberkulose sind weitgehend abhängig vom Zeitpunkt der Diagnose und des Beginns der Behandlung sowie der Art und Dauer der Therapie. Wenn diese Gesichtspunkte auch auf einen großen Teil anderer Erkrankungen zutreffen, so sind sie doch gerade bei der Knochen- und Gelenktuberkulose besonders bedeutungsvoll wegen der Gefahr einer schweren und dauernden Deformierung und Gebrauchseinschränkung der erkrankten Skeletabschnitte. So haben z. B. SCHLOSSMANN und SCHEDE darauf hingewiesen, daß unter den Erkrankungen, die eine Verkrüppelung zur Folge hatten, die Tuberkulose mit 15% an erster Stelle stand, vor der Rachitis mit 9,5%. Zu spät eingeleitete und unzureichende Behandlung wirkt sich in dieser Beziehung besonders verhängnisvoll bei den tuberkulösen Erkrankungen der Wirbelsäule und des Hüftgelenks aus.

In der älteren Literatur finden sich beträchtliche Mortalitätszahlen, die uns heute erschreckend hoch erscheinen, z. B. bei BILLROTH 27% und bei KÖNIG 23%, so daß also rund 1/4 der Kranken an der Knochen- und Gelenktuberkulose zugrunde ging. Auch die in der folgenden Epoche zu Tage tretende Mortalität, z. B. bei KRUGLOV 7%, ZAHRADNICKY 4%, ROLLIER 3,8%, erscheint uns heute noch hoch. Für die Spondylitis ergab sich eine Mortalität bei ROLLIER von 8%, KISCH 10%, VALTANCOLI sowie KREMER und WIESE 16%, bei JOHANSSON 28%. Bei der Coxitis findet man z. T. noch höhere Zahlen, bei JANIK 23%, HIBBS 24% und SOISALO sogar 42%. Als Todesursache sind angeführt worden von JOHANSSON in 42% Meningitis, in 23% schwere Lungentuberkulose und in 12% Miliartuberkulose. Auffallend hoch ist von einigen Autoren die Amyloidose als Todesursache angegeben, bei KREMER und WIESE in 33%, bei JOHANSSON in 15%. Die Angaben über Amyloidose schwanken überhaupt außerordentlich. Es scheint aber allgemein, daß die Amyloiderkrankung in den letzten Jahrzehnten keine entscheidende Rolle bezüglich der Mortalität mehr spielt. Die Angaben von JOHANSSON zeigen, daß bei der extrapulmonalen Tuberkulose eine gleichzeitige Lungentuberkulose als Todesursache zahlenmäßig eine große Rolle spielen kann, es zeigt sich also auch hier, daß man sich nicht darauf verlassen kann, daß die Tuberkulose in ihrem Ablauf auf ein Organsystem beschränkt bleibt.

Von Bedeutung ist, daß die beiden Weltkriege und die ihnen folgenden Depressions- und Notjahre nicht nur zu einem zahlenmäßigen Anstieg der Tuberkulose und damit auch der Skelet-Tuberkulose geführt haben, sondern auch ein Auftreten schwerer Verlaufsformen mit Mischinfektionen und Fistelbildungen und mehrfachen Herdbildungen in Erscheinung treten ließen. Die Prognose der tuberkulösen Erkrankungen ist dadurch selbstverständlich entscheidend verschlechtert worden. Daß die Spondylitis verhältnismäßig stärker zugenommen hat als andere Erkrankungen, spielt ebenso eine Rolle wie die Verschiebung des Erkrankungsbeginns in die späteren Lebensdezennien, wodurch nach allgemeiner Ansicht die Prognose gleichfalls verschlechtert wird. Wenn DOBSON bei seinen Spondylitis-Kranken eine durchschnittliche Mortalität von 12,2% fand, bei ihm aber die höchste Mortalität bei den Kranken mit mehrfachen spondylitischen Herdbildungen bestand, welche 25,5%, also das Doppelte betrug, so ergibt sich daraus klar der ungünstige prognostische Einfluß der hieran zu erkennenden mangelhaften Gesamtimmunlage. Eine belastende Rolle ist auch einer positiven Familienanamnese zuzuweisen. So fanden HASCHE-KLÜNDER und SCHWOB, daß von 32 anamnestisch Vorbelasteten 14 gestorben waren, während ihre Gesamtmortalität nur etwas über 10% betrug. Zweifellos ist für einen großen Teil von Kranken, die familienanamnestisch gar nicht belastet waren und während der letzten Dezennien aus exogenen Ursachen, nämlich infolge ungünstiger Umweltbedingungen erkrankten, die Prognose als günstiger zu bezeichnen.

Ein Teil der älteren und neueren Statistiken erscheint von anfechtbarem Wert, weil bei einem Krankengut, das durch mehrere Jahrzehnte hindurch zusammengetragen worden ist, innerhalb dieser Zeit wechselnde äußere Lebensbedingungen, verschiedenartige Behandlungsmethoden und unterschiedliche therapeutische Auffassungen einen Einfluß ausgeübt haben. Auch spielt dabei eine große Rolle, ob es sich um Kinder und Jugendliche, um Erwachsene oder um Menschen in höherem Alter handelt. Es ist auch nicht gleichgültig, ob die stationäre Behandlung in einer Fachabteilung oder in einem Allgemeinkrankenhaus durchgeführt wird. Die Verbesserung der Diagnostik hat dazu geführt, daß die Zahl der Fehldiagnosen auf ein wesentlich geringeres Maß zurückgegangen ist, während die früher fälschlich als Tuberkulose angesehenen nicht tuberkulösen Leiden, z. B. Perthessche Erkrankung, Adoleszentenkyphose, Vertebra plana und dgl., den Wert der früheren Zusammenstellungen teilweise auch beeinträchtigt haben. Auf die Bedeutung der Fehldiagnosen für die Statistik hat BEITZ schon 1931 hingewiesen. Welche Rolle das Lebensalter für den Verlauf der Erkrankung spielt, ergibt sich aus der statistischen Zusammenstellung von ULLMANN, die, nach 4 Altersgruppen gegliedert, in der 4. Gruppe mit dem höchsten Lebensalter auch die bei weitem höchste Mortalität aufweist. Selbst wenn man die einzelnen Zahlen von ULLMANN, dessen Krankenmaterial hierbei größtenteils noch aus der vorantibiotischen Ära stammt, nach heutigen Maßstäben als zu ungünstig ansieht, so kann doch nicht daran gezweifelt werden, daß ganz im allgemeinen die Behandlungsaussichten sich im höheren Lebensalter verschlechtern.

Wenn sich die Prognose für die Behandlung der Knochen- und Gelenktuberkulose zum jetzigen Zeitpunkt so weitgehend gebessert hat, so ist dies nicht nur auf die wirkungsvolleren Behandlungsmethoden mit Tuberculostatica und Antibiotica und die verbesserten operativen Möglichkeiten zurückzuführen, sondern auch darauf, daß sich infolge einer Besserung der äußeren Lebensbedingungen, wie Ernährung, Wohnverhältnisse, verbesserter körperlicher Hygiene etc., der Verlaufscharakter der Knochen- und Gelenktuberkulose geändert hat in dem Sinne, daß die schweren Verlaufsformen mit mehrfachen Herdbildungen, Abscedierungen und Fisteln, wie man sie während der Kriegs- und Nachkriegsjahre in Mengen sah, heute kaum noch beobachtet werden. Bei dem Rückgang der Morbidität haben sicher die erfolgreiche Bekämpfung der Rindertuberkulose und die Durchführung der BCG-Schutzimpfung einen entscheidenden Einfluß ausgeübt. Infolgedessen legt man heute einen viel größeren Wert auf die Prozentsätze der erreichten Arbeitsfähigkeit bzw. Arbeitsunfähigkeit als auf die für die frühere Zeit so bedeutungsvollen Mortalitätszahlen. In den neueren Zusammenstellungen kommen im allgemeinen die verbesserten Aussichten auch in höheren Prozentsätzen der wiederhergestellten Arbeitsfähigkeit zum Ausdruck. Für die Wiederherstellung der Arbeitsfähigkeit macht sich der Einfluß einer früher durchgemachten Pleuritis ungünstig bemerkbar, da nach unseren Untersuchungen der Prozentsatz der Arbeitsunfähigen bei den Pleuritikern doppelt so hoch war wie bei den Nichtpleuritikern. Für das Gros der Kranken ist es heute nicht mehr von so entscheidender Bedeutung, ob die stationäre Behandlung im Hochgebirge oder in einer anderswo gelegenen qualifizierten Heilstätte oder Fachabteilung durchgeführt wird. Es zeigt sich, daß die früher von ROLLIER erreichten hervorragenden Behandlungsresultate auch anderswo nicht mehr wesentlich schlechter sind. Wenn KOCHS bei einer allerdings nicht sehr großen Zahl von 113 nachuntersuchten Patienten über eine dauernde Berufsfähigkeit von 84,7% berichtet, so ist das ein hervorragendes Resultat, wobei allerdings in Rechnung gestellt werden muß, daß es sich um Kinder und Jugendliche handelt, die deshalb auch genügend lange und nach einheitlichen Gesichtspunkten stationär behandelt werden konnten. Für Erwachsene einschl. höherer Altersstufen sind solche Ergebnisse nicht zu erreichen. Wenn wir bei 402 Erwachsenen, z. T. auch älteren Kranken, im Verlauf von 3 Jahren nach Abschluß der stationären Behandlung bei 74% eine Wiederherstellung der Arbeitsfähigkeit erreicht haben, so ist dies zwar eine deutliche Besserung der Behandlungserfolge gegenüber früheren Jahrzehnten, jedoch auch ein Anlaß, sich noch um eine weitere Besserung der Resultate zu bemühen. Hierbei ist u. E. noch eine weitere Verbesserung der Lebens- und Berufsbedingungen für die früheren Tuberkulosekranken nach Wiederherstellung der Arbeitsfähigkeit erforderlich. Mit Nachdruck ist darauf hinzuweisen, daß sämtliche Personen, die eine Knochen- und Gelenktuberkulose oder eine Pleuritis durchgemacht haben, auch bei voller Wiederherstellung der Leistungsfähigkeit von militärischem oder militärähnlichem Dienst auszuschließen sind.

Spezieller Teil

I. Tuberkulöse Erkrankungen im Bereich des Schädels

Tuberkulöse Erkrankungen an den platten Knochen des Hirnschädels kommen selten vor, am ehesten bekommt man sie in Kriegs- und wirtschaftlichen Notjahren mit Zunahme der Gesamtmorbidität zu Gesicht. Sie kommen heute überhaupt so gut wie nicht mehr zur Beobachtung. Früher wurden sie bei Kindern etwas häufiger beobachtet als bei Erwachsenen. Es werden Erkrankungen an Stirn und Hinterhauptbein, aber auch an den Seitenteilen, Scheitel- und Schläfenbein, beobachtet. Die Prozesse ziehen sich meist träge und reaktionsarm hin und können längere Zeit hindurch zu sezernierenden mischinfizierten Fistelbildungen führen. Im Zusammenhang mit diesen Fisteln kommt es manchmal auch zu langwierigen Infiltraten der Weichteile und zu stärkeren Verlötungen derselben mit der knöchernen Unterlage. Bei Kindern gehen sie nicht ganz selten von tuberkulösen Erkrankungen des Mittel- und Innenohres aus. Die Röntgenbefunde sind häufig wenig charakteristisch. Differentialdiagnostisch kommen Lues, Exostosen sowie Stoffwechselsystemerkrankungen (Hand-Schüller-Christian) in Betracht.

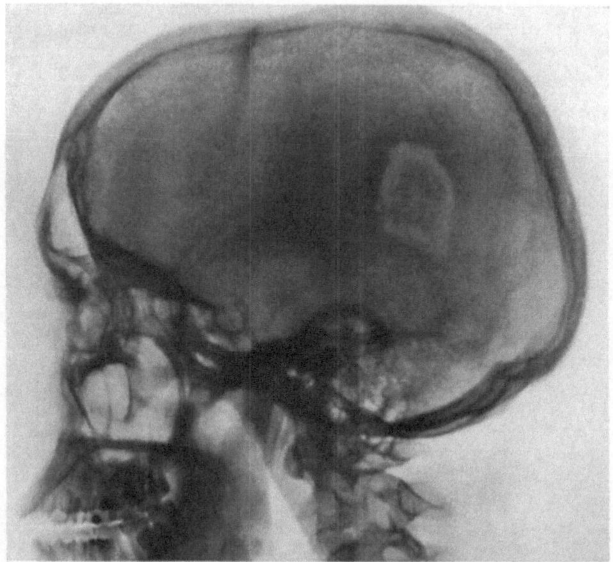

Abb. 1. 21jähr. Mann. Tuberkulöser Herd im rechten Scheitelbein mit Sequesterbildung

Von den Erkrankungen des Gesichtsschädels werden solche am Oberkiefer und Jochbein, namentlich auch am Processus zygomaticus, beobachtet. Auch Erkrankungen am Unterkiefer, insbesondere am Kiefergelenk, kommen vor. Hier ist wiederum die Nachbarschaft des Ohres, aber auch die Parotis zu berücksichtigen. Die Tuberkulose des Kieferglenks kommt bei schweren tuberkulösen Erkrankungen mit multilokulären Herdbildungen vor und ist prognostisch als ungünstig, jedenfalls aber mit großer Vorsicht zu beurteilen.

Differentialdiagnostisch kommen vor allem von den Zähnen ausgehende Kiefereiterungen mit Fistelbildungen in Betracht, sowie Fisteln der Speicheldrüsen (Parotitis und selten Actinomykose) (Abb. 1).

Behandlung

Bei den Erkrankungen des Schädels ist nach unseren Erfahrungen vor allem auf gleichzeitige Lungenerkrankungen zu fahnden. Neben antibiotischer und tuberkulostatischer Behandlung sind Bestrahlungen mit natürlichen und künstlichen Lichtquellen angezeigt. Bei reduziertem Gesamtzustand ist auf reichliche Ernährung Gewicht zu legen. Bei zerstörenden Prozessen im Bereiche des Kiefergelenks kommt evtl. Resektion der zentralen Partie des vertikalen Unterkieferastes unterhalb des Proc. condyloideus und coronoideus in Betracht. Fistelnde Prozesse sind gründlich auszukratzen und bei Mischinfektion antibiotisch zu behandeln. Die fistelnden Formen verlaufen manchmal auch bei scheinbar radikaler operativer Behandlung langwierig, insofern sind die Aussichten nicht als durchaus günstig zu bewerten.

II. Tuberkulöse Erkrankungen im Bereich des Brustkorbes

1. Tuberkulöse Erkrankungen des Schulterblatts, Brust- und Schlüsselbeins

Isolierte tuberkulöse Erkrankungen gelangen an allen drei Knochen (Schulterblatt, Brustbein, Schlüsselbein) nur in seltenem Maße zur Beobachtung. Eine Tuberkulose des Schulterblatts stellt eine ausgesprochene Rarität dar, so daß bei Erkrankungen dieses Knochens vor allem an andere Krankheitsgrundlagen zu denken ist, und zwar entweder die Osteomyelitis oder Tumoren.

Das Brustbein erkrankt selten isoliert, Herdbildungen am Schwertfortsatz und am Brustbeinkörper kommen aber vor. Meistens handelt es sich aber um Erkrankungen der Sternocostalgelenke, die nicht selten gemeinsam mit einer Sternoclaviculartuberkulose beobachtet werden. Unter 1500 Fällen beträgt der Anteil der Sternumtuberkulose in unserem Material 0,49%.

Der Schaft des Schlüsselbeins erkrankt so gut wie nie in Form einer isolierten Knochentuberkulose, Herdbildungen treten überwiegend im Bereich der Gelenkenden im Zusammenhang mit einer Gelenkerkrankung auf (Abb. 2).

Am häufigsten werden Erkrankungen des Sternoclaviculargelenks beobachtet, deren Anteil beträgt in unserem Material 0,5%. Bei den Sternoclaviculartuberkulosen ist der Verlauf besonders reaktionsträge. Es kommt zu einer Schwellung mit Hyperthermie ohne Rötung und zu Beschwerden bei Bewegungen des Armes, ohne daß eine umschriebene Bewegungseinschränkung des Schultergelenks festzustellen ist. Da diese Gelenkerkrankung in den frühen Stadien wenig Schmerzen verursacht, kommen die Patienten erst spät in ärztliche Behandlung. Es kann sich entweder um fungöse Formen, von der Gelenkkapsel ausgehend, oder um knöcherne Herdbildungen im sternalen Gelenkende der Clavicula oder im Bereich der an das Sternoclaviculargelenk angrenzenden Knochenabschnitte des Sternum handeln. Abscedierungen und Fisteln kommen dabei gleichfalls vor. Die knöchernen Zerstörungen sind häufig nur durch Schichtaufnahmen sowie bei Fisteln durch Kontrast-

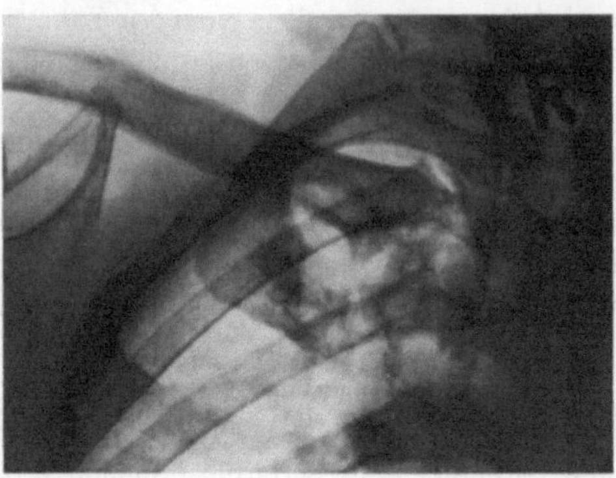

Abb. 2. 58jähr. Mann. Tuberkulöse Erkrankung des rechten Sternoclaviculargelenks und des 1. Sternocostalgelenks mit teilweiser Zerstörung der Gelenkflächen

füllung nachzuweisen. Durch Probeentnahme und folgende histologische Untersuchung kann die Diagnose weiter gesichert werden. Die Behandlung soll zunächst möglichst konservativ und neben tuberkulostatischer Allgemeinbehandlung in Form von intraartikulären Injektionen erfolgen. Bei nicht genügendem Erfolg ist die Herdausräumung mit nachfolgender Dauerinstillation in Betracht zu ziehen. Von

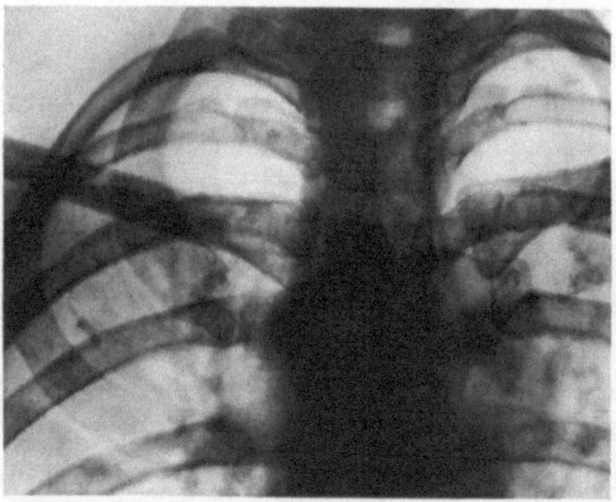

Abb. 3. 29jähr. Frau. Tuberkulöse Erkrankung des Sternoclaviculargelenks und des 1. Sternocostalgelenks rechts. Knöcherne Zerstörung am Sternocostalgelenk

DAUBENSPECK wird die operative Entfernung des medialen Claviculaendes mit Erhaltung des Ligamentum costo-claviculare empfohlen. Die Aussichten der Behandlung sind als gut zu bezeichnen, der Verlauf kann jedoch langwierig sein. Tuberkulöse Erkrankungen des Acromioclaviculargelenks sind bedeutend seltener als diejenigen des Sternoclaviculargelenks. Differentialdiagnostisch ist außer der tuberkulösen Erkrankung beim Sternoclaviculargelenk auch an eine rheumatische Gelenkentzündung zu denken. Bei einer Erkrankung des Schlüsselbeinschaftes muß in die differentialdiagnostischen Erwägungen vor allem die Osteomyelitis mit einbezogen werden. Primäre Geschwulstbildungen kommen am Schlüsselbein selten vor, immerhin kann ihre Abgrenzung gegenüber der Tuberkulose Schwierigkeiten verursachen. Wir beobachteten ein eosinophiles Granulom, das als Tuberkulose angesehen worden war (Abb. 3).

Die Prognose ist im allgemeinen als gut anzusehen. Bei multiplen Herdbildungen an Sternoclaviculargelenk, Rippen und Sternum ist hingegen wegen der schlechten allgemeinen Immunlage die Vorhersage als nicht besonders günstig zu betrachten.

2. Tuberkulöse Erkrankungen der Rippen

Von platten Knochen erkranken die Rippen am häufigsten tuberkulös. Bei JOHANSSON findet sich die Erkrankung der Häufigkeit nach an 6. Stelle. Nach KREMER und WIESE soll das am meisten bevorzugte Alter zwischen 10 bis 14 Jahren sein. Nach unseren Erfahrungen ist die Rippentuberkulose im Kindesalter selten und

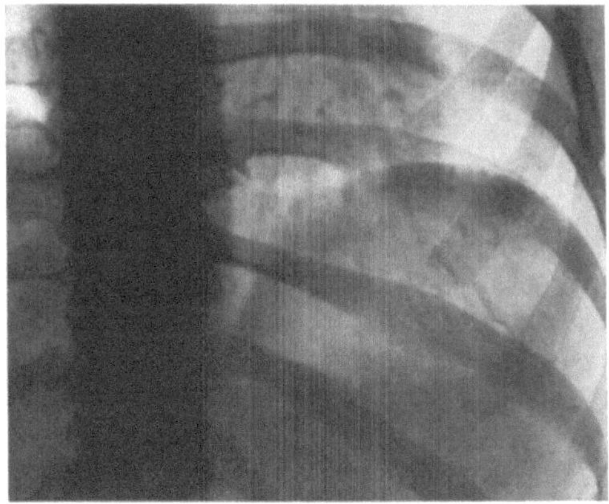

Abb. 4. 20jähr. Frau. Tuberkulose der 9. und 10. Rippe links

überwiegend eine Erkrankung des Erwachsenenalters. Im eigenen Material von 1500 Knochen- und Gelenktuberkulosen beträgt der Anteil der Rippenerkrankungen 2,4% (Abb. 4).

a) Pathologische Anatomie

Die Erkrankung der Rippen kann auf hämatogenem Wege zustande kommen oder aus der Nachbarschaft fortgeleitet, entweder von einer Spondylitis oder von den Lungen bzw. der Pleura her. Ein nicht ganz geringer Anteil der Rippenerkrankungen soll im Zusammenhang mit pleuritischen Prozessen wegen der unmittelbaren Nachbarschaft zustande kommen. Von SIMON wurde das Übergreifen von Lungenprozessen auf die Rippen beschrieben. Die Fortleitung von spondylitischen Eiterungen her über das Rippenquerfortsatzgelenk kommt zweifellos häufiger vor als klinisch erkennbar wird. Die Erkrankungen, welche oberflächlich von der Lunge her entstehen, beginnen natürlich periostal, während die hämatogene Erkrankung vom Rippenmark her ihren Ausgang nimmt. Es kann zu ausgebildeten Verkäsungen, aber auch zu kolbigen Auftreibungen bei mehr granulierenden Formen kommen.

b) Klinische Symptome

Bevor äußerliche Veränderungen auftreten, können Beschwerden bestehen, welche neuralgiformen Charakter haben und den Verdacht auf Intercostalneuralgie nahelegen. Es kann im Bereich einer oder mehrerer Rippen zu einer spindeligen oder rundlichen Anschwellung kommen, bei der sich Fluktuation entwickelt. Von den Rippenherden ausgehende Eiterungen führen häufig zu Fisteln. Die Fisteln können einen außerordentlich weitläufigen, verzweigten und komplizierten Verlauf nehmen. Verwechslungen mit Senkungsabscessen, die von der Wirbelsäule ausgehen, sind leicht möglich. Die durch Eiterungen bedingten Schwellungen sind verhältnismäßig nur wenig schmerzhaft im Gegensatz zu den unspezifischen eitrigen Erkrankungen. Die Rippentuberkulose ist häufig mit anderen Herden, vor allem auch Lungenerkrankungen, kombiniert. Die Anteile der Pleuritiker sind verhältnismäßig hoch. Es fällt auf, daß die Rippentuberkulose besonders in wirtschaftlichen Notjahren, nach Kriegszeiten etc. auftritt und später zahlenmäßig wieder stärker zurückgeht. In Zeiten wirtschaftlicher Depression hat sich außerdem gezeigt, daß die Rippentuberkulose einen protrahierten und langwierigen, therapieresistenten Verlauf nehmen kann.

c) Die Röntgenuntersuchung

Der Nachweis der Rippentuberkulose im Röntgenbild kann auf sehr große Schwierigkeiten stoßen. Dies gilt besonders für die dem Sternum nahegelegenen Teile im knorpeligen Anteil, aber auch im knöchernen Bereich zeigt sich nicht selten, daß die klinischen Erscheinungen der Tuberkulose dem Röntgennachweis weit voraneilen oder daß sich bei bereits lange bestehenden schweren, klinisch manifesten Veränderungen durch Röntgenaufnahmen kein greifbarer Befund an den knöchernen Teilen ergibt. SCHINZ, BAENSCH, FRIEDL, UEHLINGER weisen darauf hin, daß bei der Diagnose der massiv entwickelten Rippentuberkulose das Röntgenbild entbehrlich sei. Jedenfalls muß von denjenigen Rippenpartien, welche klinisch auf eine tuberkulöse Erkrankung verdächtig sind, eine gezielte Aufnahme angefertigt werden, da bei Aufnahmen größerer Thoraxpartien Einzelheiten häufig schwer erkennbar sind. Täuschungen ergeben sich auch durch Überschneidung der vorderen und hinteren Rippen sowie durch andere Schattenbildungen, die der Lunge oder dem Mediastinum angehören (Lungenzeichnung, verkalkte Drüsen, Mediastinalverschattungen). Bei Fisteln können Kontrastdarstellungen zu Aufdeckungen des eigentlichen Krankheitssitzes führen, wobei sich unter Umständen zeigt, daß es sich nicht um eine Rippen- sondern um eine Wirbeltuberkulose handelt. Die Veränderungen können in Form von spindeligen Auftreibungen oder rundlichen Aufhellungen innerhalb der Rippen sichtbar werden.

d) Differentialdiagnose

Bei Absceßbildungen ist außer Erkrankungen der Rippen auch an solche der Nachbarschaft, vor allem der Wirbelsäule und des Brustbeins zu denken. Andere entzündliche Erscheinungen, vor allem die Osteomyelitis, sind verhältnismäßig selten, bei akuten Formen handelt es sich immer um ein im Vergleich mit der Tuberkulose stürmisch verlaufendes Krankheitsbild. Die häufig vorkommenden Traumatisierungen und ihre Folgen in Form von Prellungen und Frakturen bieten kaum differentialdiagnostische Beziehungen zur Tuberkulose. Von gutartigen Tumoren kommen Osteome, Exostosen und Chondrome vor, von malignen Tumoren noch am ehesten metastatische Erkrankungen (Plasmocytome). Eine Rolle spielen noch die Knochensystemerkrankungen, vor allem die Osteo- resp. Chondromalacie, Rachitis bzw. Osteoporose sowie die Osteopsathyrosis und die Dysostosis cleido-cranialis.

e) Behandlung

Bei der Rippentuberkulose ist nach Sicherung der Diagnose antibiotische und tuberkulostatische Therapie angezeigt, ebenso Freiluft- und Sonnenbehandlung mit guter Ernährung bei reduziertem Allgemeinzustand. Bei Fisteln müssen die vorliegenden Herde verfolgt werden und durch Auskratzung alles veränderte Gewebe in Form von Verkäsungen und Granulationsbildungen entfernt werden. Kommt es trotzdem nicht zu einer Heilung, so lassen sich des öfteren ausgedehnte Resektionen nicht umgehen. Bei den geschlossenen Formen sind die Behandlungsaussichten als gut zu bezeichnen. Dagegen gibt es bei langwierigen und verzweigten Fistelbildungen trotz scheinbar genügend radikaler Eingriffe gelegentlich einen unerfreulichen und langwierigen Verlauf, wobei auch eine ungünstig reagierende Allergie angenommen werden muß. Diese unangenehmen Verlaufsformen gab es vor allen Dingen in den wirtschaftlichen Notjahren nach dem Kriege, heute sieht man sie so gut wie nicht mehr.

III. Tuberkulöse Erkrankungen der oberen Gliedmaßen

Die Tuberkulose der Gelenke der oberen Gliedmaßen wird viel weniger beobachtet als die der unteren, eine Feststellung, die sich wie ein roter Faden durch die gesamte Literatur zieht. Kremer und Wiese geben als Verhältnis 1 : 7 an. Pitzen kommt bei seinem Material zu einem Verhältnis von 1 : 11,6. Die Differenz in der Erkrankungshäufigkeit zwischen oberer und unterer Extremität ist so groß, daß sie keinesfalls auf einem Zufall beruhen kann. Eine ausreichende Erklärung für die Unterschiede in der Morbiditätsfrequenz gibt es bisher nicht. Man hat die verschiedenartige Funktion beider Gliedmaßen als Erklärung herangezogen, was jedoch nicht befriedigt. Pitzen hat die Frage zur Debatte gestellt, ob die dauernden Belastungen mit Erschütterung des Beines die Tätigkeit der Tuberkelbacillen nicht anregen und fördern könnten. Viel eher ist u. E. an die verschiedene Bauweise, vor allem an die wesentlich größeren Markhöhlen und die größeren Querschnitte der Meta- und Epiphyse mit der entsprechenden Gefäßversorgung zu denken. Der wesentlich größere Querschnitt sowohl der Markhöhle, der spongiösen Knochenteile wie der Wachstumszonen gibt den Tuberkelbakterien naturgemäß auch viel mehr Raum, ihre Wirksamkeit zu entfalten. Durch die Differenz der Morbiditätshäufigkeit beider Extremitäten wird jedenfalls kein Fundament für die Klärung der Unfallzusammenhänge geliefert. Der von mehreren Pathologen (Konschegg, Siegmund) eingenommene Standpunkt, daß kleinere Traumen, z. B. Umknicken des Fußes, als auslösende Momente anerkannt werden sollten, kann nach den klinischen Erfahrungen nicht akzeptiert werden.

Kremer und Wiese finden in ihrem Material die Tuberkulose des Ellbogengelenks am häufigsten, gefolgt vom Handgelenk und an letzter Stelle der des Schultergelenks. Bei einem Material von 1500 Fällen finden sich bei uns etwa 30 Ellbogentuberkulosen, 23 Handgelenkerkrankungen und 20 Schultergelenktuberkulosen.

Bei uns entspricht also die Erkrankungshäufigkeit der Gelenke der oberen Extremitäten derjenigen bei KREMER und WIESE.

1. Schultergelenk

Die Tuberkulose des Schultergelenks soll bei Erwachsenen, beim männlichen Geschlecht und bei der rechten Seite überwiegen. Bei Kindern tritt tatsächlich eine Schultergelenktuberkulose nur selten in Erscheinung.

Von 12 Fällen bei KREMER und WIESE fanden sich 5 bei Kindern und 7 bei Jugendlichen bzw. Erwachsenen. Über eine größere Zahl von Fällen verfügt SORREL, welcher 70 Schultergelenktuberkulosen beobachtete = 1,5% seiner Skelet-Tuberkulosen. Die doppelseitige Schultergelenktuberkulose stellt eine noch viel größere Seltenheit dar. Wir sahen in einem Material von 1500 Sekelet-Tuberkulosen 20 Schultergelenkerkrankungen = 1,3%.

Auch nach KREMER und WIESE wird die rechte Schulter häufiger befallen als die linke und erkranken Männer öfter als Frauen. Erwachsene werden häufiger betroffen als Kinder (nach KREMER und WIESE im Verhältnis von 4 : 1). Die von einzelnen Autoren angeführten Zahlen sind gering. Nur FRANZ KÖNIG beobachtete 80 Schultergelenktuberkulosen und daher als einziger eine solche Menge wie SORREL. Bei JOHANSSON sind nur 4 Fälle erwähnt, VALTANCOLI sah im Verlaufe von 20 Jahren nur 17 Fälle, davon 3 im Kindesalter. BERGMANN fand innerhalb von 15 Jahren 6 Schultergelenktuberkulosen im Kindesalter.

a) Pathologische Anatomie

Als die häufigste Erkrankung am Schultergelenk gilt die Caries sicca (VOLKMANN). Diese „trockene Zerstörung“ kann ihren Ausgangspunkt von der Synovia, häufiger aber von Knochenherden nehmen. Die Zerstörung an Knorpel und Knochen wird am Schulterglenk häufiger als an den Gelenken der unteren Gliedmaßen beobachtet. Bei der Art des Verlaufes kann es zu erheblichen Substanzverlusten am Kopf kommen, ohne daß hiervon äußerlich sehr viel in Erscheinung tritt. Bei Zerstörung der knorpeligen Gelenkfläche und der subchondralen Knochenzonen kann es zunächst zu einer Entrundung und dann zu einer völligen Zerstörung der eigentlichen Kopfpartie kommen bis in die Höhe der Tubercula. In anderen Fällen kommt es zu rundlichen Herdbildungen umschriebener Art, wobei aber der größte Teil der Gelenkfläche erhalten bleibt. Durch Reizung der proximalen Wachstumszone kann es im Kindesalter zu Verlängerungen und durch Zerstörungen zu einer Verkürzung des Armes kommen, die sich am Oberarm weniger funktionell bemerkbar macht als an den unteren Extremitäten. Stärkere Ergußbildung und Eiteransammlung sind selten. PITZEN hat darauf aufmerksam gemacht, daß von 15 Schleimbeuteln im Bereich der Schulter 5 mit dem Gelenk in Verbindung stehen, und daß insbesondere eine Ausstülpung der Gelenkkapsel um die lange Bicepssehne weit nach ellbogenwärts reicht. Von den Schleimbeuteln sind die Bursa subdeltoidea und die Bursa subacromialis die wichtigsten. Bei spezifischer Erkrankung kann daher leicht das Schulterglenk mit befallen werden, umgekehrt können die Schultergelenkerkrankungen auf die Schleimbeutel übergreifen und von hier aus Fisteln nach außen durchbrechen, weshalb gerade am Schultergelenk Fisteln, wenn solche vorhanden sind, im Bereich des Deltoideusansatzes oder vor oder hinter demselben auftreten. Vor allem ist aber auf die Bedeutung der Vagina mucosa intertubercularis hinzuweisen, die durch ihren Zusammenhang mit dem Schulterglenk dazu führen kann, daß Erkrankungen von hier auf das Gelenk und umgekehrt übergreifen können, und daß auch Erkrankungen von den Tubercula her auf das Schultergelenk übergehen können. Die Versteifung in Adduktionsstellung kommt sehr leicht infolge der Schwere zustande, andererseits auch durch Verklebungen im Recessus articularis der Kapsel. Sequesterbildungen werden am Schultergelenk selten beobachtet. Auch die Pfanne erkrankt wesentlich seltener primär als der Kopf. Drüsenschwellungen im Bereich der Achsel sind bei spezifischer Erkrankung vor allem ein Anlaß, auch nach Knochenherden zu fahnden und dieselben nicht zu übersehen. OEHLECKER meint, daß die besondere, verhältnismäßig blande Verlaufsform gewissermaßen durch die Nichtbelastung und Ruhigstellung des Gelenks zustande kommt. In Wirklichkeit dürfte jedoch der Verlauf durch die besondere Bauweise des Gelenks bedingt sein, da die Tuberkulose verhältnismäßig blande verläuft, obwohl das Gelenk einen viel größeren Aktionsradius hat als das Ellbogengelenk.

b) Klinische Symptome

Wie bei den meisten tuberkulösen Gelenkerkrankungen, ist auch bei der Erkrankung des Schultergelenks das Bild zunächst verhältnismäßig symptomenarm und die Beschwerden unbestimmt. Als erstes treten auf Ermüdungs- und Schwächegefühl sowie ausstrahlende Beschwerden von der Schulter zum Ellbogen hin. Es kommt aber auch schon bald zu einer Bewegungseinschränkung. Vor allem ist die Abduktion und die Rotation behindert und schließlich in größerem Umfang eingeschränkt. Die Bewegungen des Gelenks werden schmerzhaft. Das Gelenk ist druckempfindlich, die erkrankte Schulter tritt höher. Infolge der Schmerzhaftigkeit der Bewegungen wird der Arm ruhig gehalten und die erforderlichen Bewegungen mit Hilfe der Scapula ausgeführt. Bei der Prüfung der Beweglichkeit ist daher insbesondere auf die Stellung und die Mitbewegung der Scapula zu achten. Drüsenschwellungen im Bereich der Achselhöhle können ein besonderes Hinweiszeichen sein. Verhältnismäßig früh kommt es zu einer Atrophie der Schulterwölbung, wobei die knöchernen Vorsprünge stärker hervortreten. Während der Deltamuskel schmächtiger wird, kann durch die Palpation eine Verdickung der Gelenkweichteile, vor allem der Kapsel, aufgedeckt werden. Bei der Prüfung der seitlichen Hebung ist zu berücksichtigen, daß normalerweise der Schultergürtel bereits die Bewegung aufnimmt, bevor das Schultergelenk den Endwert seiner Bewegung erreicht hat, also schon etwas vor Erreichung der Horizontalen. Durch die frühzeitige Schwächung der Muskulatur kommt es zu einer baldigen Verringerung der aktiven Kraft und namentlich zur Unmöglichkeit, den Arm gegen Widerstand zu heben. Sowohl bei der Inspektion der Konturen wie auch der Prüfung der aktiven, passiven und der Bewegung gegen Widerstand ist namentlich der Vergleich mit der anderen Seite von Bedeutung. Die Schwächung der Muskulatur ergibt sich bald aus vergleichenden Umfangsmessungen, wobei vor allem der Oberarm eine deutliche Umfangsdifferenz zeigt. Im allgemeinen ist mit einer Umfangsmessung in Oberarmmitte auszukommen. PITZEN hat empfohlen, vor allem im Anfang in Abständen von 10 cm Messungen vorzunehmen. Von den klassischen Symptomen, Schwellung, Rötung, Erhöhung der Hauttemperatur, Schmerzhaftigkeit und aufgehobene Funktion, fehlt die Rötung immer, die Schwellung kann häufig fehlen, namentlich wenn es sich um eine Caries handelt. Die übrigen Anzeichen, namentlich Erhöhung der Hauttemperatur, Schmerzhaftigkeit und Störung der Funktion, sind dafür um so wichtiger.

Die Blutkörperchensenkung kann beschleunigt sein, bei der Caries sicca kann dieselbe aber auch völlig normal bleiben. Das Blutbild ist häufig uncharakteristisch, eine Vermehrung der Lymphocyten gilt als prognostisch günstig. Im Kindesalter ist der positive Ausfall der Tuberkulinprobe zwar von einer gewissen Bedeutung, aber nicht durchaus beweisend. Beim Jugendlichen und Erwachsenen ist der selten vorkommende negative Ausfall von größerer Bedeutung, die positive Tuberkulinprobe die Regel. Bei Erguß oder Eiterung innerhalb des Schultergelenks ist der Inhalt durch Punktion zu entleeren, die entweder von vorn, von hinten oder von lateral

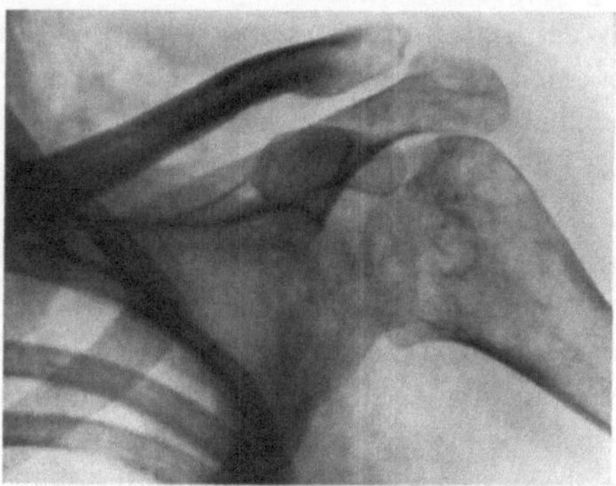

Abb. 5. 23jähr. Frau. Linksseitige Schultertuberkulose. Teilzerstörung der Kopfgelenkfläche. Mehrere Knochenherde. Subluxationsstellung

her erfolgen kann. Das Punktat ist auf Erreger und Leukocytengehalt zu untersuchen sowie für Kultur- und Tierversuch zu verwenden. Bei Probeentnahme und histologischer Untersuchung ist nur der positive Ausfall mit Sicherheit zu verwerten (Abb. 5).

c) Die Röntgenuntersuchung

Verhältnismäßig früh kommt es zu einer knöchernen Atrophie, die vom Humeruskopf bis auf die Diaphyse reicht. Bei knöcherner und knorpeliger Zerstörung kommt es zu unregelmäßiger Begrenzung und bei Herdbildungen zu rundlichen Aufhellungen. Fortgeschrittene Fälle können einen völligen Schwund des Kopfes zeigen. Gelenkspaltverschmälerung zeigt eine Schädigung des Gelenkknorpels an, Erweiterung desselben weist auf Flüssigkeitsansammlung hin. Verhältnismäßig lange kann das Röntgenbild ohne charakteristische Veränderungen bleiben. Man sollte sich nicht nur auf das Röntgenbild verlassen ohne genauere klinische Befunderhebung. Vergleichsaufnahmen mit der anderen Seite können erforderlich sein, wobei nur genau die gleiche Einstellung verwertbar ist. Bei Kindern sind die Ossifikationskerne zu berücksichtigen, von denen der erste vom 4. Lebensmonat ab und der zweite, dem Bereich des Tuberculum majus entsprechend, um das 2. Lebensjahr zur Darstellung kommt. Ein dritter Kern, dem Tuberculum minus zugehörig, erscheint um das 4. Lebensjahr. Bei länger bestehenden Schultererkrankungen, die röntgenologisch keine eindeutigen Veränderungen aufweisen, können unter Umständen Schichtaufnahmen oder Kontrastdarstellungen weiterführen. Bei Fistelbildungen, die verhältnismäßig fernab vom Gelenk liegen, kann die Kontrastdarstellung den Zusammenhang mit dem Gelenk nachweisen lassen. Bei Kontrastfüllungen und Fisteldarstellungen können Stereoaufnahmen von ergänzendem Wert sein.

d) Differentialdiagnose

Bei dem chronischen Verlauf der Tuberkulose sind differentialdiagnostisch vor allem chronisch verlaufende Entzündungen mit in Betracht zu ziehen. Hierzu gehören vor allem die rheumatischen Erkrankungsbilder, besonders bei chronischem Rheumatismus, entweder der sekundär-chronischen oder der primär-chronischen Formen. Die primär-chronischen Formen machen sich vor allem im höheren Alter bemerkbar, können aber in ihren ersten Anzeichen schon im 2. und 3. Lebensjahrzehnt in Erscheinung treten. Der primär-chronische Rheumatismus wie auch die Periarthritis humero-scapularis können wegen ihrer sehr ähnlichen Symptomenbilder vor allem bezüglich der Bewegungseinschränkung bei der Abgrenzung gegenüber der Tuberkulose differentialdiagnostisch besondere Schwierigkeiten mit sich bringen. Während die Tuberkulose das Schulterglenk im allgemeinen bei jürgeren Menschen befällt, tritt die schmerzhafte Schultersteife mit ihrem charakteristischen Symptomenbild bevorzugt im höheren Lebensalter auf. Die akuten polyarthritischen Formen, die vor allem in jüngeren Altersstufen auftreten, sind in dieser Beziehung von geringerer Bedeutung, da die multiple Gelenkbeteiligung und die im Beginn hohen Temperaturen gegenüber der Tuberkulose wenig diagnostische Schwierigkeiten bieten. Bei serösen oder eitrigen Entzündungen des Schulterglenks nicht spezifischer Art handelt es sich häufig um fortgeleitete Erkrankungen vom Humerus her, vor allem bei Osteomyelitis, entweder beginnend mit sympathischem Erguß oder übergreifender Eiterung sofort in Form eines Gelenkempyems. Sowohl hierbei wie bei penetrierenden Verletzungen ist die Vorgeschichte wie auch der primäre Sitz der Erkrankung das wichtigste Unterscheidungsmerkmal. Von sonstigen entzündlichen Erkrankungen sind zu erwähnen Gonorrhoe, Lues, Typhus-Gruppe, Dysenterie und Grippe. Die beiden ersteren kommen heute nur noch in geringem Umfang in Betracht. Die Schultergelenkerkrankung bei der Typhusgruppe macht sich in der 3. bis 4. Woche nach Beginn der Erkrankung bemerkbar. Traumatisierungen und ihre Folgen sind der Vorgeschichte nach differentialdiagnostisch nicht von so erheblicher Bedeutung bis auf das Sudecksche Syndrom, das röntgenologisch ähnliche Bilder hervorrufen kann. Die Osteochondritis dissecans spielt am Schultergelenk zahlenmäßig keine bedeutende Rolle, auch bei der Hämophilie erkrankt das Schultergelenk weniger häufig mit. Von Tumoren kommen in Betracht primär Sarkome und metastatisch Carcinome, außerdem Enchondrome, Chondroblastome und Knochencysten sowie cartilaginäre Exostosen. Degenerative Erkrankungen in Form der Arthropathie oder Arthrosis deformans bieten röntgenologisch ziemlich sichere Unterscheidungsmerkmale.

e) Behandlung

Bei der Ruhigstellung und Entlastung des Schultergelenks ist auf die Erzielung einer für die Funktion möglichst gut brauchbaren Stellung besonders Bedacht zu nehmen. Bei den unbehandelten bzw. unzureichend behandelten Fällen kommt es zu einer Kontraktur in Adduktionsstellung, die nicht nur für die Funktion außerordentlich ungünstig ist, sondern auch zu einer schweren Schädigung des Musculus deltoideus durch Überdehnung führt. Die zweckmäßigste Methode ist der zirkuläre Thorax-Arm-Gipsverband, der am Körper bis zum Becken und am Arm bis zur Hand reichen muß. Manche fordern hierbei sogar eine Ausdehnung des Verbandes bis zum Trochanter major hin. Das Schultergelenk ist hierbei in einer Abduktionsstellung von 60 bis 70° und einer Anteduktion von 30° zu fixieren. Außerdem ist die Rotation in Mittelstellung zu bringen, so daß der etwa rechtwinklig gebeugte Vorderarm sich annähernd in horizontaler Stellung befindet. Bei guter Anbahnung der Inaktivierung des Krankheitsprozesses kann der geschlossene Gipsverband durch eine Thorax-Arm-Hülse aus Walkleder mit Schienenverstärkung ersetzt werden, welche abnehmbar ist und eine Pflege der Haut erlaubt. Bei Kindern muß die Ruhigstellung konsequenter und sorgfältiger wegen des größeren Bewegungsdranges durchgeführt und überwacht werden. Deshalb ist hier der geschlossene Arm-Thorax-Gipsverband in jedem Falle zu bevorzugen. Bei Erwachsenen kann ersatzweise auch ein Triangel oder eine Gochtsche Armschiene zur Anwendung gelangen, wenn das Schulterglenk bereits weitgehend fixiert ist. Fisteln und Abscesse verlangen wegen ihrer Zugänglichkeit unter Umständen besondere Modifikationen in der Verbandbehandlung, die den Zugang erleichtern. Bei größeren Abscessen im Bereich der Achselhöhle kann Immobilisierung des Schultergelenks in Bettruhe notwendig sein. Bei solchen Kranken, die bereits mit einer Adduktionsfixation in Behandlung kommten, gelingt es manchmal, das Schultergelenk in Etappen allmählich in eine Abduktion von 60 bis 70° zu bringen. Unter Umständen ist eine vorsichtige Stellungskorrektur in Narkose erforderlich, wobei jedoch größte Sorgfalt anzuwenden ist, um Frakturen des entkalkten Schaftes, namentlich subkapitale Brüche, zu vermeiden. Die allgemeinen Maßnahmen mit guter Ernährung, Freiluft und Heliotherapie sind unter allen Umständen mit hinzuzuziehen, außerdem die Behandlung mit Tuberculostatica und Antibiotica in allgemeiner und lokaler Form. Die lokale Applikation in Form intraartikulärer Injektionen ist wegen der Gefäßabriegelung im Herdbereich die wirkungsvollere. Hierzu muß der Gipsverband entsprechend gefenstert werden. Von manchen Seiten werden Infusionen mit Troicarts bevorzugt (Colombani, Pitzen u. a.), wir halten intraartikuläre Injektionen für zweckmäßiger. Die gleichzeitige Verwendung von Hyaluronidase wird als zweckmäßig empfohlen. Die Behandlung in dieser konservativen Form soll lange Zeit durchgeführt werden, ihre Aussichten sind als günstig zu beurteilen. Häufig erübrigen sich dadurch operative Eingriffe, weil es zu einer funktionstüchtigen Ankylose kommt.

Von operativen Eingriffen kommt vor allem die Resektion in Betracht, die häufig in Form einer sparsamen Entknorpelungsarthrodese an Kopf und Pfanne mit anschließender längerer Ruhigstellung völlig ausreicht. Knöcherne Herde in der Nähe des Gelenks sollten möglichst frühzeitig ausgeräumt und herdinstilliert werden. Bei auf die Kapsel beschränkten Erkrankungen wird die Synovektomie empfohlen, die hier sicher aussichtsreicher ist und eher in Betracht gezogen werden kann als an der unteren Extremität. Extraartikuläre Arthrodesen mit Spanung vom Humerus zum Acromion führen zu einer ausreichenden Verfestigung, auf deren Grundlage der eigentliche Herd zur Ruhe kommt. Die extraartikulären Arthrodesen gelten als besonders indiziert wegen der Möglichkeit späterer Mobilisierung des Gelenks nach Inaktivierung des eigentlichen Krankheitsherdes. Gelenkplastik bzw. operative Mobilisierung des Gelenks nach Beseitigung einer extraartikulären Arthrodesenform durch Resektion des Spanes sind bezüglich ihrer Aussichten als günstiger anzusehen als an den Gelenken der unteren Extremitäten und spielen vielleicht in Zukunft eine größere Rolle. Eine knöcherne Versteifung des Schultergelenks, entweder spontan oder operativ zustande gekommen, ist jedoch für die Funktion ein durchaus akzeptabler Dauerzustand, da der Bewegungsausschlag des Armes mit Hilfe des Schulterblatts den Bewegungsausfall des Schultergelenks überraschend gut zu überbrücken vermag und nach unseren Erfahrungen auch in einigen handwerklichen Berufen (Anstreicher, Kraftfahrer) beachtliche Leistungen erzielt werden können, die denen der Gesunden kaum nachstehen.

Nach operativer Behandlung und ausreichender Inaktivierung kommt es daher entscheidend auf eine sorgfältige und gründliche und genügend lange durchgeführte Übungsbehandlung für die Arm- und Schultergürtelmuskulatur an. Für die Wiedererlangung der Leistungsfähigkeit spielt die innere Einstellung des Patienten gegenüber seinem Leiden mit eine entscheidende Rolle. Bei solchen Berufen, die größere und langdauernde Kraftleistungen verlangen (Maurer, Schmiede, Schlosser) ist ggf. eine Umschulung frühzeitig in Erwägung zu ziehen.

Die Prognose der tuberkulösen Erkrankung des Schultergelenks ist im allgemeinen als günstig anzusehen, sofern sie solitär auftritt. Nach dem Schrifttum sollen bis zu 40% der Kranken mit einer Schultergelenktuberkulose gleichzeitig an einer aktiven Lungentuberkulose leiden. KREMER und WIESE fanden bei $^{2}/_{5}$ ihrer Jugendlichen und Erwachsenen eine ausgedehnte offene Lungentuberkulose. Der Untersuchung der Lungen ist daher beim Bestehen einer Schultergelenktuberkulose besondere Aufmerksamkeit zu widmen. Beim Vorhandensein einer offenen Lungentuberkulose mit ausgedehnten Herdbildungen gehört der Kranke selbstverständlich vorzugsweise in lungenfachärztliche Behandlung. Die Prognose hängt dann vorwiegend vom Verlauf der Lungenerkrankung ab.

2. Die Tuberkulose des Ellbogengelenks

Die Ellbogentuberkulose ist von allen Gelenken der oberen Extremität die am häufigsten vorkommende, sie bevorzugt außerdem die Erwachsenen gegenüber dem Kindesalter. JOHANSSON sowie KREMER und WIESE meinen, daß die Häufigkeit der Ellbogentuberkulose etwa der Summe von Schulter- und Handgelenktuberkulosen entspreche. In unserem Material beträgt sie aber nur etwa $^{2}/_{3}$ dieser Summe. JOHANSSON, KREMER und WIESE und PITZEN beobachteten je eine doppelseitige Erkrankung, die als außerordentliche Rarität zu bezeichnen ist. Nach unserem Material beträgt die Häufigkeit des Vorkommens 2% (Abb. 6).

a) Pathologische Anatomie

Die Mehrfachbildung von 3 Gelenken mit einer Gelenkkapsel führt leicht zu einer Mitbeteiligung aller knöchernen Gelenkenden, wenn eines derselben erkrankt. Hauptsächlich und zuerst erkrankt aber das Gelenk zwischen Humerus und Ulna, während das Capitulum radii lange Zeit unbeteiligt bleiben kann. Nach KREMER und WIESE und PITZEN erkrankt das Ellbogengelenk primär meist ossär, nach unseren Beobachtungen muß aber mindestens in den Anfangsstadien ein großer Teil der Fälle doch synovial auf hämatogenem Wege erkranken, da eine Knochenbeteiligung selbst bei jahrelanger sorgsamer Beobachtung entweder nicht oder nur in geringem Maße zum Vorschein kommt. In späten Stadien ist sowieso häufig nicht zu entscheiden, ob primär eine synoviale oder ossäre Form vorgelegen hat. Bei den synovialen Formen kommt es nur selten zu hochgradiger Zerstörung, es bleibt daher auch häufig eine gute Beweglichkeit erhalten, bei von Anfang an ausgedehnter Knochenbeteiligung kommt es zu erheblicher Zerstörung und zu schwerer Beeinträchtigung der Funktion. Verkäsung, Gelenkvereiterung und Fistelbildung werden bei der letzteren Form häufig beobachtet (Abb. 7).

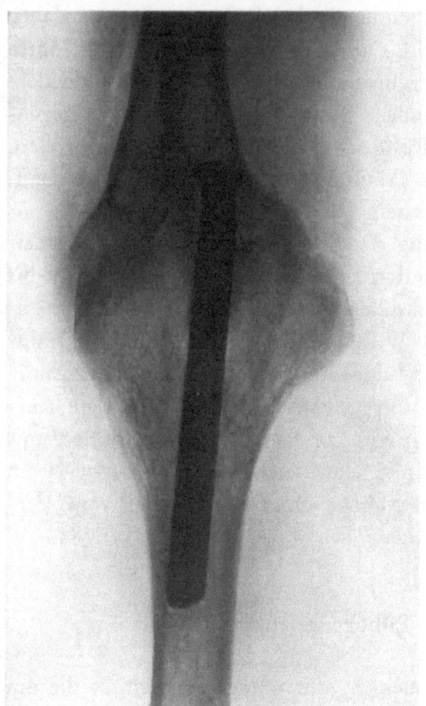

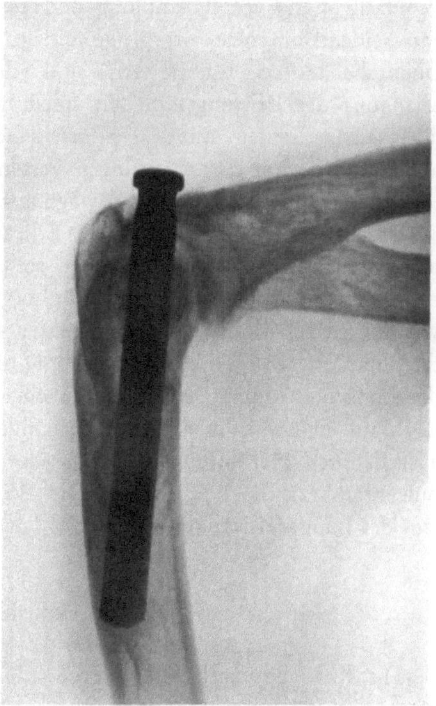

Abb. 6. 35jähr. Mann. Ellbogentuberkulose links. An anderer Stelle vom Olecranon aus genagelt. Keine knöcherne Versteifung

b) *Klinische Symptome*

Der Beginn ist wie bei vielen Gelenken uncharakteristisch und unbestimmt, es wird über zeitweilige Schmerzen geklagt sowie über Spannungsgefühl und Schmerzhaftigkeit bei Bewegungen. Zunächst ist die Streckung nicht mehr voll möglich, dann wird auch die endgradige Beugung beeinträchtigt. Das Gelenk wird insgesamt druckempfindlich oder die einzelnen knöchernen Gelenkenden. Es tritt eine Schwellung auf, zunächst beiderseits des Olecranon und der Tricepssehne, dieselbe setzt sich dann nach den Seiten und schließlich auch nach vorne fort. Allmählich kommt eine Hyperthermie noch hinzu. Die Anschwellung mit Erhöhung der Hautwärme ohne Hautrötung mit verstrichenen Gelenkkonturen entspricht dem Bilde des Fungus, das umso mehr hervortritt, je mehr allmählich sich eine Inaktivitätsatrophie bemerkbar macht. Zunehmend wird das Gelenk in Beugestellung fixiert gehalten, es kann auch zu einer mehr oder weniger hochgradigen und schmerzhaften Einschränkung der Rotation kommen. Fixation in extremer Supination oder Pronation ist funktionell ungünstig. Die teigige Konsistenz der Schwellung kann einen Erguß vortäuschen, so daß bei der Punktion keinerlei Flüssigkeit entleert werden kann. Ein ausgeprägter Hydrops am Ellbogengelenk gehört zu den Seltenheiten. Bei Eiterung und käsiger

Zerstörung kommt es öfter zu Fistelbildung, worauf auch KREMER und WIESE und MAY hinweisen. Die Fisteln können über der Streckseite oder medial im Bereich der Ulna lokalisiert sein.

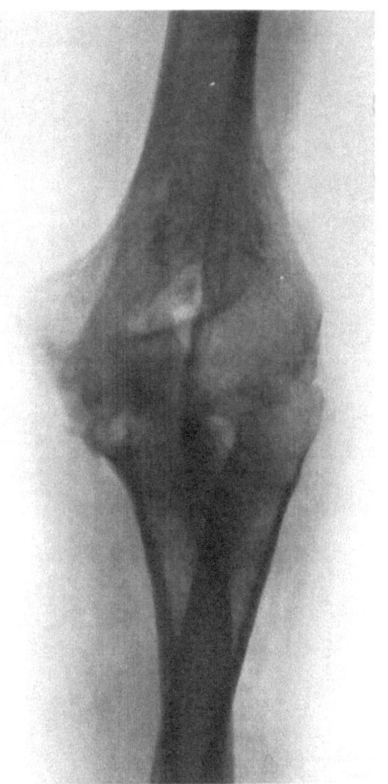

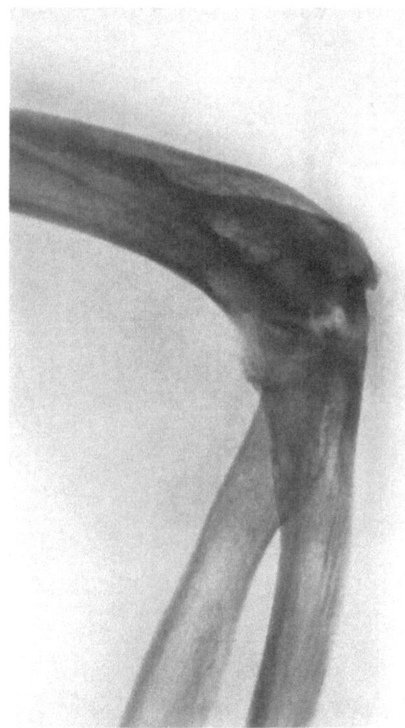

Abb. 7. Derselbe Patient wie Abb. 6. 3 Monate später nach Entfernung des Nagels. Schwere knöcherne Zerstörungen im Bereich der Gelenkflächen des Humerus, des Radius und der Ulna

Hinsichtlich der Blutsenkung, des Blutbildes und der Tuberkulinreaktion gilt das schon anderweitig Gesagte.

KREMER und WIESE beobachteten häufiger gleichzeitiges Vorkommen von Scrophuloderm und Halsdrüsentuberkulose. Wir können diese Beobachtungen an unserem Kindermaterial nicht bestätigen, was offensichtlich mit gewissen Änderungen des Tuberkuloseablaufes, u. a. auch mit dem Rückgang der Rindertuberkulose zusammenhängen dürfte. Kombinationen von Ellbogentuberkulose und anderweitigen Lokalisationen sind aber nicht selten.

c) Die Röntgenuntersuchung

Das erste Anzeichen ist eine knöcherne Atrophie, namentlich im Bereich des Olecranon und des Condylenteils des Humerus, dazu können verwaschene Konturen und Störungen der Strukturzeichnung des Knochens treten. In dem massiven und schichtdicken Olecranonteil brauchen Herdbildungen längere Zeit bis zum Sichtbarwerden. Bei stärkeren Zerstörungen kommt es zu einem Aufeinandertreten der Gelenkanteile des Ellbogengelenks und manchmal zu einer spontanen Synostose. Bei längerem Bestehen werden die Herde deutlicher sichtbar durch eine Randsklerose, die gleichzeitig den Beginn der reparativen Vorgänge bedeutet (Abb. 8).

Erforderlich sind stets Aufnahmen in 2 Ebenen, die besonders anfangs mit den entsprechenden der gesunden Seite zu vergleichen sind. Bei Kindern können dadurch

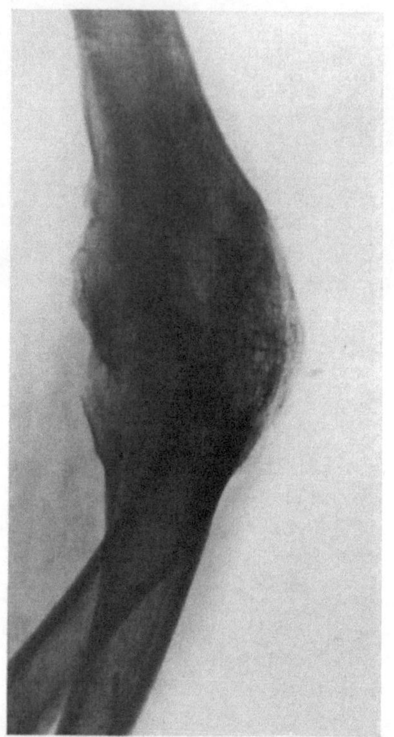

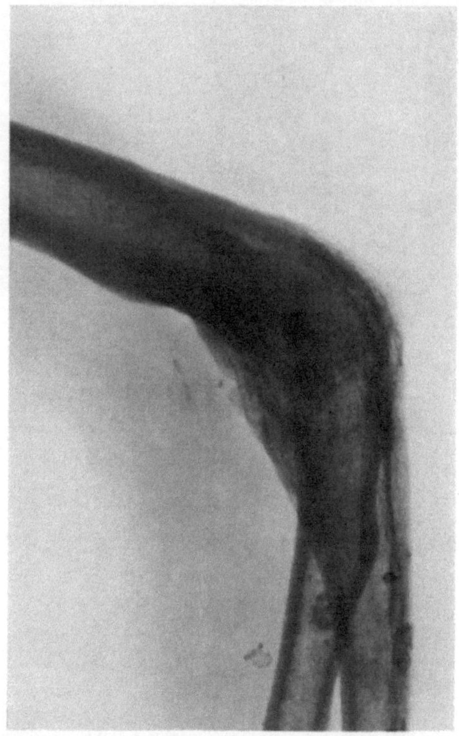

Abb. 8. 28jähr. Mann. Tuberkulose des linken Ellbogengelenks. Massive knöcherne Versteifung unter Beteiligung aller 3 Gelenkenden

Schwierigkeiten entstehen, daß an den Wachstumszonen, deren Knochenkerne teilweise gerade am Ellbogengelenk erst spät zur Darstellung kommen, Zerstörungen schwer nachzuweisen sind. Häufig läßt sich hier nur eine Entkalkung und später Recalcifikation nachweisen.

Je nach der Ausdehnung der knöchernen Zerstörung kommt es zu Endbildern, die auch später noch eindeutig den tuberkulösen Grundcharakter der Erkrankung erkennen lassen, oder bei nur geringer Schädigung der Gelenkflächen zu arthrotischen Umbauvorgängen, die auch die Folgeerscheinung eines anderen Grundleidens sein könnten (Veränderungen am Capitulum radii).

d) Differentialdiagnose

Hier ist vor allem auf seröse und eitrige Entzündungen des Ellbogengelenks hinzuweisen, die auftreten können entweder fortgeleitet aus der Nachbarschaft bei osteomyelitischen Erkrankungen im distalen Humerusbereich oder im proximalen Abschnitt der Vorderarmknochen. Es kann zuerst ein sogen. sympathischer Erguß auftreten, bei dem es durch Einwanderung der Erreger sekundär zur Vereiterung kommt. Im Gegensatz zum Höhlenempyem kommt es zur Kapselphlegmone meist nur bei offenen Gelenkverletzungen mit unmittelbarem Eindringen großer Mengen von Eitererregern. Hämatogen können bei schwerer Allgemeininfektion neben Eiterungen an anderen Gelenken auch solche am Ellbogengelenk auftreten. In diesen vorgenannten Fällen sind stets die Zeichen akuter örtlicher Entzündung und schwere allgemeine Krankheitszeichen zu erwarten, wodurch die Unterscheidung gegenüber der Tuberkulose überwiegend keine besonderen Schwierigkeiten bereitet. Die subakut und chronisch verlaufenden Formen der Osteomyelitis können wesentlich schwieriger abzugrenzen sein. Im allgemeinen bevorzugt die eitrige Knochenmarkentzündung mit dem primären Sitz der Erkrankung mehr die Diaphysen, während die Tuberkulose im Epiphysen- und Gelenkbereich beginnt. Bei der Osteomyelitis kommt es früher und stärker zu reparativen Vorgängen, die vom Periost ausgehen. Der Brodie-Garrèsche Knochenabsceß zeigt rundliche und ovale Form mit Randsklerose ohne stärkere Veränderungen am Gelenk selbst.

Gonorrhoische und syphilitische Erkrankungen des Ellbogengelenks sind heute selten geworden. Im allgemeinen ist die Gonorrhoe schmerzhafter und die Lues weniger schmerzhaft als die Tuberkulose. Namentlich bei doppelseitigem Auftreten muß auch mit an die Syphilis gedacht werden. Erkrankungen des Gelenks kommen weiter nach Typhus-Paratyphus- und Ruhrinfektion vor sowie seltener auch nach einer Reihe anderer Infektionskrankheiten, wie Masern, Grippe, Varicellen, Variola, Fleckfieber, Bang etc.

Bei akutem rheumatischem Fieber erkrankt das Ellbogengelenk weniger häufig mit als das Schultergelenk, der Erkrankungshäufigkeit nach rangiert es an 5. Stelle. Die polyarthritische Form sowie die schweren akuten Allgemeinzeichen sind auffallende Unterscheidungsmerkmale gegenüber der Tuberkulose. Chronisch-rheumatische Formen, von denen der sekundär-chronische Rheumatismus überwiegend im jugendlichen Alter, der primär-chronische hingegen in den höheren Altersstufen auftritt, können schwierig abzugrenzen sein. Druckschmerzhaftigkeit, Schwellung, Gelenkerguß und Erhöhung der Hauttemperatur, Schmerzhaftigkeit der Bewegung und Bewegungseinschränkung gibt es dabei genau wie bei der Tuberkulose. Auch die Bursa olecrani kann verdickt und schmerzhaft sein. Hygrome sind keineswegs immer auf eine tuberkulöse Ätiologie zurückzuführen, sondern werden auch beim chronischen Rheumatismus nicht selten beobachtet. Atrophie und Schlaffheit der Muskulatur sowie Flexions- und Pronationskontrakturen werden beim Rheumatismus nach längerer Krankheitsdauer ebenfalls festgestellt. Muskeln und sehnige Ansätze in Gelenknähe können isoliert druckempfindlich sein, dies erlaubt einen gewissen Grad von Unterscheidung. Der Druckschmerz kann namentlich im Bereich des M. brachioradialis lokalisiert sein (Epicondylitis humeri). Zur Sicherung der Diagnose müssen unbedingt die übrigen großen und kleinen Gelenke (Finger und Zehen) mituntersucht werden. Auch beim Rheumatismus gibt es röntgenologisch Gelenkspaltverschmälerungen sowie Randausziehungen und Spitzungen an Olecranon und Processus coronoideus im Bereich des Humeroulnargelenks, am Humeroradialgelenk Verbreiterung und Randwülste am Capitulum radii. Die Atrophie des Knochens ist beim Rheumatismus meist nicht so ausgedehnt wie bei der Tuberkulose, der Knochen zeigt auch keine so hochgradigen Strukturstörungen. Die röntgenologische Unterscheidung schwerer arthritisch-arthrotischer Mischformen gegenüber der Tuberkulose kann sehr schwierig oder unmöglich sein, wenn nicht die klinischen Symptome mit verwertet werden. Die Osteochondritis dissecans ist durch die Einklemmungserscheinungen und den Röntgenbefund zu unterscheiden. Die seltener zu beobachtenden aseptischen Knochennekrosen (Capitulum radii, Capitulum humeri, Trochlea) können in den Anfangsstadien schwierig zu unterscheiden sein. Die Myositis ossificans und das Sudecksche Syndrom stoßen auf geringe differentialdiagnostische Schwierigkeiten (Trauma in der Vorgeschichte!). Von Tumoren kommen Lipome, Chondrome, Osteome und Riesenzellgeschwülste vor. Hinsichtlich maligner Tumoren gilt das gleiche wie für das Schultergelenk.

e) Behandlung

Die Ruhigstellung erfolgt mit zirkulärem Gipsverband, der vom Thorax bis über das Handgelenk hinaus reichen muß, wobei die Fingergrundgelenke genügend frei bleiben müssen. Bei Abscessen oder Fisteln ist der Gips zu fenstern, ebenso zur intraartikulären Injektionsbehandlung, die von der Streckseite aus zwischen Olecranon und Tricepssehne medial oder lateral oder oberhalb des Olecranon durch die Sehne hindurch vorgenommen wird. Die Fixation des Ellbogengelenks ist in einer Beugestellung zwischen 100 und 110° und Mittelstellung zwischen Pro- und Supination etwas mehr zur Pronation hin durchzuführen. Nach Rückgang der stärkeren Anfangsveränderungen kann zu einem Armgips ohne Thoraxteil oder auch zu einer Gipsschale übergegangen werden.

Tuberculostatica und Antibiotica sind in allgemeiner und lokaler Form anzuwenden, ebenso Sonnen- und Freiluftbehandlung, bei reduziertem Gesamtzustand calorisch hochwertige Ernährung unter Berücksichtigung einer ausreichenden Vitamin- oder Mineralsalzzufuhr. Bei Fisteln mit Mischinfektion ist die Flora auszutesten und gezielt antibiotisch zu behandeln. Bei Kindern und Jugendlichen ist die konservative Behandlung die Methode der Wahl, ihre Aussichten sind durchaus gut. Es kommt dabei meist zu einer Inaktivierung mit Erhaltung eines großen Teiles der Beweglichkeit. Bei Erwachsenen ist zur Zeitersparnis die operative Behandlung eher in Betracht zu ziehen. Bei stärkerer Zerstörung der Gelenkflächen oder mit dem Gelenk in Verbindung stehenden Herden ist die Herdausräumung mit anschließender Instillationsbehandlung ein geeignetes Mittel, um die baldige Inaktivierung anzubahnen und häufig auch eine knöcherne Versteifung zu erreichen. Eine Resektion des Gelenks, die in sparsamer Form mit Entfernung der knorpeligen Gelenkflächen ausreicht, führt zu einer ausreichenden knöchernen Vereinigung, evtl. unterstützt durch mehrere eingebolzte Tibiaspäne. Der Verwendung von Fremdmaterial, auch von metallischem, ist zu widerraten.

Ob die heute von manchen angestrebte bewegliche Erhaltung des Ellbogengelenks (Colombani, Delahaye u. a.) zu befürworten ist, erscheint mindestens zweifelhaft, wenn auch an der oberen Extremität die Aussichten eines gelenkplastischen Eingriffs sicher besser sind als an der unteren. Spitzy hat schon früher die operative Mobilisierung tuberkulös erkrankter Ellbogengelenke nach einem hinreichenden Intervall empfohlen. Man weiß aber nie, ob im Bereich dieser Gelenke nicht noch aktive Tuberkuloseherde eingeschlossen sind, die bei diesem Vorgehen gesprengt werden können. Außerdem kann es im Spätstadium zu sehr schmerzhaften hochgradigen Bewegungseinschränkungen infolge arthrotischer Umbauvorgänge kommen. Einem solchen Zustand ist ein in gebrauchsgünstiger Stellung versteiftes Ellbogengelenk nach wie vor entschieden vorzuziehen. Ein in guter Stellung versteiftes Ellbogengelenk beeinträchtigt die Leistung des Armes nur gering und kann bei geschicktem Verhalten des Patienten gelegentlich der Umgebung völlig verborgen bleiben. Man sollte deshalb in Fällen, bei denen eine schmerzhafte Wackelbeweglichkeit das Tragen einer Hülse erforderlich macht, die operative Versteifung empfehlen, mit welcher der Patient meist sofort einverstanden ist, weil sie ihn vom Tragen dieser lästigen Vorrichtung befreit und ihn früher wieder arbeitsfähig macht.

3. Tuberkulöse Erkrankungen des Humerus, Radius und der Ulna

Im Gegensatz zu den epiphysären Abschnitten der Knochen erkranken die Diaphysen der Extremitätenknochen nur außerordentlich selten. Diaphysenerkrankungen werden überwiegend im Kindes- oder Jugendlichenalter beobachtet, was mit der Markbeschaffenheit (rotes Knochenmark) zusammenhängt. Es können sich entweder im Mark Herde von granulierendem oder käsigem Charakter oder Prozesse mit stärkerer Periostverdickung, die an eine Spina ventosa erinnern, entwickeln. SCHINZ, BAENSCH, FRIEDL, UEHLINGER unterscheiden bei den Schafterkrankungen der langen Röhrenknochen drei Formen:

1. Die zentrale Höhlenbildung mit Spina ventosaartiger Auftreibung.
2. Die progressiv-destruierende Schafttuberkulose.
3. Die osteosklerotische Schafttuberkulose.

Schon vom Zahlenmäßigen her kommt m. E. dieser dreifachen Gliederung einer an sich schon seltenen Erkrankungsform keine sehr große Bedeutung zu. Auch BISCHOFBERGER, KREMER und WIESE und MAY weisen auf die Seltenheit der Diaphysentuberkulose hin. Sie ist aber nicht nur im Erwachsenenalter, sondern auch im Kindesalter als eine Rarität anzusehen. Wenn in einer Zusammenstellung von ALFER (1892) 10 Humeruserkrankungen und 48 Tuberkulosen des Radius und der Ulna aufgeführt werden, so haben wir bei einem zahlenmäßig weitaus größeren Material praktisch keine isolierten Schafterkrankungen dieser drei Knochen beobachten können. Es muß deshalb angenommen werden, daß im Verlaufe dieser Jahrzehnte die Tuberkulose am Skelet ihre Verlaufsform bzw. Affinität zu den einzelnen Skeletbestandteilen geändert hat. Selbst wenn man Beobachtungsfehler oder Nomenklaturdifferenzen mit einbezieht, so bleiben die Zahlen aus der älteren Statistik immerhin noch überraschend.

Bei Erkrankungen im Diaphysenbereich des Humerus muß bei der extremen Seltenheit der Tuberkulose überwiegend an andere Krankheitsgrundlagen gedacht werden. Hierzu gehört die chronische Osteomyelitis, die häufig nach akutem Beginn im 2. Lebensjahrzehnt (Pubertät) bis in die weiteren Lebensjahrzehnte mit fortgeschleppt wird, wobei als besonderes Krankheitsbild die Säuglingsosteomyelitis herauszuheben ist.

Differentialdiagnostisch ist auf das sogen. Caffey-Syndrom (SCHINZ, BAENSCH, FRIEDL, UEHLINGER) hinzuweisen, das im Kleinkindesalter mit Weichteilschwellungen, Fieber und periostalen Verdickungen an den Diaphysen einhergeht, wobei der Humerus bevorzugt erkranken soll. Von entzündlichen Erkrankungen kommt weiter noch in Betracht des Osteoid-Osteom (JAFFÉ, LICHTENSTEIN) oder Corticalisosteoid (BERGSTRAND) und die Syphilis, entweder in kongenitaler oder akquirierter

Form, letztere ist heute aber selten geworden. Osteochondrome und Chondroblastome können sich durch entsprechendes Wachstum diaphysenwärts weiter entwickeln, was differentialdiagnostisch beachtet werden muß, ebenso die cartilaginären Exostosen, die bei Jugendlichen infolge des Längenwachstums zum Knochenschaft hin wandern. Ein großer Teil der primären Malignome geht gleichfalls von den Epi- und Metaphysen aus, ausgenommen sind hiervon die osteoblastischen diaphysären Sarkome, Ewing- und Reticulosarkome, ebenso multilokuläre Plasmocytome. Auf metastatische Geschwulsterkrankungen wird hier nicht weiter eingegangen, im höheren Alter sind sie vermehrt in Betracht zu ziehen. Durch Tumoren bedingte Spontanfrakturen kommen an den oberen seltener als an den unteren Extremitäten zur Beobachtung.

Bei der Seltenheit tuberkulöser Schafterkrankungen an Elle und Speiche sind auch hier überwiegend andere Erkrankungen in Erwägung zu ziehen, vor allem die Osteomyelitis, die auch im Kindesalter an den Vorderarmknochen weitaus häufiger auftritt als die Tuberkulose.

Da tuberkulöse Schafterkrankungen sowohl des Humerus wie der beiden Vorderarmknochen heute als Rarität anzusehen sind, ist neben dem Röntgenbild die histologische Untersuchung mit Kultur und Tierversuch mit heranzuziehen. Bei umschriebenen Herdbildungen ist sowieso die operative Ausräumung öfter indiziert, wodurch sich eine besondere Probeentnahme erübrigt. Entsprechende Allgemeinbehandlung mit Ruhigstellung und Chemotherapie ist wie bei anderen tuberkulösen Erkrankungen durchzuführen.

4. Die Tuberkulose des Handgelenks

Die Handgelenktuberkulose scheint häufiger als die Erkrankung des Schultergelenks, aber seltener als die des Ellbogengelenks vorzukommen. Auch nach unseren Beobachtungen steht sie ihrer Häufigkeit nach mit 15% an zweiter Stelle unter den Gelenkerkrankungen der oberen Gliedmaßen. Bei Johansson findet sie sich an neunter, bei Schinz, Baensch, Friedl, Uehlinger an zehnter Stelle. Mehrfach wird erwähnt, daß die Erkrankung das männliche Geschlecht zu bevorzugen scheint. Nicht nur Schinz u. a. haben auf das häufigere Vorkommen bei Erwachsenen gegenüber Kindern, das auch wir beobachteten, hingewiesen, sondern auch schon Kremer und Wiese haben darauf hingedeutet. Die Erkrankung geht nicht ganz selten von einer Sehnenscheiden-Tuberkulose aus, bei Schinz, Baensch, Friedl, Uehlinger bei 2 von 10 Kranken. Es gibt jedoch auch Vergesellschaftungen beider Formen in dem Sinne, daß sowohl in den knöchernen Handgelenkanteilen wie auch in den Sehnenscheiden hämatogene Herdbildungen vorhanden sind, die ohne lokalen Zusammenhang und in einem größeren zeitlichen Abstand in ein aktives Stadium treten. Bei ausgedehnter knöcherner Zerstörung ist umgekehrt auch ein Übergreifen des Erkrankungsprozesses auf die Sehnenscheiden möglich, kommt allerdings selten vor (Abb. 9).

a) Pathologische Anatomie

Die Erkrankung kann entweder primär synovial beginnen oder von einzelnen Knochen der Handwurzel oder der Handgelenkabschnitte der Vorderarmknochen ihren Ausgang nehmen. Der Prozeß kann bei den synovialen Formen längere Zeit auf die Gelenkflächen der Vorderarmknochen und der proximalen Handwurzelknochenreihe beschränkt bleiben, bei stärkeren knöchernen Zerstörungen kommt es jedoch öfter zu einem Übergreifen der Erkrankungsvorgänge auch auf die distale Handwurzelknochengruppe mit Beteiligung der Basen der Metacarpalia, besonders

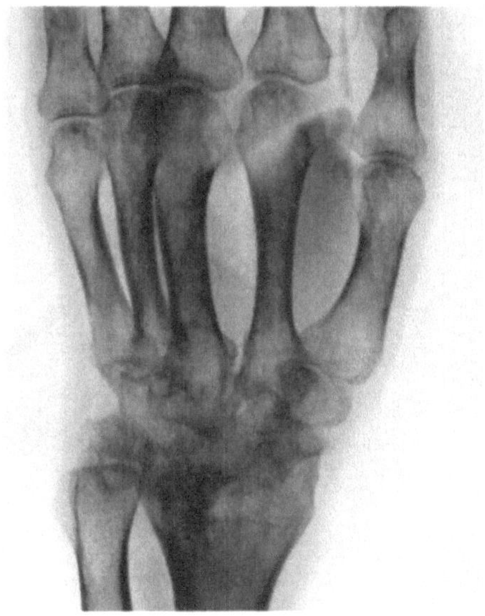

Abb. 9

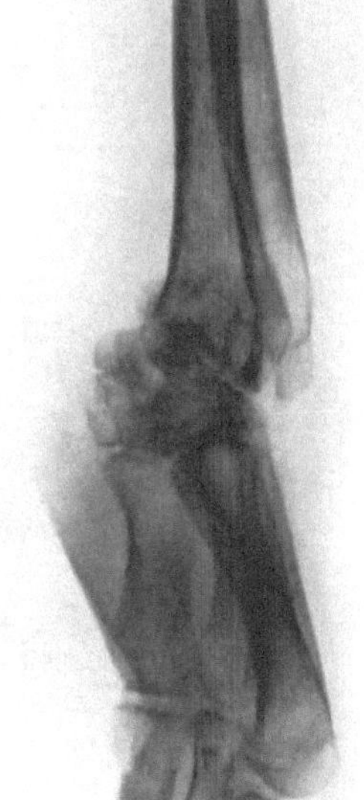

Abb. 10

Abb. 9. Tuberkulöse Erkrankung des linken Handgelenks mit hochgradiger Zerstörung der Radiusgelenkfläche und der Handwurzelknochen

Abb. 10. 50jähr. Mann. Tuberkulose des linken Handgelenks. Hochgradige Zerstörung der Radiusgelenkfläche und der Handwurzelknochen. Volare Subluxation

bei käsig-eitrigen Formen. Dies wird dadurch erleichtert, daß die Handwurzelknochen verhältnismäßig klein sind und allseitig einen engen Kontakt miteinander haben. Damit ist es auch zu erklären, daß in manchen Fällen die tuberkulöse Erkrankung des Handgelenks schneller fortschreitet und größere Substanzverluste hervorruft als an den anderen Gelenken der oberen Extremität (Abb. 10).

b) Klinische Symptome

Zu den äußeren Anzeichen gehören Schwellung, Druckschmerzhaftigkeit, Erhöhung der Hauttemperatur und schmerzhafte Bewegungseinschränkung. Der Verlauf ist häufig schneller und die Schmerzhaftigkeit ausgeprägter als an anderen Gelenken der oberen Extremität. Bei dem häufiger vorkommenden Befall der Radialseite des Handgelenks kann die Druckschmerzhaftigkeit und Schwellung hier stärker lokalisiert sein. Bei stärkerer Mitbeteiligung und Zerstörung der Handwurzelknochen kann eine stärkere teigige Schwellung des Handrückens auftreten. Die Erkrankung wird nicht selten von den Betreffenden auf äußere Einwirkungen, z. B. Fall auf die ausgestreckte Hand, zurückgeführt. Fisteln können sowohl über der Streckseite wie über der Beugeseite auftreten, bei gleichzeitiger Sehnenscheidentuberkulose überwiegend auf der Beugeseite. Spontan kommt es zum Auftreten einer Beugestellung, die für die Funktion ungünstig ist. Gleichzeitige Erkrankungen im Bereich der Wirbelsäule oder der anderen großen Körpergelenke werden zusammen mit der Handgelenktuberkulose nicht selten beobachtet (Abb. 11).

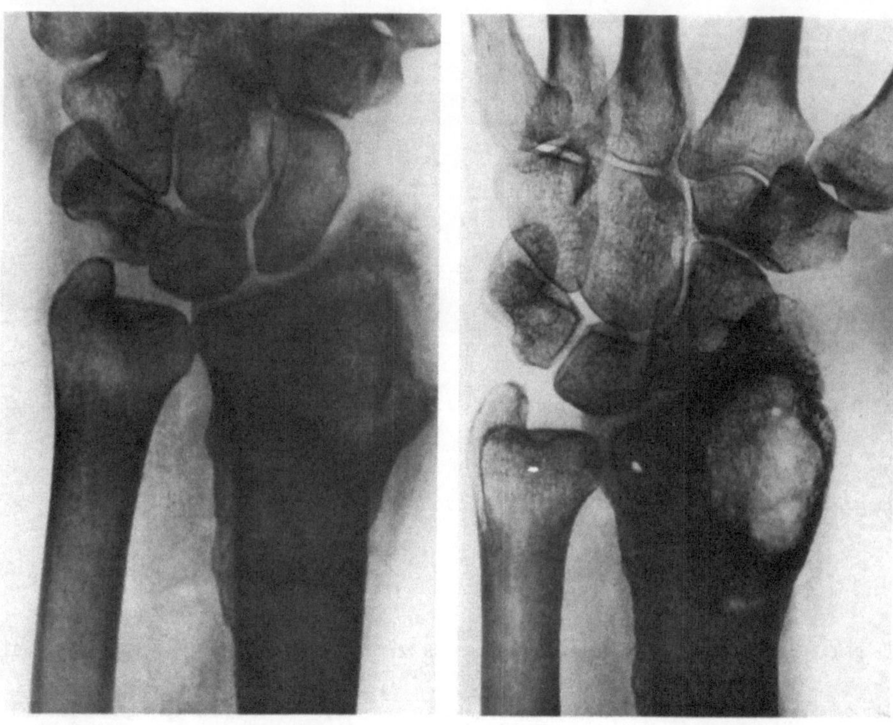

Abb. 11 Abb. 12

Abb. 11. 22jähr. Mann Handgelenktuberkulose links mit großem Knochenherd im Radius

Abb. 12. Der gleiche Patient wie Abb. 11. Das Bild zeigt die Knochenhöhle im Radius nach Entfernung des Sequesters

c) Die Röntgenuntersuchung

Die ersten Röntgensymptome bestehen in einer Entkalkung der knöchernen Handgelenkanteile von Radius, Ulna und Handwurzelknochen, die sich allmählich ausdehnt. Es kommt dann zu einem Unscharfwerden der Konturen und zu Strukturstörungen, schließlich tritt eine ausgedehnte Verschmälerung des Gelenkspaltes zwischen Radius und Naviculare und Lunatum auf. Daneben können sich einzelne abgegrenzte Herdbildungen entweder im Handgelenkende des Radius oder in einzelnen Handwurzelknochen bemerkbar machen. Bei fortschreitender Erkrankung kann es zum Zusammensintern der ganzen Handwurzel kommen, so daß sich einzelne Handwurzelknochen nicht mehr erkennen lassen (Abb. 12).

d) Differentialdiagnose

Neben osteomyelitischen Erkrankungen ist hier vor allem an die aseptische Nekrose des Lunatum und des Naviculare, aber auch an Folgezustände nach Frakturen mit Vacuolisierung des Naviculare zu denken. Die Kienböcksche Erkrankung tritt vorwiegend bei Männern im jugendlichen Alter auf. Berufserkrankungen liegen vor bei Betätigung von Preßluftwerkzeugen. Hellner hat darauf hingewiesen, daß isolierte Veränderungen am Lunatum oder Naviculare im allgemeinen durch eine Malacie bedingt sind. Der sekundär-chronische im Kindesalter und wesentlich häufiger der primär-chronische Rheumatismus im höheren Alter kann ebenso das Handgelenk befallen. Die hierbei zustande kommende knöcherne Atrophie ist röntgenologisch nicht so ausgedehnt wie bei der Tuberkulose. Der Erfolg antirheumatischer Therapie kann hierbei ex juvantibus die Tuberkulose ausschließen lassen. Die Sehnenscheidentuberkulose kann im Handgelenkbereich gleichfalls Druckschmerz, Schwellung und stärkere Funktionsbehinderung hervorrufen, jedoch läßt sich meist durch genaue Palpation und Untersuchung auf den Verlauf der Druckschmerzhaftigkeit bei bestimmten Bewegungen eine Abgrenzung erreichen, falls nicht gleichzeitig auch eine Handgelenkerkrankung vorliegt. Sehnenscheidenerkrankungen werden auch beim Rheumatismus verhältnismäßig häufig beobachtet, ebenso bei Überanstrengung und ungewohnter Tätigkeit. Das Sehnenscheidenhygrom kann in Form des sogen. Zwerchsackhygroms eine besonders charakteristische Form haben. Die tuberkulösen Erkrankungen der Sehnenscheiden erfolgen meist auch auf dem hämatogenen Wege und nur sehr selten direkt durch Inokulation bei Melkern oder bei gleichzeitiger Verletzung bei Metzgern (von Bedeutung wegen der Frage einer Berufserkrankung, s. „Trauma und Skelet-Tuberkulose"). In das Gebiet des Rheumatismus gehören die sogen. Periostosen an den Handgelenkenden des Radius und der Ulna, vor allem bekannt am Processus styloideus der Ulna. Weiter zu erwähnen sind handgelenknahe osteomyelitische Knochenprozesse sowie das Sudecksche Syndrom. Die Ostitis fibrosa kann schwere Veränderungen an den Handgelenkenden der Vorderarmknochen erzeugen, die unter Umständen differentialdiagnostisch Zweifel hervorrufen können. Kremer und Wiese haben die Abbildung eines solchen Falles gebracht. Bezüglich der Tumoren ist das gleiche zu sagen, wie bei den knöchernen Gelenkabschnitten am Ellbogengelenk.

e) Behandlung

Das tuberkulös erkrankte Handgelenk ist mit einem zirkulären Gipsverband, der von der Mittelhand bis oberhalb des Ellbogengelenks reichen muß, ruhigzustellen. Die Fixation hat in einer Dorsalflexion von etwa 30° und leichter ulnarer Abduktion als für den Gebrauch am günstigsten zu erfolgen. In dem immobilisierenden Verband müssen die Fingergrundgelenke ausreichend gebeugt und gestreckt werden können, weil sonst namentlich bei Erwachsenen eine frühzeitige Versteifung und damit schwere Gebrauchsstörung der Hand eintritt. Nach Besserung der entzündlichen Veränderungen kann zu einer Ruhigstellung mit einer Gips- oder Cellonaschale — zweckmäßig an der Volarseite — und schließlich zu einer Hülse, entweder aus Leder oder aus den neuen Kunststoffen übergegangen werden. Außerdem ist allgemeine und lokale Behandlung mit Tuberkulostatica und Antibiotica angezeigt, zusammen mit entsprechender Allgemeinbehandlung. Gleichzeitig vorhandene tuberkulöse Erkrankungen der Sehnenscheiden, insbesondere Sehnenscheidenhygrome, sind mit zu behandeln (Punktion mit anschließender lokaler Injektion von tuberkulosewirksamen Mitteln). Bei nicht genügendem Erfolg und ausgedehnter Erkrankung der Sehnenscheiden sind dieselben radikal operativ zu entfernen. Bei Fistelbildungen und gleichzeitiger Sehnenscheidenerkrankung müssen zirkuläre ruhigstellende Verbände entsprechend gefenstert werden. Die Aussichten der konservativen Behandlung sind als gut anzusehen, abgesehen von chirurgischer Behandlung langwieriger Fisteln. Die Entfernung einzelner Handwurzelknochen, die früher oft geübt wurde, ist heute nicht mehr empfehlenswert. Bei längerer Krankheitsdauer ist jedoch eine operative Versteifung des Handgelenks in Erwägung zu ziehen, um bei Erwachsenen die Behandlungsdauer abzukürzen und baldige Arbeitsfähigkeit zu erzielen. Hierfür kommen entweder extra- oder intraartikuläre Spanarthrodesen oder die Umdrehungsarthrodese nach Schüller zwischen Radius einerseits und Naviculare-Lunatum andererseits in Frage. Mit der letzteren haben wir auch am Handgelenk befriedigende Erfolge erzielt. Auch bei der operativen Versteifung muß auf eine funktionsgünstige Stellung in Dorsalflexion und Ulnarabduktion geachtet werden, besonders bei der postoperativen Immobilisierung, die für ca. 3 Monate erforderlich ist. Ein in guter Stellung spontan oder operativ knöchern versteiftes Handgelenk beeinträchtigt den Grad der Arbeitsfähigkeit nur in geringem Maße und tritt äußerlich noch weniger auffallend in Erscheinung als die Versteifung des Ellbogengelenks.

5. Tuberkulose der Mittelhand, Fingerknochen und Fingergelenke

Tuberkulosen der Mittelhand und Fingerknochen sind überwiegend eine Erkrankung des Kindesalters und kommen bei Erwachsenen nur selten vor. Beobachtet

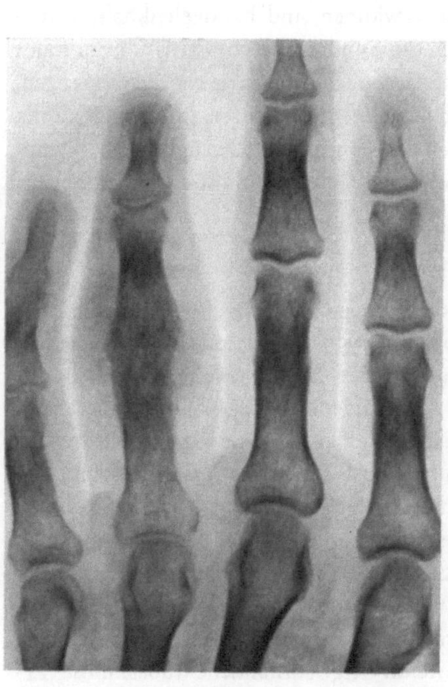

Abb. 13

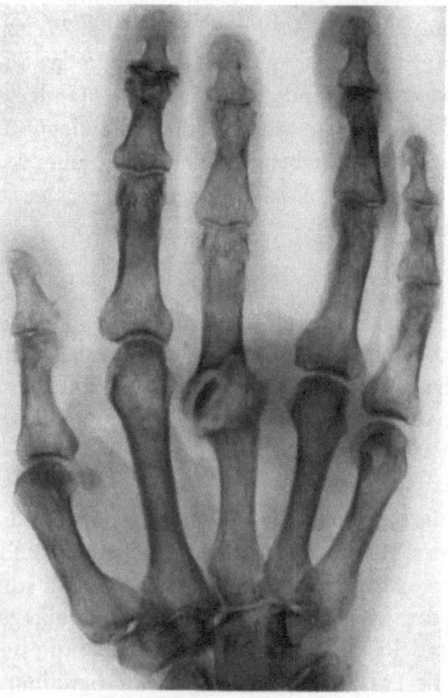

Abb. 14

Abb. 13. 24jähr. Mann. Spina ventosa-artige Erkrankung des rechten Ringfingers. Knöcherne Zerstörung am 1. Interphalangealgelenk. Hochgradige Weichteilschwellung

Abb. 14. 73jähr. Frau. Tuberkulöse Erkrankung des 3. Fingergrundgelenks links. Zerstörung der Gelenkflächen. Höhlenbildung mit Sequester

wird vor allem häufig die Spina ventosa (Winddorn) mit rundlich-cystischer Auftreibung der Diaphyse und stärkerer Periostverdickung oder eine mehr diffuse eitrig-käsige Ostitis mit stärkerer Nekrotisierung. Es werden auch Mischformen beobachtet, bei denen es zu einer mehr länglichen Auftreibung mit stärkerer Knochenneubildung und zentralen Sequesterbildungen kommt, ähnlich wie bei einer chronischen Osteomyelitis. In den letzten 10 bis 15 Jahren ist auch im Kindesalter die Spina ventosa zahlenmäßig sehr stark zurückgegangen, während sie vor 30 bis 40 Jahren noch in einem erheblichen Ausmaß beobachtet wurde. WIESE fand die Spina ventosa noch in 3,2% seiner extrapulmonalen Tuberkulosen, auch JOHANSSON hat über einen auffallend hohen Anteil berichtet (Abb. 14).

Eine sehr selten beobachtete Sonderform ist das Boecksche Sarkoid der Knochen oder die Ostitis tuberculosa cystoides multiplex, von JÜNGLING 1920 beschrieben. Die Erkrankung spielt sich bevorzugt an den Hilusdrüsen, der Lunge und der Haut ab. An den Knochen der Finger und Zehen werden dabei rundliche herdförmige Aufhellungen beobachtet, vorwiegend epiphysennahe, deren tuberkulöse Ätiologie sichergestellt wurde.

Von SCHINZ, BAENSCH, FRIEDL, UEHLINGER werden drei Formen unterschieden:
1. Die diffuse Form.
2. Die umschriebene Form.
3. Die Mutilationsform.

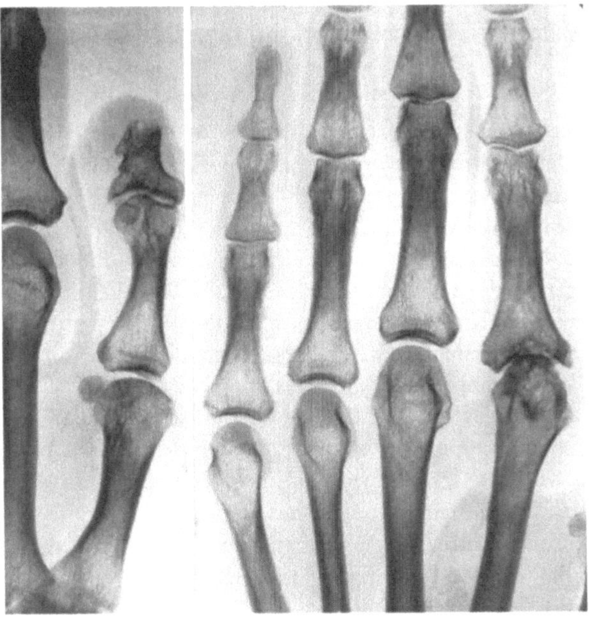

Abb. 15. 39jähr. Frau. Ausgeprägte Veränderungen am Daumenendgelenk rechts und am Zeigefingergrundgelenk links. An den Grund- und Mittelphalangen der linken Hand gleichfalls ausgeprägte Veränderungen. Ostitis tuberculosa cystoides multiplex

Insgesamt ist die typische Erkrankung der Finger und Zehen als außerordentlich selten zu bezeichnen. Sie wird nach unseren Erfahrungen gelegentlich auch fälschlich diagnostiziert, wenn in Wirklichkeit andere Grunderkrankungen vorliegen. In einem Material von 1500 Fällen haben wir keinen einschlägigen Fall beobachten können. Bei den Erkrankungen der Finger kommt differentialdiagnostisch in Frage: Lues, Ostitis fibrosa, gegenüber der Ostitis tuberculosa cystoides multiplex vor allem die Enchondromatose, Exostosen und selten eine Arthritis urica. Bei nicht hinreichend charakteristischen röntgenologischen Symptomen muß unter Umständen eine Probeentnahme und histologische Untersuchung durchgeführt werden (Abb. 15).

Behandlung

Die Behandlung erfolgt überwiegend konservativ mit Ruhigstellung, Heliotherapie und Tuberculostatica. Die Aussichten hierbei sind als gut zu bezeichnen, da es vor allem bei Kindern zu einer guten Rückbildung der Spina ventosa-Prozesse kommt. Bei Sequestern ist heute die operative Entfernung angezeigt. Mischinfektionen und Fisteln sind mit durch Austestung gezielter antibiotischer Behandlung zur Ausheilung zu bringen. Gegenüber den Substanzverlusten an den Phalangen wird die Behandlung mit Streckverbänden empfohlen. Sie führt aber nach unseren Erfahrungen nicht immer zu dem gewünschten Erfolg. Daher sind nach Abklingen der entzündlichen Vorgänge unter Umständen Spanungen in Betracht zu ziehen. Wenn ein schwerer zerstörender Prozeß im Bereich eines einzelnen Fingers vorliegt, ist bei Erwachsenen auch die Exartikulation desselben in Betracht zu ziehen, weil hierdurch eine Abkürzung der Erkrankungsdauer und eine schnellere Wiederherstellung der Arbeitsfähigkeit erreicht werden kann.

IV. Tuberkulöse Erkrankungen im Bereich der Wirbelsäule

Die Spondylitis tuberculosa

Von allen tuberkulösen Erkrankungen ist die spondylitische Herdbildung die am häufigsten vorkommende, wodurch ihre Stellung im Rahmen der Knochentuberkulose als besonders bedeutungsvoll charakterisiert wird. Aus allen Statistiken ergibt sich, daß zahlenmäßig die Spondylitis an der Spitze aller Herdbildungen bei der Skelet-Tuberkulose steht. Besonders schwerwiegend ist diese Ansiedlung deshalb, weil das eigentliche Tragegerüst des menschlichen Körpers, das maßgebend für den aufrechten Gang verantwortlich ist, von dieser Erkrankung befallen wird, daß andererseits aber auch infolge der Entstehungsweise der Beginn des Leidens lange Zeit unentdeckt bleibt, weil die Symptome wenig einschneidend und uncharakteristisch sind. Gerade diese anfangs häufig schleichende und schwer zu erkennende Art des Krankheitsverlaufes verleiht der Spondylitis einen unheimlichen und bedrohlichen Charakter, so daß Julius von Finck die tuberkulöse Erkrankung der Wirbelkörper als eine der kompliziertesten und geheimnisvollsten bezeichnet hat.

Zu den bedeutungsvollsten Eigenschaften der Spondylitis, die sich besonders deletär auswirken können, gehört der Umstand, daß die Erkrankung wegen ihres tief gelegenen Sitzes weder der Inspektion noch der Palpation zugänglich und auch hierdurch der Beginn der Erkrankung lange verborgen bleiben kann. Abgesehen davon bleibt auch die röntgenologische Untersuchung in den ersten 6 bis 8 Wochen und manchmal sogar viele Monate ohne greifbares Resultat. Allein diese Tatsache kann schon dazu führen, daß die Patienten von einem Arzt zum andern gehen, was sich für die Folgezeit sehr verhängnisvoll auswirken kann. Die Behandlung ist mühsam und langwierig, sie verlangt nicht nur vom Patienten, sondern auch vom Arzt außerordentlich viel Geduld. Bei keiner Lokalisation werden an die Fähigkeiten des Arztes, die Patienten in der Hand zu halten und seelisch zu führen, so hohe Anforderungen gestellt wie bei der Spondylitis. Nicht unbeträchtliche Schwierigkeiten ergeben sich späterhin auch bei der Beurteilung des Endzustandes. Wenn irgendwo, dann muß besonders hier mit dem Begriff der Heilung äußerst vorsichtig umgegangen werden. Trotz vorsichtiger Prognosen erlebt man neben positiven Überraschungen auch überaus negative, entweder Wiederaufflackern schon seit langem bestehender Herde oder deren Fortschreiten oder das Auftreten neuer Herde in anderen Wirbelkörpern, die den scheinbar sicheren Erfolg wieder in Frage stellen können. Diese Tatsachen machen sowohl die Behandlung der Spondylitis so kompliziert wie auch die Rückgliederung der Erkrankten in die berufliche Tätigkeit so schwierig.

1. Geschichtliches

Die Tatsache, daß PERCIVAL POTT den Gibbus als ein wichtiges Anzeichen der Erkrankung beschrieb, vor allem im Zusammenhang mit Lähmungen, hat dazu geführt, daß der Spondylitis auch der Name Pottsche Erkrankung verliehen und von dem sogen. Malum Pottii gesprochen wurde. Infolgedessen wurde der Gibbus als ein integrierender Bestandteil der Erkrankung angesehen und die Sicherstellung der Diagnose in der Entstehung des Pottschen Buckels erblickt. Das Auftreten des Gibbus oder Spitzbuckels ist jedoch bereits eine verhängnisvolle Späterscheinung der Erkrankung. Sie ist in vielen Fällen nicht nur eine schwere Verunstaltung, sondern auch für die Funktion überaus bedrohlich. Es kommt deshalb alles darauf an, daß die Diagnose so frühzeitig wie möglich entweder in Form des Verdachtes oder als sichergestellte und fest umrissene Krankheitserscheinung erkannt wird, damit diese schwere Deformierung der Wirbelsäule unter allen Umständen vermieden wird.

Schon im Altertum wurden Befunde beschrieben, die dem Pottschen Gibbus entsprechen, vor allem von HIPPOKRATES, dem genialen Arzt des klassischen Altertums, auf den alle geschichtlichen Darstellungen der Medizin immer wieder zurückgreifen. Auch an ägyptischen Mumien sollen Veränderungen nachgewiesen worden sein, die an eine spondylitische Erkrankung erinnern. An einem Skelet aus der Steinzeit wurden Veränderungen entdeckt, die einem Gibbus der Wirbelsäule entsprachen (P. BARTELS s. bei VALENTIN). Aus dem alten Ägypten sind gleiche Befunde überliefert worden. Bei Assuan wurde eine kleine Plastik gefunden, die einen Mann mit einem Gibbus darstellt (MAX LANGE).

Im 19. Jahrhundert wurde der Begriff der tuberkulösen Erkrankung der Wirbelsäule immer mehr zu einem fest umrissenen und gut bekannten Krankheitsbild. In der Folgezeit entstanden zahlreiche Veröffentlichungen aus den meisten europäischen Ländern über Beobachtungen der Verlaufsformen und der Komplikationen, vor allem aus Deutschland, England, Frankreich, Italien usw. Eine erhebliche Intensivierung der Forschung und gründliche Beschäftigung mit der Erkrankung und der besten Form ihrer Behandlung gab es dann im 20. Jahrhundert, wobei sich lange Zeit die Anhänger der weitgehend konservativen und der frühzeitig operativen Behandlung gegenüberstanden. Die konservative Einstellung wurde vor allem von BIER, die operative überwiegend von KÖNIG vertreten (Chirurgenkongreß 1921). BERNHARD und ROLLIER wirkten besonders bahnbrechend für die konservative Behandlung der Spondylitis in Form von Freiluft- und Heliotherapie in besonders zu diesem Zweck gegründeten Heilstätten, die zunächst im Hochgebirge, später an der See und auch im Flachland errichtet wurden. Die neueren Behandlungsformen der Tuberkulostatica und Antibiotica haben die Behandlung in extrapulmonalen Heilstätten, auch in Hochgebirgsheilstätten, keineswegs überflüssig gemacht.

Insgesamt hat die Diagnostik und Therapie der Spondylitis gegenüber dem 18. und 19. Jahrhundert ganz erhebliche und erfreuliche Fortschritte gemacht, was aber nicht besagt, daß wir mit dem bisher Erreichten schon zufrieden sein könnten.

2. Pathologisch-anatomische Grundlagen

Die primäre Ansiedlung der tuberkulösen Erkrankung im Wirbelkörper erfolgt in den spongiösen Partien, und zwar deckplattennahe. Von hier aus ergreift sie einerseits weitere spongiöse Teile und greift andererseits auf die Deckplatten der Zwischenwirbelscheiben über. Die Möglichkeit einer primären Erkrankung der Zwischenwirbelscheibe ist lange diskutiert worden, vor allem wegen der Frage der Gefäßversorgung. Es hat sich gezeigt, daß beim Kinde und beim Jugendlichen die Zwischenwirbelscheiben eigene Blutgefäße haben, die allmählich einer Rückbildung verfallen. Auf Veranlassung von SCHMORL führte sein Mitarbeiter BÖMIG an einem größeren Sektionsmaterial Untersuchungen über die Gefäßversorgung der Bandscheiben durch, wobei er zu der Feststellung kam, daß vom 30. Lebensjahr an eine Rückbildung der Gefäße in der Zwischenwirbelscheibe eintritt. Wenn man daher die Auffassung vertritt, daß der überwiegende Teil der Wirbelkörpererkrankungen auf hämatogenem Wege zustande kommt, so ist auch eine primäre Erkrankung der Bandscheiben bis zu einer gewissen Altersstufe als möglich anzusehen. Selbstverständlich kann es bei schweren entzündlichen Vorgängen mit partieller Zerstörung auch zu einer sekundären Einwucherung der Gefäße kommen, wobei die Intervertebralscheiben ganz oder teilweise von Bindegewebe durchsetzt werden und sogar verknöchern können. SCHMORL ist der Ansicht, daß das Einwuchern von Gefäßen in die Zwischenwirbelscheibe die Reaktion auf eine Schädigung darstellt.

Die bevorzugten Partien für die Erkankung befinden sich im ventralen Bereich der Wirbelkörper, wodurch die spätere keilförmige Deformierung und das häufige Auftreten eines Gibbus zu erklären ist, wenn hierbei auch mechanische Gesichtspunkte nicht geleugnet werden können. Hingewiesen werden muß als mit ausschlaggebend nämlich auf die Tatsache, daß die dorsalen Abschnitte, Bögen, Intervertebralgelenke und Dornfortsätze höchst selten oder so gut wie nie erkranken, und daß das Erhaltenbleiben der rückwärtigen Wirbelabschnitte die Entstehung eines Gibbus gleichfalls begünstigt. Erklärt hat man den überwiegenden Befall der spongiösen Partien des Wirbelkörpers nach LEXER vor allem mit der hier vorhandenen besonders dichten Gefäßversorgung. Von anderen ist dies aber bestritten und geltend gemacht worden, daß die bessere Blutversorgung auch die bessere Abwehrmöglichkeit bedeutet. RANDERATH hat dagegen eine besondere Affinität der Tuberkelbakterien zum myeloischen Mark angegeben. Tatsache ist jedenfalls, daß auch anderweitig das myeloische Mark, z. B. an den Extremitätenknochen, vermehrt befallen wird. Nach RANDERATH erkranken an den Extremitätenknochen überwiegend die myeloisches Mark enthaltenden Knochenabschnitte, dagegen nicht die Partien, welche Fettmark enthalten. Mit der Tatsache, daß myeloisches Mark bevorzugt erkrankt, hängt offensichtlich die primäre Ansiedlung der tuberkulösen Infektion in der Wirbelspongiosa zusammen. Ob die Kapillaren der Spongiosa als die engsten Stellen besonders günstige Voraussetzungen für die tuberkulöse Ansiedlung bieten, wobei man wohl an Strömungsverlangsamung und Hängenbleiben der Erreger wie in einem dichten Netz denkt, bleibe dahingestellt (DOMAGK). Bis heute liegt keine befriedigende Erklärung dafür vor, warum die Tuberkelbakterien eine besondere Affinität zum myeloischen Mark haben, an der Tatsache als solcher ist aber jedenfalls nicht zu zweifeln. Die von KREMER und WIESE aufgestellte Behauptung, daß die Wirbelsäulentuberkulose in der Mehrzahl der Fälle an der Vorderfläche der Wirbelkörper unter dem Ligamentum longitudinale anterius auftreten soll, kann heute keinesfalls mehr akzeptiert werden.

Die primäre Ansiedlung von Tuberkelbakterien im myeloischen Mark und damit auch der Spongiosa des Wirbelkörpers erfolgt in breiter Front und nimmt wesentlich größere Bezirke ein als der späteren eigentlichen Herdbildung im Wirbelkörper entspricht. Besonders KASTERT hat darauf hingewiesen, daß diese primären Einstreuungszonen eine verhältnismäßig große Ausdehnung haben können, und zwar überraschenderweise wesentlich größer, als man geneigt wäre anzunehmen. KASTERT entnahm aus der makroskopisch unveränderten Nachbarschaft Gewebsteile, deren histologische Untersuchung miliare Herde erkennen ließ. Im Bezirk der dichtesten Einstreuung entsteht ein „Schwerpunkt" (KASTERT), der sich immer mehr vergrößert und ausbreitet.

Die Voraussetzungen dieser Erkrankungsform gehen davon aus, daß man die tuberkulöse Streuung auf hämatogenem Wege erklärt. In früheren Zeiten nahm man auch ein lymphogenes Zustandekommen von Herden und eine lymphogene Ausbreitung der Tuberkulose an. Es geht hier mehr oder weniger z. T. auch um den alten Streit zwischen pathologischen Anatomen und Pädiatern, von denen die ersteren den aerogenen Infektionsweg als ausschlaggebend ansahen, während von kinderärztlicher Seite der nutritive Eingangsweg über den Magen-Darm-Kanal mit Befall der mesenterialen Lymphknoten und nachfolgender Erkrankung der Lungen als der wichtigste herausgestellt wurde (SCHLOSSMANN). HUEBSCHMANN hat die Auffassung, daß diesem Infektionsmodus große Bedeutung beizumessen sei, stets heftig bekämpft und die retrograde Infektion der Lungen über den Lymphweg von den Darmlymphknoten her mit Entschiedenheit als ein Schwimmen der Tuberkuloseerreger gegen den Strom abgelehnt.

Der tuberkulöse Befall der Wirbelkörper über den Lymphweg wurde früher von v. FINCK, TENDELOO, AMREIN und zuletzt von SCHIELE-FABER angenommen. v. FINCK fand bei Röntgenuntersuchungen an Patienten verschiedenen Alters in einem hohen Prozentsatz zahlreiche verkalkte Lymphknoten im Lungenhilus, die er als „Meilensteine" auf dem Wege zu dem tieferliegenden spondylitischen Herd ansah. Er glaubte, hieraus schließen zu können, daß die lymphogene Erkrankungsart die ausschlaggebende sei. Wegen der frühzeitigen Intervertebralraumverschmälerung glaubte v. FINCK auch, daß die Zwischenwirbelscheibe der primäre Sitz der Herdbildung sei. Nach dem heute überwiegend vertretenen Standpunkt nimmt man mit Recht eine hämatogene Infektion des Wirbelkörpers an, wogegen der lymphogene Befall an Bedeutung weitgehend zurücktritt. ASSHOFF hat darauf hingewiesen, daß die Zwischenwirbelscheibe zahlreiche Lymphspalten enthält, wodurch es auch zu einer Wirbelerkrankung auf dem Lymphwege kommen könne. Sicherlich können gelegentlich in einzelnen Fällen Erkrankungen der Wirbelsäule auf dem Lymphwege zustande kommen, namentlich dann, wenn im Brust- oder Bauchraum große Lymphknotenansammlungen bei Herdbildungen in den Lungen oder im Darm vorhanden sind, besonders wenn dieselben verkäsen oder zu einer ausgedehnten Eiterung führen, die auf die Wirbelsäule übergreifen kann. Der gewöhnliche Weg ist jedoch für die Wirbelsäule, wie auch für die anderen Herdbildungen im Knochensystem, der hämatogene. Vor allem HUEBSCHMANN und LIEBERMEISTER haben darauf hingewiesen, daß hämatogene Schübe jederzeit möglich sind und auch vorkommen.

Außer v. FINCK und den oben erwähnten Autoren haben BURKE, FRASER und KAUFMANN die lymphogene Entstehung der Spondylitis diskutiert, wobei FRASER meint, daß die Erreger vom Ductus thoracicus über die Lymphbahnen in die Wirbelkörper gelangen können. Hierbei dürfte es sich aber um einen Sonderfall handeln, dem zahlenmäßig und praktisch keine besondere Bedeutung zukommt. Der lymphogene Befall der Wirbelkörperspongiosa ist noch am ehesten von tuberkulös erkrankten praevertebralen Lymphknoten her anzunehmen, wofür sich v. FINCK eingesetzt hat. In diesem Falle müssen allerdings die ventralen Oberflächenpartien der Wirbelkörper bevorzugt befallen werden. Bei einer ausgedehnten Erkrankung der Lymphknoten ist nicht außer acht zu lassen, daß hierbei der Typus bovinus als Erregertyp vermehrt in Betracht zu ziehen ist.

Die meisten Autoren sind sich darüber einig, daß die Erkrankung primär sich in der Wirbelspongiosa ziemlich dicht unterhalb der knorpeligen und knöchernen Deckplatten ansiedelt. In dorso-ventraler Richtung werden die ventralen Abschnitte von der Erkrankung bevorzugt befallen.

WESTERMARK und FORSSMANN fanden von 60 Frühfällen bei 82% den Herd ventralwärts gelegen und nur bei 18% mehr dorsalwärts liegend. RANDERATH hat darauf hingewiesen, daß der Erkrankungsherd am ehesten dort auf die Bandscheibe übergreifen kann, wo er dem Nucleus pulposus am nächsten liegt, weil der Anulus fibrosus für einen solchen Durchbruch zu widerstandsfähig ist. Im Gegensatz zu der Ansicht v. FINCKS kann die Zwischenwirbelscheibe nur so lange primär erkranken, wie sie gefäßhaltig ist, d. h. also beim Kinde und beim Jugendlichen, während beim Erwachsenen die anfängliche Herdbildung hier so gut wie niemals zustande kommt. KASTERT, KREMER und WIESE, LEXER, LINDEMANN, LÖFFLER, SCHMIDT u. a. weisen auf die primäre Erkrankung der Wirbelkörper unterhalb der Deckplatten hin. Die sogen. zentrosomatische Form von CALVÈ und GALLAND ist nicht nur bei Kindern selten, sondern wahrscheinlich auch bei Erwachsenen kein häufiges Vorkommnis.

Wenn bereits eine größere Herdbildung in einem Wirbelkörper nachgewiesen werden kann, so ist über die primäre Herdansiedlung im allgemeinen nicht mehr mit Sicherheit etwas Verbindliches zu sagen, erst recht dann, wenn bereits die Erkrankung auf die benachbarten, höher oder tiefer gelegenen Bandscheiben und Wirbelkörper übergegriffen hat. Die Ausbreitung der Erkrankung verläuft sehr individuell, abhängig von der allgemeinen lokalen Abwehrlage und der Menge der Erreger, in einem ganz verschiedenen Tempo. Während man gelegentlich Herdbildungen nur sehr langsam fortschreiten sieht, kommt es in anderen Fällen zu einer rapiden Einschmelzung und zum knöchernen Abbau größerer Wirbelkörperabschnitte. Die knorpeligen und knöchernen Deckplatten setzen der Ausbreitung des Krankheitsherdes zunächst gewisse Schranken und bilden eine Grenze, die nicht so leicht zu überschreiten ist, während der Nucleus pulposus verhältnismäßig schnell zur Einschmelzung gelangt. Der derbe Faserring des Anulus fibrosus setzt der Erkrankung erheblichen Widerstand entgegen, was sich daraus ergibt, daß bei operativen Ausräumungen verhältnismäßig häufig Bandscheiben- und Deckplattensequester gefunden werden, wobei diese Sequester immer nur Anteilen des Anulus fibrosus entsprechen, während der Nucleus pulposus völlig geschwunden ist.

Bei einer hämatogenen Streuung, mag sie nun gehäuft oder nur selten vorkommen, gelangen die Tuberkelbakterien in die Spongiosa, wo sie zunächst kleinste und kleine sogen. miliare Herdbildungen hervorrufen, die allmählich konfluieren und sich vergrößern, wobei es zu einer kleineren oder größeren Zerstörung des Knochens kommen muß. Für das Angehen der Infektion im Wirbelkörper sind genau wie bei anderen Knochenbezirken Einflüsse maßgebend, die von der Menge und der Virulenz der Erreger und der allgemeinen und lokalen Immunlage abhängen. Angenommen werden muß, daß bei Bakteriämien Einstreuungen an zahlreichen Stellen des Körpers möglich sind und auch vorkommen. Neben dem Verhältnis zwischen Virulenz und Abwehrlage bietet aber offensichtlich gerade die Wirbelkörperspongiosa besonders günstige Voraussetzungen für die Herdansiedlung, was die Häufigkeit der spondylitischen Herdbildungen gegenüber anderen Skeletherden verständlich macht. Trotz aller Erklärungsversuche (Gefäßreichtum nach LEXER, Prävalenz des Befalles des roten Knochenmarks gegenüber dem Fettmark nach RANDERATH) liegt bis heute keine einwandfreie und beweiskräftige Begründung für die Tatsache vor, daß die Wirbelsäule so auffallend häufig tuberkulös erkrankt.

Die Herdbildungen in den Wirbelkörpern können, wenn sie unterhalb einer gewissen Größe bleiben, bei günstiger Abwehrlage zu spontaner Abheilung kommen und vernarben, je nach Ausdehnung und ungünstiger Gewebsallergie kommt es zur Vergrößerung der Herde, damit zu ausgedehnter knöcherner Zerstörung, wobei im exsudativen Stadium die Verkäsung als Anzeichen schwerwiegenden Verlaufs anzusehen ist. Im Bereich der Herde können neuere exsudative Schübe mit sekundärer Verkäsung auftreten. Bei Knochenprozessen, die nicht zur Verkäsung führten, können in den paravertebralen Abscessen Verkäsungen beobachtet werden (KASTERT). Bei der spondylitischen Erkrankung als solcher ist die Verkäsung ein häufig zu beobachtender Vorgang, mit ihr eng zusammen hängt auch die Bildung der Abscesse, die innerhalb und außerhalb der Wirbelkörper zustande kommen können. Die Absceßbildungen spielen sowohl diagnostisch wie therapeutisch und prognostisch bei der Spondylitis eine bedeutungsvolle Rolle. Hinzuweisen ist u. a. auf die Tatsache, daß in den frühen Stadien die Abscesse in einem überraschenden Gegensatz zur röntgenologischen und klinischen Erkennbarkeit der spondylitischen Erkrankung stehen können. Dies trifft vor allem für die Erkrankungen im Cervicodorsalbereich und im Lumbosacralbereich zu, deren diagnostische Erfassung auf große Schwierigkeiten stoßen kann. Wir haben bei einer ganzen Reihe solcher Fälle beobachten können, daß die Absceßbildung der röntgenologischen Sicherungsmöglichkeit weit vorausging und manchmal über lange Zeit das einzige klinisch gesicherte und typische Merkmal der spondylitischen Erkrankung bildete, während man röntgenologisch über eine Verdachtsdiagnose im Lumbosacralbereich nicht hinauskam. Gelegentlich kann man sogar Fälle beobachten, bei denen weder klinisch noch röntgenologisch, auch bei genauester Durchuntersuchung, gesicherte Restzustände zurückbleiben und die vorübergehende Absceßbildung den einzigen Hinweis bietet. In diesen Fällen kommt der genauen Untersuchung des Eiters und der Herkunftswege der Abscesse genau so große Bedeutung zu wie der schriftlichen Fixierung und Registrierung dieser Befunde. Letzteres vor allem im Hinblick auf die Möglichkeit neuer extrapulmonaler Herdbildungen und die Beurteilung später evtl. auftretender Zusammenhangsfragen.

Genau so wenig wie allgemein bei der Skelet-Tuberkulose sind auch bei der tuberkulösen Erkrankung der Wirbelsäule produktive und exsudative Formen voneinander zu trennen. Die eine Form kann jederzeit in die andere übergehen. Die Verkäsung bei den exsudativen Formen ist abhängig von lokalen immunbiologischen Faktoren. Im allgemeinen ist ausgedehnte Verkäsung wie auch bei den übrigen Lokalisationen der Knochentuberkulose als ungünstig hinsichtlich des Verlaufes anzusehen. Trotzdem kann man der Auffassung von KONSCHEGG, daß die granulierenden und käsigen Formen sowohl morphologisch wie auch klinisch eine Trennung erforderlich machten, keinesfalls beitreten. Vielmehr ist dem Standpunkt von RANDERATH beizupflichten, daß es sich nur um Zustandsbilder ein und derselben Grundkrankheit handelt, und daß reine Fälle der einen oder anderen Form Seltenheiten sind. Klinisch ist eine Trennung der granulierenden und käsigen Formen sowieso nicht möglich und u. E. auch gar nicht unbedingt erforderlich. Zweifellos kommt es bei den verkäsenden Formen in höherem Maße zu Absceßbildungen als bei den granulierenden.

Die Abscesse können entweder an ganz bestimmten Stellen entlang den Muskeln, Gefäßen oder Nerven an die Oberfläche gelangen oder infolge Größenzunahme und damit verbundener Druckwirkung auch an anderen Stellen die Körperoberfläche erreichen. Bei den Absceßbildungen, die von der Wirbelsäule ihren Ausgang nehmen, werden in typischer Weise im Halsbereich Abscesse entweder retropharyngeal oder hinter dem Sternocleidomastoideus beobachtet, wo sie oberhalb des Schlüsselbeins unter der Haut erscheinen können. Von den unteren Halswirbeln ausgehende Absceßbildungen können sich der Schwere nach zum Mediastinum absenken, Durchbrüche in den Pharynx, Oesophagus oder in die Trachea sind selten. Im Dorsalabschnitt bleiben die Abscesse infolge der Abriegelung durch das Diaphragma und die straffen Längsbänder an die Wirbelsäule selbst gefesselt und können beachtliche Größe erreichen. Sie haben im allgemeinen kugelige oder spindelige Form. Bei ventraler Lage kann es zu ausgedehnter Abhebung des vorderen Längsbandes und hierbei nicht selten auch entgegen der Schwere zu einer Ausbreitung des Eiters auf die Vorderseite höher gelegener Wirbelkörper kommen. Dabei können durch den Kontakt mit dem tuberkulösen Eiter auch in ausgedehntem Maße die ventralen Flächen höher und tiefer gelegener Wirbelkörper erkranken in Form der sogen. Spondylitis anterior superficialis. Bei großen Eiteransammlungen, die unter erheblichem Druck stehen, können auch die Seitenflächen von Eiter umspült werden, und nach rückwärts kann die Dura einer Druckwirkung ausgesetzt werden und damit gleichzeitig ein Druck auf die vorderen und hinteren Wurzeln entstehen, wodurch mehr oder weniger ausgedehnte Lähmungserscheinungen eintreten können. Ein Durchbruch durch die Dura als solcher ist selten. Eine Durchwanderung des Hiatus vasorum seitens der Abscesse in den Abdominalabschnitt, die Kremer und Wiese erwähnen, kommt sicher nur höchst selten vor. Bei den epiduralen Abscessen ist neben der Druckwirkung des Abscesses selbst auch noch das sogen. kollaterale Ödem zu berücksichtigen, das ebenso wie auf die Blut- und Lymphzirkulation druckschädigend auf die nervösen Organe einwirken kann.

Des öfteren kommt es bei der Ausbreitung der Eiterung zu einer Miterkrankung der Wirbelrippengelenke und der Rippen selber. Die Mitbeteiligung der Rippenwirbelgelenke kann ihrerseits zu ausgedehnten käsig eitrigen Erkrankungsformen führen, wobei auch hier verkäsende und granulierende Formen häufig nebeneinander beobachtet werden. Vom Rippenwirbelgelenk kann die Erkrankung auf die Rippe selbst übergreifen und schließlich zu knöcherner Zerstörung derselben führen. Knöcherne Atrophie der Rippen wird in der Umgebung der spondylitischen Herde makroskopisch bei operativen Eingriffen häufig beobachtet. Entlang den Rippen können die Abscesse mehr vorne am Brustkorb bis zum Sternum hin an die Körperoberfläche gelangen. Im Brustbereich kommt es jedoch auch nicht selten zu einer Durchwanderung hinten paravertebral zwischen Wirbelbogen und Muskulatur, wo dann kalte Abscesse seitlich ziemlich dicht neben der Dornfortsatzlinie zur Beobachtung gelangen. Im Lumbalbereich wandert der Schwere nach ein großer Teil der Abscesse den Iliopsoas entlang und kommt entweder oberhalb oder unterhalb des Ligamentum inguinale zum Vorschein. Nach hinten zu können Abscesse durch das Foramen ischiadicum majus treten und dann unterhalb der Gesäßfurche zum Vorschein kommen oder weiter abwärts in der Kniekehle. Weiterhin gibt es noch lumbale Abscesse, die entsprechend dem Verlauf des Musculus quadratus lumborum an die Oberfläche gelangen. Im Zusammenhang mit dem Psoas wandernde Absceßbildungen können auch bei andersartigen Erkrankungen beobachtet und Ursache differentialdiagnostischer Verwechslungen werden. Sowohl im Mediastinum wie auch im Retroperitonealraum liegenbleibende große Absceßbildungen führen nicht selten zu Miterkrankung der Pleura bzw. des Peritoneums, wobei es zu erheblichen entzündlichen Veränderungen, Verdickungen und Verschwartungen kommt. Eine Durchwanderung und Durchbrechung der Pleura oder des Peritoneums kommt im allgemeinen aber nicht zustande. In seltenen Fällen werden Mischinfektionen dieser kalten Abscesse intrathorakal oder retroperitoneal beobachtet, wobei die eitrige Infektion entweder auf dem Blutwege oder per continuitatem aus der Nachbarschaft her erfolgt. Bei lange bestehenden tuberkulösen Absceßbildungen kommt es zu schweren lokalen Veränderungen der Wandungen der Abscesse, welche schließlich verschwielen und verschwarten und starre Röhren bilden, so daß endlich die Weichteilerkrankung als solche ein Eigendasein führt und weiter persistieren kann, auch wenn der eigentliche Sitz der Erkrankung, der Wirbelherd, bereits Heilungsvorgänge aufweist oder sogar inaktiv geworden ist. Gelegentlich werden so Abscesse und Absceßröhren aufgefunden, die mit einem knöchernen Herd nicht mehr in Verbindung stehen.

In den meisten Fällen kommt es zweifellos im Laufe der Zeit jedoch zu einem Ausheilungsvorgang, der zu einer bindegewebigen und narbigen Durchwanderung der Abscesse und einer Art Austrockung der von ihnen unterhaltenen äußeren Fistelbildung führt. Infolge der ausgedehnten bindegewebigen Vernarbungsvorgänge in der Haut kommt es entweder zu flächenhaften Narbenfeldern oder zu kraterförmigen Einziehungen, beide sind häufig mit der Unterlage, unter Umständen auch mit dem Knochen, fest verlötet und verwachsen. In einem Teil der Fälle kommt es intermittierend zu einem Wiederaufbrechen der Fisteln mit erneuter Sekretion und nach einiger Zeit auch spontan zu einem neuen Fistelschluß. Die kraterförmigen oder flächenhaften mit der Unterlage verwachsenen Narbenbildungen verleihen diesen Endzuständen ein mehr oder weniger charakteristisches Aussehen.

Bei den Herdbildungen, die in den dorsalwärts gelegenen Abschnitten der Wirbelkörper zustande kommen, besteht in erhöhtem Maße die Gefahr nervöser Komplikationen, entweder dadurch, daß größere Absceßbildungen sich zum Rückenmarkskanal hin erstrecken, oder daß Sequester bei stärkerer knöcherner Zerstörung dorsalwärts verlagert oder herausgepreßt werden. Bei knöcherner Zerstörung oder stärkerer Niveauerniedrigung in den ventralen Wirbelkörperabschnitten mit Gibbusbildung kommt es selbstverständlich zu einer Verkantung der rückwärtigen Wirbelpartien und zum Hervorragen der hinteren Wirbelkanten nach dorsalwärts. An sich könnte man annehmen, daß es hierdurch in stärkerem Maße zu einer Kompressionswirkung auf das Rückenmark und die Wurzeln käme. Die praktische Erfahrung lehrt jedoch, daß der weitaus überwiegende Teil auch ausgeprägter Gibbusbildungen ohne Lähmungserscheinungen eintritt und auch im weiteren Verlauf ohne neurologische Komplikationen bleibt. Demnach muß angenommen werden, daß die Zerstörung und das Zustandekommen des Gibbus infolge des verhältnismäßig langsamen Ablaufes dem Rückenmark und seinen Anhangsgebilden genügend Zeit läßt, um räumlich auszuweichen. Gelegentlich wird allerdings bei zusätzlicher Traumatisierung, z. B. Sturz von einem Fahrrad, bei schon bestehender Spondylitis ein plötzliches Kompressionssyndrom mit Lähmung beobachtet. Hierbei entsteht offenbar unter der Einwirkung einer axial auftretenden mechanischen Gewalteinwirkung eine plötzliche Zusammenstauchung bereits vorher zerstörter Wirbelkörperabschnitte. Dies entspricht im eigentlichen Sinne dem, was LANNELONGUE und MÉNARD als die sogen. „ulcération compressionne" bezeichnet haben. Insgesamt gesehen spielt gegenüber der Gibbusbildung jedoch bezüglich der Häufigkeit neurologischer Komplikationen der antemedulläre Absceß mit seiner Druckwirkung eine wesentlich bedeutendere Rolle. Deshalb kommt es auch im Bereich der Dorsalabschnitte mit der geringen Ausweichmöglichkeit der Abscesse in caudaler Richtung häufiger zu Lähmungserscheinungen als im Lumbalabschnitt.

Die sogen. Spondylitis posterior mit Erkrankung der Bogenpartien oder der Dornfortsätze tritt gegenüber der Erkrankung der Wirbelkörper bei weitem zurück. Erkrankungen der Bogenpartien sind, wenn es zu hochgradiger Zerstörung und Ablösung ganzer Bogenabschnitte kommt, besonders gefährlich wegen der Kompressionswirkung auf das Rückenmark. Isolierte Dornfortsatztuberkulosen sind selten beobachtete Erkrankungsformen. Nach einer Zusammenstellung von ORELL konnte er bis zum Jahre 1948 nur 18 Fälle in der Weltliteratur sammeln. Extrem hochgradige Gibbusbildungen mit spitzwinkliger Form führen im Dorsalbereich selbstverständlich zu schwerwiegenden Folgeerscheinungen für die Form des Brustkorbes und die Funktion der Brustorgane, ähnlich wie bei der hochgradigen Kyphoskoliose. Es kommt zu einer schweren Beeinträchtigung der Atembewegungen und damit zu einer ungünstigen Beeinflussung der Herzfunktion, und zwar sowohl des Lungen- wie auch des Körperkreislaufes. In extremen Fällen kippt der Thorax nach vorn und beckenwärts, so daß die unteren Rippen auf dem Beckenkamm reiten. Diese Folgeerscheinungen führen ihrerseits wieder zu entsprechenden Beschwerden. Gegenüber den hochgradigen Spitzbuckelbildungen in dorso-ventraler Richtung kommt es durch die sogen. Lateralverschiebung mit entsprechender Konvexität und Skoliose der Wirbelsäule niemals zu solchen schwerwiegenden Folgewirkungen auf die Körperorgane. Die asymmetrische Ausbreitung der Herdbildungen im Wirbelkörper führt sehr häufig zu stärker ausgeprägten unilateralen Substanzverlusten mit einer entsprechenden Verkippung des Wirbelkörpers, wodurch die sogen. Lateralverschiebung zustande kommt.

Wie bei den übrigen Formen der extrapulmonalen Tuberkulose hat MÉNARD auch bei der Spondylitis tuberculosa einen cyclischen Verlauf herausgestellt, und zwar 3 Phasen beschrieben, die erste mit der sich ausbreitenden Infektion (phase d' ensemencement), die zweite der maximalen Zerstörungen (phase d' état) und die dritte der Abgrenzung und Vernarbung (phase de cicatrisation). Jeder dieser 3 Abschnitte soll etwa der Dauer eines Jahres entsprechen. BROCHER hat hierzu geäußert, daß es im Ablauf der Tuberkulose kein starres Schema gäbe, aber dem von MÉNARD angegebenen Schema des cyclischen Verlaufs didaktische Bedeutung beigemessen. Die modernen Auffassungen und die jahrzehntelangen Erfahrungen, die seit den Beobachtungen von MÉNARD vergangen sind, lassen die Deutung eines cyclischen Verlaufs bei der Wirbelsäulentuberkulose nicht mehr zu. Es muß auch bezweifelt werden, daß der Lehre vom cyclischen Verlauf bei der Wirbelsäulentuberkulose didaktische Bedeutung zukommt, im Gegenteil wird der weniger Erfahrene, wenn er die cyclischen Phasen im Ablauf vermißt, entweder die Diagnose in Zweifel ziehen oder zu einem therapeutischen Nihilismus verführt.

Wenn gesagt wird, daß nur die richtig behandelten Fälle den phasischen Verlauf nach MÉNARD innehalten, so könnte man daraus schließen, daß, wenn sich die 3 Phasen nicht gegeneinander abgrenzen lassen oder eine Phase viel länger als ein Jahr sich hinzieht, die Behandlung schlecht oder mangelhaft durchgeführt worden sei. Hiervon kann jedoch überhaupt keine Rede sein, da der Verlauf der Spondylitis, sowohl der knöcherne Abbau wie die Reparation und die schließliche Inaktivierung und damit die gesamte Dauer keineswegs nur von der Qualität und der Konsequenz der Behandlung, sondern vor allem von der lokalen und gesamten Abwehrlage, d. h. der gesamtbiologischen Situation abhängt. Deshalb sind auch Äußerungen, wie die von CALVÉ, daß Rezidive nach dreijähriger richtiger Behandlung sehr selten seien, mit überaus großer Skepsis zu beurteilen. Es muß hierzu nämlich leider gesagt werden, daß es genügend Fälle gibt, die zwar 3 Jahre lang nicht ausreichend behandelt worden sind, aber ihr ganzes Leben hindurch trotzdem keine Rezidive bekommen, andererseits aber spondylitische Erkrankungen, bei denen es trotz konsequenter und sachgemäßer Behandlung später zu Rückfällen, d. h. entweder einer Ausdehnung der spondylitischen Erstherdbildung oder zum Auftreten weiterer spondylitischer Herde kommt. Man kann deshalb umgekehrt aus dem Auftreten eines Rezidivs oder dem Zustandekommen einer weiteren spondylitischen Herdbildung keinesfalls einen verbindlichen Schluß auf die Qualität der vorherigen Behandlung ziehen. Solche Äußerungen sind schon deswegen als bedenklich abzulehnen, weil sie von wenig Erfahrenen übernommen, aber auch von Laien gelesen und u. U. zitiert werden, wodurch sehr leicht Fehlurteile gegenüber der vorher durchgeführten Therapie zustande kommen (hierbei ist vor allem auf gutachtliche Äußerungen und Rentenstreitverfahren im Rahmen der Sozialversicherung und anderer Versicherungsträger hinzuweisen).

Wie bei den anderen Skelet-Tuberkulosen kommt es auch bei der Spondylitis nach langfristiger und intensiver Behandlung mit Antibiotica und Tuberculostatica zu einer Regredienz der spezifischen histologischen Veränderungen, so daß auch der versierte Histologe häufig trotz genauer Suche die für die Tuberkulose charakteristischen Veränderungen nicht mehr auffindet, sondern nur die für eine allgemeine Entzündung sprechenden Merkmale, aus denen dann verdachtsweise auf eine vorher abgelaufene Tuberkulose geschlossen werden kann.

3. Die klinische Diagnostik

Zu den führenden Anzeichen bei der Spondylitis gehört das Schmerzsyndrom. Der vom Kranken empfundene und angegebene Schmerz kann unbestimmt, dumpf, bohrend sein, ohne daß dem Kranken selbst eine bestimmte Lokalisation möglich ist. Andererseits werden häufig die bei der Entwicklung einer spondylitischen Herdbildung geschilderten Schmerzen in andere Bezirke projiziert, so wird z. B. bei Erkrankungen der oberen Brust- oder der Halswirbelsäule über Kopfschmerzen oder bei Erkrankungssitz im Lumbalteil über ein unbestimmtes Schmerzgefühl im Bekken geklagt. Ebenso kommt es zu Fortleitungen der Schmerzempfindung in ausstrahlender Form entlang den Rippen nach vorn zum Brustkorb hin oder zur Projektion des Schmerzes weiter caudalwärts in die Organe der Bauchhöhle, wodurch Erkrankungen des Verdauungstraktes oder der parenchymatösen Organe vorgetäuscht werden können oder differentialdiagnostisch ernstlich in Betracht gezogen werden müssen (z. B. entzündliche oder geschwürige Erkrankungen des Magens und des Zwölffingerdarms, Appendicitis, Cholelithiasis, Nephrolithiasis). In den frühen Stadien der Erkrankung mit mangelhafter Lokalisationsmöglichkeit des Schmerzgefühls können Intercostalneuralgien oder rheumatische Erkrankungen der Muskulatur fälschlich angenommen werden, während im Abdominalbereich die Vortäuschung einer Appendicitis kein allzu seltenes Ereignis darstellt. Die Annahme, daß es infolge der unbestimmten Schmerzsymptome zu einer Projektion der Schmerzempfindung analog den Headschen Zonen kommt, ist naheliegend. In manchen Fällen soll der Schmerz während der Nacht eine besondere Steigerung erfahren. Man hat von dem nächtlichen Aufschreien der Kinder gesprochen, jedoch ist dieses Symptom für die diagnostische Verwertung von nicht besonders großer Bedeutung.

Der häufig schleichende und uncharakteristische Beginn der Spondylitis bringt es mit sich, daß die Symptome gleichfalls unbestimmt und irreführend sein können. Durch Monate und Jahre kann das Krankheitsbild so uncharakteristisch bleiben, daß es unentdeckt bleibt, oder daß man sich lange Zeit mit der Diagnose einer rheumatischen Affektion zufrieden gibt. Neben dem Rheumatismus wird auch häufig ein angeblicher Unfall oder eine Überanstrengung, z. B. das Heben eines schweren Gegenstandes mit nachfolgendem Muskelkater als Erklärung für die bestehenden Beschwerden angenommen.

Wasserfallen hat darauf hingewiesen, daß fast 1/3 seiner Spondylitiker unter einer Fehldiagnose, wie Lumbago oder Ischias lief und z. T. jahrelang mit Massagen, Bäderkuren usw. behandelt wurde. Früher hat schon Eiselsberg eine reichhaltige Liste von Fehldiagnosen aufgeführt, unter denen gleichfalls der Rheumatismus und andere Krankheitskomplexe mit im Vordergrund standen. In neuerer Zeit ist es vor allem der Bandscheibenschaden, jedenfalls im Erwachsenenalter, der anfangs mit die Hauptrolle spielt und zu entsprechenden Folgerungen für die Therapie verleitet.

Im akuten Stadium der beginnenden Erkrankung ist ein weiteres wichtiges Symptom der Druck- oder Klopfschmerz, der im Bereich des Herdes auslösbar ist. Bei Klopf- oder Druckschmerzhaftigkeit eines oder zweier Dornfortsätze muß die Spondylitis tuberculosa mindestens ernstlich in den Kreis der differentialdiagnostischen Erwägungen einbezogen werden. Das Idealbild wäre der umschriebene Druck auf einen oder zwei Dornfortsätze oder deren Beklopfung, worauf der Patient mit einer spontanen Schmerzangabe reagieren würde. Leider ist diese umschriebene Schmerzangabe auch in den frühen Erkrankungsstadien bei genauer und subtiler Untersuchung oft nicht zu eruieren. Es muß gerade hierbei berücksichtigt werden, daß die Druckempfindlichkeit und damit die Zuverlässigkeit der Aussage außerordentlichen individuellen Schwankungen unterliegen und daß die Schmerzangaben bei Beklopfen eines oder zweier Dornfortsätze oft so wenig charakteristisch sind, daß darauf eine sichere Diagnose nicht aufgebaut werden kann. Andererseits wird von sensiblen oder überempfindlichen Personen nicht selten das Beklopfen bestimmter Dornfortsätze als überaus schmerzhaft geschildert, ohne daß irgendwelche organischen Veränderungen zu verifizieren sind. Bei unbestimmten Angaben bei Prüfung des Druckschmerzes kann neben der Betastung die Beklopfung der Dornfortsatzreihe mit einem kleineren Reflexhammer mit mäßiger Gewaltanwendung in der Richtung von oben nach unten und umgekehrt behilflich sein, nähere Angaben über die Lokalisation zu erhalten bzw. die Zuverlässigkeit der angegebenen Schmerzhaftigkeit einzelner Dornfortsätze zu überprüfen.

Die Auslösung des Stauch- und Erschütterungsschmerzes gilt bei positivem Ausfall als charakteristisches Zeichen oder jedenfalls als sehr verdächtig für das Vorhandensein eines spondylitischen Prozesses. Der Stauchungsschmerz kann entweder so geprüft werden, daß man den Patienten auffordert, sich auf die Fußspitzen zu heben und dann ruckartig auf die Fersen fallen zu lassen, oder durch einen plötzlich ausgeübten Druck auf die Schultern des sitzenden oder stehenden Kranken. Ebenso kann man eine Hand auf den Kopf legen und mit der anderen zur Faust geschlossenen Hand unter mäßiger Kraftanwendung einen Schlag oder mehrere Schläge auf die flach auf dem Kopf aufliegende Hand ausführen.

Das Hochspringenlassen, das von Brocher, der allerdings vom Herunterspringenlassen von Stühlen oder Hockern abrät, empfohlen wird, halte ich keinesfalls für empfehlenswert und widerrate es dringend. Es ist selbstverständlich, daß die Prüfung des Stauchungsschmerzes mit Vorsicht und Fingerspitzendosierung vorzunehmen ist, worauf allgemein hingewiesen wird. Allerdings wird von den Kranken, die den Erschütterungsschmerz längst selbst erkannt haben, das Fallenlassen auf die Fersen oder das Springen so vorsichtig ausgeführt, daß hierdurch kein Schaden entsteht. Immerhin wird hierdurch auch der Wert der Prüfung dieses Symptoms sehr eingeschränkt, wobei jedoch der Erfahrene aus dem Verhalten des Kranken schon gewisse Schlüsse ziehen kann. KASTERT ist der Ansicht, daß auf die Prüfung der Stauchschmerzhaftigkeit vom Kopf her verzichtet werden sollte zugunsten der Auslösung der Erschütterung von den Füßen her. Die Untersuchung des Stauchungsschmerzes bietet kein absolut verbindliches Kriterium, da sie auch bei bestehender tuberkulöser Erkrankung nicht selten negativ ausfällt, andererseits positive Resultate liefern kann bei Erkrankungen, die mit Tuberkulose nichts zu tun haben, z. B. bei akuter Lumbago, Bandscheibenvorfällen und schmerzhaften Spondylarthrosen. Da die Untersuchung des Erschütterungsschmerzes durch Fallenlassen auf die angehobenen Fersen sehr von der Mitarbeit und der Einstellung des Patienten abhängt, wobei es u. a. auch auf die Intelligenz ankommt, erhält dieses Untersuchungsmoment einen etwas subjektiven Charakter, während die Prüfung vom Schädel her doch objektivere Resultate liefert. Man sollte daher bei der Untersuchung mindestens bei den zweifelhaften Fällen auf diese Methode nicht verzichten, sondern sie ergänzend mit heranziehen. Bei einer größeren Anzahl unserer Patienten, deren Erkrankung sicher in Inaktivierung begriffen war, ergab sich bei der Prüfung des Stauchungsschmerzes von den Fußsohlen

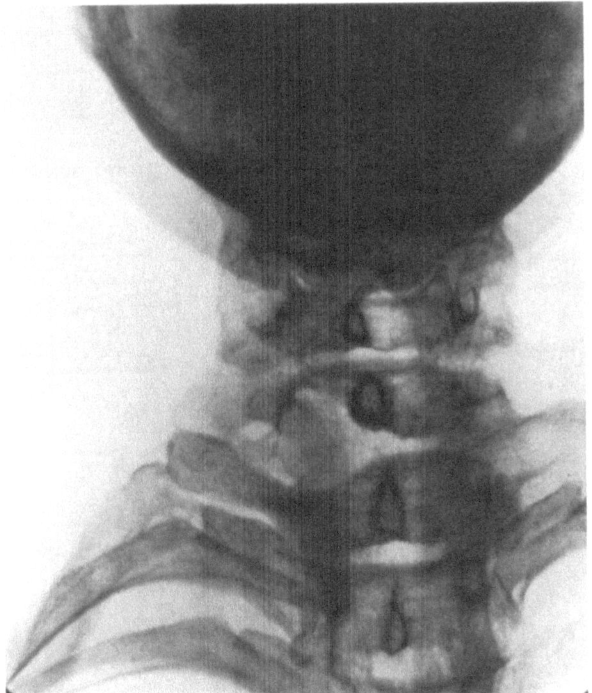

Abb. 16. 52jähr. Frau. Tuberkulöse Spondylitis C VII—D I mit teilweiser Zerstörung an beiden Wirbelkörpern und den Querfortsätzen, überwiegend rechts lateral

her ein zweifelhaftes oder uncharakteristisches positives Resultat, besonders wenn es sich um ängstliche Kranke handelte. Wenn es sich um Begutachtungen auf Arbeitsfähigkeit oder die Frage weiterer wirtschaftlicher Tuberkulosehilfe handelt, ist der Ausfall der Untersuchung auf Stauchungsschmerz mit besonderer Vorsicht und Kritik zu bewerten. Die Lokalisation des Stauchungsschmerzes ist sowieso nur schwer zu beurteilen. Selten ist der Kranke hierbei in der Lage, einen genauen Punkt anzugeben, und nicht selten wird der Stauchungsschmerz in andere Regionen projiziert. Es kann keine Rede davon sein, daß durch die Untersuchung auf Klopf- und Stauchungsschmerz unschwer die Stelle des Herdes erkannt werden kann (Otto Frisch). Wenn die Erkennung der Herdbildungen so einfach wäre, müßte die häufige Verkennung spondylitischer Erkrankungen völlig unverständlich erscheinen. In Wirklichkeit ist es jedoch so, daß auch der Erfahrene bei mehrfacher Untersuchung auf Druck-, Klopf- und Stauchungsschmerz des öfteren keine sicheren und greifbaren Resultate erzielt oder jedenfalls die Befunde zweifelhaft erscheinen.

Zu den weiteren wichtigen Symptomen gehört die Bewegungseinschränkung, die genauestens an der ganzen Wirbelsäule zu prüfen ist. Die Einschränkung der Bewegungsfähigkeit ist muskulär bedingt als Antwort auf Schmerzreize und ist daher am

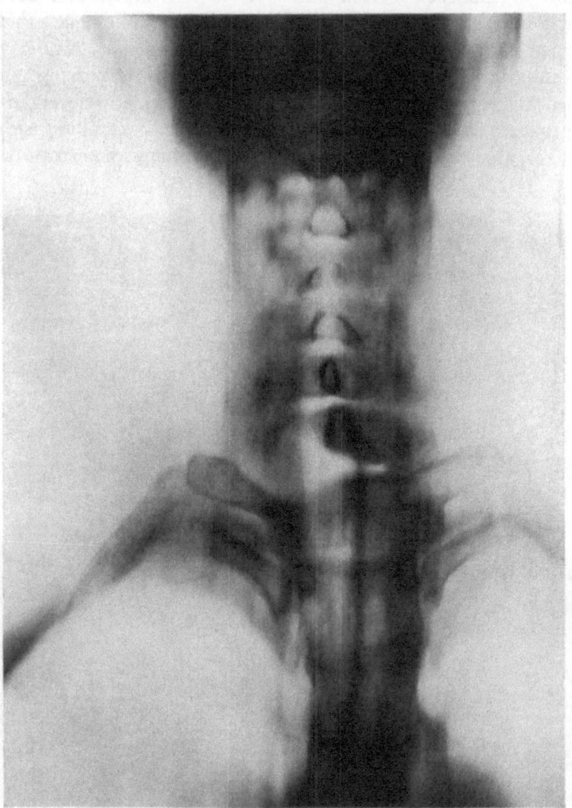

Abb. 17. Schichtaufnahme bei der gleichen Patientin wie Abb. 16

ausgeprägtesten im Bereich der Herdbildungen zu erwarten. Zu untersuchen ist die Beugung und Streckung, die Beugung nach beiden Seiten, sowie die Drehung. Hierbei können erhebliche Einschränkungen der Bewegungsexkursionen bis zur völligen Aufhebung aufgedeckt werden. Die Bewegungseinschränkung im Bereich der Brustwirbelsäule wird am häufigsten verkannt, weil man annimmt, daß hier sowieso fast keine Beweglichkeit normalerweise vorhanden ist. Bei genauer Untersuchung läßt sich jedoch auch im Dorsalteil eine Bewegungseinschränkung nachweisen, allerdings ist dieselbe im Cervical- und Lumbalbereich eindrucksvoller. Im Kindesalter mit dem wesentlich größeren Bewegungsausmaß kommen Bewegungseinschränkungen und Steifhaltungen der Wirbelsäule erheblich überzeugender zum Vorschein. Das Kind, das seinen Kopf steif hält oder sogar mit den Händen stützt oder zur Vermeidung von Schmerzen durch die Bewegung und Belastung beim Aufrichten des Oberkörpers mit den Händen an den Oberschenkeln „heraufklettert", ist hierfür ein charakteristisches Beispiel. Die klinische Symptomatologie im Kindesalter ist von v. FINCK besonders eingehend beschrieben worden (Abb. 16 u. 17).

Der Bewegungsschmerz und die Bewegungseinschränkung lassen sich im allgemeinen nicht genauer voneinander trennen, am ausgeprägtesten kommt die Bewegungs-

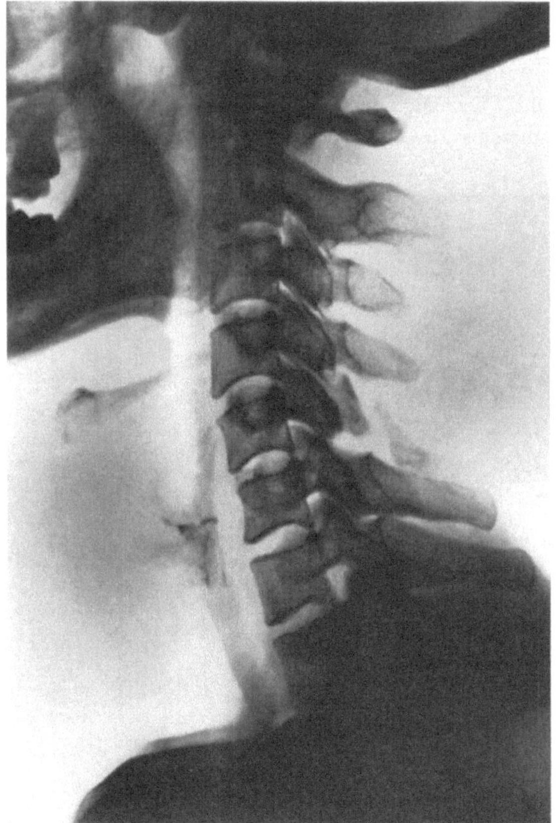

Abb. 18. 46jähr. Mann. Tuberkulöse Erkrankung des 5. Halswirbeldornfortsatzes mit weitgehendem Schwund des Dornfortsatzes

schmerzhaftigkeit im Kindesalter zum Ausdruck. In den Altersabschnitten des Jugendlichen und des Erwachsenen steht dagegen die Bewegungseinschränkung im Vordergrund. Die Bewegungseinschränkung gehört zu den Frühsymptomen, die besonders beachtet werden müssen. BROCHER meint, daß die Bewegungseinschränkung gegen Ende des ersten Erkrankungsjahres beobachtet würde, nach meiner Erfahrung tritt sie jedoch häufig sicher eher in Erscheinung. Die Bewegungseinschränkung allein ist keineswegs pathognomonisch für die Spondylitis, sondern ein vieldeutiges Symptom, das bei einer großen Zahl von Wirbelsäulenerkrankungen beobachtet werden kann.

Ihr Vorhandensein muß jedoch unter allen Umständen die Veranlassung sein, die Untersuchung nach allen Richtungen zu vervollständigen und bis zur Klärung der Diagnose voran zu treiben, vor allem unter Heranziehung der Röntgenologie (Abb. 18).

Im Hals- und Lendenteil ist die Bewegungseinschränkung im Sinne der Beugung und Streckung besonders deutlich, wobei eine Aufhebung der hier normalerweise vorhandenen Lordosierung im Sinne einer Kyphose schon bei der bloßen Inspektion auffallen kann. Bei dem Versuch, eine Lordosierung an diesen Stellen zu erreichen, tritt entweder ein Bewegungschmerz auf oder die kyphotische Einstellung wird aufrecht erhalten. Im Bereich des Cervicalabschnitts kann sich diese kyphotische Haltung in besonders charakteristischer Form bemerkbar machen. Empfohlen wird, den in Bauchlage befindlichen Kranken an den gestreckten Beinen hoch zu heben, um einen Hypertonus der Lendenmuskulatur nachzuweisen. Diese Methode ist aber umständlich und unzuverlässig. Bei der Rumpfbeugung nach vorn muß berücksichtigt werden, daß dieselbe zu einem großen Teil in den Hüftgelenken vor sich geht.

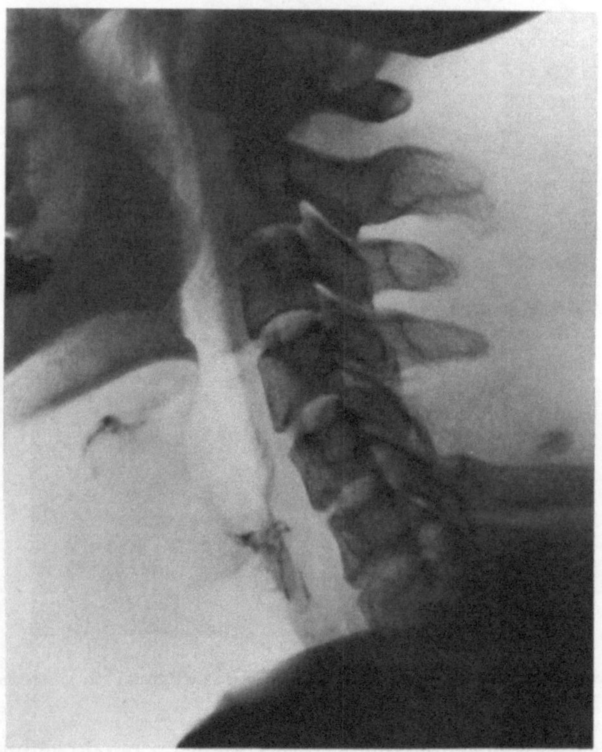

Abb. 19. Derselbe Patient wie Abb. 18. Der 5. Halswirbeldornfortsatz im Wiederaufbau begriffen

Es ist deshalb wichtig, besonders darauf zu achten, und zwar sowohl durch Inspektion von hinten wie auch von der Seite her, ob und welche einzelnen Abschnitte der Wirbelsäule an der gleichmäßigen runden Krümmung des Rückens teilnehmen bzw. welche hierbei zurückbleiben. Die Rumpfbeugung nach vorn soll möglichst mit gestreckten Knien ausgeführt werden. Zur Prüfung der Bewegungsfähigkeit des Brustabschnittes ist es erforderlich, den Lendenteil in bestimmter Stellung, z. B. in Beugung, fixiert zu halten und dann den Rumpf aufrichten zu lassen. Man kann jedoch auch bei aufgerichtetem Oberkörper die Wirbelsäule einschl. des Brustabschnitts möglichst weit strecken bzw. überstrecken lassen und sich hierbei ein ziemlich gutes Bild über die Streckfähigkeit des Brustabschnitts bzw. über die Abflachung der normalerweise vorhandenen dorsalen Kyphosierung verschaffen. In der Adolescenz, während deren beim Gesunden noch ein ganz beachtliches Bewegungsausmaß des Dorsalabschnitts vorhanden sein müßte, findet sich häufig eine ausgeprägte Bewegungseinschränkung oder sogar Versteifung in ausgedehnterem Umfang. Sie ist in diesem Altersabschnitt häufiger durch eine Scheuermannsche Erkrankung als durch eine spondylitische Herdbildung bedingt (Abb. 19).

Bei dem wenig umschriebenen und uncharakteristischen Beginn der spondylitischen Erkrankung ist eines der am häufigsten beobachteten Anzeichen ein plötzlicher Gewichtsverlust, er kann 5 bis 10 kg und noch mehr betragen. Diese Gewichtsstürze werden besonders ausgeprägt während der Zeiten wirtschaftlicher Depressionen mit

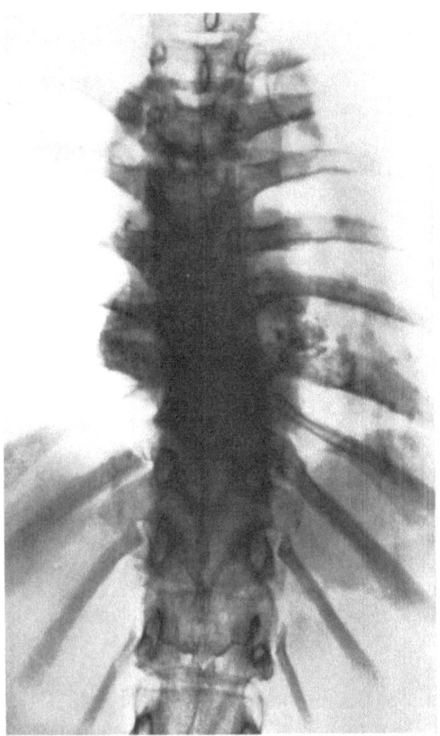

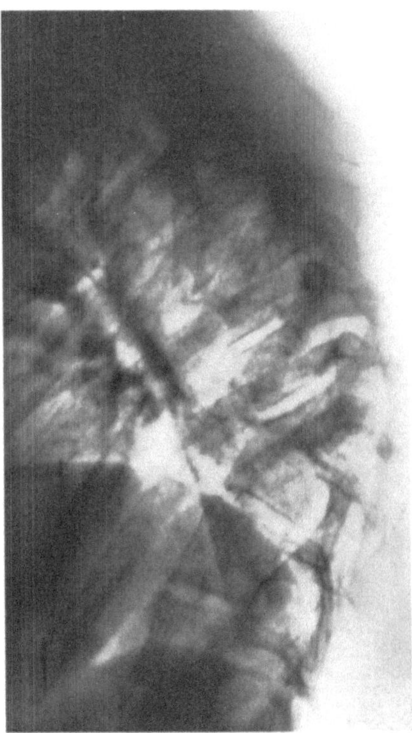

Abb. 20 a und b. 20jähr. Mädchen. Spondylitische Erkrankung D VI bis D IX mit hochgradiger Zerstörung von D VII und D VIII. Partielle Blockbildung zwischen D VII, D VIII und D IX

schlechter Ernährung, z. B. in Kriegs- und Nachkriegszeiten, beobachtet. Sie finden sich eher bei labilen und sensiblen, bei hoch- und schlankwüchsigen Personen als bei athletisch-pyknischen Typen. Mit dem Gewichtsverlust einhergehen kann schlechtes Aussehen, Blässe, Abgeschlagenheit, mangelnde Initiative und Entschlußfähigkeit,

Arbeitsunlust, allgemeines Mattigkeits- und Abgeschlagenheitsgefühl. Diese allgemeinen und vieldeutigen Symptome können in Erscheinung treten, bevor es im Bereich der Wirbelsäule überhaupt zu irgendeinem Schmerzgefühl kommt. Bei Kindern werden oft besonders ausgeprägt Mattigkeit, Unlust zu spielen, Bewegungsarmut und scheinbare Trägheit, auffallende Wesensveränderungen mit schlechter Laune, schnelle Ermüdbarkeit und dergl. beobachtet. Wenn das erkrankte Kind außerdem noch dazu neigt, sich öfter hinzusetzen oder gar hinzulegen, so ist dies ein bedeutungsvolles Symptom, das unter allen Umständen den Anlaß zu einer genauen Untersuchung bilden sollte. Manchmal werden dann auch Beschwerden angegeben, die in unbestimmter Form in den Brust- und Bauchraum lokalisiert werden und Veranlassung sein können, an Blinddarmentzündung, Wurmerkrankungen, Drüsenschwellungen etc. zu denken. Die Verwechslung einer spondylitischen Erkrankung der unteren Brust- und Lendenwirbelsäule mit einer Appendicitis kommt häufiger vor als im allgemeinen angenommen wird (Abb. 20 a u. 20 b).

Zu den Allgemeinzeichen gehört auch die leichte abendliche Temperatursteigerung, die gelegentlich nur einige Zehntel Grade beträgt und sich oftmals zwischen etwa 37,3 und 37,8, also innerhalb subfebriler Werte bewegt. Diese geringen abendlichen Temperatursteigerungen sind nur bei genauer Messung nachweisbar. Gelegentlich ist zur exakten Kontrolle neben der rectalen auch die axillare oder orale Messung angezeigt. Höhere Temperatursteigerungen gehören nicht in das typische klinische Bild der unkomplizierten Spondylitis. Bei höheren Temperaturen muß entweder an andere Erkrankungen gedacht werden oder je nach Sachlage an eine Superinfektion bereits bestehender tuberkulöser Absceßbildung. Gewichtsverluste und geringe abendliche Temperaturzacken sind von den allgemeinen Anzeichen die einzi-

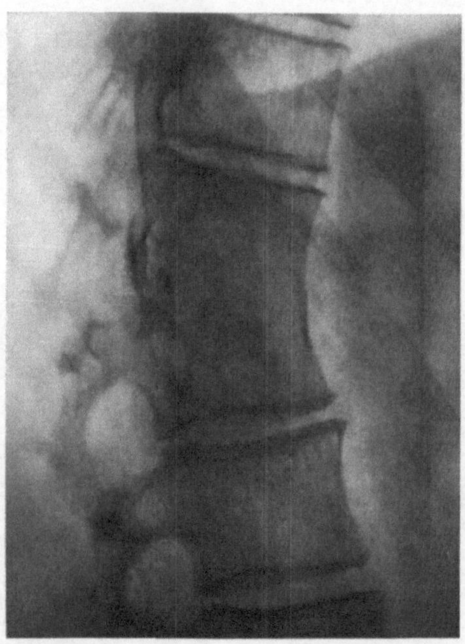

Abb. 21. 44jähr. Mann. Spondylitische Erkrankung L I—II mit spontaner Blockbildung ohne Behandlung

gen, die eine objektive Grundlage bilden. Wenn diese beiden fehlen, so sind die übrigen Symptome oft so vieldeutig und wenig scharf umrissen, daß sie in gleicher Weise auch auf eine Großzahl anderer Krankheiten und deren Beginn hindeuten können. Zweifellos gibt es spondylitische Erkrankungsformen, die ohne eine stärkere Beeinträchtigung des Allgemeinbefindens und ohne ausgeprägte lokale Symptome verlaufen, so daß erst eine aus anderen Gründen vorgenommene genauere Untersuchung den Tatbestand aufdeckt (Abb. 21).

In manchen Fällen führt nach uncharakteristischem Beginn des Leidens, wobei dem Kranken bis dahin die Wirbelsäulenerkrankung völlig verborgen geblieben ist,

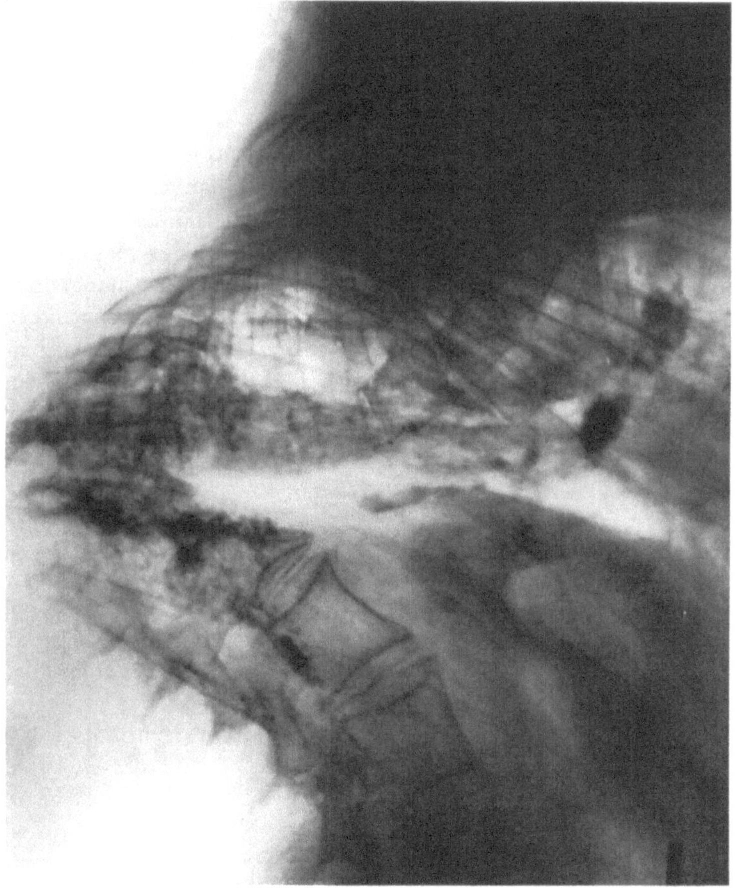

Abb. 22. 54jähr. Frau, die gleiche Patientin wie Abb. 65. Hochgradige spondylitische Erkrankung des größten Teiles der Brustwirbelsäule, seit über 50 Jahren bestehend, mit einer grotesken Gibbusbildung

irgendein unvermutetes, plötzliches, mit einer Anstrengung einhergehendes Ereignis zum Auftreten stärkerer Beschwerden und Schmerzen und damit zur Aufdeckung der Diagnose, z. B. das Heben eines schweren Gegenstandes, etwa einer Schreibmaschine oder eines Möbelstücks oder dergl. Kommen solche Ereignisse während der Berufsausübung zustande, so sind die Patienten häufig geneigt, ihre Erkrankung auf einen sogen. Betriebsunfall zurückzuführen. Diese Pseudounfälle haben selbstverständlich mit der Entstehung der spondylitischen Erkrankung kausal nichts zu tun. In den Fällen, bei denen bereits eine tuberkulöse Organerkrankung vorangegangen ist bzw. eine Lungenerkrankung oder eine andere extrapulmonale Herdbildung, wird selbstverständlich beim Auftreten von Rückenschmerzen mit entsprechenden Begleitsymptomen viel leichter eine spondylitische Erkrankung in Betracht gezogen. Jedenfalls sollte man in solchen Fällen eine genaue Befunderhebung einschl. Röntgenuntersuchung keinesfalls unterlassen. Das gilt in ganz besonderem Maße für diejenigen Patienten, von denen bekannt ist, daß sie eine pleuritische Vorerkrankung durchgemacht haben. Bei Patienten selbst, die an einer Lungentuberkulose leiden, taucht beim Auftreten von Rückenbeschwerden häufig die Befürchtung auf, daß jetzt bei ihnen auch eine tuberkulöse Erkrankung der Wirbelsäule vorliegen könnte. Nicht selten findet sich dann jedoch bei genauer Untersuchung, daß ein Wirbelsäulenrheumatismus mit ausgedehnten Muskelhärten vorliegt und daß sich eine spondylitische Herdbildung einwandfrei ausschließen läßt. Dies trägt in hohem Maße zur psychischen Beruhigung dieser Kranken bei. Ausgedehnte Muskelhärten können daher nicht, wie es von manchen Seiten behauptet wird, als ein in besonderem Maße verdächtiges klinisches Symptom für eine spondylitische Erkrankung angesehen werden.

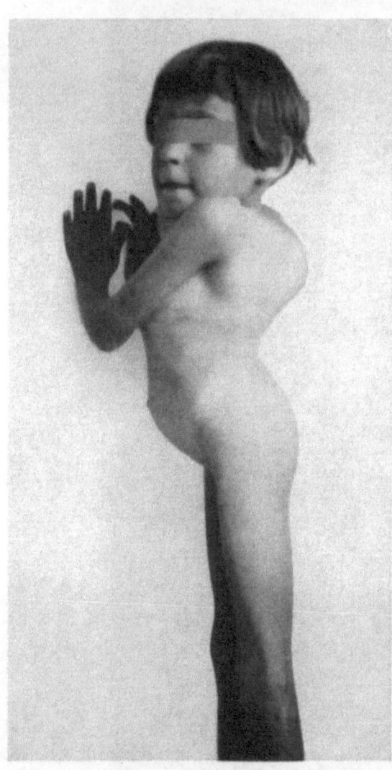

Abb. 23. 7jähr. Mädchen mit einem hochgradigen spondylitischen Gibbus der Brustwirbelsäule

Die klassische Symptomentrias von Percival Pott, Gibbus, Lähmung und Absceß, gehört nicht zu den Frühsymptomen, mit Ausnahme der Abscesse. Das Zustandekommen eines Gibbus, der früher, namentlich vor der Röntgenära, als die endgültige Sicherung der Diagnose angesehen wurde, ist eine unerfreuliche Folgeerscheinung und sollte durch eine möglichst frühzeitige Sicherung der Diagnose weitgehend verhütet werden. Das gleiche gilt auch für die neurologischen Komplikationen. Bemerkt wird der Gibbus entsprechend den anatomischen Gegebenheiten am ehesten im Dorsalabschnitt, dagegen wird er im Hals- und Lendenteil durch die hier vorhandene Lodosierung weitgehend überdeckt und kommt erst bei näherer Untersuchung zum Vorschein. Die Zerstörung der ventralen Anteile zusammen mit dem Belastungsdruck ist je nach ihrem Ausmaß ausschlaggebend für den Grad des zustandekommenden Spitzbuckels, wozu im Bereich des Dorsalteils noch kommt, daß hier die Zwischenwirbelscheiben eine geringere Höhe haben als in den anderen Bereichen. Bei der Beugung nach vorn kann auch eine geringere Gibbusbildung im Lumbalabschnitt deutlicher zum Vorschein kommen, während häufig sonst die lumbale Lordose nur entweder abgeflacht oder in eine mäßige Kyphose umgewandelt erscheint (Abb. 22).

Insgesamt verlangt die Diagnostik der Spondylitis in den Anfangsstadien ein erhebliches Maß von Erfahrung und Sorgfalt und erlegt dem Untersucher wegen der therapeutischen Konsequenzen eine schwerwiegende Verantwortung auf. Bei fortgeschrittener Erkrankung dagegen mit ausgeprägten Symptomen, insbesondere deutlich sichtbaren Röntgenbefunden, ist die Erkennung des Leidens auch für den weniger Erfahrenen nicht mehr besonders schwierig (Abb. 23).

a) Die Abscesse und Fisteln

Die Abscesse können sich frühzeitig bemerkbar machen und je nach der Symptomatologie der frühen Stadien zuerst auf die richtige Spur führen. Es gibt eine Reihe von Prädilektionsstellen, an denen je nach dem Sitz der Erkrankung die spondylitischen Eiterungen am ehesten die Körperoberfläche erreichen, z. B. bei Erkrankungen der Halswirbelsäule retropharyngeal oder in der oberen Schlüsselbeingrube. Die von der Brustwirbelsäule ausgehenden Abscesse können dorsalwärts paravertebral oder den Rippen oder den Intercostalräumen folgend an der seitlichen oder vorderen Brustwand zum Vorschein kommen. Im Brustabschnitt kommt es am häufigsten zu einem Sichausdehnen der Eiterung unter den Längsbändern der Wirbelsäule nach

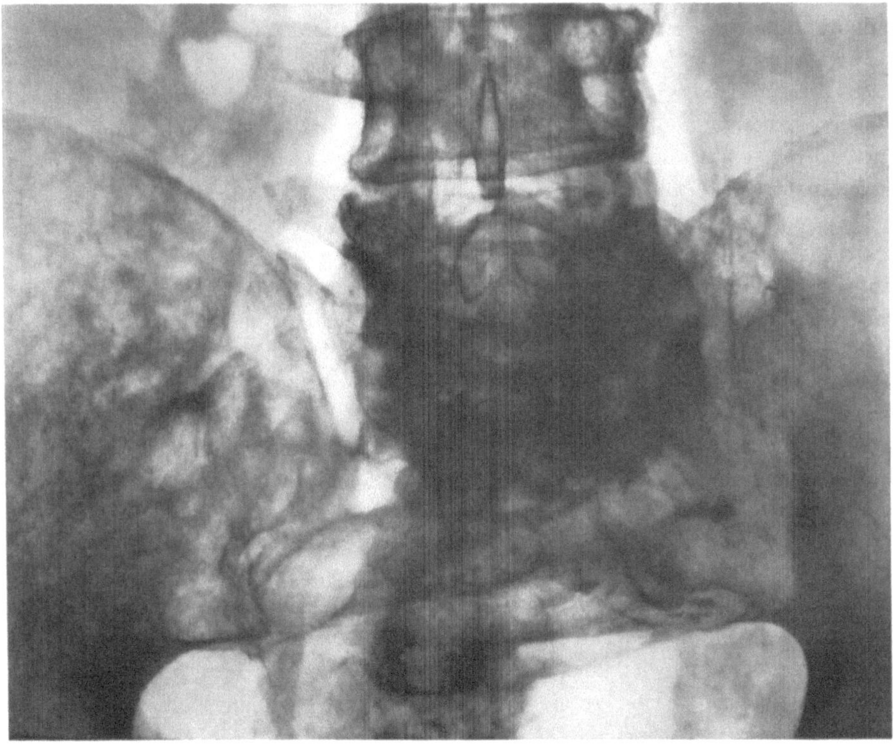

Abb. 24. 35jähr. Mann. Spondylitische Erkrankung des Lumbosacralüberganges mit Beteiligung beider Iliosacralfugen

cranialwärts, wodurch jederzeit überraschende Wendungen möglich sind, auch ein Zumvorscheinkommen unterhalb oder oberhalb des Schlüsselbeins. Die lumbalen spondylitischen Abscesse können über dem Darmbeinkamm, an der Innenseite der Darmbeinschaufel, unterhalb des Leistenbandes oder wenn sie dem Psoas folgend sich der Schwere entsprechend absenken, unterhalb des Trochanter minor, also an der Oberschenkelinnenseite, sich bemerkbar machen. Im Bereich der Gesäßfalte können sogen. Ischiofemoralabscesse auftreten und noch weiter kaudalwärts können im Bereich der Kniekehle Abscesse zum Vorschein kommen. Schon vor Erreichen der Körperoberfläche können die Abscesse je nach ihrer Ausdehnung eine Raumverengung und damit Druck- und Spannungsbeschwerden hervorrufen, z. B. an der Vorderseite der Wirbelsäule, Schluckbeschwerden oder ein Druckgefühl im Kardiabereich bei Nahrungsaufnahme. Am Rumpf macht sich des öfteren, bevor der Absceß diagnostisch gesichert werden kann, ein vorangehendes Ödem in Form eines Infiltrates mit entsprechenden Beschwerden bemerkbar. Psoasabscesse führen reflektorisch zu Beugekontrakturen des Hüftgelenks, die zur Verwechslung mit einer Coxitis Veranlassung geben können. Es besteht dann ein ausgesprochener Streck- resp. Überstreckungsschmerz des Hüftgelenks oder bei längerem Bestehen die völlige Unmöglichkeit, das Hüftgelenk zu strecken, wogegen die weitere Beugung und die Bewegungen in den übrigen Ebenen frei bleiben. Die weitere Beugung des Hüftgelenks empfindet der Kranke sogar als deutliche Erleichterung. Nach Entleerung der Abscesse muß die Beugekontraktur wieder verschwinden. Psoasabscesse ohne spondylitische Herdbildungen kommen gleichfalls öfter vor, was differentialdiagnostisch zu beachten ist. Verwechslungen von Senkungsabscessen mit Erkrankungen des Magen-Darm-Traktes, z. B. Appendicitis oder der gynäkologischen Organe oder mit Leistenbrüchen kommen keineswegs selten vor. Namentlich bei unterhalb des Leistenbandes auftretenden Senkungsabscessen sind öfter Operationen eines vermeintlichen Leistenbruches ausgeführt worden (Abb. 24).

Als Folge der spondylitischen Abscesse können auch bei sachgemäßer Behandlung Fisteln auftreten, bei unsachgemäßer Behandlung kommt es selbstverständlich häufiger zur Fistelbildung. Die operative Eröffnung von Abscessen galt früher als schwerer Kunstfehler, sie ist auch heute noch als durchaus unangebracht anzusehen, solange keine Mischinfektion besteht. Noch vor Jahrzehnten bedeutete das Auftreten zahlreicher Abscesse und Fisteln eine schwerwiegende lebensbedrohliche Komplikation mit hoher Mortalität. Durch die modernen Behandlungsverfahren ist das Auftreten einer oder mehrerer Fisteln bei der Spondylitis heute prognostisch nicht mehr als allzu schwerwiegend zu bewerten. Das Zustandekommen einer Mischinfektion, das auch bei kunstgerechter Behandlung der Abscesse nicht immer zu vermeiden ist, macht aus dem kalten einen sogen. heißen Absceß mit akuten Zeichen der Entzündung, insbesondere Rötung der Haut, Zunahme von Schmerz- und Spannungsgefühl sowie hohen Temperaturen und Tachykardie. Dabei ist in jedem Fall die operative Spaltung erforderlich, um dem Eiter genügenden Abfluß zu verschaffen und eine Entgiftung des Organismus herbeizuführen (Abb. 25).

Im Zusammenhang mit spondylitischen Abscessen zustande kommende Fistelbildungen können sich nach kurzer Zeit schließen oder sehr lange bestehen bleiben. Das Persistieren solcher Fisteln bedeutet für die Behandlung eine unangenehme Komplikation und für den Kranken eine erhebliche Belästigung, die um so größer ist, je stärker die eitrige Sekretion ist. Bei profuser Eiterung ist sowohl der Flüssigkeits- wie der Eiweißverlust für den Körper nicht gleichgültig. Bei längerem Bestehenbleiben der Fisteln kommt es infolge der Bindegewebswucherung zu einem Starrwerden der Fistelwände, wodurch die spontane Heilungsneigung sehr beeinträchtigt wird. Dies kann u. a. auch dazu führen, daß nach weitgehender Rückbildung von Wirbelkörperherden die Fistelbildungen ihren Anschluß zum Knochen verlieren und als selbständige Erkrankung weiter bestehen. Es ist deshalb beim Vorhandensein von Fisteln erforderlich, ihren Verlauf durch genaue Untersuchung zu sichern. Ent-

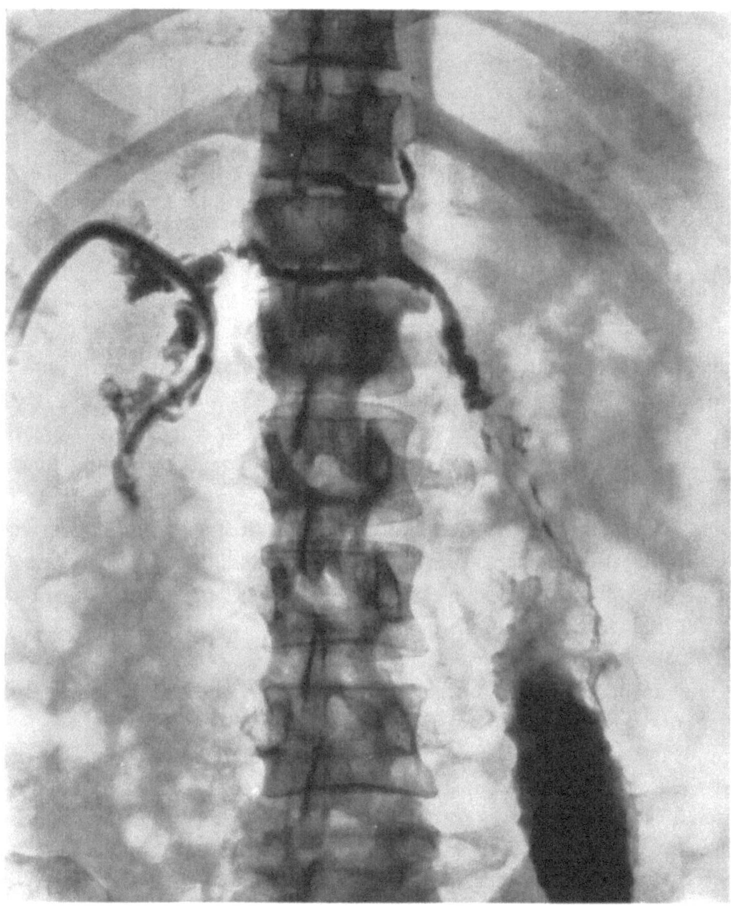

Abb. 25. 36jähr. Frau. Spondylitische Erkrankung D XII—L II mit Zerstörung der Zwischenwirbelscheiben und der Deckplatten. Mehrere Fisteln, die sich fuchsbauartig nach allen Stellen verzweigen, mit Kontrastdarstellung. Größere Absceßhöhle vor dem linken Psoas

scheidend ist hierfür in höherem Maße als die früher häufig geübte Sondierung die Kontrastdarstellung, mit der vor allem, unterstützt ggf. durch Stereoaufnahmen und Tomogramme, der Zusammenhang mit Knochenherden nachzuweisen ist. Infolge der Schrumpfung durch Bindegewebsproliferation sind die Hautöffnungen der tuberkulösen Fisteln häufig kraterartig eingezogen und mit der Umgebung stark verwachsen, so daß schon auf Grund der äußeren Beschaffenheit ohne nähere Kenntnis des Grundleidens der Verdacht auf den tuberkulösen Charakter nahe liegt.

b) Labordiagnostik

Im Beginn der spondylitischen Erkrankung können bei der Untersuchung der Blutkörperchensenkung beschleunigte Werte gefunden werden. Unter Umständen finden sich sogar extrem hohe Beschleunigungen. Werden jedoch bei der Blutsenkung normale oder nur unwesentlich beschleunigte Werte festgestellt, so läßt sich hierdurch das Vorliegen einer Spondylitis keinesfalls ausschließen.

Bei einer beachtlichen Zahl unserer Spondylitiker waren normale Senkungswerte zu verzeichnen, auch während des Verlaufes der Erkrankung keine größeren Schwankungen derselben zu beobachten. Dagegen zeigte sich bei diesen Kranken ein auffälliger Senkungsanstieg immer nur bei interkurrenten entzündlichen Erkrankungen, z. B. einer Pyelitis, einer Angina oder einer Furunkulose oder dergl. Nach Ansicht von BROCHER verläuft etwa 1/3 aller Spondylitiden ohne jede Erhöhung der Blutsenkung. Bei DE SÈZE und DEBEYRE zeigte etwa 1/4 von 82 lumbalen Spondylitiden eine normale Senkungsgeschwindigkeit. Bei Senkungsanstiegen während des Krankheitsverlaufes muß besonders an das Auftreten von Senkungsabscessen oder Mischinfektionen, aber auch an das Zustandekommen anderweitiger Herdbildungen gedacht werden. Kommt es nach längerem Bestehen der Spondylitis zu allmählichem Abfall anfangs beschleunigter Senkungswerte, so ist dies sicher ein günstiges Zeichen. Ein Anstieg der Blutsenkung tritt öfter dann ein, wenn nach längerer Immobilisation im Gipsbett der Kranke mit einem Gipskorsett aufzustehen beginnt. Hier kann zur Beurteilung auch die Knüchelsche Serumreaktion herangezogen werden.

Bei schwerer Beeinträchtigung des Allgemeinzustandes, z. B. durch eine fistelnde Spondylitis, ist eine häufigere Blutbildkontrolle, insbesondere Beobachtung des roten Blutbildes, erforderlich. Bei begründetem Verdacht auf eine Amyloidose muß der Urin laufend auf Eiweiß kontrolliert und evtl. eine Kongorotprüfung durchgeführt werden.

Von der Untersuchung der Tuberkulinempfindlichkeit sind für die Diagnostik der Spondylitis im allgemeinen keine besonderen Aufschlüsse zu erwarten. Auch im Kindesalter kann es nicht als fehlerhaft angesehen werden, wenn man auf die Heranziehung der üblichen Tuberkulinproben verzichtet.

Die Untersuchung des Urins ist bei allen Spondylitikern in regelmäßigen Abständen unbedingt erforderlich, da nachfolgende tuberkulöse Erkrankungen im Bereich des Harntraktes bei einem verhältnismäßig großen Anteil der Spondylitiker beobachtet werden. Dabei sind ein geringer Eiweißgehalt und das Auftreten von Erythrocyten und Leukocyten im Sediment stets verdächtig auf das Vorhandensein einer tuberkulösen Erkrankung, wenn nicht eine Cystitis oder Pyelitis anderer Ätiologie mit entsprechenden klinischen Symptomen vorliegt. Akute und chronische Cystopyelitiden nicht tuberkulöser Art werden allerdings im Verlauf der Spondylitis auch des öfteren beobachtet, namentlich beim weiblichen Geschlecht (durch Coli hervorgerufene chronische Cystopyelitis). Bei Koliken, die mit dem bei der Spondylitis häufig zu beobachtenden Nierensteinleiden in Verbindung stehen, kann der Nachweis größerer Mengen frischer Erythrocyten im Sediment diagnostisch von Bedeutung sein. Jedoch können auch die Frühformen der Nierentuberkulose mit Koliken und Hämaturien einhergehen.

Zur histologischen Untersuchung kann bei operativen Eingriffen an der Wirbelsäule, insbesondere der Vertebromotie, und aus Fistelgängen Probematerial zur Sicherung der Diagnose entnommen werden. Eine Einschränkung erfährt der Wert dieses Verfahrens jedoch in hohem Maße dadurch, daß bei lange bestehender tuberkulöser Erkrankung die Resultate negativ ausfallen können, besonders nach längerer tuberkulostatischer Behandlung. Auch bei sachgemäßer Entnahme des Materials aus dem Herdmittelpunkt verläuft die Untersuchung auf Tuberkulose oft negativ, so daß nur positive Resultate als beweisend anzusehen sind. Bei negativem Ausfall der histologischen Untersuchung gelingt im allgemeinen auch die bakteriologische Sicherung der Diagnose nicht. Dies gilt auch für die Typendifferenzierung zwischen Typus humanus und Typus bovinus. Kastert berichtet, daß in seinem Untersuchungsmaterial sowohl durch Kultur- wie durch Tierversuch in histologisch gesicherten Herden 56mal keine Tuberkelbakterien nachgewiesen werden konnten. Es besteht kein Zweifel daran, daß der Prozentsatz negativer histologischer Befunde nach längerer tuberkulostatischer Therapie ansteigt. Dies ist mit ein Grund dafür, möglichst nicht vor Sicherstellung der Diagnose intensive tuberkulostatische Behandlung zu treiben und etwa ex juvantibus aus dem Erfolg oder Mißerfolg der Therapie Schlüsse zu ziehen. Als zuverlässigstes Mittel zur Sicherung der Diagnose gilt heute der Gewebetierversuch mit intraperitonealer Transplantation des Untersuchungsmaterials. Diese Methode ist unter Umständen bei sonst nicht zu klärender Diagnose in Betracht zu ziehen.

Bei der Untersuchung des Absceß- und Fisteleiters ist ein besonders hoher Lymphocytengehalt als verdächtig auf Tuberkulose anzusehen. Die bakteriologische Untersuchung des Eiters verläuft oft tuberkulosenegativ. Bei Mischinfektionen ist wegen der modernen antibiotischen Therapie die Feststellung der betr. Erreger oder Erregergruppen und ihrer Resistenz von Bedeutung.

c) Die Querschnittslähmung

Die Lähmungserscheinungen im Verlauf der Spondylitis gehörten für Pott noch zu den wichtigsten Teilsymptomen zur Sicherung der Diagnose.

Ihrer Häufigkeit nach schwankt das Auftreten der Lähmungen in der Literatur nach May zwischen 15 und 40%. Sorrel beobachtete sie bei 8%, Galland bei 4 bis 8%, Girtlestone bei 10%, Felländer und Schosserer bei 5% ihrer Fälle. Kastert kommt auf 4,5%. Im eigenen Material ist die Häufigkeit auf etwa 5% zu schätzen. Für Ménard war das Auftreten von Lähmungserscheinungen noch eine häufige Komplikation, die ihn zur Costotransversektomie führte.

Zweckmäßig erscheint eine Trennung der Lähmungserscheinungen in Früh- und Spätlähmungen. Die sogen. Frühlähmung entsteht im Verlaufe des ersten Jahres der spondylitischen Erkrankung und beginnt zunächst mit einem Steifigkeitsgefühl, dann zeitweiligen Schmerzen und schließlich motorischen und sensiblen Lähmungen, die allmählich in ein Querschnittssyndrom übergehen. Meist ist die Lähmung im Beginn spastisch, um dann allmählich schlaff zu werden. Die Lähmung der Blase und des Mastdarms gehört nicht immer zu den integrierenden Bestandteilen. Bei kompletten Querschnittslähmungen sind jedoch Blase und Mastdarm beteiligt. Eine weitere Komplikation im Gefolge der Querschnittslähmung sind die trophischen Störungen, die zu Ernährungsstörungen der Weichteile, vor allem unter dem Auflagedruck, und schließlich zu schweren Nekrosen, Ulcera und ausgedehnten Weichteileiterungen führen können. Mit Vorliebe entwickeln sich die Decubitalulcera über dem Kreuzbein, im Bereich der Dornfortsatzlinie, über den großen Rollhügeln, im ganzen Bereich des Gesäßes und ganz besonders beider Fersen. Verhängnisvoll kann sich die Blasenlähmung auswirken wegen der in ihrem Gefolge auftretenden Komplikationen, vor allem der chronischen Infektion der Harnwege und der Steinbildung. Wenn die Notwendigkeit besteht, die Blase dauernd durch Katheterung oder durch Dauerkatheter zu entleeren, so ist hier schon ein besonderes Gefahrenmoment der Infektion gegeben. Hiergegen hilft auch die jetzt empfohlene sogen. kapilläre Drainage nicht durchschlagend. Mit der Zeit stellt sich bei bestehenbleibender Lähmung ein gewisser

Automatismus der Blasenentleerung ein. Es muß jedoch gesagt werden, daß selbst nach Rückgang der Lähmung ein Teil der Kranken an aufsteigender Infektion der Harnwege mit schließlich nachfolgender Pyelonephritis und Urämie zugrunde geht. Die Frühlähmung kommt zustande durch eine Kompressionswirkung, die mittelbar oder unmittelbar durch den spondylitischen Herd verursacht wird. Die mehr dorsalwärts gelegenen Herdbildungen sind hierfür besonders prädisponiert. Wenn sich die Eiterung dorsalwärts unter dem Ligamentum longitudinale posterius entwickelt, so liegen pathologisch-anatomisch ähnliche Verhältnisse vor wie bei der Eiterung, die sich unter dem Ligamentum longitudinale anterius entwickelt, dieselbe hat aber hierdurch besonders deletäre Auswirkungen, weil sie zu einer Einengung des Canalis vertebralis führt und damit eine Druckschädigung der Medulla spinalis hervorrufen kann. Neben der Absceßbildung spielen selbstverständlich auch Zirkulationsstörungen und die Entwicklung eines entzündlichen Ödems eine Rolle.

Ob man hierbei mehr den Zirkulationsstörungen eine ausschlaggebende Rolle zuweist, wie SORREL, oder dem Ödem, ist letzten Endes gleichgültig, das Wichtigste ist die Erkenntnis, daß ein äußerer Druck diese Lähmungsfolge zustande bringt, und daß durch Druckentlastung die Lähmung reversibel bleibt. GALLAND fand als Ursache der Raumverengungen bei seinen Querschnittslähmungen in 90% spondylitische Abscesse. Zweifellos sind häufig große Absceßbildungen, die teils antevertebral, teils paravertebral und teils auch dorsalwärts sich erstrecken, die Ursache der Lähmungserscheinungen, wobei der Druck sicher auch inkonstant ist, worauf KASTERT hingewiesen hat.

Die Spätlähmungen werden durch entzündliche Veränderungen der Hirnhaut, eine sogen. Pachymeningitis hervorgerufen, worauf GALLAND und SORREL hingewiesen haben. Durch eine fortschreitende Bindegewebsproliferation im Bereich der Hirnhäute wird das Rückenmark umschnürt. Es kommt zur Zerstörung des Nervengewebes. Extradural gelegene Granulationen können gleichfalls einen Druck auf das Rückenmark ausüben. Dagegen sind die hochgradigen Gibbusbildungen nicht so sehr durch Lähmungskomplikationen belastet wie man annehmen könnte. Es kommt bei den schweren und ausgedehnten Gibbusbildungen offensichtlich zu einer weitgehenden Anpassung des Rückenmarks an die veränderte Lage und Stellung der Wirbelsäule, ohne daß eine solche Raumverengung erzeugt wird, die zur Lähmung führt. Erfahrungsgemäß führt Gipsbettbehandlung und Extension bei nicht wenigen Fällen zu einem Rückgang bzw. zur völligen Rückbildung der Lähmung, wobei man sich diese Rückbildung nur über die Zirkulationsstörungen bzw. das Ödem vorstellen kann, während eine Druckverschiebung gegenüber einem großen Absceß nur vorübergehenden Charakter haben kann.

Bei Spätlähmungen ist die Laminektomie zu erwägen, die jedoch nur dann Aussicht auf Erfolg bietet, wenn von außen her ein Druck auf das Rückenmark ausgeübt wird, der durch den entlastenden Eingriff beseitigt werden kann. Im allgemeinen ist die Laminektomie jedoch wenig aussichtsreich. Nach der Ansicht von DOBSON wird durch die Laminektomie in einem Drittel der Fälle eine Besserung erzielt. Es ist klar, daß bei einer fortgeschrittenen und ausgedehnten Vernarbung durch die Laminektomie kein Erfolg mehr erzielt werden kann. Dasselbe trifft auch zu, wenn die tuberkulösen Granulationen die Dura durchbrechen und auf das Rückenmark selbst übergegriffen haben. Bei der Laminektomie wird im allgemeinen einer Eröffnung der Dura widerraten. Beim Vorhandensein von knöchernen Vorsprüngen oder Verlagerung von Sequestern bietet die Laminektomie Aussicht auf Besserung.

4. Die Röntgenuntersuchung

Die röntgenologische Untersuchung ist beim Verdacht auf eine Spondylitis die wichtigste Ergänzung der klinischen Untersuchung und hat eine so überragende Bedeutung, daß auf sie nicht verzichtet werden kann. In allen Fällen, bei denen klinische Anzeichen eine spondylitische Erkrankung als möglich erscheinen lassen, sollte die Anfertigung von Röntgenbildern nicht unterlassen werden. Alllerdings darf man von der Methode nichts verlangen, was sie nicht leisten kann. Insbesondere ist darauf hinzuweisen, daß im frühen Beginn der Erkrankung bei bereits ausgeprägtem klinischen Befund die Röntgenuntersuchung negativ verlaufen kann, sie muß dann nach einiger Zeit wiederholt werden. Für die Sichtbarkeit spondylitischer Herde ist, abgesehen vom Sitz derselben, vor allem ihre Größe ausschlaggebend, ebenso aber auch die Dauer des Bestehens und der Grad der Zerstörung des Knochengewebes. Bei solchen Kranken, die anamnestisch einen sogen. Primärkomplex aufweisen oder an Lungentuberkulose gelitten oder eine Pleuritis durchgemacht haben, ist bei entsprechenden Verdachtsmomenten neben der genauen klinischen Befunderhebung auch die Röntgenuntersuchung unerläßlich. Das zeitliche Intervall vom Beginn der klinischen Erscheinungen bis zur röntgenologischen Manifestation kann außerordentlich verschieden sein.

Die Angaben hierüber in der Literatur weisen erhebliche Schwankungen auf, bei CLAIRMONT sind durchschnittlich 10 Monate angegeben, bei MENGIS 3 bis 6 Monate, bei MÄDER 3½ bis 24 Monate. Nach LIECHTI soll sich das röntgennegative Intervall bei Kindern auf etwa die Hälfte desjenigen belaufen, was beim Erwachsenen anzunehmen ist. Eine Zeitdauer von 24 Monaten dürfte zweifellos einen extremen Wert darstellen, jedoch gibt es sicher Fälle, bei denen die röntgennegative Phase eine Dauer von 12 Monaten erreicht, und zwar auch heute noch trotz Verbesserung der röntgenologischen Technik und ihrer Ergänzung durch die Tomografie.

Die Größe der Zerstörungsherde muß nach CHASIN, JAEGER, PRÉVOST u. a. wenigstens einen Durchmesser von 10 bis 12 mm erreichen, um röntgenologisch sichtbar zu werden. Es ist daher leicht verständlich, daß Herde, die nicht nennenswert über dieses Ausmaß hinausgehen, auf Summationsaufnahmen unentdeckt bleiben können.

In der älteren Literatur finden sich Angaben über ein angebliches Versagen der röntgenologischen Untersuchung bei sicherer spondylitischer Erkrankung. Einen solchen Fall mit negativem Röntgenbefund hat 1946 HELLSTADIUS beschrieben. Bei einer Tuberkulose des 5. Brustwirbelkörpers blieb die normale Gestalt des Wirbelkörpers völlig erhalten, es kam auch nicht zu einer Erniedrigung der angrenzenden Zwischenwirbelräume. Der Bereich der oberen Brustwirbelsäule ist aber sowieso wegen der vielfachen Überlagerungsmöglichkeiten schwierig zu erfassen, auch projektionsbedingt sind hier vielfache Täuschungsmöglichkeiten vorhanden.

Das verhältnismäßig lange röntgennegative Intervall bei der Spondylitis wirkt erschwerend bei der Wahl der Behandlungsmaßnahmen. Beim Vorhandensein ausgeprägter klinischer Symptome darf man sich auch bei negativen Röntgenbildern von entsprechenden therapeutischen Konsequenzen nicht zurückhalten lassen. Die Behandlung ist so durchzuführen wie bei einer völlig gesicherten Diagnose und nach einem Zeitpunkt von 2, spätestens 3 Monaten die Röntgenuntersuchung zu wiederholen. Darüber hinaus ist die röntgennegative Phase von großer Bedeutung bei der Beurteilung von Zusammenhangsfragen, vor allem hinsichtlich äußerer Einwirkungen, wie Trauma, Wehrdienstbeschädigung u. a. Das Nachhinken des Röntgenbefundes gegenüber der klinischen Symptomatologie ist außerordentlich bedeutungsvoll und sollte allgemein bekannt sein. Gerade in den Frühstadien der Spondylitis darf man sich durch den negativen Ausfall der Röntgenuntersuchung nicht dazu verleiten lassen, die klinisch gestellte Diagnose oder Verdachtsdiagnose aufzugeben.

MALLUCHE hat behauptet, daß in manchen Fällen es möglich sei, die Diagnose einer Spondylitis röntgenologisch schon zu stellen, bevor klinisch greifbare Anzeichen hierfür vorliegen. Diese Darstellung ist zweifellos unrichtig. Es kann sich hierbei höchstens um Spätfälle handeln, die in den Anfangsstadien klinisch stumm geblieben sind (s. Kapitel über den Verlauf der Spondylitis).

Gegenüber der Darstellung von MALLUCHE muß daran festgehalten werden, daß normalerweise die klinischen Anzeichen bei der spondylitischen Erkrankung im Anfangsstadium den ausschlaggebenden Wert besitzen und der Röntgenbefund erst nach einem negativen Intervall von mindestens 6 bis 8 Wochen ein positives Resultat liefert. Auch nach unseren Erfahrungen kann die röntgennegative Zeitspanne sich auf eine Zeit bis zu 12 Monaten belaufen.

Die röntgenologischen Symptome

Die Frühzeichen der Spondylitis sind röntgenologisch in einer Verschmälerung des Zwischenwirbelraumes und einer knöchernen Atrophie der den Bandscheiben benachbarten Wirbelkörperabschnitte zu erblicken. Die knöcherne Atrophie ist allerdings ein etwas subjektives Symptom und abgesehen von der Erfahrung des Untersuchers auch von der Qualität der Röntgenaufnahmen abhängig. Demgegenüber ist die Einengung des Zwischenwirbelraumes ein objektives Symptom, das vom Erfahrenen nicht so leicht zu übersehen ist. BROCHER mißt der knöchernen Atrophie als Frühsymptom weniger Bedeutung bei. Die Entkalkung der Deckplatten ist aber doch häufig nicht zu übersehen. Die Erniedrigung des Zwischenwirbelraumes ist in der Hauptsache zurückzuführen auf einen Abbau der Zwischenwirbelscheibe, und zwar vorwiegend des Nucleus pulposus, während der Anulus fibrosus ganz oder teilweise als weit widerstandsfähigerer Bestandteil lange erhalten bleibt. BROCHER, SCHAER u. a. meinen, daß die sichtbare Zwischenwirbelscheibenerniedrigung weniger auf die Zerstörung durch den entzündlichen Prozeß als auf eine Verlagerung und ein Eindringen des Bandscheibengewebes in den benachbarten Wirbelherd zurückzuführen sei, ähnlich wie bei Einbrüchen, die bei Traumen oder Scheuermannschen Veränderungen zustande kommen. Es handelt sich aber bei der spondylitischen Erkrankung und der Einwirkung der Tuberkelbakterien auf das Gewebe um einen ganz anderen Vorgang, und zweifellos kommt es durch die tuberkulöse Entzündung selbst zu einem weitgehenden Schwund des Nucleus pulposus und häufig auch zu einer teilweisen Zerstörung des Anulus fibrosus, der bei operativen Eingriffen nur noch in Resten in Form von Sequestern häufiger angetroffen wird. Die Bandscheibenverschmälerung kann symmetrisch oder asymmetrisch auftreten, in letzterem Falle kommt es zu einer Knickung der Wirbelsäulenachse. Am eindrucksvollsten sind die Bandscheibenerniedrigungen im Lumbalbereich, weil hier die Zwischenwirbelscheiben ein höheres Niveau erreichen als im Dorsalabschnitt. Im Brustwirbelsäulenbereich ist deshalb zur Vermeidung projektionsbedingter Täuschungen möglichst genau auf die erkrankungsverdächtige Partie zu zentrieren. Nur dann sind Zwischenwirbelraumverschmälerungen im Bereich der Brustwirbelsäule einwandfrei zu beurteilen. Die Verschmälerung des Zwischenwirbelraumes ist charakteristisch für eine entzündliche Erkrankung im Bereich des Wirbelkörpers, jedoch nicht unbedingt für die tuberkulöse Ätiologie. Auch bei osteomyelitischen und anderen entzündlichen Prozessen kommt es zu Erniedrigungen der Intervertebralräume.

Bei der Tuberkulose kommt es gelegentlich im Zuge der Bandscheibenverschmälerung auch zu kleinen Defektbildungen an den Randpartien der knöchernen Deckplatten. Allmählich kommt es dann zu größeren Substanzverlusten im Wirbelkörper, indem die deckplattennahen Herdbildungen größer werden und zur Zerstörung des Knochens führen. Im Zuge der Bandscheibeneinschmelzung kommt es zum Übergreifen des Krankheitsprozesses auf den nächst höher oder tiefer gelegenen Wirbel. Infolgedessen erkranken fast immer 2 oder mehr Wirbelkörper. Hingegen ist das Beschränktbleiben der Erkrankung auf einen einzigen Wirbelkörper ein seltener Vorgang. Die Zerstörung soll vorwiegend im 2. Erkrankungsjahr (Ménard) zustande kommen, bei Kindern im 2. Halbjahr. Eine feste Regel läßt sich hierfür aber nicht aufstellen, es gibt zweifellos auch schnell verlaufende Prozesse, bei denen es im 1. Jahr der Erkrankung zu erheblicher Zerstörung kommen kann. Die zentral oder ventral gelegenen Herde in den Brustwirbelkörpern führen naturgemäß bei zusätzlicher Belastung zu einem deutlichen Gibbus, weil im Dorsalbereich schon physiologischerweise eine kyphotische Krümmung der Wirbelsäule vorhanden ist. Ohne Ruhigstellung und Entlastung kann der Gibbus innerhalb weniger Wochen erheblich zunehmen. Abgesehen von der Ausbreitung der Erkrankung im caudalen Bereich des höher gelegenen und im cranialen Bereich des tiefer gelegenen Wirbelkörpers, kann es zu weiter fortschreitender Zerstörung kommen, so daß 4, 5 und noch mehr Wirbelkörper erkranken, von denen die zentral gelegenen eine hochgradige Zerstörung erfahren können, so daß geringe Wirbelkörperreste entweder nur noch in Form von schmalen Scheiben oder dorsalwärts gelegenen dreieckig verformten Restanteilen zurückbleiben. Die Zerstörung kann so hochgradig werden, daß nur mit Hilfe der Rippen und der hinteren Wirbelanteile, also Bogen und Dornfortsatz, das völlige Fehlen eines oder mehrerer Wirbelkörper zu eruieren ist. Im Lumbalbereich machen sich die Zerstörungen mit Zusammentreten der zerstörten Wirbelanteile nicht so deletär in Form eines Gibbus bemerkbar wie im Bereich der Brustwirbelsäule. Im Lendenteil kommt es vielmehr zu einer Kyphose bzw. einem gestreckten Verlauf der Lendenwirbelsäule mit Ausgleich oder Abflachung der physiologischen Lordose. Außerdem bestehen nicht selten infolge asymmetrischer Zerstörung sogen. Lateralverschiebungen oder kurzbogige skoliotische Verbiegungen, durch welche kompensatorisch oberhalb davon eine Gegenkrümmung zustande kommen kann. Die Gibbusbildung im Brustwirbelsäulenbereich kann so hochgradig werden, daß es zu einer Abknickung der Wirbelsäule von 90° und darüber kommt. Infolgedessen wird der Brustkorb teleskopartig zusammengestaucht, er kippt nach vorne, die unteren Rippen können auf dem Beckenkamm reiten, ähnlich wie bei einer hochgradigen Kyphoskoliose. Die Rippen verlaufen dabei erheblich steiler, die Intercostalräume werden hochgradig eingeengt. In manchen Fällen bleibt die Zerstörung in der Hauptsache auf den tiefer gelegenen Wirbel beschränkt, während der höher gelegene Wirbel im wesentlichen in seinen Konturen erhalten bleibt und sich infolgedessen schließlich in den teilzerstörten caudalen Wirbel hineinlagert. In anderen Fällen sind beide Wirbel hochgradig mit den einander zugekehrten Hälften in Mitleidenschaft gezogen und teilzerstört, und es kommt zu großen Höhlenbildungen, die unregelmäßig begrenzt sind. Im Bereich dieser Höhlen sind oft einzelne Knochenpartikel und Sequester infolge Kalkanreicherung sichtbar. Hierbei ist immer ausgedehnte Verkäsung und Abceßbildung anzunehmen. Bei Entwicklung der Herde mehr nach dorsal oder zum Foramen intervertebrale hin können frühzeitig Irritationen am Rückenmark oder an den Spinalnerven zustande kommen. In anderen Fällen können teilzerstörte Wirbelkörper infolge der Verminderung ihrer Konsistenz auch nach ventralwärts herausgepreßt werden, wobei eine ventrale Vorwölbung röntgenologisch zustande kommt. In manchen Fällen nimmt die Zerstörung so hochgradige Formen an, daß die unteren Teile der Brustwirbelsäule in die obere oder mittlere Lendenwirbelsäule hineingestaucht werden. Sowohl die Aufnahmen mit frontalem wie mit sagittalem Strahlengang können dann infolge von Überlagerungsvorgängen gelegentlich Einzelheiten kaum noch erkennen lassen. Bei einer Zerstörung höheren Grades kann durch das Hervortreten mehrerer Dornfortsätze die Gibbusbildung einen mehr angulären, also rundlichen oder kyphotischen Charakter annehmen. Bei hochgradiger Zerstörung von Bändern und Mitbeteiligung der kleinen Gelenke kann es zu einer ganz kurzbogigen, bajonettartigen Abknickung kommen, von LANNELONGUE als pathologische Luxation bezeichnet. Diese Formen sind selten, sie können sowohl nach seitlich wie auch nach hinten zustande kommen. Auch multiple Herdbildungen kommen vor. Es gibt Fälle, bei denen 4, 5 und noch mehr Herdbildungen im Bereich der Wirbelsäule zur Darstellung kommen (Etagenspondylitis), bei denen dann aber häufig die Erkrankung röntgenologisch auf die Zwischenwirbelscheiben und die angrenzenden Deckplatten beschränkt bleibt und es nicht zu weitergehender Zerstörung kommt. Diese Befunde können sich der klinischen Feststellbarkeit entziehen und in ihrer Mehrzahl manchmal nur röntgenologisch zu diagnostizieren sein.

Die Summationsaufnahmen zeigen häufig bezüglich der Ausdehnung der Zerstörung nur geringe Befunde, während die Tomographie hochgradige Zerstörungen nachweisen lassen kann. Auch die sogen. Wirbelkavernen oder Rundherde erscheinen auf den Übersichtsbildern häufig kleiner als auf den Tomogrammen. Es sind deshalb neben der Anfertigung von Übersichtsbildern mit sagittalem und frontalem Strahlengang auch Schichtungen in beiden Ebenen erforderlich, um die Ausdehnung und Größe der Erkrankung zu übersehen und Höhlenbildungen genauer lokalisieren zu können. Nach Orientierung mit Hilfe eines Medianschnitts ist es meistens möglich, mittels einiger Schichtungen nach der stärker betroffenen Seite die Lage der Höhlenbildung festzulegen und bei undeutlicher Zeichnung des Cavums nach der kontralateralen Seite mit der Tomographie aufzuhören, um die Strahlenbelastung nicht zu hoch ansteigen zu lassen. Zu der Beurteilung der Tomogramme gehört ein gewisser Grad von Erfahrung, da auch hierbei Fehldeutungen nicht ganz selten vorkommen.

Wir haben gelegentlich Erkrankungsfälle mit großen Einbrüchen bei Scheuermannscher Erkrankung gesehen, die auf Grund von Tomogrammen auch von Fachröntgenologen als spondylitische Herdbildungen angesehen wurden. Auch kann es bei asymmetrischem Verlauf kaudaler Wirbelsäulenabschnitte zur Projektion von rundlichen oder ovalen Schattenbildungen in die Wirbelkörper kommen, die in Wirklichkeit von Darmschlingen hervorgerufen sind. Auch hierdurch haben wir Fehldeutungen erlebt.

Abscesse können röntgenologisch sichtbar werden, wenn ihr Inhalt eine entsprechende Schattendichte erreicht, d. h. teilweise verkreidet oder verkalkt. Man sieht gelegentlich stärkere Ausprägungen mit Schichtungen oder Sedimentierungen in großen Absceßhöhlen, die, von einzelnen Wirbelkörpern oder Zerstörungshöhlen ausgehend, sich entweder para- oder prävertebral nach beckenwärts erstrecken, gelegentlich auch tief in das Becken hineinreichen. In anderen Fällen zeigen sich schmale, längliche Absceßspindeln mit verkalktem oder verkreidetem Inhalt, die jahrelang reaktionslos und unverändert liegen bleiben können.

Die sogen. perispondylitischen Abscesse, die mit einer Abhebung und Verschwartung der Längsbänder einhergehen, werden im Dorsalbereich als kugelige oder ovale Schattenbildungen um die Brustwirbelsäule herum sichtbar. Sie können von geringgradiger Ausdehnung bis zu exorbitanter Größe anwachsen. Die Absceßschattenbildungen dürfen nicht mit anderen Schatten, die von den normalen Bändern und von den übrigen Organen des Mediastinums hervorgerufen werden, verwechselt werden. Nach Herdausräumungen bleiben oft derbe Verschattungen im Dorsalbereich zurück, die von der Verschwartung der Längsbänder herrühren und mit einer Absceßbildung nichts mehr zu tun haben. Bei ausgedehnten Absceßbildungen mit Abhebungen des vorderen Längsbandes kann es entgegen der Schwere zu einem Aufsteigen der Eiterung und zu einer Arrosion auch höher gelegener Wirbelkörper in ihren ventralen Partien kommen (Spondylitis anterior superficialis [SCHULTHESS]). Im Lendenbereich kommt es infolge der Lagebeziehungen zum Musculus iliopsoas zu einem Herunterwandern der Abscesse entlang dem Psoas. Diese Senkungsabscesse können zu einer Verbreiterung des normalen Psoasschattens oder infolge Überlagerung zu einem völligen Unsichtbarwerden desselben führen.

Normalerweise soll der Psoasschatten ca. 2—3 cm lateral von der Iliosacralfuge die Crista iliaca treffen. Diese Dinge sind nur auf technisch einwandfreien Aufnahmen zu beurteilen, nachdem vorher durch entsprechende Maßnahmen die Überblähung der Darmschlingen durch Darmgase beseitigt ist. Hierfür ist häufig eine Verwendung von Abführmitteln zur Erzielung mehrerer kräftiger Darmentleerungen zweckmäßiger als die Anwendung von Einläufen, bei denen nicht selten noch größere Luftmengen in den Darm vorgetrieben werden.

Bei rundlichen Buckelbildungen im Bereich des Psoasschattens oder Überlagerung und Unsichtbarwerden des Psoasrandes gegenüber der anderen Seite ist die Diagnose auf einen Psoasabsceß zu stellen, der am häufigsten durch Absenkung einer spondylitischen Eiterbildung zustande kommt. In solchen Fällen muß daher genauestens nach höher gelegenen spondylitischen Herdbildungen gefahndet werden.

Ein nicht geringer Teil der Abscesse, die von tuberkulösen Wirbelsäulenherden ausgehen, ist röntgenologisch nicht nachweisbar, besonders in den Frühstadien, und wird zunächst nur klinisch faßbar. Man kann versuchen, nach punktionsweiser Entleerung von Abscessen durch Verwendung von Kontrastmitteln die Absceßwege und ggf. einen Zusammenhang mit Wirbelsäulenherden darzustellen. Das gleiche gilt auch für die Darstellung von Fisteln, die durch Perforation von Abscessen entstanden sind. Die Darstellung sowohl der Absceßstraßen wie auch der Fisteln liefert manchmal überraschende Resultate hinsichtlich des gewundenen, verzweigten Verlaufs und des Zusammenhangs mit einem weitab liegenden Wirbelherd.

Früher benutzte man hierfür Wismutpaste oder die sogen. Calot-3-Mischung, die im Wasserbad erwärmt und verflüssigt und danach injiziert wurden. Die heute zur Verfügung stehenden Kontrastmittel in flüssiger Form (Perabrodil, Joduron, Urografin) sind jedoch noch reizloser und besser verträglich und verteilen sich infolge ihrer leichteren Durchtrittsmöglichkeit besser auch durch Engpässe hindurch bis zu den Endpunkten der Abscesse bzw. Fistelbildungen. Zu beachten ist, daß vorher auf Jodüberempfindlichkeit geprüft werden muß. Bei Feststellung einer Jodallergie müssen andere Kontrastmittel, z. B. wismuthaltige, verwendet werden. Auch bei den Kontrastdarstellungen der Absceßhöhlen und Fisteln müssen ausreichende Filmgrößen verwendet werden. Ebenso ist möglichst für eine gute Entgasung des

Darmes Sorge zu tragen, wofür neben Verwendung von Abführmitteln auch Luicym, Pankreon, Euflat u. a. in Betracht kommen.

Für die reparativen Vorgänge ist charakteristisch, daß die Defektbildungen und Zerstörungshöhlen mit ihren Wandungen schärfer sichtbar werden, d. h., daß es zu einer sogen. Randsklerose kommt. Die Demarkierung und Abgrenzung der Erkrankungsprozesse geht mit einer Kalkeinlagerung einher, wodurch diese Randsklerose zustande kommt. Nach unseren Erfahrungen ist die Randsklerose keinesfalls als charakteristisch für Mischinfektionen anzusehen, sondern ein Anzeichen für die Abgrenzung und sich anbahnende Inaktivierung. Das sicherste Zeichen für eine Inaktivierung ist die partielle oder totale knöcherne Blockbildung zwischen teilzerstörten Wirbelkörpern. Bei geringer Ausdehnung der Zerstörung kann es manchmal innerhalb auffallend kurzer Zeit zu einer Verblockung kommen. Erklärlicherweise stößt die Blockbildung bei hochgradiger Zerstörung auf größere Schwierigkeiten, bzw. kann dieselbe nur zustande kommen bei gleichzeitig hochgradiger Gibbusbildung. Die knöcherne Blockbildung ist die beste und zuverlässigste Form der Inaktivierung. Die Tomographie der Wirbelsäule läßt manchmal verkalkte Reste von Deckplatten und Bandscheiben als Sequester in Höhlen noch sichtbar werden, die auf Summationsaufnahmen nicht zur Darstellung kommen. Sogen. fibröse Ankylosen werden gleichfalls beobachtet, sie sind, wenn sie spontan zustande kommen, zweifellos mit einem gewissen Unsicherheitsfaktor behaftet gegenüber der knöchernen Verblockung.

Bei Kindern wird nicht selten in unmittelbarer Nähe der spondylitischen Prozesse eine Zunahme der Wirbelkörperhöhe beobachtet. Hierbei muß angenommen werden, daß dieselbe durch einen entzündlichen Reiz auf die in diesem Alter noch vorhandenen höheren Wachstumspotenzen zustande kommt. Durch diese Elongation der Wirbelkörper können Gibbusbildungen teilweise korrigiert bzw. äußerlich klinisch weniger manifest werden. Gerade im Kindesalter kommt es außerdem zu kompensatorischen Umkrümmungen der oberhalb und unterhalb des Gibbus gelegenen Wirbelsäulenabschnitte, und zwar im Sinne einer Lordosierung im Brustteil und einer Hyperlordosierung im Lumbalabschnitt. Hierdurch sind die sogen. Korrekturen von bereits zustande gekommenen ausgeprägten Gibbusformen zu erklären. In Wirklichkeit läßt sich ein einmal zustande gekommener Gibbus auch mit schonenden Methoden nicht beseitigen. Vor dem Brisement forcé (CALOT) ist schon vor Jahrzehnten wegen des Auftretens schwerer Schädigungen gewarnt worden.

Eine Verriegelung teilzerstörter Wirbelkörper gegeneinander kommt häufig auch durch Verkalkungen der vorderen und seitlichen Längsbänder zustande in Form von knöchernen Spangen- und Brückenbildungen, deren Beginn man in fortlaufenden Serien in Form von Randausziehungen und Spitzungen bis zu schließlicher durchgehender Überbrückung verfolgen kann. In manchen Fällen kommt es, vor allem im Lenden-, aber auch im Dorsolumbalbereich, zu einer noch erheblich über den Herd hinausgreifenden Verknöcherung der Längsbänder mit Spangen- und Brückenbildung, so daß man fälschlich bei solchen Fällen schon von einer Bechterewschen Erkrankung gesprochen hat. Diese Formen haben jedoch mit einem Bechterew nichts zu tun, sondern sind ein Beweis dafür, daß die akzessorische unspezifische Entzündung noch weitab von der eigentlichen Herdbildung zu einer Verschwielung, Verschwartung und Verkalkung der Längsbänder führen kann. Die knöcherne Spangen- und Brückenbildung ist für viele Fälle als ein ausreichender Inaktivierungsvorgang anzusehen, allerdings ist dies keine feststehende Regel. Es gibt zweifellos nicht wenige Fälle, bei denen Brücken- und Spangenbildungen zustande kommen, während zentral davon noch deutliche Herde und Höhlenbildungen bestehen bleiben können. Für diese Fälle ist der Auffassung von KASTERT beizupflichten, daß hierbei die paravertebrale Verknöcherung nicht als Symptom einer Ausheilung angesehen werden kann. Es muß daher u. E. bei Auftreten von knöchernen Randzacken und Brücken im Bereich spondylitischer Herdbildungen genauestens nach zentral davon gelegenen Herdbildungen gefahndet werden, besonders unter Zuhilfenahme der Tomographie in beiden Ebenen.

5. Differentialdiagnose

Es gibt eine Reihe entzündlicher Erkrankungen, die überwiegend in anderen Organen oder Organsystemen auftreten und nur selten zu einer Mit- oder Nacherkrankung der Wirbelsäule führen. Die nicht tuberkulösen Wirbelsäulenentzündungen treten zahlenmäßig hinter der Tuberkulose weit zurück, so daß, wenn klinisch und röntgenologisch die Symptome einer Spondylitis vorhanden sind, mit Recht zunächst eine Tuberkulose in Betracht gezogen wird. Beim Vorliegen einer gleichzeitigen Lungenerkrankung ist die Diagnose einer tuberkulösen Spondylitis schon dadurch mehr oder weniger wahrscheinlich zu machen. Ganz besonders trifft dies zu, wenn sichere Anhaltspunkte für eine früher durchgemachte Pleuritis zu gewinnen sind. Beim Vorhandensein älterer tuberkulöser Lungenveränderungen, z. B. eines alten Primärkomplexes, ist zwar die Annahme eines Zusammenhangs zwischen der früheren spezifischen Lungenerkrankung und der tuberkulösen Ätiologie der Spondylitis naheliegend, aber nicht absolut beweisend. Es besteht durchaus die Möglichkeit, daß bei lange zurückliegenden spezifischen Lungenveränderungen eine Spondylitis anderer Ätiologie zur Beobachtung gelangt.

Die Nomenklatur der Spondylitiden ist etwas inkonsequent und verwirrend, wenn man daran denkt, daß im Schrifttum neben der Spondylitis tuberculosa eine Wirbelsäulenosteomyelitis und eine sogen. Spondylitis infectiosa einander gegenübergestellt werden. Diese Bezeichnungsweise ist schon deswegen unlogisch, weil schließlich alle 3 Arten von spondylitischer Erkrankung auf infektiösen Grundlagen beruhen. BROCHER plädiert für eine tuberkulöse Spondylitis und eine nicht tuberkulöse, die dann dem Erreger nach zu unterteilen wäre und die man dann als typhöse oder Bang-Spondylitis bezeichnen könnte. Diese Einteilung scheint an sich zweckmäßig, jedoch besteht dann immer noch die Schwierigkeit der Wirbelsäulenosteomyelitis, da sich bisher die Bezeichnung Staphylokokken-Spondylitis nicht eingebürgert hat. Auch gibt es eine gewisse Zahl von Fällen, bei denen die Frage des Erregers nicht restlos zu klären ist.

Die Spondylitis anderer Ätiologie

a) Die eitrige Spondylitis

Die am häufigsten vorkommende entzündliche Wirbelsäulenerkrankung nächst der Tuberkulose ist die osteomyelitische Erkrankungsform, welche durch Staphylokokken, und zwar durch den Staphylococcus aureus hervorgerufen wird. Streptokokken werden dagegen seltener beobachtet. Außerdem gibt es kaum irgendwelche Erregerarten, die nicht gelegentlich auch die Wirbelsäule befallen können, z. B. Fleckfieber, Grippe, Diphtherie, Gonorrhoe, Lues, Masern, Pocken, Scharlach, Rotz, die Erreger der Typhusgruppe, Lepra, Malaria und Maltafieber, außerdem kommen noch seltener in Frage die Actinomykose, Blastomykose, Sporotrichose und Echinokokken.

Von Vorerkrankungen, an die sich eine Spondylitis mit häufiger vorkommendem Erregertypus anschließen kann, sind zu erwähnen Anginen, Furunkel und Karbunkel, septische Aborte, Meningitiden und Pneumonien. Neuerdings werden nicht ganz selten nach Grenzstrangblockaden und Discographien infektiöse Folgeerscheinungen beobachtet, die zu einer spondylitischen Erkrankung führen.

Girard beobachtete das Zustandekommen einer Spondylitis L II—III nach intralumbaler Hydrocortison-Behandlung und fand im Schrifttum 3 ähnliche Fälle. Es gibt praktisch kaum eine Infektionskrankheit, die nicht, wenn auch in verschiedener Häufigkeit, zu einer entzündlichen Erkrankung der Wirbelkörper führen kann. Ein Teil der tropischen Infektionskrankheiten scheidet für die Kranken in Mitteleuropa von vornherein aus, falls sie nicht Aufenthalte in den Tropen anamnestisch angeben können (Abb. 26 a u. b).

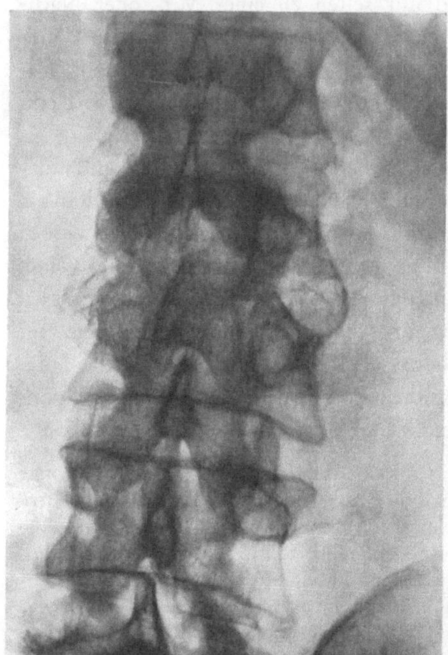

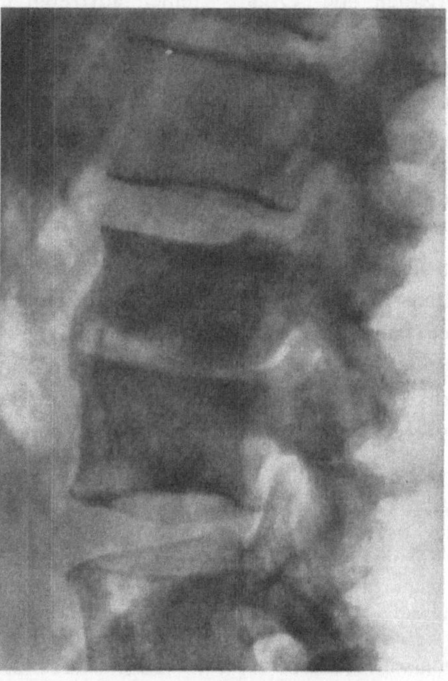

Abb. 26a und b. 49jähr. Mann. Osteomyelitische Erkrankung L II—L III mit teilweiser Blockbildung und starker Zunahme der Schattendichte

Die akute eitrige Osteomyelitis der Wirbelsäule ist im allgemeinen ein schweres Krankheitsbild, das mit hohem Fieber, Schmerzen und Funktionsausfall einhergeht. Häufig finden sich vorher entzündliche Erkrankungen der Haut, eitrige Anginen oder Furunkulosen. Auf andere entzündliche Vorerkrankungen ist gleichfalls zu achten, insbesondere auch auf eitrige Pleuritiden, Cystopyelitiden und ähnliches. Auf Grund der heute durchgeführten Therapie mit Antibiotica und Sulfonamiden wird manchmal schnell eine Entfieberung herbeigeführt und der Verlauf damit mehr protrahiert und schleichend. Nach den neueren Untersuchungen ist das Zustandekommen der chronischen Verlaufsformen keineswegs immer als Beweis für ein zu spätes Einsetzen der Therapie oder eine nicht genügend lange oder nicht genügend hoch dosierte antibiotische Behandlung anzusehen. Es gibt zweifellos nicht ganz wenige osteomyelitische Erkrankungen, die sicherlich ausreichend und früh genug mit Sulfonamiden und Antibiotica behandelt wurden und trotzdem in ein chronisches Stadium übergehen. Im allgemeinen gilt die eitrige Osteomyelitis vorwiegend als eine Erkrankung des Jugendalters bzw. der ersten 3 Lebensjahrzehnte und wird später seltener. Bei der eitrigen Spondylitis sind nach LOB folgende 3 Erkrankungswege zu unterscheiden:

1. Die direkte Infektion der Wirbelsäule bei offenen Verletzungen, z. B. durch schwere Berufs- oder Verkehrsunfälle sowie durch Schußverletzungen (überwiegend durch Kriegsereignisse),

2. die fortgeleitete Infektion von eitrigen Herdbildungen aus der Nachbarschaft, z. B. bei Nierenabscessen oder paranephritischen Abscessen, Pleuraempyemen, nahe gelegenen infizierten Wunden,

3. die hämatogene Streuung als typische Art des Auftretens der akuten Osteomyelitis im Kindes- und Jugendlichenalter, seltener bei Erwachsenen. Hierbei sind nicht selten Anginen oder Furunkel oder ein Erysipel als vorangehende Erkrankungen festzustellen.

Absceßbildungen in paravertebraler Form werden auch bei der Osteomyelitis beobachtet. OEHLECKER ist der Ansicht, daß die osteomyelitischen Abscesse mehr zum Durchbruch in benachbarte Hohlräume oder Hohlorgane neigen als die tuberkulösen Senkungsabscesse. Nach den Erfahrungen von HELLNER und LOB wird der Durchbruch der Abscesse nach außen jedoch als häufiger angesehen. Bei hämatogener Erkrankungsform befällt die Infektion überwiegend den Wirbelkörper selbst, ähnlich wie auch bei der Tuberkulose. Dies wird mit der Tatsache begründet, daß nur im jugendlichen Alter die Zwischenwirbelscheiben Gefäße aufweisen. Primäre Bandscheibenherde wurden von SCHMORL nach seinen Untersuchungen als sehr selten angesehen.

Seitdem jedoch die Zahl der Operationen, Punktionen, Blockaden etc. erheblich zugenommen hat, werden auch Infektionen der Bandscheibe beobachtet. So hat WEBER 1953 auf der Niederrheinisch-Westfälischen Chirurgen-Tagung in Salzuflen über 4 Fälle von akutem Bandscheibeninfekt berichtet, bei denen es sich zweimal um Punktionsverletzungen, einmal um eine Prolapsoperation und einmal um einen hämatogenen Infekt handelte.

GÜNSEL, SEYDEWITZ, ERB und MONTAG berichteten über entzündliche Wirbelveränderungen nach lumbalen Grenzstrangblockaden. Einen ähnlichen Fall nach Stellatumblockaden hat LOB beobachtet.

An sich sollte man annehmen, daß bei Kriegsschußverletzungen mit entzündlicher Beteiligung der Wirbelsäule ein klares Bild über den Zusammenhang vorhanden sei. Die Erfahrung lehrt aber, daß bei größeren Weichteilverletzungen oder Eiterungen in Wirbelsäulennähe eine Mitverletzung und spätere entzündliche Beteiligung der Wirbelsäule übersehen werden kann oder erst später erkennbar wird. Wir haben bei Begutachtungen eine Reihe von Fällen gesehen, bei denen erst die genauere klinische und röntgenologische Untersuchung der Wirbelsäule viele Jahre nach Ende des Krieges entzündliche Veränderungen aufdeckte, die retrograd als mit der Kriegsverletzung zuverlässig zusammenhängend beurteilt werden mußten. Auch HELLNER und LOB haben über solche Fälle berichtet. Derartige Zustandsbilder werden manchmal fälschlich als Spondylosis oder als Spondylarthritis ankylopoetica gedeutet. U. E. muß unbedingt bei Kriegsschußverletzungen und entzündlichen Veränderungen in den benachbarten Weichteilen auch eine entzündliche Grundlage für die Zwischenwirbelraumverschmälerungen, d. h. den Abbau der Bandscheiben und die reaktiven Randzacken- und Spangenbildungen angenommen werden. Ähnlich wie bei der Tuberkulose bei tiefsitzenden Spondylitiden eine Miterkrankung der Iliosacralfugen häufig beobachtet wird, muß auch hier ein Übergreifen entzündlicher Vorgänge auf die Bänder und Zwischenwirbelscheiben angenommen werden. Dies gilt auch für die Steckschußverletzungen in der Nachbarschaft ohne äußere Eiterung, und zwar u. E. nicht nur für Granatsplitterverletzungen, sondern auch für kalibergroße Durch- und Steckschüsse (s. LOB: Die Wirbelsäulenverletzungen und ihre Ausheilung, S. 152, Abb. 98 a und 98 b). In diesen Fällen zeigt der Röntgenbefund gelegentlich noch viele Jahre nach der zustande gekommenen Verletzung neben der Zwischenwirbelraumverschmälerung und den knöchernen Spangenbildungen eine erhebliche Kalkanreicherung und Vermehrung der Schattendichte als Nachweis dafür, daß sich hier ein entzündlicher Prozeß abgespielt hat.

Das im Anfang der akuten Osteomyelitis bestehende hohe Fieber von 39—40° bildet ein wichtiges Unterscheidungsmerkmal gegenüber der tuberkulösen Spondylitis und ist deshalb anamnestisch von großer Bedeutung. Auch bei chronischen Verlaufsformen sollte immer danach gefahndet werden, ob im Beginn des Leidens hohe Temperaturen aufgetreten sind. Nicht selten gehört der hoch fieberhafte Beginn zu den wenigen gesicherten Unterscheidungsmerkmalen gegenüber der Tuberkulose. Ein weiteres Charakteristikum ist die im allgemeinen starke Erhöhung der Blutkörperchensenkung bis auf einen 2-Std-Wert um 100 mm nach Westergren, während die Senkungswerte bei der Tuberkulose häufig normal oder nur gering gesteigert sind. Als drittes Unterscheidungsmerkmal kommt das schnellere Auftreten reparativer Vorgänge in Form von Zunahme der Schattendichte, Randsklerose und das frühere Auftreten von Randzacken und Spangenbildungen bei der Osteomyelitis in Betracht. Gegenüber der Tuberkulose soll es bei der Spondylitis purulenta auch zu einem schnelleren Abbau der Bandscheibe kommen, die sich röntgenologisch in einer Zwischenwirbelscheibenverschmälerung bemerkbar macht. Außerdem soll bei der eitrigen Spondylitis häufiger ein Befall der hinteren Wirbelkörperanteile und vor allem auch des Bogens zustande kommen. Im Gegensatz hierzu konnte Simon eine Osteomyelitis des Wirbelbogens nur sehr selten feststellen. Stellenweise gibt es bei der eitrigen Spondylitis stürmische Verlaufsformen mit rapider Einschmelzung und schneller Reparation und Blockbildung, während andererseits chronisch verlaufende Formen beobachtet werden, deren Trennung von der Tuberkulose große Schwierigkeiten verursachen kann. Bei den eitrigen Spondylitisformen ist der Verlauf weitgehend von der Abwehrlage und der Bildung von Antikörpern abhängig, worauf das verschiedenartige Verlaufstempo überwiegend zurückzuführen ist. Es muß andererseits darauf verwiesen werden, daß es auch bei der Tuberkulose Verlaufsformen gibt, die mit schnellem Abbau größerer Wirbelkörperpartien, aber dann auch relativ rasch einsetzender Reparation einhergehen. Im allgemeinen spricht das schnellere oder überhaupt frühzeitige Eintreten von Kalkanreicherung und Randsklerose mehr für das Vorliegen einer eitrigen Spondylitis. Das schnelle Ansprechen auf intensive und hoch dosierte antibiotische Behandlung, vor allem mit staphylokokkenwirksamen Antibiotica, spricht selbstverständlich auch mehr für eine eitrige Wirbelsäulenosteomyelitis.

Für viele Fälle der nicht tuberkulösen Spondylitis gilt, daß eine exakte Diagnose nur aus dem Verlauf zu entnehmen ist, daß dagegen einmalige Röntgenuntersuchungen eine genauere Diagnostik in dieser Beziehung nicht erlauben. Hierauf haben auch Brocher und Junghanns hingewiesen. Man hat früher davon gesprochen, daß die eitrige Spondylitis für ihren Ablauf so viele Monate beanspruche wie die tuberkulöse Spondylitis Jahre. Diese simplifizierte Interpretation halte ich für äußerst bedenklich, da die Spondylitis nicht tuberkulöser Ätiologie in nicht wenigen Fällen in ihrem Ablauf genau so lange Zeit in Anspruch nimmt wie die tuberkulöse Form.

Außer den häufig beobachteten entzündlichen Prozessen an der Körperoberfläche, wie Furunkel und Karbunkel, Erysipel oder Tonsillitis, werden in letzter Zeit die Harnwege als Entstehungsquelle spondylitischer Erkrankungen angesehen, vor allem im lumbalen Bereich, wobei besonders auf die hämatogenen und lymphogenen Verbindungswege hingewiesen wird. In Betracht kommen vorwiegend Cystopyelitiden, die aszendierende Pyelonephritis und entzündliche Erkrankungen der Prostata, vor allem Prostataabscesse.

b) Spondylitische Erkrankungen bei der Typhusgruppe

Über die Häufigkeit des Auftretens der nicht tuberkulösen Spondylitis finden sich im Schrifttum sehr divergierende Angaben (Abb. 27 a u. b).

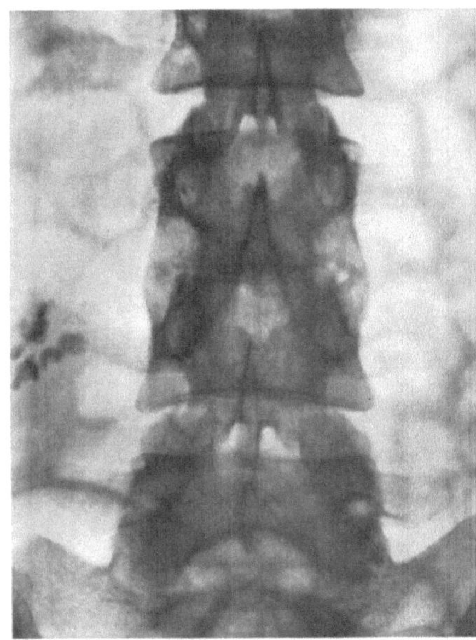

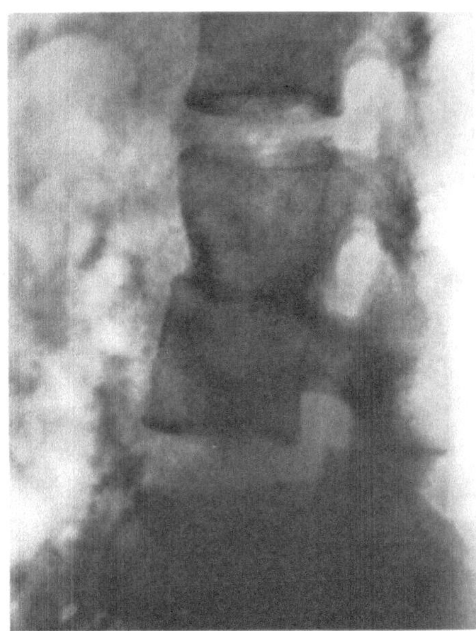

Abb. 27 a und b. 20jähr. Mädchen. Spondylitische Erkrankung L III—IV nach Typhus im Alter von 16 Jahren

Teitge ist der Ansicht, daß von den nicht tuberkulösen Spondylitiden die typhöse Spondylitis am häufigsten angetroffen wird. Im Gegensatz dazu ist nach unseren Erfahrungen, wie auch nach den Beobachtungen anderer Autoren, die osteomyelitische Erkrankungsform zahlenmäßig als die am häufigsten vorkommende anzusehen, während die Erkrankungen der Typhusgruppe ihrer Häufigkeit nach erst an zweiter Stelle folgen. Nach Teitge und Bruder soll besonders die Lendenwirbelsäule von der typhösen Erkrankung bevorzugt werden. Bruder stellte unter 103 Fällen von typhöser Spondylitis eine Erkrankung der Lendenwirbelsäule in 56% fest, die Erkrankungsdauer soll nach seiner Meinung 5 Monate betragen und sich nur ausnahmseise über Jahre hinziehen, während Teitge eine Erkrankungsdauer von 1 bis 1½ Jahren angibt. Von Wagenfeld wurde ein großer retroperitonealer Absceß, welcher Typhuserreger enthielt, beschrieben, der sich erst 15 Jahre nach dem Typhus entwickelte.

Spondylitische Erkrankungen im Gefolge einer Darmerkrankung auf Grund der Typhusgruppe haben nach unseren Beobachtungen durch die Kriegsereignisse und nach dem Kriege zugenommen. Während die eigentliche typhöse Spondylitis, wie auch im Schrifttum häufiger beschrieben, im allgemeinen ohne schwerere Zerstörungen und mit einer bald eintretenden Blockbildung ablaufen kann, ist der Paratyphus B, der sich ja allgemein durch nicht wenige Komplikationen auszeichnet, auch an der Wirbelsäule im Verlauf bösartiger. Beim Paratyphus B kann es nach unseren Beobachtungen zu erheblichen Zerstörungen an den Wirbelkörpern, einem sehr protrahierten Verlauf mit zahlreichen Abscessen und Fistelbildungen kommen, so daß die Erkrankung nach Dauer, Ausdehnung und Komplikationen hinter einer Tuberkulose keinesfalls zurückbleibt (Abb. 28 a u. b).

Bei einem Kriegsbeschädigten, der in Rußland einen Paratyphus B durchgemacht hatte, stellten wir eine Spondylitis fest, die sich über 10 Jahre hinzog. Es kam zu zahlreichen Fistelbildungen, in deren Eiter Paratyphus B nachgewiesen werden konnte. Erst nach einer radikalen Herdausräumung mit längerer Instillationstherapie kam die Erkrankung allmählich zur Ausheilung (s. Abb. 28 a u. b).

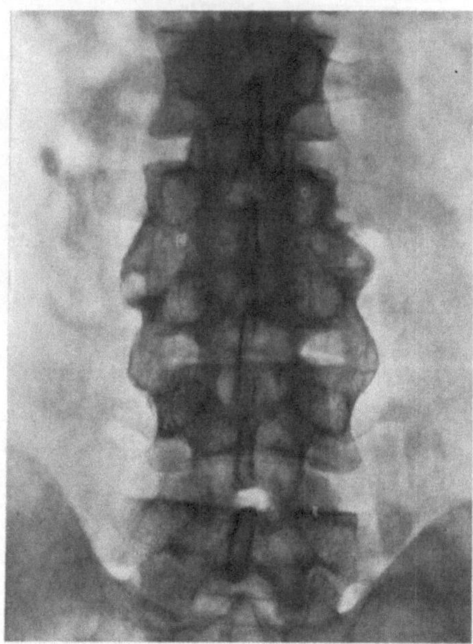

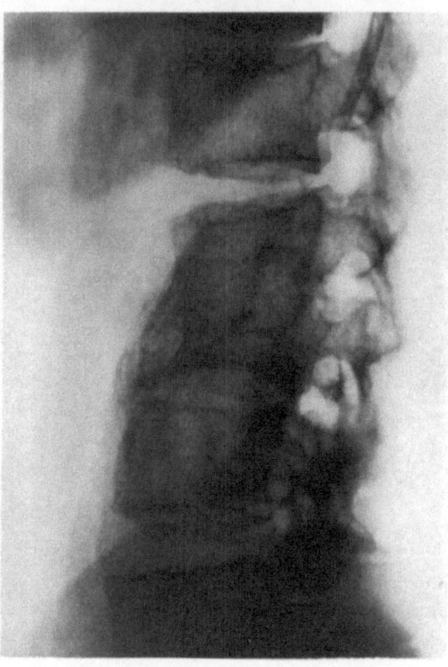

Abb. 28 a und b. 46jähr. Mann. Spondylitische Erkrankung L III, L IV und L V auf Grund eines Paratyphus B (russische Gefangenschaft). Schwerste Zerstörung von L III und L IV. Zahlreiche unregelmäßige Höhlenbildungen. Mäßiger Gibbus. Lumbalisation des 1. Sacralwirbels

Bei den Erkrankungen der Typhusgruppe kommt es vor allem auf die anamnestischen Angaben über eine vorher durchgemachte Erkrankung an Typhus oder Paratyphus an. Auf die Untersuchung der Agglutination nach Gruber-Vidal ist nach wie vor immer noch großer Wert zu legen. Hierbei muß berücksichtigt werden, daß nach Massenimpfungen, wie sie im Kriege vorgenommen wurden, die Agglutinationswerte beeinflußt sind. Bei Schutzgeimpften gibt es einige Zeit nach der Impfung einen Impftiter von 1 : 100, vereinzelt auch höher (Bingold).

Auch die anamnestischen Angaben sind nicht immer ohne weiteres verwertbar, da der Typhus Jahre und sogar Jahrzehnte zurückliegen kann, und manchmal den Kranken überhaupt nicht bekannt ist, daß sie einen Typhus durchgemacht haben (Holler und Starlinger).

Daß nach den Erkrankungen der Typhusgruppe eine Knochenmarkentzündung auftreten kann, wurde zuerst von Maisonneuve entdeckt (1885). Quinke hat 1899 Wirbelkörperentzündungen nach Typhus beschrieben. Von dem Pathologen Fraenkel konnten 1903 bei allen Sektionen von Typhusleichen schon in der ersten Krankheitswoche Typhusbacillen im Knochenmark nachgewiesen werden.

Die klinischen Symptome sind naturgemäß keine anderen als die einer sonstigen Spondylitis, jedoch hat man den Eindruck, daß die frühen Erkrankungsstadien eine etwas uncharakteristische und wenig ausgeprägte Symptomatologie hervorrufen, wodurch zu erklären ist, daß gerade bei der Typhusgruppe die frühen Stadien der Spondylitis unentdeckt bleiben oder anders gedeutet werden. Röntgenologisch können ähnliche Bilder wie bei der Tuberkulose zustande kommen, in manchen Fällen verläuft der Ab- und Wiederanbau der Knochenzonen bei Typhus allerdings schneller und geht des öfteren auch nicht mit so ausgedehnten Zerstörungen einher wie bei der Tuberkulose.

Nach unseren Erfahrungen ist es im Gegensatz zu der Ansicht von BRUDER aber so, daß nur ausnahmsweise die Typhuserkrankung der Wirbelsäule in wenigen Monaten abläuft, sich im allgemeinen aber über Jahre erstreckt. Bei Herdbildungen in einem Wirbelkörper kommt es bald zu einer Beteiligung der Deckplatten und der Bandscheiben und dadurch zu einem Übergreifen auf den benachbarten Wirbel, so daß im allgemeinen auch hier immer 2 Wirbelkörper erkranken. Wenn JUNGHANNS den Standpunkt vertritt, daß die Niveauverminderung des Intervertebralraumes ein röntgenologisches Frühzeichen der Typhuslokalisation sein könne, so kann dies nur dahingehend zu verstehen sein, daß dies dann zutrifft, wenn den Umständen nach eine typhöse Erkrankung in Betracht gezogen werden muß, d. h. ein Typhus als Vorerkrankung anamnestisch bekannt ist. Tatsächlich ist die Verschmälerung des Zwischenwirbelraumes ganz allgemein ein Anzeichen für eine entzündliche Schädigung und kann nicht als charakteristisch für eine typhöse Erkrankung angesehen werden.

Es hat sich gezeigt, daß die antibiotische Behandlung zwar in den Frühstadien der typhösen Erkrankungen von ausgezeichneter Wirkung sein kann, daß hierdurch aber die Spätschäden nicht verhütet werden können. Manche Autoren glauben, daß im Gegenteil durch die hochdosierte Behandlung mit Antibiotica und die Abkürzung des Krankheitsverlaufes eine ungenügende Antikörperbildung hervorgerufen werde und daß hierdurch in vermehrtem Umfange Spätschäden zur Beobachtung gelangten. Deshalb wird stellenweise von internistischer Seite Chloramphenicol nur noch bei besonders schweren Fällen verwendet (BINGOLD und HERMANNSEN).

Als das Antibioticum, das in hoher Dosierung in sicherster Weise den Typhuserreger vernichtet, gilt das Penicillin, das deshalb häufig bei Dauerausscheidern verwendet wird, vor allem beim Auftreten von Fisteln. KLOSE, KNOTHE und STAACK konnten von 18 Dauerausscheidern bei 6 Kranken mit intensiver Penicillin-Behandlung eine Heilung erreichen. Bei Fistelträgern muß immer eine Bacillenausscheidung angenommen werden, weshalb bei Nachweis von Knochenherden eine radikale Sanierung in Betracht zu ziehen ist, was früher schon MADELUNG gefordert hat.

Wegen des Spongiosareichtums werden neben den Wirbelkörpern nicht selten auch die Rippen von einer typhösen Erkrankung befallen, wobei diagnostisch meistens auch zunächst an eine Tuberkulose gedacht wird. Von F. LICHTENAUER wurden 3 Rippen-Osteomyelitiden nach Typhus beschrieben. Die fistelnden Formen sind genau wie bei der tuberkulösen Grunderkrankung als therapeutisch nicht ganz dankbar anzusehen, da es manchmal auch nach anscheinend hinreichender Resektion der erkrankten Rippenabschnitte noch zum Fortschreiten der Erkrankung kommt.

Auf das Problem der Bacillenausscheider soll im ganzen hier nicht weiter eingegangen werden, jedoch ist darauf hinzuweisen, daß häufig die eigentliche Quelle der Dauerausscheidung im Bereich der Gallen- und Harnwege liegt, so daß erst eine in diesen Gebieten durchgeführte Sanierung die Beseitigung der Bacillenausscheidung herbeiführt.

Ist es trotz frühzeitiger und ausreichender Behandlung mit Chloramphenicol, Leukomycin oder Penicillin zum Auftreten von Knochenherden gekommen, so sollte stets eine kombinierte chirurgische und antibiotische Behandlung nach vorheriger Austestung der Empfindlichkeit in Betracht gezogen werden, wobei die beste Form zweifellos eine nach Herdausräumung langfristig durchgeführte Herdinstillation darstellt.

c) *Bang-Spondylitis*

Verhältnismäßig häufig vorkommen soll auch die Bang-Spondylitis, besonders in den Mittelmeer-Ländern und Südamerika. Die klinischen Erscheinungen mit großen Absceßbildungen sollen einen auffallenden Gegensatz zu den verhältnismäßig geringgradigen Röntgenbefunden bilden.

Von Di Rienzo wurden 1950 20 Fälle von Bang-Spondylitis geschildert mit überwiegendem Befall der Lendenwirbelkörper. Neben dem Abbau der Zwischenwirbelscheibe soll es bei der Bang-Spondylitis kleine Zerstörungsherde an der Ventralseite der Wirbelkörper in Deckplattennähe geben mit folgenden überwuchernden reparativen Vorgängen, die als gewöhnliche Spondylose imponieren können. Bei längerem Bestehen kann die Bang-Spondylitis gewisse Ähnlichkeiten mit einer Spondylitis tuberculosa aufweisen. Von Weber wurde im Zusammenhang mit Bang-Infektion der Wirbelsäule ein Befall der Meningen und Auftreten einer Meningo-Encephalitis beobachtet. Neben den anamnestischen Erhebungen ist für die Diagnose einer Bang-Infektion der Nachweis des Erregers aus Blut oder Eiter sowie ein positiver Ausfall der Agglutination in entsprechender Verdünnung entscheidend, außerdem gibt es noch eine spezifische Hautreaktion. Entzündliche Veränderungen an der Wirbelsäule werden bei der Lues unter den Skeletlokalisationen selten beobachtet, heute noch seltener als früher. Die Halswirbelsäule soll dabei bevorzugt betroffen sein. Fälle von Tabes, bei denen es zu Umbauvorgängen mit entkalkten und kalkangereicherten Zonen an der Wirbelsäule kommen kann, werden so gut wie überhaupt nicht mehr beobachtet.

Bei der ganzen Gruppe der nicht tuberkulösen Spondylitiden kommt therapeutisch neben exakter Ruhigstellung im Gipsbett, wie bei der Tuberkulose, vor allem intensive und genügend lange antibiotische Behandlung in Betracht, wobei die Kombination mit einem Sulfonamid die Wirksamkeit noch erhöhen und eine vorzeitig eintretende Resistenz verhindern kann. Wenn beim Auftreten von Abscessen oder Fisteln Eiter oder Fistelsekret zur Verfügung steht, ist die Austestung geeigneter Antibiotica zweckmäßig. Auch bei frühzeitiger und sachgemäßer Behandlung mit Antibiotica und Sulfonamiden läßt sich, dies gilt namentlich für die eitrigen Formen der Spondylitis auf dem Boden einer Staphylokokkeninfektion, ein Übergang in das chronische Stadium nicht immer verhüten. Bei entsprechender Dauer der Erkrankung und je nach Art und Ausdehnung der Zerstörung im Bereich der spondylitischen Herdbildungen ist auch die Herdausräumung mit anschließender Instillationsbehandlung von 4 bis 8 Wochen Dauer zu erwägen. An Hand des hierbei entnommenen Materials läßt sich histologisch und bakteriologisch die Diagnose überprüfen bzw. sichern und eine Resistenzbestimmung für die weitere antibiotische Behandlung durchführen.

d) *Die Spondylarthritis ankylopoetica*

Die versteifende Wirbelsäulenentzündung ist als eine entzündlich-rheumatische Erkrankung anzusehen, welche vor allem die Wirbelsäule befällt, sich aber auch an den übrigen Körpergelenken manifestieren kann.

Das Leiden ist zuerst von Strümpell im Jahre 1884 beschrieben worden, später auch von Bechterew und Pierre Marie. Als Eigenname hat sich für die Erkrankung überwiegend der von Bechterew eingebürgert. Die Bezeichnung Spondylarthritis ankylopoetica stammt von F. Fraenkel.

Große Bedeutung kommt der versteifenden Wirbelsäulenentzündung deshalb zu, weil sie vorwiegend jüngere Personen im arbeitsfähigen Alter befällt und zu schwerer Bewegungseinschränkung und vorzeitiger Dauerinvalidität führen kann. Überwiegend beginnt sie im 3. Lebensjahrzehnt, es gibt jedoch auch nicht wenige Fälle, die einen Beginn der Erkrankung schon in der 2. Hälfte des zweiten Lebensjahrzehnts aufweisen. Bei letzteren sind die ersten Krankheitszeichen häufig etwas uncharakteristisch, so daß nicht selten dabei der Verdacht auf eine psychogene Grundlage geäußert wird.

Betroffen wird überwiegend das männliche Geschlecht. Erkrankung von Frauen ist selten, kommt jedoch vor. Das Geschlechtsverhältnis wird mit 100 : 3 angegeben. Von anderen wird die Beteiligung der Frauen auf 10% geschätzt. Von FORESTIER sind 15% und von SCOTT 30% angegeben. Auch Heridität ist manchmal nachweisbar. J. SCHÜLLER konnte bei 4 von 5 Geschwistern eine Erkrankung an Morbus Bechterew beobachten. Ähnliche Fälle werden auch von FUNK und MASON beschrieben. Es sind sogar Stammbäume von Spondylarthritikern aufgestellt worden (BÖNI, STECHER). Die eigentliche Ursache der Bechterewschen Erkrankung oder jedenfalls dieser Erkrankungsform ist bisher nicht aufgedeckt. Alle Versuche eines Erregernachweises sind mißglückt. Manche Autoren führen sie auf eine vorangehende andere Infektionskrankheit zurück (FORESTIER, ROMANUS, VOLHARD). Vor allem soll dabei die gonorrhoische Infektion eine große Rolle spielen. Auf die Häufigkeit gonorrhoischer Erkrankungen haben schon LÉRI, VOLHARD, FORESTIER, KREBS und PAYR hingewiesen. Daß die Bechterewsche Erkrankung ätiologisch in einem so hohen Maße mit einer gonorrhoischen Vorinfektion zusammenhängt, wie dies die genannten Autoren angenommen haben, erscheint heute doch sehr unwahrscheinlich, da in den letzten 10 bis 15 Jahren die Gonorrhoe in außerordentlichem Maße zurückgegangen ist, resp. in frühen Anfangsstadien mit Erfolg antibiotisch zur Heilung gebracht wird, wohingegen jedoch von einem zahlenmäßigen Rückgang der Bechterewschen Erkrankung keine Rede sein kann. Nach unseren Erfahrungen war der größte Teil der Spondylarthritiker vorher nicht gonorrhoisch vorerkrankt. Bei der außerordentlichen früheren Verbreitung der Gonorrhoe dürfte es sich überwiegend um ein zufälliges Zusammentreffen beider Erkrankungen gehandelt haben. FORESTIER und VOLHARD vertraten die Ansicht, daß die Erkrankung dadurch zustande kommt, daß eine Infektion auf dem Lymphwege von der Prostata auf den Lendenbereich übergreift. Wegen der nahen Lagebeziehung der Lymphgefäße zur Wirbelsäule hin sollen beim Manne die Iliosacralgelenke und die Lendenwirbelsäule leichter befallen werden. Die an und für sich seltenere Beteiligung der Symphyse soll dagegen häufiger bei der Frau beobachtet werden. Von BADSON wurde dagegen auf venösem Wege eine Ausbreitung der Infektion auf die Wirbelsäule angenommen. ROMANUS hat 1953 erneut auf den Zusammenhang von Prostatitis und Samenblasenentzündung mit der Wirbelsäulenerkrankung hingewiesen. Nach unseren Erfahrungen wird nicht selten in höherem Alter neben entzündlichen hypertrophierenden Prostataerscheinungen auch ein Bechterewsches Syndrom gefunden, das dann auf den Lendenbereich beschränkt bleiben kann. Ein Zusammenhang zwischen Erkrankungen der Urogenital-Organe und der Spondylarthritis ankylopoetica kann daher zweifellos nicht ganz abgelehnt werden. Auffallend ist, daß die Spondylarthritiker häufig einen asthenisch-leptosomen Körperbau aufweisen, jedenfalls häufig abnorm mager sind, oft auch ein blasses Aussehen und eine Anämie aufweisen, während der athletisch-muskuläre Typus wesentlich seltener von der Erkrankung befallen wird. Nicht selten wird auch eine Kombination von Bechterew und Lungentuberkulose gefunden, wobei keineswegs geklärt ist, ob der Spondylarthritiker an einer Lungentuberkulose erkrankt, weil die Brustkorbatmung stark behindert ist oder umgekehrt die vorangehende Lungenerkrankung ätiologisch mit einem nachfolgenden Bechterew zusammenhängt. Das Zusammentreffen von Lungentuberkulose und Bechterew ist differentialdiagnostisch nicht ohne Bedeutung, da diese Kranken häufig wegen der Frage des Vorliegens einer tuberkulösen Wirbelsäulenerkrankung zur Untersuchung kommen. Therapeutisch gibt diese Doppelerkrankung besonders schwierige Probleme auf. In Lungenheilstätten werden nach unseren Beobachtungen nicht selten Erkrankte angetroffen, die gleichzeitig an einer Spondylarthritis ankylopoetica leiden. Auch BROCHER verweist auf das gleichzeitige Vorkommen von Bechterew und Lungentuberkulose. BERTIER nahm bei 25% seiner Bechterew-Kranken eine tuberkulöse Ätiologie an, COSTE bei etwa 14%, von KIENBÖCK wurde der Verdacht geäußert, daß die Wirbelsäule von tuberkulösen Urogenitalherden aus erkrankt.

Es wird heute überwiegend angenommen, daß die Spondylarthritis ankylopoetica in den rheumatischen Formenkreis gehört. Die Erkrankung verläuft häufig in Schüben, wobei quälende Schmerzen und zunehmende Versteifung mit verhältnismäßig schmerzfreien Intervallen abwechseln können. Bei der zunehmenden Versteifung kommt es meistens zu einer hochgradigen Kyphose des Brustteils, wobei die Halswirbelsäule entweder weniger oder später mit erkrankt. Neuralgien im Gebiet des Ischiadicus und Cruralis und Intercostalneuralgien sind häufige Begleitsymptome. Bei einer Versteifung in Hyperkyphose des Dorsalabschnitts muß der Kranke die Halswirbelsäule vermehrt in Streckstellung bringen, um den Kopf aufrichten zu können. Bei ausgeprägter Beteiligung der Halswirbelsäule muß häufig der Rumpf gedreht werden, wenn der Erkrankte seinen Gesprächspartner ansehen will. Während des schubweisen Fortschreitens der Erkrankung ist die Wirbelsäule häufig druck- und klopfempfindlich. Eine Miterkrankung des Herzens wird häufig konstatiert. Besonders zu achten ist auch auf eine begleitende Iritis oder Iridocyclitis. Die großen Körpergelenke, wie Schulter-, Hüft- und Kniegelenke, sind häufig mit befallen, ebenso die Articulatio sacroiliaca.

Wegen der verschiedenen Verlaufsformen, bei denen einmal die Körpergelenke befallen sind oder frei bleiben und andererseits der Verlauf an der Wirbelsäule ein mehr auf- oder mehr absteigender sein kann, hat man geglaubt, zwei getrennte Krankheitsbilder vor sich zu haben. Es handelt sich jedoch in Wirklichkeit um ein- und dasselbe Krankheitsbild, ganz gleich ob die Dorsalwirbelsäule in Hyperkyphose versteift oder in völlig gerader und abgeflachter Form, was auch beobachtet wird. Die Blutsenkung kann beträchtlich erhöhte Werte aufweisen, vor allem während des schubweisen Fortschreitens. Bei den typischen Formen ist die Brustatmung hochgradig eingeengt infolge zunehmender Brustkorbstarre, so daß die Bauchatmung bei weitem überwiegt. Wegen der Beziehungen zu den rheumatischen Grundlagen ist die Fahndung nach Herden im Kopfbereich (Zähne, Mandeln, Nebenhöhlen) nicht zu vernachlässigen.

Die charakteristischen röntgenologischen Anzeichen treten erst verhältnismäßig spät auf, so daß die Diagnose möglichst in den frühen Stadien klinisch gestellt werden muß. Bei nur verdachtsweise zu stellender Diagnose sollten die Kranken in regelmäßiger Beobachtung gehalten werden. Krebs hat als frühestes Röntgenzeichen destruierende und ulcerierende Veränderungen an den Iliosacralfugen beschrieben. Bei Verdacht auf Bechterewsche Erkrankung ist deshalb eine Beckenübersichtsaufnahme erforderlich. Es muß jedoch darauf hingewiesen werden, daß die Röntgenzeichen mehrere Jahre hinter den klinischen Symptomen her hinken. An der Iliosacralfuge werden zuerst wolkige und unscharfe Zeichnung, dann Aufhellungen und Verbreiterungen und schließlich knöcherne Überbrückung mit völliger homogener Synostose gefunden, so daß in manchen Fällen von der Iliosacralspalte nur noch eben eine schmale Linie erkennbar ist. Periostale Wucherungen und Verdickungen am Os pubis und ischii sowie Strukturauflockerungen und unregelmäßige Konturen an der Symphyse werden beobachtet. Entsprechend der Versteifung kommt es röntgenologisch zu einer hochgradigen Verkalkung der Längsbänder, des Ligamentum longitudinale anterius und posterius und der Ligamenta interspinalia sowie zu ausgedehnten Randzacken- und Spangenbildungen, so daß schließlich die ganze Wirbelsäule das Aussehen eines „Bambusstabes“ annimmt. Mit den Kalkanreicherungen in den Bändern, Brücken- und Spangenbildung, geht eine Entkalkung der Wirbelkörper selbst einher. Die Zwischenwirbelräume im Lendenteil bleiben meist normal hoch, während im Brustabschnitt neben einer Auflockerung der Deckplatten eine Verschmälerung der Intervertebralräume beobachtet wird. Entzündliche Veränderungen an den Gelenkflächen der Wirbelgelenke und der Costovertebralgelenke in Form von Aufrauhungen und unregelmäßigen Konturen können beobachtet werden.

Von einigen Autoren ist darauf hingewiesen worden, daß in Wirklichkeit die äußeren Schichten des Anulus fibrosus verkalken, dagegen nicht das Ligamentum anterius (Collins, Herbert, Riotton, Wettstein). Im Gegensatz zu den Auffassungen, daß an den kleinen Wirbelgelenken entzündliche Veränderungen bestehen, konnte Wurm als primäre Veränderung eine periartikuläre Verknöcherung der Gelenkkapsel nachweisen. Gegenüber der Brustwirbelsäule können Hals- und Lendenwirbelsäule einen gestreckten Verlauf zeigen.

Interessanterweise hat noch Strümpell selbst darauf hingewiesen, daß traumatische Einwirkungen von ätiologischer Bedeutung seien und in der Anamnese häufig vorher durchgemachte Gewalteinwirkungen nachweisbar seien. Von manchen, wie von Scott und Forestier, wird eine Einteilung des Verlaufes in 3 Stadien vorgenommen:

1. das Frühstadium, in dem noch keine Röntgenzeichen vorhanden sind und die Beweglichkeit größtenteils noch erhalten ist,
2. das Stadium mit ausgeprägten Veränderungen und fortschreitender Versteifung,
3. das Endstadium mit völliger Versteifung der Wirbelsäule.

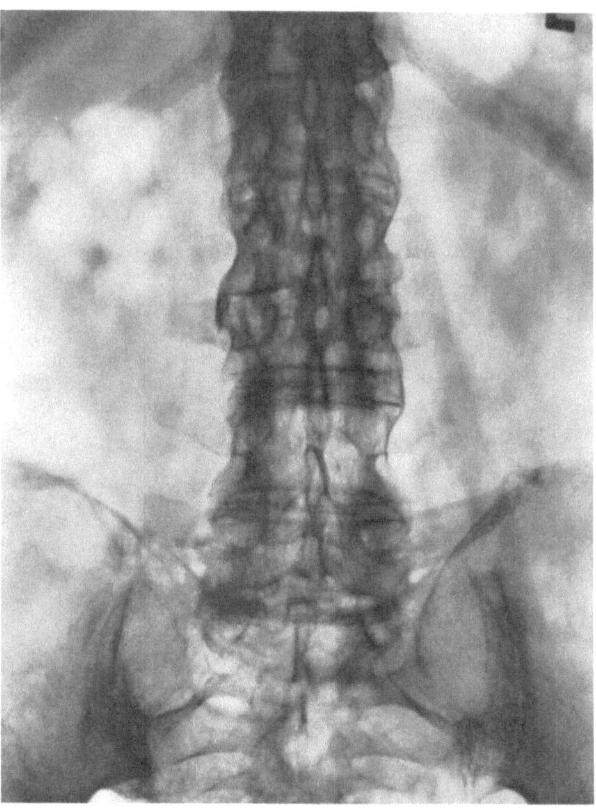

Abb. 29 a

Abb. 29a und b. 63jähr. Mann. Bechterewsche Erkrankung in Kombination mit einer spondylitischen Erkrankung L II—L III

Dieser Einteilung in 3 Stadien kommt bei der Bechterewschen Erkrankung praktisch keine nennenswerte Bedeutung zu, von Wichtigkeit ist nur die Erkennung des Frühstadiums wegen der Abgrenzung gegenüber anderen Erkrankungen und einer möglichst frühzeitig einzuleitenden Therapie.

Zu den frühzeitigen Symptomen gehören Gelenkschmerzen in der Peripherie, die manchmal nur flüchtig sein können, sowie irradiierende Wurzelschmerzen. Infolge der Flüchtigkeit der Frühsymptome kann die Diagnose schwierig sein und oft nur verdachtsweise gestellt werden. Bei Jugendlichen darf man sich nicht mit sogen. Wachstumsschmerzen begnügen, da das Wachstum nicht schmerzhaft ist. Des weiteren werden beobachtet Lumbalgien, Druckschmerzhaftigkeit der Iliosacralregion und ischiasähnliche Symptome, die auch doppelseitig bestehen können. Die Gelenke der unteren Extremitäten sollen doppelt so oft befallen werden wie die der oberen. Bei begründetem Verdacht auf eine Spondylarthritis ankylopoetica ist unbedingt eine Aufnahme der Ilisosacralgelenke anzufertigen und ggf. nach entsprechenden Zeiträumen zu wiederholen.

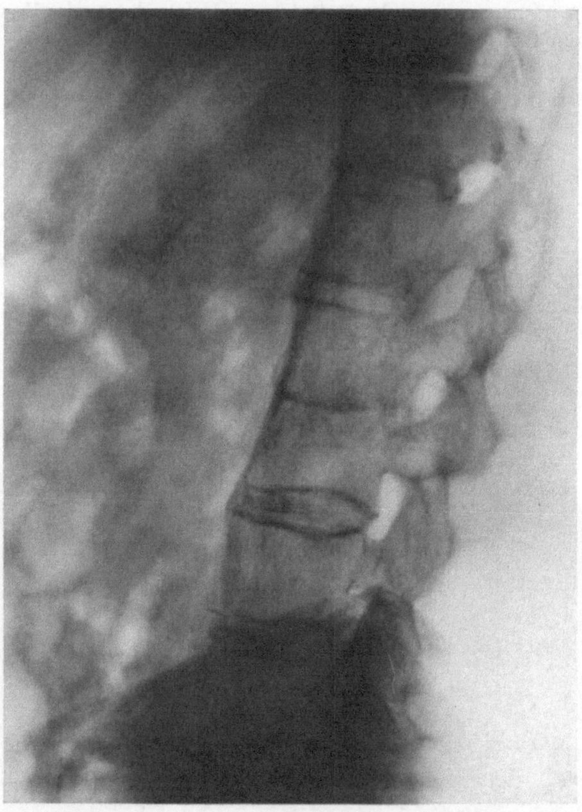

Abb. 29 b

Die Iridocyclitis kann als Frühsymptom, aber auch noch später bei schon ausgeprägter andersartiger Symptomatologie auftreten. Von allen rheumatischen Erkrankungen soll die Iridocyclitis beim Bechterew am häufigsten auftreten, von Ott werden 10% angegeben. Monarthritisch beginnende Formen können unter Umständen zunächst den Verdacht auf eine Tuberkulose nahelegen. Scott meint, daß bei hartnäckigen Schmerzen an Schulter-, Knie- und Fußgelenken schon oft irrtümlich eine Tuberkulose angenommen und längere Ruhigstellung im Gipsverband durchgeführt worden sei. Von internistischer Seite wird, jedenfalls in den frühen Stadien, das häufige Auftreten einer Herzbeteiligung stellenweise auch bestritten.

Nach HART soll bei der Spondylarthritis häufig Iridocyclitis, Ulcus duodeni und Lungentuberkulose beobachtet werden. Bei hochgradiger Thoraxstarre muß ein Emphysem ausgeschlossen werden (Abb. 29 a u. b).

Differentialdiagnostisch ergeben sich Schwierigkeiten insofern, als bei leichten und etwas atypisch verlaufenden Formen der Bechterewschen Erkrankung nur einzelne Abschnitte der Wirbelsäule, wie z. B. der Lumbalbereich, röntgenologisch die typischen Symptome mit Spangen- und Brückenbildungen zeigen können, während bei spondylitischen Herdbildungen gerade im Lendenbereich es nicht ganz selten zu übergreifenden entzündlichen Veränderungen in der Nachbarschaft kommt, so daß auch hierbei seitliche und ventrale Brücken- und Spangenbildungen beobachtet werden. Diese Verknöcherungen können sich bei der Spondylitis tuberculosa auf 2 bis

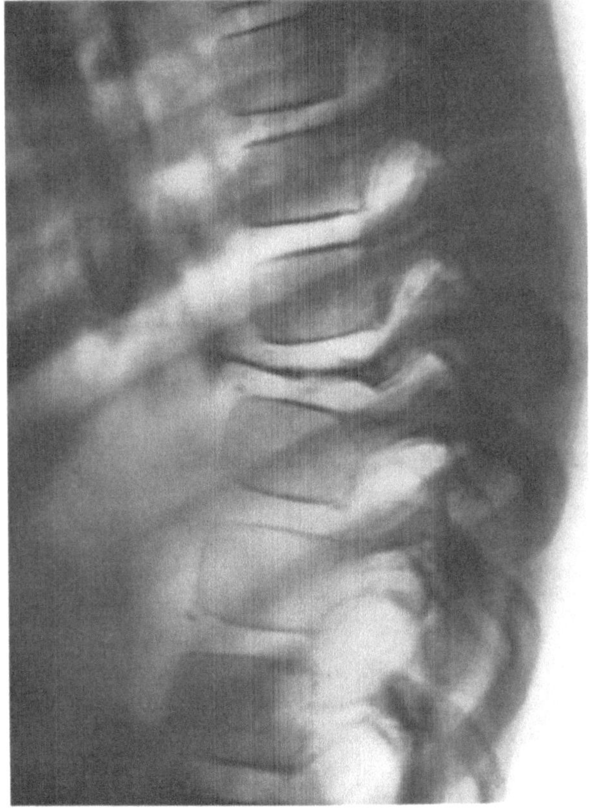

Abb. 30. 10jähr. Mädchen. Vertebra plana mit hochgradigem Abbau des 8. Brustwirbelkörpers. Ventral überragt der Wirbelrest das Niveau der übrigen Wirbelkörper. Zwischenwirbelräume nicht verschmälert. Deutlicher Gibbus

3 Segmente oberhalb und unterhalb vom Herd ausdehnen. Es fehlen dann aber im allgemeinen die sonstigen klinischen und röntgenologischen Symptome der Bechterewschen Erkrankung. Eindeutige Beschleunigungen der Blutkörperchensenkung sprechen mehr bei diesen Fällen im Sinne der Bechterewschen Erkrankung. Die Verknöcherungsvorgänge bei spondylitischen Herdbildungen, die auf benachbarte Segmente übergreifen, sind nicht selten schon irrtümlich als Bechterew gedeutet worden.

Eine Trennung beider Krankheitsbilder ist aber wichtig und muß unter allen Umständen angestrebt werden, schon wegen der praktischen therapeutischen Konsequenzen. Zu den sehr seltenen Vorkommnissen dürfte das Zusammentreffen einer Spondylitis tuberculosa und einer Bechterewschen Erkrankung zählen (Abb. 29).

e) *Die Vertebra plana*

Das Krankheitsbild wurde zuerst von BÜLOW-HANSEN 1924 beschrieben und mit Recht als eine Art Köhlerscher Erkrankung des Wirbelkörpers angesehen. 1925, also ein Jahr später, wurde es von CALVÉ näher skizziert. Ähnlich wie bei der Perthesschen Erkrankung und bei Köhler I und II handelt es sich um einen sogen. nekrobiotischen Prozeß, wobei Abbau- und Anbauvorgänge ablaufen. Zweifellos kommt es auch zu einer Konsistenzerweichung des Wirbelkörpers, wobei er unter dem Belastungsdruck zu einer schmalen Scheibe zusammensintern und bei Entlastung wieder aufgebaut werden kann.

Das Krankheitsbild wird im Altersbereich von 2 bis 15 Jahren beobachtet, vorwiegend kommt es im Alter von 5 bis 7 Jahren zustande (Abb. 30).

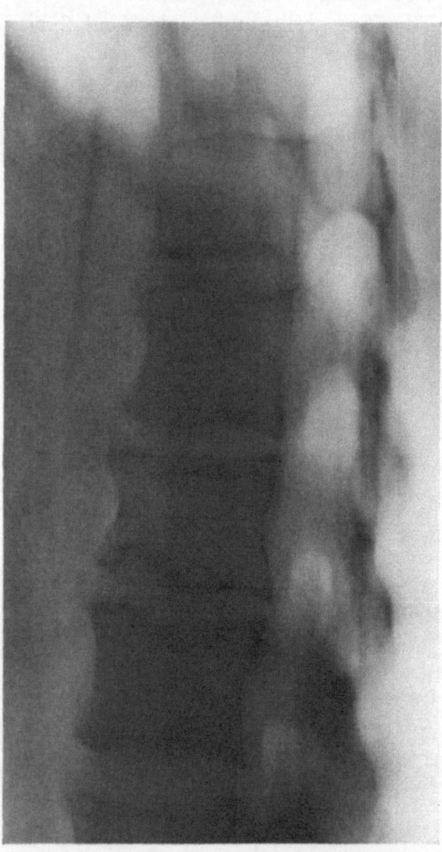

Abb. 31. 37jähr. Mann. Alte Scheuermannsche Veränderungen an L I und L II. Seitliches Tomogramm. 15 Jahre lang als Tuberkulose behandelt

Klinisch können die Symptome mit denen einer Spondylitis erhebliche Ähnlichkeit aufweisen, akuter und schmerzhafter Beginn kann dabei beobachtet werden. Bisweilen machen sich die Beschwerden erst im Anschluß an eine äußere Gewalteinwirkung bemerkbar, der dann nur auslösende Wirkung zukommt. Ein Gibbus ist meist nicht so ausgeprägt wie bei einer Spondylitis. Klopfschmerz und Stauchungsschmerz können vorhanden sein. Gelegentlich werden neurologische Symptome beobachtet, die auf eine raumbeengende Wirkung auf die Medulla zurückzuführen sind. In der Abbauphase der Erkrankung kann die Blutkörperchensenkung beschleunigte Werte aufweisen, manchmal sogar erhebliche Beschleunigungen, aber auch normale Werte werden beobachtet. Der Temperaturverlauf ist entweder normal oder weist nur geringe Zacken auf. Tuberkulinreaktionen sind negativ, das Blutbild ist unauffällig.

Wegen der klinischen Symptomatologie kann das Krankheitsbild leicht mit einer tuberkulösen Spondylitis verwechselt werden. Es dürfte nicht wenige Fälle von Vertebra plana geben, die längere Zeit als tuberkulöse Erkrankung angesehen und behandelt worden sind. Eine Sicherstellung der Diagnose kann nur durch das Röntgenbild erfolgen. Es kommt dabei eine Wirbelkörperabflachung zum Vorschein, die allmählich immer mehr zunimmt und mit der zunehmenden Verringerung des Höhenniveaus immer kalkdichter wird. Dieser Abbau des Wirbelkörpers kann bis zum völligen Schwinden im Röntgenbild fortschreiten. Mit der Verschmälerung geht häufig aber auch eine Verbreiterung ventralwärts und nach beiden Seiten einher, was darauf zurückgeführt werden muß, daß die verringerte Konsistenz unter dem Druck der Belastung nachgibt und das zu weiche Gewebe gewissermaßen breit gewalzt wird. Es kommt dann allmählich, besonders bei zweckentsprechender Behandlung, zu einer Regeneration und Höhenzunahme und bis zu einem gewissen Grade zur Wiederherstellung der Form, obwohl eine völlige Formnormalisierung allgemein nicht erreicht wird. Charakteristische Anzeichen sind die Nichtbeteiligung der Intervertebralräume, die ihre normale Höhe behalten, und der Befall im allgemeinen nur eines Wirbelkörpers, dessen Konturen stets glatt bleiben.

f) Symptomatische Wirbelkörperaufbaustörungen

Bei gewissen Stoffwechselstörungen, den sogen. Lipoidosen, kommen Kompressionsformen und Abflachungen einzelner Wirbelkörper vor, die unter Umständen mit der Vertebra plana oder auch einer Spondylitis verwechselt werden können. Hierher gehören der Morbus Gaucher (cerebrosidige Lipoidose) und die Hand-Schüller-Christiansche Krankheit (cholesterinige Lipoidose). Bei der Niemann-Pickschen Erkrankung (phosphatidige Lipoidose) werden solche Wirbelsäulenveränderungen im allgemeinen nicht angetroffen. Es handelt sich dabei um allgemeine Stoffwechselstörungen, bei denen die Diagnose vor allem auf dem Nachweis der blutchemischen Störung beruht. Bei der Gaucherschen Erkrankung findet sich eine starke Milzvergrößerung, bei der Hand-Schüller-Christianschen Erkrankung Störungen an den Schädelknochen. Die Wirbelsäulenveränderungen des Hand-Schüller-Christianschen Syndroms sollen nach Hellner öfter mit einer Wirbelsäulentuberkulose verwechselt worden sein. Röntgenologisch finden sich bei diesen Veränderungen an einzelnen Wirbelkörpern im allgemeinen nicht derart regelmäßige Konturen und Strukturen der beteiligten Wirbelkörper wie bei der Vertebra plana, sondern neben der Abflachung und Erniedrigung des Niveaus erhebliche Strukturunregelmäßigkeiten und ein Nebeneinander von kalkverdichteten und entkalkten Bezirken im gleichen Wirbelkörper.

g) Multiple Flachwirbelbildung

Bei der Osteogenesis imperfecta oder Osteospathyrose kann die Knochenbrüchigkeit neben Diaphysenfrakturen an den Extremitäten auch abnorme Abflachungen der Wirbelkörper herbeiführen, wobei die Erkrankung selbst nach Art der Stauchungsfrakturen diese Kompressionsformen der Wirbelkörper hervorruft, die sowohl abnorm niedrig wie auch verbreitert sein und nach ventralwärts überkragen können. Die Wirbelkörper können flache Scheibenform, aber auch eine beiderseits eingedellte Form nach Art sogen. Fischwirbel aufweisen. Die Bandscheiben können hierbei ein abnorm hohes Niveau erreichen. Wenn es sich nur um eine oder zwei solcher Wirbelverformungen handelt, können gibbusartige Abwinkelungen hierdurch erzeugt werden.

Bei selten auftretenden Krankheitsbildern, z. B. der Chondroosteodystrophie (Brailsford und Morquio) können abnorm niedrige Wirbelkörperformen auftreten, wodurch ebenfalls äußerlich ein gibbusartiges Bild vorgetäuscht werden kann. Außerdem ist dabei auffallend die Verkürzung der Wirbelsäule insgesamt gegenüber verhältnismäßig langen Extremitäten. Differentialdiagnostisch wichtig ist dabei der Nachweis von Hüftgelenkstörungen mit abgeplatteten und verbreiterten Hüftköpfen und Störungen des Pfannenaufbaues. Man spricht deshalb hierbei von einer sogen. Coxa plana. Eine Mitbeteiligung der Wirbelsäule, wobei es zum Auftreten von Keilwirbeln und Buckelbildung kommt, wird bei der Pfaundler-Hurlerschen Krankheit beobachtet.

Einige Autoren haben das eosinophile Granulom, die Hand-Schüller-Christiansche und die Siewe-Lettererscbe Krankheit als eine Krankheitsgruppe der sogen. nicht lipoiden Reticulo-Endotheliosen zusammengefaßt, wobei das eosinophile Granulom den gutartigsten und die Siewe-Lettererscbe Erkrankung den bösartigsten Verlauf zeigt (GREEN, FARBER und THANNHAUSER). Offenbar gibt es hierbei auch Übergänge, da BROCHER einen Fall von Siewe-Lettererscher Krankheit erwähnt, welcher von WILLI und MÜLLER röntgenbestrahlt wurde und später das typische Bild der Hand-Schüller-Christianschen Erkrankung mit einem Flachwirbel aufwies. SCHINZ, BAENSCH, FRIEDL, UEHLINGER können sich mit der Zusammenfassung der oben genannten 3 Erkrankungsformen in eine Gruppe nicht einverstanden erklären, womit sie wahrscheinlich auch recht haben, da es sich bei dem eosinophilen Knochengranulom um eine ganz andere Erkrankung handelt, die nach der bevorzugten Altersgruppe, in der sie auftritt, nämlich bei Jugendlichen unter 20 Jahren, und nach Art ihres Verlaufes offensichtlich zu den entzündlichen Knochenmarkerkrankungen ohne Eiterbildung gehört.

h) Die Scheuermannsche Erkrankung

Die Adoleszentenkyphose oder die Scheuermannsche Erkrankung ist eine der am häufigsten vorkommenden Wirbelsäulenerkrankungen. Wie schon der Name sagt, beginnt diese Erkrankung häufig in der Adoleszenz, also im Alter von 12 bis 14 Jahren, manchmal auch schon im 10. und 11. Lebensjahr. Beim männlichen Geschlecht wird sie häufiger beobachtet als beim weiblichen. Die Erkrankung wurde zuerst eingehend 1920 von SCHEUERMANN definiert und beschrieben. Es handelt sich dabei jedoch um dasselbe Krankheitsbild, das früher von SCHANZ als sogen. Lehrlingskyphose beschrieben wurde (Abb. 31).

Bei nicht wenigen Fällen von Adoleszentenkyphose findet sich ein familiär gehäuftes Vorkommen, so daß gleichzeitig mehrere Geschwister und einer der Eltern das gleiche Leiden in verschiedener Gradausprägung aufweisen können. Auf die erblichen Faktoren hat besonders IDELBERGER hingewiesen. Der Erbgang der Scheuermannschen Erkrankung soll nach IDELBERGER und HAGEN unregelmäßig dominant sein. Es besteht jedoch kein Zweifel daran, daß auch entzündliche Vorgänge beim Ablauf der Scheuermannschen Erkrankung mindestens modifizierend mit beteiligt sind und daß sich bei den Eltern der erkrankten Jugendlichen rheumatische Erkrankungen nachweisen lassen können. Ebenso fällt auf, daß die Träger der Scheuermannschen Erkrankung häufig Anginen durchgemacht haben und entsprechende Tonsillenbefunde aufweisen, so daß die Suche nach Kopfherden und besonders solchen in den Tonsillen und bei entsprechender Erkrankung Herdsanierung unbedingt durchzuführen ist. Auf diese Zusammenhänge hat besonders SCHÜLLER hingewiesen. Andere Untersucher haben auf endokrine Störungen oder auf Vitaminmangel, besonders an Vitamin A, hingewiesen. Daß Kombinationen der Scheuermannschen Erkrankung mit Drüsenstörungen oder mit Hypovitaminosen in einem gewissen Prozentsatz beobachtet werden, ist verständlich, ein ursächlicher Zusammenhang dürfte hierbei jedoch wohl kaum gegeben sein. Neuerdings ist auch auf Beziehungen der Adoleszentenkyphose zu den enchondralen Dysostosen hingewiesen worden (LINDEMANN und MAU). Die Blutsenkungswerte können mäßige bis ausgesprochene Beschleunigungen aufweisen. Nach der Tonsillektomie kann bereits eine auffallende Besserung des klinischen Befundes zustande kommen, jedoch ist das nicht immer der Fall.

Die klinischen Zeichen bestehen je nach dem überwiegenden Sitz der Erkrankung in einer vermehrten Kyphose des Brustteiles oder bei Befall der Lendenwirbelsäule in einem gestreckten oder sogar kyphotischen Verlauf des Lumbalabschnitts. Neben Rükkenschmerzen wird schnelle Ermüdbarkeit und Leistungsschwäche angegeben sowie ein Steifigkeitsgefühl. Den Eltern der betr. Jugendlichen fällt die schlechte Haltung auf. Bei der Untersuchung ist neben der Kyphose die Bewegungseinschränkung, vor allem im Sinne der Streckfähigkeit bzw. der Überstreckbarkeit des Dorsalabschnitts auffallend, bei Mitbeteiligung der Lendenwirbelsäule auch des Lumbalteiles. Neben Schmerzhaftigkeit bei Beklopfen der Dornfortzsätze kann bei ausgeprägten Fällen auch ein Stauchungsschmerz angegeben werden. Außer der Verbiegung in sagittaler Richtung werden auch leichtere Verlaufsabweichungen in frontaler Richtung im Sinne skoliotischer Verbiegungen beobachtet.

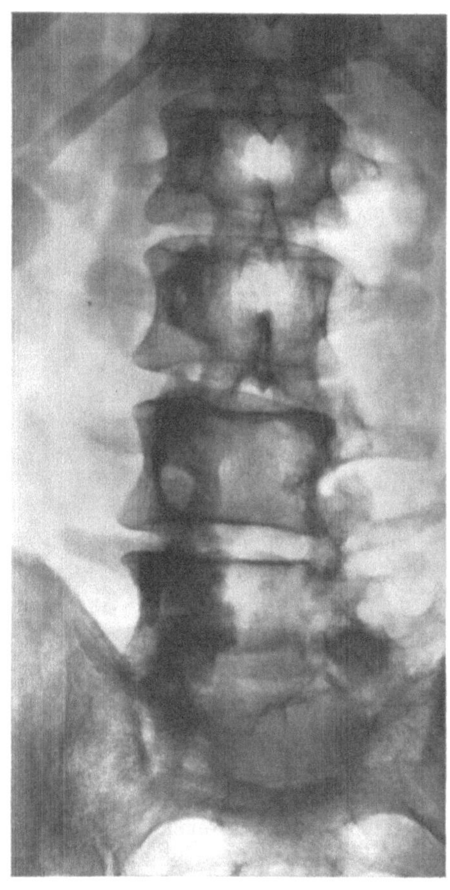

Abb. 32. 47jähr. Mann. Morbus Recklinghausen mit schweren Veränderungen aller Lendenwirbelkörper

Nach SCHMORL bestehen hierbei Veränderungen der Zwischenwirbelscheiben und der Wirbelkörper. Infolge abnormer Nachgiebigkeit der knorpeligen und knöchernen Deckplatten kommt es durch Lücken und Spalten, die sich dabei bilden, zum Vordringen von Bandscheibengewebe in den Wirbelkörper hinein. Vom Knochengewebe des Wirbelkörpers her wird ein Granulationswall gebildet, der schließlich verkalkt und nach langer Zeit röntgenologisch als sogen. Schmorlsches Knorpelknötchen sichtbar wird. Je nach der Größe der sich entwickelnden Bandscheibenhernien verliert die Bandscheibe selbst an Höhe sowie ihre Elastizität, und es kommt zu einer fibrösen Umwandlung der elastischen Bestandteile, so daß eine Bewegungseinschränkung bzw. Versteifung der betroffenen Wirbelsäulenpartien daraus resultieren muß. Außerdem kommt es aber auch zu einer Abnahme der Wirbelkörperhöhe im ventralen Bereich und zu einer Verringerung des Kalkgehaltes, so daß es zu Keilformen der Wirbelkörper kommt. Es muß daher angenommen werden, daß auch die Wirbelkörper selbst in ihrer Härte und Konsistenz herabgesetzt sind. Die typischen Zeichen sind daher im Röntgenbild unregelmäßiger und manchmal welliger Verlauf der Deckplatten, Verringerung der Bandscheibenhöhe, Keilformen der Wirbelkörper und mehr oder weniger große Schmorlsche Einbrüche. Bei Tomogrammen können diese Einbrüche eine erstaunliche Größe aufweisen, sie sind keineswegs immer rundlich, sondern länglich-oval. Je nach ihrer Ausdehnung und Größe sind diese Einbrüche schon öfter mit spondylitischen Herdbildungen verwechselt worden. Ihre scharfe Konturierung bereitet jedoch im allgemeinen dem Erfahrenen im Zusammenhang mit dem klinischen Befund keine größeren differentialdiagnostischen Schwierigkeiten bei der Abgrenzung der Adoleszentenkyphose gegenüber der Spondylitis.

Genauso wie es häufig bei der Adoleszentenkyphose zu Bandscheibenverlagerungen am ventralen oder dorsalen Drittel der Deckplatte kommen kann, gibt es auch weiter ventralwärts liegende Bandscheibenverlagerungen, die dann zu einer Abschnürung des knöchernen Gewebes führen und die sogen. spontane Wirbelkantenabtrennung bewirken, die meistens Dreieckform hat. Diese Kantenabtrennungen werden im Verlauf der Scheuermannschen Erkrankung öfter beobachtet, sie werden manchmal bei nicht genügender Kenntnis dieser Vorgänge mit Wirbelkörperfrakturen verwechselt oder auf äußere Gewalteinwirkungen zurückgeführt und als traumatische Absprengungen gedeutet. Bevorzugt finden sie sich im Bereich der unteren Brust- und Lendenwirbelsäule. Die Tatsache, daß die Kantenablösung öfter bei Röntgenuntersuchungen als Nebenbefund in Erscheinung tritt, spricht schon gegen eine traumatische Ätiologie. Lob hat darauf hingewiesen, daß traumatische Kantenabtrennungen nur bei reinen Hyperextensionsbrüchen entstehen könnten, die an der Halswirbelsäule verhältnismäßig oft vorkommen, wohingegen im Halsbereich Kantenabtrennungen kaum gefunden würden.

Einige Autoren glauben, daß Traumatisierungen oder kleinere äußere Gewalteinwirkungen diese Kantenablösungen hervorrufen können. Junghanns meint, daß Belastungseinflüsse als schädigender Faktor anzusehen seien. Brocher hält es nicht für ausgeschlossen, daß traumatische Einrisse den Vorgang einleiten könnten. Galland sieht die Abtrennung der Wirbelkörperkanten als eine Art von Osteochondrosis dissecans an und meint, daß sie klinische Symptome, insbesondere Schmerzen, hervorrufen könne.

In den unbehandelten Fällen von Scheuermannscher Erkrankung kann es zu hochgradigen Formveränderungen an der mittleren und unteren Brustwirbelsäule und der oberen Lendenwirbelsäule kommen mit multiplen großen Einbrüchen und zahlreichen Keilformen mit reparatorischen Umbauvorgängen, besonders im Bereich der ventralen Anteile. Gelegentlich kann es auch zu einer knöchernen Überbrückung der ventralen Wirbelkörperanteile kommen. Sind besonders hochgradige Veränderungen in einem ganz umschriebenen Bezirk vorhanden, so kann es gerade hierbei zu einer Verwechslung mit einer spondylitischen Erkrankung kommen. Auch die ausgeprägten Formen mit sekundären Veränderungen im 3. und 4. Lebensjahrzehnt werden stellenweise fälschlich als tuberkulöse Herdbildung angesehen und behandelt. Wir haben alte Adoleszentenkyphosen gesehen, welche unter der Annahme einer Spondylitis tuberculosa jahrelang mit Gipsbett ruhiggestellt wurden. Selbstverständlich wirkt sich jahrelange Immobilisierung bei der Scheuermannschen Erkrankung ungünstig aus, so daß auf die Notwendigkeit einer differentialdiagnostischen Klärung nicht dringend genug hingewiesen werden kann. Differentialdiagnostisch kommt noch die Ribbingsche Erkrankung in Betracht, die sich bei familiärem Vorkommen auch durch Epiphysenstörungen an den Hüften kennzeichnet. Bei der Hurler-Pfaundlerschen Dysostose kommt es auch zu Wirbelkörperveränderungen, die jedoch wegen ihrer charakteristischen Formen kaum mit einer Scheuermannschen Erkrankung zu verwechseln sind.

Ein nicht geringer Anteil der Adoleszentenkyphosen verläuft während des floriden Stadiums ohne stärkere Beschwerden oder bleibt klinisch völlig stumm. Dieser Personenkreis kommt meist wegen Rückenbeschwerden im 3. oder 4. Lebensjahrzehnt in ärztliche Behandlung, wobei dann eine genaue Untersuchung die früher durchgemachte Scheuermannsche Erkrankung aufdeckt. Der größte Teil dieser Kranken kann sich bei Fragen nach früheren Rückenschmerzen und Beschwerden in der Adoleszentenzeit an solche nicht erinnern.

Im Spätstadium der unbehandelten Scheuermannschen Erkrankung kommt es zu erheblichen spondylotischen und spondylarthrotischen Umbauvorgängen mit entsprechenden Bewegungsstörungen und Beschwerden. Ebenso pfropft sich häufig auf die alte Scheuermannsche Erkrankung noch zusätzlich ein Wirbelsäulenrheumatismus auf. Bei der Untersuchung dieser Kranken finden sich zwar auch andere rheumatische Ansiedlungsstellen, jedoch steht dann meistens der Wirbelsäulenrheumatismus im Vordergrund der Beschwerden. Auch aus diesen Gründen ist die frühzeitige Erkennung und konsequente Behandlung der Scheuermannschen Erkrankung von erheblicher sozialer und wirtschaftlicher Bedeutung.

i) Die Wirbelfrakturen

Bei frischen Wirbelkörperbrüchen entstehen im Zusammenhang mit den anamnestischen Erhebungen, die ein entsprechendes Unfallereignis enthalten, gegenüber der tuberkulösen Spondylitis keine differentialdiagnostischen Schwierigkeiten. Schwere traumatische Veränderungen mit Zertrümmerung der Deckplatten und Einsprengungen der Bandscheiben können zu weitgehender Erniedrigung des Wirbelkörperniveaus, aber auch zu sanduhrartigen Verformungen mit Hervorpressen der Wirbelkörperkontur nach ventralwärts führen. Ebenso gibt es auch traumatische Blockwirbel, die durch die Ineinanderstauchung zweier Wirbelkörper mit Zertrümmerung der Deckplatten und Bandscheiben entstehen. Hierzu kommen noch die Veränderungen, die als Spätfolgen im Sinne einer Spondylosis deformans zu bewerten sind, wobei es zu Randausziehungen und Spangenbildungen kommt. Hochgradige Zwischenwirbelraumverschmälerungen infolge traumatischer Bandscheibenschädigung können dabei gleichfalls vorliegen. Im allgemeinen sind die Begrenzungslinien bei traumatischen Folgeerscheinungen scharf, dagegen nicht bei den Spätstadien nach entzündlicher Erkrankung. Die Abgrenzung traumatischer und entzündlicher sowie angeborener Veränderungen der Wirbelkörper läßt sich in manchen Fällen nur durch zusätzliche Untersuchungen klären, z. B. Tomogramme mit frontalem und sagittalem Strahlengang und Feinfokusaufnahme. Berücksichtigt werden muß, daß gelegentlich auch Folgezustände nach einer Wirbelfraktur zufällig entdeckt werden können, wovon dem Betreffenden nichts bekannt ist, weil eine länger zurückliegende gröbere Gewalteinwirkung seinem Gedächtnis längst entschwunden ist. Die früher viel diskutierte sogen. Kümmellsche Erkrankung wird heute als ein eigenes Krankheitsbild nicht mehr anerkannt. Es handelt sich um traumatische Folgeerscheinungen, die erst spät erkannt werden, wobei wahrscheinlich die begleitende Bandscheibenverletzung mit Verlagerung von Bandscheibengewebe in das Innere des Wirbelkörpers eine ausschlaggebende Rolle spielt, worauf Lob hingewiesen hat.

Frakturen werden bei einem Tetanus wie bei der Schockbehandlung in der Psychiatrie infolge unphysiologischer Muskelkontraktionen beobachtet. Diese Komplikation soll sich beim Elektroschock in einem nicht geringen Prozentsatz bemerkbar machen, der sich etwa zwischen 20 und 40% bewegt. Die Frakturen hierbei können sich zunächst auf Einbrüche in die Deckplatten beschränken, es kann jedoch auch zu einer Einstauchung und Hineinpressung der Deckplatten in den Wirbelkörper kommen, so daß abgeplattete Formen mit bikonkaver Impression entstehen.

j) Mit Entkalkung einhergehende Knochensystemerkrankungen

Die Osteoporose ist ein klinischer Begriff und weist darauf hin, daß im Knochen ein Kalkmangel oder eine Entkalkung zustande gekommen ist, wodurch röntgenologisch die Schattendichte als verringert zu erkennen ist. Eine Entkalkung wird im

Röntgenbild erst nachweisbar bei einem Schwund von 30% des normalen Kalkgehaltes. Im Gegensatz zu lokalen Entkalkungsvorgängen am Knochen bei entzündlichen Erkrankungen, z. B. bei einer Spondylitis, handelt es sich bei der Osteoporose und der Osteomalacie um eine allgemeine mit Entkalkung einhergehende Erkrankung. Klinisch und röntgenologisch sind die Osteoporose und die Osteomalacie nicht voneinander zu trennen. Röntgenologisch sieht der malacische Knochen genau so aus wie der porotische (SCHINZ). Dagegen legen die pathologischen Anatomen Wert auf eine Trennung der beiden Krankheitsgruppen. Die Osteoporose wird als eine Erkrankung der Knochengrundsubstanz auf dem Boden lange bestehender Eiweiß- und Kohlehydratstoffwechselstörungen angesehen, wogegen die Osteomalacie sowohl auf Störungen der Grundsubstanz wie auch des Mineralstoffwechsels zurückzuführen sein kann (EGER). Die eigentliche Osteoporose ist als eine Störung des Eiweißstoffwechsels anzusehen, sie geht oft mit Verdauungsbeschwerden und Verdauungsstörungen einher. Unzweckmäßige Ernährung und übertriebene Anwendung von Abführmitteln können eine Rolle spielen. Der Calcium-Phosphor-Stoffwechsel ist im allgemeinen nicht gestört. Infolge der Eiweißstoffwechselstörung ist der Organismus nicht in der Lage, die organischen Bestandteile des Knochens in der richtigen Weise aufzubauen. ALBRIGHT ist der Meinung, daß vor allem endokrine Ursachen eine Rolle spielen und das hormonale Gleichgewicht sich infolge des Mangels an Sexualhormonen zu Gunsten des Osteoblasten-hemmenden corticogenen S-Hormons verschiebt. Infolgedessen würde sich die klimakterische Osteoporose, die bevorzugt bei der Frau auftritt, ohne weiteres erklären lassen, während beim Manne die Produktion der Sexualhormone viel länger anhält. Als charakteristisches Zeichen wird eine hochgradige Vermehrung der dorsalen Kyphose beobachtet, wodurch die Körperlänge merklich abnimmt. Es wird über ungewöhnliche und schnelle Ermüdung geklagt sowie über erhebliche Rückenschmerzen. Bei der erheblichen Zunahme der dorsalen Kyphose kommt es gleichzeitig zu einer hochgradigen Entkalkung mit vermehrter Strahlendurchlässigkeit, zu sogen. bikonkaven Fischwirbelformen unter dem Druck der Zwischenwirbelscheiben, wobei die Deckplatten weitgehend ihren Kalkgehalt und damit röntgenologisch ihre scharfe Zeichnung behalten, während der Wirbelkörper selbst an Schattendichte erheblich verliert. Ferner kommt es zu Kompressionen der Wirbelkörper mit Einstauchung der Deckplatten nach wirbelkörperwärts und, abgesehen von der Bikonkavität, zu einer Abnahme des Höhenniveaus. Nicht selten werden die spontan eintretenden Kompressionsfrakturen bei menopausischer Osteoporose als unfallweise entstandene Frakturen gedeutet und behandelt, bis die Feststellung mehrerer deformierter Wirbelkörper auf die wahre Ursache der Erkrankung führt. GERSHON-COHN, RECHTMANN, SCHAER und BLUMBERG fanden bei 35 von 136 Insassen eines Altersheimes osteoporotische Frakturen, meist an D XII—L I.

In seltenen Fällen kommt es auch bei Kindern zu einer Osteoporose während der Pubertät, sofern es sich nicht um symptomatische Formen anderer Stoffwechselerkrankungen handelt. Einschlägige Fälle sind von CATEL, HAMMEL und LINDEMANN beschrieben worden.

Bei der sogen. Osteomalacie besteht eine Verarmung des Knochens an Mineralsalzen gegenüber der organischen Substanz. Bei den Malacien ist die Calziumresorption gestört. Hierbei spielt die D-Hypovitaminose eine Rolle. Bei latenter Vitamin-D-Mangel-Situation kann eine Osteomalacie auftreten, wenn aus irgendeinem Erkrankungsgrunde längere Bettlägerigkeit erforderlich wird. Diese Zusammenhänge sollen besonders in China und Indien eine Rolle spielen und sind von Snepper beschrieben worden. In Europa tritt die echte Osteomalacie wohl selten auf, abgesehen von Kriegs- und wirtschaftlichen Notjahren. Besonders Stoffwechselschäden, wie Sprue, Pankreasinsuffizienz und Nierenschäden mit gestörter Tubulusfunktion können malacische Symptome hervorrufen. Losersche Umbauzonen werden bei der Osteomalacie häufiger als bei anderen Erkrankungen beobachtet, besonders im Bereich der Sitz- und Schambeine.

k) Die Ostitis fibrosa generalisata (Recklinghausen)

Unter dem Einfluß von Nebenschilddrüsentumoren kommt es zu einem vermehrten oder überstürzten Knochenabbau und damit zu einer Entkalkung. Beobachtet werden dabei schnelle Ermüdbarkeit, Schmerzen im Rücken und den Extremitäten, Spontanfrakturen und Nierensteine, deren Entstehung mit der Stoffwechselstörung in Zusammenhang steht. An den Knochen der Extremitäten kommt es röntgenologisch zu erheblicher Entkalkung mit hochgradiger Verschmälerung der Compacta und gelegentlich zu cystenartigen Aufhellungen, an der Wirbelsäule neben der Entkalkung zu sogen. Spontanfrakturen, welche zu Keil- oder Flachformen führen können. Eine Besserung des Leidens kann durch Beseitigung des Hyperpharathyreoidismus mittels operativer Entfernung der Epithelkörperchen-Adenome erzielt werden (Abb. 32).

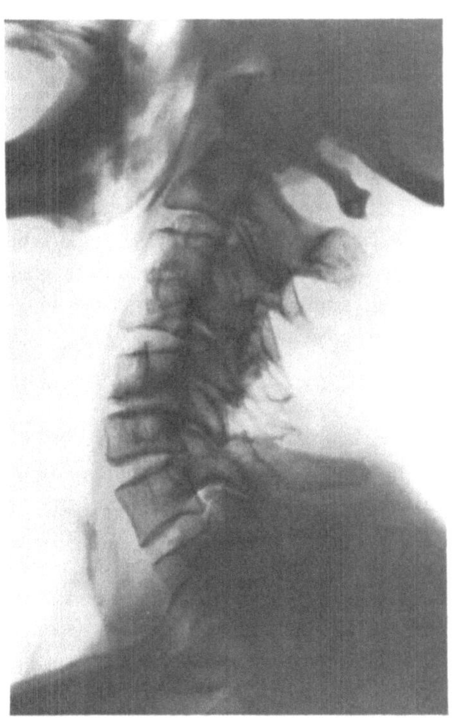

Abb. 33. 67jähr. Mann. Osteochondrose und Spondylose der Halswirbelsäule mit Blockbildung zwischen C III und C IV

l) Die Ostitis deformans Paget

Es handelt sich bei diesem Leiden um einen fehlerhaften und vermehrten Knochenumbau, wobei es jedoch zu einer Verdichtung der Knochenstruktur kommt, weshalb die Erkrankung zu den sogen. Osteosklerosen gezählt wird. Während von Paget noch hauptsächlich die Erkrankung des Schädels und der Tibia geschildert wurde, stellten Schmorl und seine Schule fest, daß am meisten das Becken und die Wirbelsäule befallen werden. Auf Grund einer Zusammenstellung wurde von ihnen eine Erkrankung des Beckens in 57% und der Wirbelsäule in 50% festgestellt, während der Schädel nur in 28% und die Tibia in 8% beteiligt waren. Röntgenologisch findet sich beim Paget eine grobe, strähnige Struktur des Knochens. Der Verlauf der Erkrankung ist häufig völlig beschwerdefrei. Die alkalische Serumphosphatase soll bei der Pagetschen Erkrankung erhöht sein, sie ergreift gelegentlich nur einige wenige Wirbelkörper. Nach Brocher soll die Erkrankung halbseitig am Becken beginnen.

Am Tuber ischii soll es zu einer Verbreiterung kommen. Wegen des häufigen Befalls der Beckenschaufel ist eine Biopsie in Erwägung zu ziehen, welche die Diagnose sichert und hierbei besonders leicht ausführbar ist. Spontanfrakturen von Wirbelkörpern sollen selten sein.

Auch bei Angiomen der Wirbelkörper gibt es eine grobe, strähnige Struktur im Röntgenbild. Eine Vergrößerung des Durchmessers am Wirbelkörper kommt sowohl beim Paget wie beim Wirbelkörperhämangiom vor. Unscharfe Begrenzung spricht mehr für Paget. Wenn am Becken und am Schädel Veränderungen gefunden werden, so kann hierdurch die Diagnose eines Paget gegen das Wirbelkörperhämangiom abgegrenzt werden.

Bei der Albers-Schönbergschen Erkrankung, der sogen. Marmorknochenkrankheit, wird eine Verdichtung des Knochens im Bereich der Deckplatten beobachtet, so daß röntgenologisch eine Art von verstärkter Rahmenbildung in den Wirbelkörpern zustande kommt. Die Osteosklerose Albers-Schönberg kann in erblicher Folge zusammen mit anderen Mißbildungen auftreten. Es gibt Fälle mit abnormer Knochenbrüchigkeit. Bei hochgradiger Zunahme der Compacta an den Diaphysen der Gliedmaßen können Störungen in der Blutzusammensetzung auftreten, da die Erkrankung nicht auf die Wirbelsäule beschränkt bleibt. Nach FANCONI soll eine enzymatische Störung der Osteoclastenbildung vorliegen, wodurch der Abbau des Knochens durch die Osteoclasten behindert wird, so daß die Osteoblastentätigkeit überwiegt.

Bei toxischen Einflüssen kann es gleichfalls zu osteosklerotischen Prozessen am Knochen kommen, solche Vorgänge sind bei Fluor- und Phosphorvergiftungen beschrieben worden.

m) Der Wirbelsäulenrheumatismus

Die rheumatisch-entzündlichen Veränderungen an der Wirbelsäule, welche sich an den Bändern, Gelenkkapseln und sehnigen Ansätzen der Muskeln abspielen, repräsentieren im allgemeinen nur den Teilausschnitt eines primär-chronischen Rheumatismus, der sich vorzugsweise am Bewegungsapparat abspielt, jedoch deshalb die inneren Organe gleichfalls nicht verschont, weil der chronische Rheumatismus genauso wie die Tuberkulose eine Allgemeinerkrankung darstellt. Auch bei den chronischen Formen des Rheumatismus wird bei genauer Untersuchung und Beobachtung des Verlaufes eine Beteiligung des Herzens und der übrigen inneren Organe schließlich doch häufig festgestellt. Durch die entzündlichen Veränderungen an den Weichteilen der Wirbelsäule werden Schmerzen ausgelöst, die über den Reflexbogen zu einem Hypertonus der Muskulatur und den sogen. Muskelhärten oder Myalgien führen. Infolge der reflektorischen hyperkontraktorischen Muskelwirkung kommt es nach Ansicht von J. SCHÜLLER zu einer abnormen Druckwirkung auf die Bandscheiben, damit zu einem Elastizitätsverlust und abnormen Verknöcherungsvorgängen an Bandscheiben und Deckplatten mit Osteophytenbildungen, Randausziehungen, Spitzungen und Bandverknöcherungen mit Überbrückungen. Die degenerativen Veränderungen im Bereich der Wirbelsäule, auf Alterungsvorgängen mit Elastizitätsverlust und Dehydrierung beruhend, können klinisch und röntgenologisch ähnliche Zustandsbilder hervorrufen und deshalb nicht immer von entzündlichen Endstadien unterschieden werden. Außerdem gibt es nicht wenige Mischformen, genau wie auch an den Gelenken der Extremitäten, wobei die entzündlichen Vorgänge zu degenerativen Veränderungen führen und die anfangs nur degenerativen Umbauvorgänge sekundäre entzündliche Veränderungen auslösen können, so daß die Spondylosis und die Spondylarthritis sich häufig überschneiden.

Klinisch kommt es beim rheumatischen Befall der Wirbelsäule entweder zu akuten Schmerzsyndromen, die anfallsweise in Form der sogen. Lumbalgie auftreten, oder zu mehr chronischen Schmerzen und Beschwerden, welche allmählich auftretende Bewegungseinschränkungen und Bewegungssperren erzeugen können, die in ihren Anfängen häufig vom Bewußtsein nicht registriert werden und erst bei stärkerer Zunahme sich als namhafte Behinderung bemerkbar machen. Hierzu gehört vor allem die Einschränkung der Beugung und Streckung sowie die häufig zu beobachtende Behinderung bei der Aufrichtung aus nach vorn gebeugter Stellung. Gerade bei dem letzteren Bewegungsvorgang werden häufig heftige Schmerzen angegeben und das Gefühl der Steifigkeit und des „Durchbrechens" von den Erkrankten anschaulich geschildert. Der Untersucher findet bei diesen Patienten in den sehr ausgeprägten Formen gelegentlich beim Wiederaufrichten aus der Vorwärtsbeugung eine Art von Schraubenbewegung, die sich aus teilweiser Streckung und teilweiser Seitbewegung zusammensetzt.

Röntgenologisch findet sich meist eine Verschmälerung der Zwischenwirbelräume als Ausdruck der Bandscheibenschädigung und -zermürbung sowie ventral und dorsal Randausziehungen und Spitzungen an den Wirbelkörperkanten, außerdem ein auffallend gestreckter Verlauf der unteren Brust- und Lendenwirbelsäule, wobei die physiologische Lordose völlig aufgehoben sein kann. Gerade dieses letztere Symptom spricht mit Sicherheit für entzündliche Vorgänge im Bereich der Wirbelsäulenweichteile. Besonders ausgeprägt finden sich diese Veränderungen im Gebiet der Halswirbelsäule, bei welcher es infolge der entzündlichen Weichteilveränderungen an Stelle der normalen lordotischen Einstellung zu einer kyphotischen Umkrümmung oder bei weniger ausgeprägtem Befall zu einem gestreckten Verlauf kommen kann. Gleichzeitig finden sich häufig Verschmälerungen des Zwischenwirbelraumes mit Randausziehungen und Spitzungen, die bis zur Verblockung zwischen einzelnen Wirbelkörpern führen können. Mit Vorliebe finden sich diese letzteren Veränderungen zwischen C V und C VI, in den ausgeprägteren Fällen reichen sie von C IV bis C VII. Auch Verkalkungen des Ligamentum nuchae treten auf, die stellenweise mit Absprengungen oder Frakturen der Dornfortsätze verwechselt werden. Bei erheblichen Bandscheibenzermürbungen mit Elastizitätsverlust kann es zu einer sogen. Gefügelockerung, d. h. zu Verschiebungen der Wirbelkörper gegeneinander in ventraler oder dorsaler Richtung kommen. Die klinischen Veränderungen können in einem beinahe diametralen Gegensatz zu den röntgenologischen Befunden stehen. Bei hochgradigen Schmerzen und Bewegungseinschränkungen kann sich eine auffallende röntgenologische Symptomenarmut finden, während bei fortgeschrittenen röntgenologischen Veränderungen die klinischen Anzeichen im Sinne von Schmerzhaftigkeit und Bewegungseinschränkung auffallend gering sein können.

Der Wirbelsäulenrheumatismus pfropft sich nicht selten auf Wirbelsäulenveränderungen auf, welche von einer früher durchgemachten Scheuermannschen Erkrankung herrühren, die während des floriden Stadiums klinisch stumm geblieben ist.

Von Patienten, die an Lungentuberkulose erkrankt sind, wird nicht selten über starke Rückenschmerzen geklagt, wobei die Untersuchung rheumatische Muskelhärten aufdecken kann. Auch nach Traumatisierungen der Wirbelsäule, z. B. Wirbelkörperfrakturen, können sich rheumatische Veränderungen in dem traumatisierten Bereich bemerkbar machen und in Form von Muskelhärten manifestieren. Die rheumatischen Erkrankungen stellen ein außerordentlich verbreitetes Leiden dar und wirken sich auf die Volksgesundheit wesentlich verhängnisvoller aus als die Tuberkulose, auch in wirtschaftlicher Beziehung. In puncto Häufigkeit des Vorkommens bleibt die Tuberkulose weit hinter dem Rheumatismus zurück. Die rheumatischen Leiden, auch die chronischen Erkrankungsformen, stellen genau wie die Tuberkulose eine Allgemeinerkrankung dar, sie können deshalb nicht als lokale Störung angesehen oder behandelt werden. Entsprechend dem häufigen Vorkommen der rheumatischen Erkrankungen spielt auch der Wirbelsäulenrheumatismus wegen seiner Frequenz eine sehr bedeutungsvolle Rolle, wogegen die Bechterewsche Erkrankung zahlenmäßig weit zurück bleibt.

Bei den spondylitischen Erkrankungen wird, besonders in den noch röntgennegativen Stadien verhältnismäßig oft eine rheumatische Erkrankung angnommen und diese Diagnose trotz entgegenstehender Gründe und Symptome fälschlich beibehalten. Schmerzen und Bewegungseinschränkungen sowie Druckschmerzhaftigkeit umschriebener Bereiche kommen bei beiden Erkrankungen vor. Die Druckempfindlichkeit erstreckt sich bei spondylitischen Prozessen auf die Dornfortsatzlinie, hingegen bei rheumatischer Erkrankung überwiegend auf die paravertebralen Weichteile. Der bei Beklopfung einzelner Dornfortsätze auftretende umschriebene Schmerz sowie der Stauchungs- und Erschütterungsschmerz ist jedoch als charakteristisch für die Spondylitis anzusehen, oder muß mindestens den Verdacht auf eine solche sehr nahe legen. Die Blutsenkung erlaubt häufig keine differentialdiagnostische Trennung, da bei beiden Leiden die Senkung entweder keinerlei oder nur geringe Erhöhung der Werte aufweisen kann. Eine stärkere Beschleunigung der Blutsenkung spricht allerdings eher für eine spondylitische Erkrankung. Bei den Röntgensymptomen ist darauf hinzuweisen, daß eine Zwischenwirbelraumverschmälerung sowohl beim Wirbelsäulenrheumatismus wie bei der Spondylitis in Erscheinung treten kann. Gleichzeitige Atrophie und Entkalkung der Deckplatten und der deckplattennahen Wirbelkörperpartien spricht jedoch für eine Spondylitis. Ebenso ist bei der Spondylitis im allgemeinen eine Verschmälerung des Intervertebralraumes als Frühzeichen im Beginn der Erkrankung immer nur auf 1 bis 2 Segmente beschränkt, während bei den rheumatischen Formen sich die Zwischenwirbelraumverschmälerung in größerer Ausdehnung bemerkbar machen kann. Bei weiterem Fortschreiten der spondylitischen Erkrankung mit Zerstörungsvorgängen ist eine Verwechslung mit rheumatischen Erkrankungsformen nicht mehr möglich. Der Wirbelsäulenrheumatismus bevorzugt im allgemeinen die höheren Altersstufen, während die Spondylitis mehr eine Erkrankung des jüngeren Lebensalters ist. Allerdings werden spondylitische Erkrankungen, wenn auch nicht allzu häufig, noch jenseits des 5. bis 6. Lebensdezenniums beobachtet.

n) Die Tumoren der Wirbelsäule

Die Tumoren der Wirbelsäule spielen differentialdiagnostisch eine besonders wichtige Rolle. Man kann unterscheiden zwischen gutartigen und bösartigen, primären und metastatischen Geschwulstbildungen sowie schließlich noch zwischen solchen, die sowohl die Wirbelsäule wie auch die übrigen Skeletbestandteile als primäre Knochengeschwülste befallen können. Man kann auch osteoclastische und osteoblastische Tumorformen unterscheiden (Abb. 34).

Von gutartigen Tumoren sind zu erwähnen Osteome, Osteochondrome, Chondrome, Exostosen, Hämangiome, Riesenzelltumoren und Sanduhrgeschwülste. Von malignen und primären Erkrankungen der Wirbelsäule beobachtet man Chordome, Sarkome verschiedenster Art und Plasmocytome. Häufiger in Betracht kommen jedoch die bösartigen metastatischen Erkrankungen, welche entweder vom Magen-Darm-Trakt oder vom harnbildenden System ausgehen können, ebenso auch von der Mamma, Blase und Prostata. Nierencarcinome können teils aus der Nachbarschaft per continuitatem die Wirbelsäule befallen oder metastatisch eine Miterkrankung der Wirbelsäule herbeiführen.

Schilddrüsencarcinome und Hypernephrome metastasieren gleichfalls in die Wirbelsäule, ebenso gynäkologische Carcinome. Zu erwähnen sind ferner wegen ihrer Bösartigkeit im Verlauf die Lymphogranulomatose und die Leukämie. Bronchial- und Lungencarcinome, aber auch Mediastinaltumoren können von der Nachbarschaft

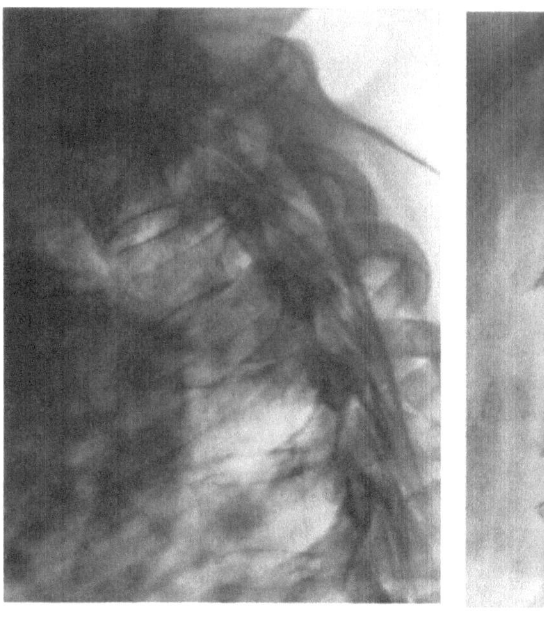

Abb. 34

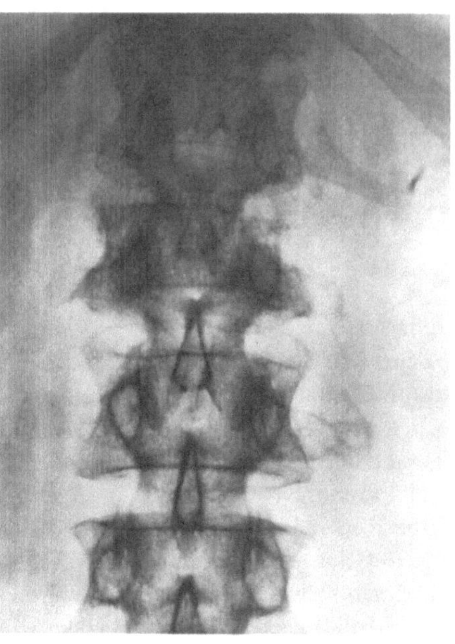

Abb. 35

Abb. 34. 55jähr. Frau. Mediastinaltumor mit Einwuchern in den 5. Brustwirbelkörper
Abb. 35. 64jähr. Frau. Lymphogranulomatose mit Einbruch links in L I und L II

her in die Brustwirbelkörper hineinwuchern oder Druckusuren herbeiführen, aber auch in die Wirbelsäule metastasieren, wobei besonders kleine primäre Bronchialcarcinome lange Zeit unentdeckt bleiben können (Abb. 35).

Da von allen Erkrankungen der Wirbelsäule, die mit einer Zerstörung der Knochensubstanz einhergehen, die Tuberkulose bei weitem die wichtigste Rolle spielt, werden die Geschwulstbildungen im Bereich der Wirbelsäule häufig verkannt und als tuberkulöse Erkrankungen angesehen. Bei der differentialdiagnostischen Abgrenzung ergeben sich Schwierigkeiten dadurch, daß klinisch die Symptome bei der Tuberkulose wie bei der geschwulstmäßigen Erkrankung ähnlich sein können. Druck- und

Klopfschmerz, Stauchungsschmerz und Bewegungseinschränkung kommen sowohl bei der Tuberkulose wie bei den Tumoren vor. Hierzu kommt noch, daß die Bereiche, welche am häufigsten von der Tuberkulose befallen werden, nämlich die untere Hälfte der Brustwirbelsäule und die Lendenwirbelsäule, auch zahlenmäßig am stärksten von Tumoren betroffen werden (Abb. 36).

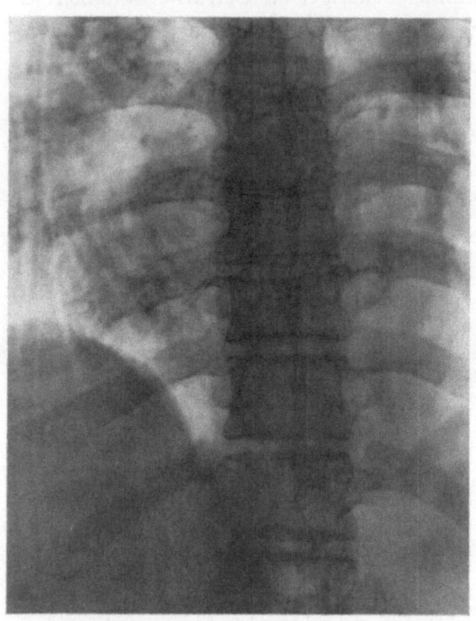

Abb. 36. 57jähr. Mann. Hypernephrommetastase D XI

Der Anteil der als tuberkulöse Spondylitis in stationäre Behandlung eingewiesenen, in Wirklichkeit nicht tuberkulösen Wirbelsäulenerkrankungen ist keinesfalls niedrig, er kann zwischen 10 und 20% schwanken. Unter 100 operierten Wirbelsäulenerkrankungen stellte FELLÄNDER bei 6 eine unspezifische Spondylitis und bei 2 Tumoren fest. JOHNSON fand unter seinem Material 12% Fehldiagnosen, KASTERT 12,1%, wir haben etwa 10% beobachten können.

Entscheidende Bedeutung für die Diagnose der Wirbelsäulengeschwülste kommt der Röntgendiagnostik zu. Während bei der Tuberkulose bereits als Frühzeichen knöcherne Atrophie und Verschmälerung des Zwischenwirbelraumes beobachtet werden, ist für die Tumoren im allgemeinen als charakteristisch anzusehen, daß die Deckplatten und Zwischenwirbelscheiben so gut wie unbeteiligt bleiben. Häufig zeigt bei geschwulstmäßiger Erkrankung nur ein Wirbelkörper röntgenologische Veränderungen, was bei der Tuberkulose eine Seltenheit darstellt. Zerstörung der Struktur und Niveauerniedrigung, gelegentlich mit Kalkanreicherung der zentralen Wirbelkörperpartien, muß bei Erhaltenbleiben der Zwischenwirbelräume immer den Verdacht auf einen Tumor nahelegen. Die Höhenabnahme infolge Zerstörung ist manchmal, aber nicht immer, symmetrisch. Gelegentlich kann es zum Zusammensintern des Wirbelkörpers zu einer schmalen Scheibe oder zu einem fast völligen Schwund kommen, wobei jedoch die Bandscheiben, mindestens in Resten, immer noch erhalten bleiben. Zur Ergänzung der Summationsaufnahmen in 2 Ebenen muß auch die Tomographie in sagittaler und frontaler Strahlenrichtung herangezogen werden, da häufig die Ausdehnung der Zerstörung, ihre Anordnung sowie die Abnahme oder Zunahme des Kalkgehaltes nur mittels der Schichtungen hinreichend zu beurteilen sein kann.

Das Hämangiom der Wirbelkörper wird zwar manchmal irrtümlich als tuberkulöse Erkrankung angesehen, jedoch häufig auch als Nebenbefund zufällig entdeckt, weil es klinisch keine Erscheinungen hervorzurufen braucht. Die Wirbelsäulenhämangiome sollen häufiger bei Frauen als bei Männern beobachtet werden. Bei Übergreifen auf die hinteren Wirbelkörperabschnitte, besonders auf das Bogengebiet, können neurologische Erscheinungen auftreten.

SCHMORL und JUNGHANNS geben überraschenderweise einen Bestandteil von 10,7% Wirbelsäulenhämangiomen bei ihren autoptischen Untersuchungen an. Das Hämangiom im

Bereich der Wirbelsäule muß als eine kongenitale Fehlbildung angesehen werden. Je nach der Ausdehnung des Hämangioms kann es zu einem Zusammenbruch des Wirbelkörpers führen. Sogar eine Fraktur gesunder Nachbarwirbel wurde beobachtet, weil die Knochenbälkchen durch die Gefäßgeschwulst eine Verstärkung erfahren sollen. Das Röntgenbild zeigt beim Hämangiom eine grobsträhnige Struktur mit einer wabenförmigen Zeichnung, wobei der Wirbelkörper in seiner äußeren Konfiguration vergrößert erscheinen kann. Die Knochentrabekel nehmen an Zahl ab, werden jedoch in ihrem Querschnitt dicker. Die Wachstumstendenz der Hämangiome ist im allgemeinen im Bereich der Wirbelkörper gering, sie kann jedoch im Alter zunehmen, wodurch eine scheinbare Zunahme der Häufigkeit im höheren Lebensalter zu erklären ist (JUNGHANNS).

SCHINZ beobachtete ein Hämangiom an D VIII bei einem 45jähr. Mann, welches eine Querschnittslähmung verursachte. KOCHS sah ein Wirbelkörperhämangiom, das später das Bild einer Vertebra plana ergab.

Unter der Bezeichnung Sanduhrgeschwülste findet sich eine Gruppe von Tumoren, wobei es sich um Neurinome, Fibrome, Ganglioneurome und Enchondrome handeln kann. Diese Geschwülste sind z. T. intra-, z. T. extravertebral lokalisiert, wobei das Mittelstück eine Einschnürung aufweist, die zu der Bezeichnung Sanduhrgeschwulst geführt hat. Ein Teil der Geschwulst findet sich dann häufig innerhalb des Foramen intervertebrale und kann durch Druck auf die Wurzeln Schmerzen oder bei weiterem Wachstum sogar Kompressionserscheinungen an der Medulla auslösen.

Epidermoide und Spinaltumoren, aber auch Neurofibrome und Meningeome können Druckerscheinungen und Druckusuren erzeugen. Seltener als das Wirbelkörperhämangiom werden Osteome, Chondrome, Knochenfibrome und Riesenzelltumoren beobachtet, sie gewinnen klinische Bedeutung nur bei stärkerem Wachstum mit Verdrängungs- oder Druckerscheinungen auf Wurzeln oder Rückenmark. Ebenso selten ist auch an der Wirbelsäule das Osteoid und Osteom (Beobachtungen von JAFFÉ sowie SABANAS, BICKEL und MOE).

Die Chondrome führen schon auf das bösartige Gebiet hin, da sie Zerstörungen der Wirbelkörper und durch Hineinwuchern in den Rückenmarkskanal Querschnittslähmungen hervorrufen können. Sie finden sich bevorzugt am occipitocervicalen und sacro-coccygealen Übergang.

Das primäre Sarkom wird selten beobachtet. Hierbei stehen osteolytische Vorgänge im Vordergrund, die zu einem Zusammenbruch der befallenen Wirbel und damit zu neurologischen Erscheinungen führen können. Röntgenologisch ist die Diagnose schon nicht mehr ohne weiteres möglich, da metastatische Formen ein ähnliches Bild zeigen können und andererseits auch osteosklerotische Erscheinungen beobachtet werden (Beobachtungen von JUNGHANNS, SCHINZ und WICHTL).

Unter den primären malignen Tumoren der Wirbelsäule spielt zahlenmäßig die bedeutendste Rolle das Myelom oder Plasmocytom, auch Kahlersche Erkrankung genannt. Es handelt sich um eine ausgesprochen bösartige Geschwulstbildung, die von den Reticulumzellen des Knochenmarks ausgeht und sowohl die Extremitätenknochen wie auch Rippen und Wirbelsäule befallen kann. Es kommt hierbei zu einer Ansammlung von pathologischen Plasmazellen, die einen starken Gehalt an Ribonucleinsäure aufweisen. Für die Differenzierung der verschiedenen Plasmocytom-Formen sind die Verschiebungen der Serumglobuline ausschlaggebend. Es gibt deshalb α-, β- und γ-Plasmocytome. Die α-Formen sollen einen besonders stürmischen Verlauf mit einer Lebensdauer von nur wenigen Monaten nehmen, während der γ-Typ einen langsameren Verlauf mit längerer Überlebensdauer aufweist.

An der Wirbelsäule kann das Myelom multipel und solitär auftreten. Bei den solitären Formen treten naturgemäß geringere Allgemeinerscheinungen und deshalb auch weniger ausgeprägte Symptome bei den Untersuchungen der Serumzusammensetzung oder auch bei Knochenmarkpunktionen auf.

Man hat die solitären Formen in letzter Zeit nach Verlauf und Ausdehnung als etwas weniger bedenklich beurteilt, ja sie sogar als semimaligne (BÖHLER jr.) bezeichnet. Demgegenüber muß jedoch mit Nachdruck darauf hingewiesen werden, daß die Plasmocytome als ausgesprochen maligne angesehen werden müssen, da sie nach anscheinend zunächst protrahiertem Verlauf schließlich doch zu schwerer Zerstörung der Wirbelkörper führen und außerdem nach längerer Dauer dorsalwärts sich ausdehnen und Kompressionserscheinungen auf die Medulla ausüben und Querschnittslähmungen hervorrufen können, jedenfalls im Dorsalbereich. Es ist auch darauf hinzuweisen, daß bei Kranken, die zunächst nur eine solitäre Form erkennen lassen, später doch eine Generalisation zustande kommen kann. Man kann daher keinesfalls die Plasmocytome als semimaligne beurteilen, auch die anscheinend solitären Formen nicht. Das Plasmocytom wird zwar als ein relativ seltenes Krankheitsbild (BROCHER) bezeichnet, es ist aber nach unseren Erfahrungen keineswegs so selten, daß es nicht bei allen zunächst etwas atypisch erscheinenden Krankheitsbildern an der Wirbelsäule ernsthaft in Betracht gezogen werden müßte. Die Myelomatose soll bei Männern dreimal häufiger auftreten als bei Frauen, was wir nicht bestätigen können.

Das multiple Plasmocytom wird zwar als eine Erkrankung des höheren Lebensalters angesehen, es gibt aber auch Formen, die bereits zwischen 30 und 40 Jahren auftreten. Der Beginn ist oft vieldeutig und wenig prägnant. Kräfteverfall, rheumatische Beschwerden mit Lumbalgien und Intercostalneuralgien können vorhanden sein. Bei multiplen Formen können unbestimmte Knochenschmerzen an allen möglichen Stellen auftreten. Nicht nur die solitären, auch die multiplen Formen gehen mit bevorzugter Beteiligung der Wirbelsäule einher, so daß hier Schmerzen und Bewegungseinschränkung vorhanden sein können. Die Krankenhauseinweisung erfolgt meist unter der Diagnose einer Spondylitis. Röntgenologisch können bei ausgedehnter Erkrankung Entkalkung oder jedenfalls Verringerung der Schattendichte und unter dem Druck der Zwischenwirbelscheiben Eindellungen der Bandscheiben beobachtet werden, so daß Fischwirbelformen wie bei Osteoporose und Osteomalacie zu sehen sein können. Daneben gibt es Substanzverluste, die scharfrandig und kreisrund aussehen können. Bei dem Verdacht auf eine Plasmocytose ist die Röntgenuntersuchung nicht nur auf einzelne Teile, sondern auf die ganze Wirbelsäule und auf die größeren Extremitätenknochen auszudehnen, ebenso auch auf die Schädelknochen. Die Beteiligung des Schädels gilt zwar als klassisch, kann aber röntgenologisch häufig nicht gesichert werden. Jedenfalls gibt es öfter Formen, bei denen die Erkrankung auf die Wirbelsäule beschränkt bleibt und die gesamte Untersuchung der Extremitätenknochen, des Schädels und der Rippen negativ verläuft, womit auch das Fehlen des sogen. Pergamentsymptoms, auf das man früher im Rahmen des klinischen Befundes größten Wert legte, zu erklären ist. Der Bence-Jonessche Eiweißkörper ist nach unseren Erfahrungen bei den auf die Wirbelsäule beschränkten Myelomatosen im Urin niemals nachweisbar. Offenbar muß ein größerer Teil des Skelets an der Erkrankung teilnehmen, um die Bence-Jonessche Eiweißprobe positiv ausfallen zu lassen. Die Blutkörperchensenkung ist im allgemeinen stark beschleunigt. Für die Diagnose nicht zu entbehren ist die Untersuchung der Serumglobuline, wobei der Typus mit erheblicher Vermehrung der γ-Globuline am häufigsten auftritt. In manchen Fällen sind die α- und γ-Globuline gleichzeitig erhöht. Die alkalische Serumphosphatase ist nicht erhöht. Bei der Knochenmarkpunktion kann der Nachweis vermehrter und unreifer Plasmazellen von Bedeutung sein. Es muß darauf hingewiesen werden, daß es beim solitären Plasmocytom Erkrankungsformen gibt, die röntgenologisch mit Zwischenwirbelraumverschmälerung, schwerer Wirbelkörperzerstörung mit keilförmigem dorsalem Wirbelkörperrest und Gibbusbildung einhergehen können, so daß in typischer Weise eine Spondylitis vorhanden zu sein scheint. Bei einem derartigen Fall haben wir sogar bei einer Vertebrotomie, die zum Zwecke der

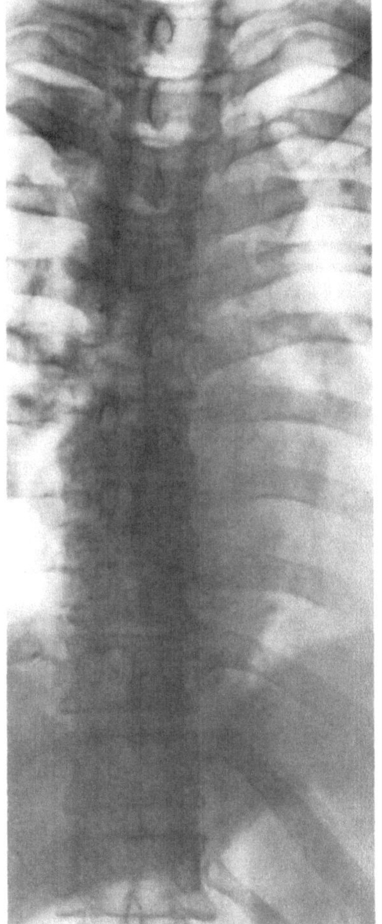

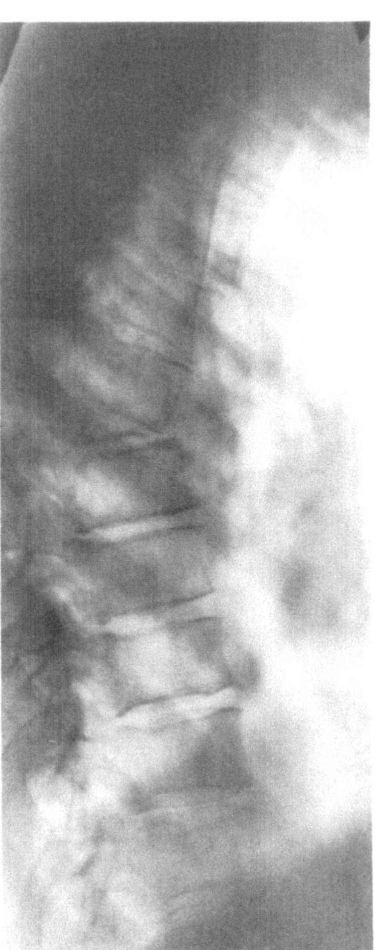

Abb. 37 a und b. 36jähr. Mann. Plasmocytom D V bis D VII

Herdausräumung erfolgte, Abscesse und Sequester entfernt, wobei erst die histologische Untersuchung des entnommenen Materials zu der Diagnose Plasmocytom führte (Abb. 37 a u. b).

36jähr. Mann, Terrazzoarbeiter, wegen Rückenschmerzen zunächst als Rheumatismus angesehen und behandelt, dann röntgenologisch Spondylitis festgestellt und im Gipsbett ruhiggestellt. Wurde dann in Orthopädische Klinik überwiesen, weil leichte Lähmungserscheinungen mit Reflexsteigerung im Bereich der unteren Gliedmaßen auftraten. Es wurde dann eine spondylitische Erkrankung D V bis D VII mit Gibbus, umschriebener Druck- und Klopfempfindlichkeit ohne Stauchungsschmerz konstatiert. Am 30. 3. 1957 Aufnahme in unsere Klinik. Vollständige spastische Lähmung der unteren Gliedmaßen mit Blasenlähmung. Am 23. 4. 1957 in Endotrachealnarkose Vertebrotomie von links. Hierbei Entleerung von Eiter und käsigen Granulationsbröckeln aus einem kleinfaustgroßen paravertebralen Absceß und Entfernung mehrerer größerer Knochen- und Bandscheibensequester. Die histologische Untersuchung ergab zu unserer Überraschung ein Plasmocytom. Bei der Elektrophorese Albumine vermindert, γ-Globuline am stärksten erhöht. Im Sternalpunktat Links-Verschiebung der Granulopoese und Eosinophilie. Allmählicher Rückgang der Lähmung und Besserung der

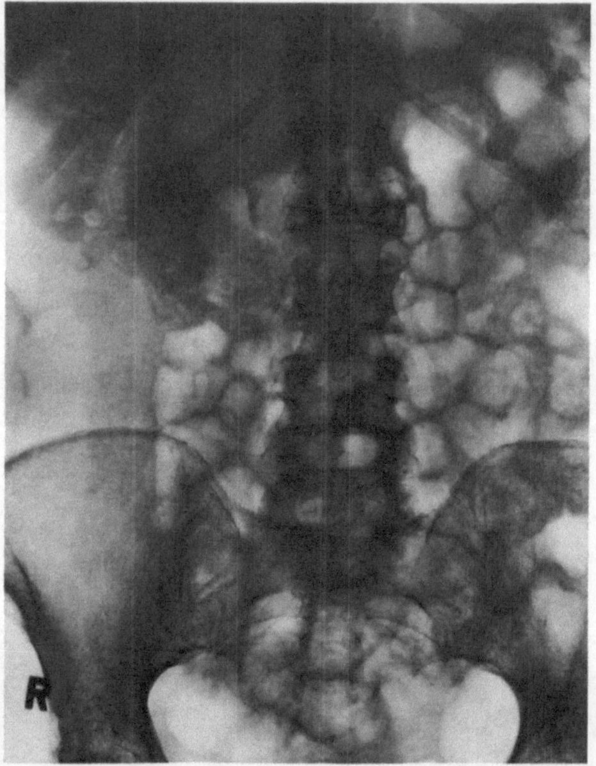

Abb. 38 a. 56jähr. Frau, als Spondylitis eingewiesen. Tumor an L II diagnostiziert. Histologisch chronische Osteomyelitis. Später Plasmocytom in Höhe von D II—D III

Miktion. Schließlich Aufstehversuch im Mai 1958 mit Gipskorsett, dasselbe mußte aber wegen Nierenkoliken entfernt werden. Es kam zu einer Anurie, die durch Cystoskopie mit beiderseitigem Ureterenkatheterismus behoben werden konnte. Im November 1958 nach vorheriger Cystopyelitis erneute Anurie und schließlich unter den Zeichen einer Urämie am 28. 11. 1958 Exitus. Bei der Autopsie in beiden Nierenbecken Steine verschiedener Größe, außerdem beiderseits schwere ulceröse Pyelitis mit Hydronephrose und intrakapillärer Glomerulonephritis. An der Wirbelsäule im Bereich von D V—VII Plasmocytom mit degenerativer Veränderung der Hinterstränge des Rückenmarks. Knochenmark und Wirbelkörper auf weite Strecken durch Wucherung der Plasmazellen ersetzt. Im Bereich der übrigen Wirbelsäule keinerlei Plasmocytom-Ansiedlung. Der Verlauf entsprach damit der auch sonst häufig gemachten Erfahrung, daß nach Rückgang einer Querschnittslähmung infolge Kompressionssyndroms die aufsteigende Infektion der Harnwege insgesamt nicht zu beherrschen ist (s. Abb. 37 a u. b).

Während die generalisierten Plasmocytom-Formen an der Wirbelsäule differentialdiagnostisch Schwierigkeiten gegenüber der Osteoporose verursachen können, können solitäre Erkrankungsformen zu erheblichen Abgrenzungsschwierigkeiten gegenüber tuberkulösen Herdbildungen führen, wie es der vorstehend geschilderte Fall nachdrücklich unter Beweis stellt. Offensichtlich gibt es auch Verlaufsformen, bei denen die Entwicklung eines Plasmocytoms sich an eine vorherige entzündliche Erkrankung anschließt oder durch das Vorangehen derselben ausgelöst wird, wie dies die folgende Beobachtung zeigt (Abb. 38 a u. b).

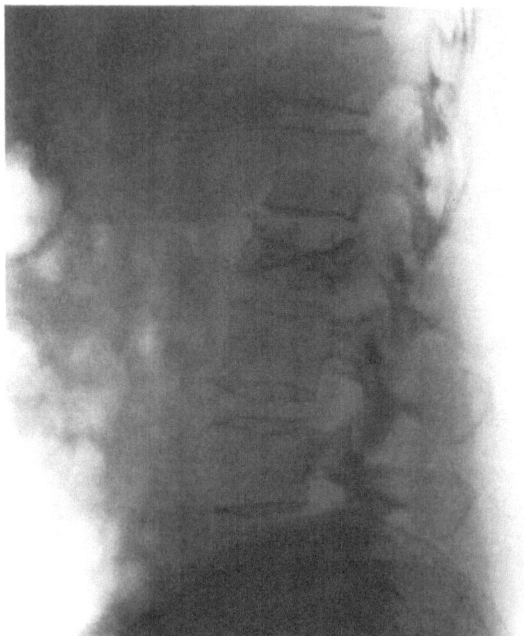

Abb. 38b. Seitliche Aufnahme zu Abb. 38a

56jähr. Frau, aufgenommen am 25. 11. 1957. Seit einem halben Jahr Schmerzen im unteren Rückenbereich, deshalb in gynäkologischer Behandlung wegen eines Descensus, der operativ behandelt wurde. Nach der Operation nahmen die Schmerzen immer noch weiter zu. Am 16. 11. 1957 heftiger Schmerzanfall mit plötzlichem Zusammenfallen und Bewegungsunfähigkeit der Beine mit ausstrahlenden Schmerzen. Ab 20. 11. 1957 schlaffe Lähmung beider Beine, keine Blasen-Mastdarm-Lähmung. Bei uns aufgenommen wegen tuberkulöser Spondylitis.

Nach dem Röntgenbefund wurde von uns ein Tumor an L II angenommen. Hochgradige Beschleunigung der Blutsenkung auf 68/114 mm n. W. Bei der elektrophoretischen Untersuchung keine abnorme Verschiebung der Albumin-Globulin-Fraktion. Da der Verdacht auf eine maligne metastatische Erkrankung gegeben schien, erfolgte neben klinischer Untersuchung auch Röntgenuntersuchung des Schädels und der Extremitätenknochen. Es war jedoch nirgendwo ein andersartiger Tumor auffindbar. Am 10. 12. 1957 in Endotrachealnarkose Probevertebrotomie von rechts, wobei sich der 2. Lendenwirbelkörper als brüchig und in der Konsistenz abnorm weich herausstellte. Die histologische Untersuchung des entnommenen Probematerials ergab eine chronische Osteomyelitis. Daraufhin weitere Behandlung mit Gipsbett, Extension und massiven Dosen von Penicillin und Supracillin. Die Lähmungen gingen danach weitgehend zurück. Die Blutsenkung fiel ab auf 15/37 mm n. W. Ab 17. 4. 1958 Gipskorsett und Aufstehübungen. Am 20. 10. 1960 mußte sie erneut anderweitig in stationäre Behandlung genommen werden, da wiederum eine Querschnittslähmung sowie ein hoher

Anstieg der Senkung zu verzeichnen war, jetzt aber bei der Elektrophorese gleichzeitig Erhöhung der γ-Globuline, so daß sich der Verdacht auf ein Plasmocytom ergab. Es wurde eine Laminektomie am 2. und 3. Brustwirbelkörper vorgenommen, wobei im Wirbelkanal eine die Dura umklammernde Geschwulst gefunden wurde, deren Untersuchung ein Plasmocytom ergab. Unter nachfolgender cytostatischer Behandlung gingen dann die Lähmungen wieder zurück (s. Abb. 38 a u. b).

Andere Erkrankungen bösartiger Form, die zu einem Befall der Wirbelsäule führen können, sind die Leukämie und das Lymphogranulom. Die Leukosen können zu Entkalkungen und zu Spontaneinbrüchen der Wirbelkörper im Dorsal- und Lumbalbereich führen. Die Lymphogranulomatose ist in den Frühstadien häufig sehr schwierig zu diagnostizieren, da weder eine Eosinophilie noch Drüsenschwellungen in Erscheinung treten müssen. Neben dem Befall der para- und prävertebralen Lymph-

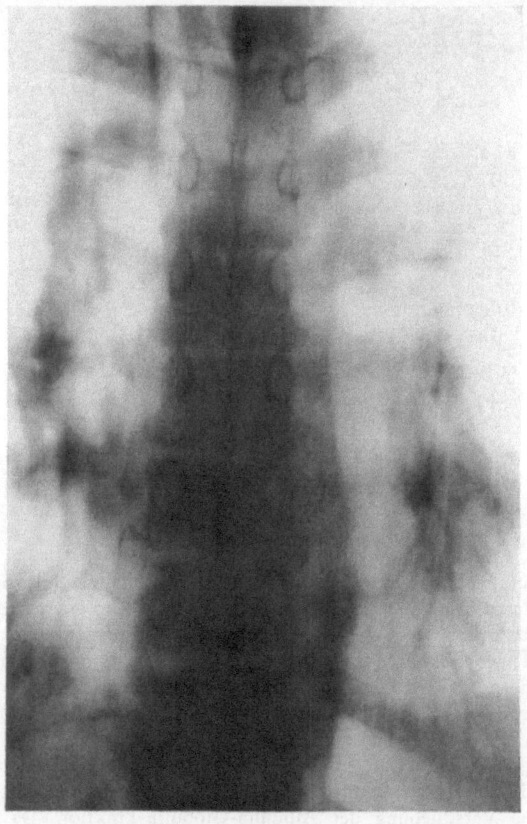

Abb. 39 a und b. 42jähr. Mann. Papillencarcinom der rechten Niere mit Einwucherung in den 8. Brustwirbelkörper

knoten kann es im weiteren Verlauf der Lymphogranulomatose zur Durchsetzung der Wirbelkörper mit dem lymphogranulomatösen Gewebe und damit zur Zerstörung der normalen Knochenstruktur, aber auch durch Druck seitens großer Drüsenpakete zu Druckusuren und Zerstörungen von außen her kommen.

Abgesehen vom Plasmocytom kommen die meisten malignen Tumoren der Wirbelsäule durch metastatische Formen zustande. Bei der Absiedlung maligner Tumoren in die Wirbelsäule ist selbstverständlich größter Wert auf die Fahndung nach dem Primärtumor zu legen. Dieselbe kann aber auf überaus große Schwierigkeiten stoßen, da der Primärherd in seiner Ausdehnung außerordentlich klein sein und klinisch stumm bleiben kann, z. B. kleine Bronchuscarcinome. Eine genaue klinische und röntgenologische Durchuntersuchung ist in allen Fällen erforderlich, wobei auf den Magen-Darm-Trakt, das Urogenitalsystem einschl. Prostata, Mamma, gynäkologische Organe, Schilddrüse usw. im einzelnen zu achten ist. Die genaue Röntgenuntersuchung führt bei charakteristischem Befund mit Teilzerstörung oder Niveauerniedrigung eines oder mehrerer Wirbelkörper unter Erhaltenbleiben der Intervertebralräume zwar zur Diagnose eines Tumors oder zu stark begründetem Verdacht auf einen sol-

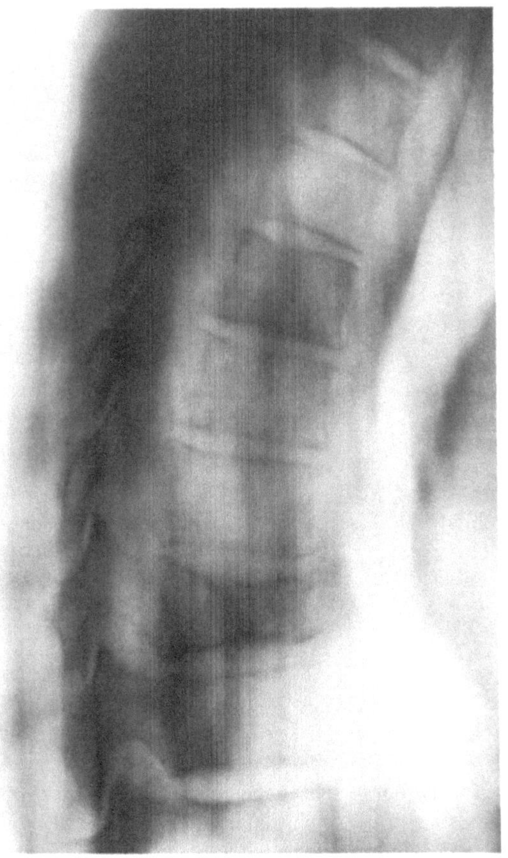

Abb. 39 b

chen, jedoch läßt sich die Natur und der Ausgangspunkt dieses Tumors manchmal nicht näher klären. Schwierigkeiten ergeben sich auch dadurch, daß bei schneller Ausbreitung maligner Tumoren hohe Temperaturen von 40 oder 41° auftreten können, wodurch sich der Verdacht wieder stärker auf eine entzündliche Erkrankung richtet. Die Werte der Blutsenkung sind meist erheblich beschleunigt. Die Untersuchung der Serumphosphatase und der Elektrophorese ergibt oft keine charakteristischen Werte, die zur Klärung der Tumorgrundlage beitragen können. In diesen Fällen ist die Probevertebrotomie heute das sicherste Mittel, um mittels Entnahme von Material die histologische Grundlage des Tumors zu klären. Bei entsprechender Technik mit vorsichtigem Vorgehen und sachgemäßer Entnahme des Untersuchungsmaterials können zusätzliche schwere Schäden vermieden werden. Es gibt jedoch auch hierbei Fälle, bei denen der pathologische Anatom nur die Diagnose auf einen malignen Tumor stellen, jedoch über die Art und Herkunft des Tumors nichts Näheres aussagen kann, wie es der folgende Fall beweist (Abb. 39 a u. b).

42jähr. Mann, wegen Spondylitis zu uns verlegt. Hohe remittierende Temperaturen. Blutsenkung 148/151 mm n. W. Röntgenologisch keine Spondylitis, sondern Tumor an D VIII. Albuminurie bis 12‰. Elektrophoretisch α_2-Globuline stark erhöht. Vorher in einem anderen Krankenhaus urologisch genauestens durchuntersucht. Dabei normale retrograde Pyelographie. Ein Anhaltspunkt für einen anderweitig lokalisierten Primärtumor konnte nicht gefunden werden. Probevertebrotomie mit Entnahme von Untersuchungsmaterial, auf Grund dessen der pathologische Anatom nur einen Tumor, aber keine Qualitätsdiagnose sicherstellen konnte. 14 Tage später Exitus. Bei der Autopsie stellte sich heraus, daß ein Papillencarcinom der rechten Niere vorlag, das in die regionären Lymphknoten und in die Wirbelsäule eingebrochen war, Metastasen in der Leber, schwere Amyloidnephrose, Amyloidose der Milz.

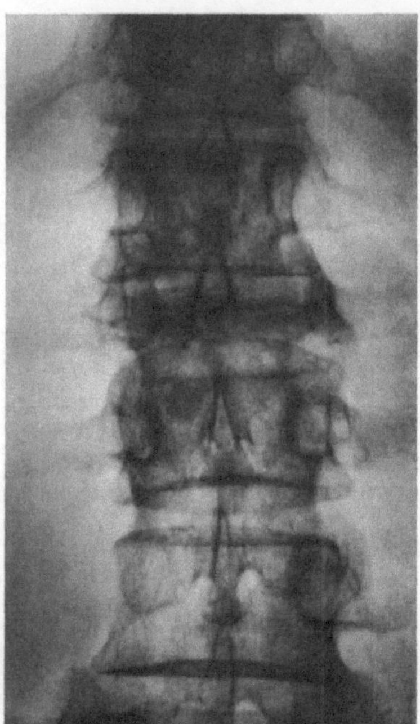

Abb. 40. 53jähr. Frau. Vor 10 Jahren Ablatio der rechten Mamma wegen Mammacarcinoms. Metastase an L II

Gelegentlich kommt es auch zu Metastasenbildung in der Wirbelsäule noch viele Jahre nach Entfernung eines Tumors, wenn an sich mit der Bildung von Tochtergeschwülsten schon nicht mehr gerechnet wird (Abb. 40).

52jähr. Frau, vor 10 Jahren Ablatio der rechten Mamma wegen Tumors, offensichtlich wegen Ca. Bereits vor 3 Jahren in Behandlung wegen Veränderungen am 2. Lendenwirbelkörper, die als auf Metastasenbildung verdächtig angesehen wurden. Hochgradige Senkungsbeschleunigung. Nach einem Jahr Exitus.

Auch bei zunächst als gutartig angesehenen Erkrankungen kann es, ohne daß an der primären Erkrankungsstelle Anhaltspunkte für ein Rezidiv oder eine maligne Entartung zu gewinnen wären, zu Tumorabsiedlungen in die Wirbelsäule kommen wie bei dem folgenden Fall (Abb. 41 a u. b).

57jähr. Frau. 1954 wegen Spondylitis auf unserer Abteilung aufgenommen. 1950 Strumektomie, wobei es sich histologisch um eine gutartige, meist trabekuläre Struma handelte. Röntgenologisch sicherer Tumor an L I. Bei der Untersuchung war eine anderweitige Geschwulstbildung nicht zu finden. Probevertebrotomie mit Entnahme von Gewebsmaterial, dessen histologische Untersuchung die Metastase eines Schilddrüsencarcinoms ergab. Im Strumektomiebereich fand sich nur eine reizlose Narbe ohne jede Anschwellung der Weichteile.

Die Neurofibromatose Recklinghausen kann durch Druckerscheinungen gleichfalls Usuren an Wirbelkörpern hervorrufen. Meningocelen bzw. Meningomyelocystocelen gehen als angeborene Störungen mit mangelndem Schluß der Bogenreihe einher und kommen wegen ihrer schon klinisch in Erscheinung tretenden charakteristischen Veränderungen differentialdiagnostisch gegenüber der Spondylitis kaum in Betracht. Sie sind bei Lokalisation im Lenden-Kreuzbeinbereich häufig mit schweren Schädigungen bzw. Mißbildungen des Nervensystems der unteren Gliedmaßen in Form von

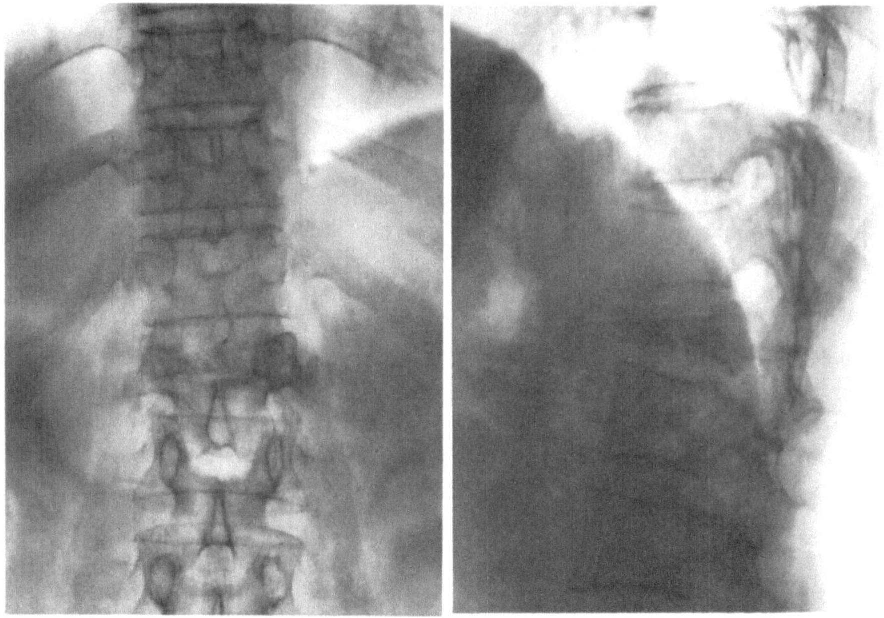

Abb. 41 a und b. 57jähr. Frau. Metastase eines Schilddrüsencarcinoms an L I

Querschnittslähmungen, wie auch Blasen- und Mastdarmlähmungen, vergesellschaftet. Auch Kyphosen und Kyphoskoliosen werden dabei beobachtet. Leichtere Abarten in Form der Spina bifida occulta mit Myelodysplasie und Hohlfußbildung werden häufig beobachtet. Mischgeschwülste, vor allem Teratome, können im Bereich des Spinalkanals auftreten und zu einer Erweiterung des Spinalkanals führen. Hannen und Geist haben über eine Zusammenstellung von 80 solcher Fälle berichtet. Bei Tumoren der Medulla, z. B. Neurinomen, können manchmal als Frühsymptome auffallend hochgradige Skoliosen beobachtet werden. Wenn im Verlaufe einer schnell fortschreitenden und therapieresistenten Skoliose bei Jugendlichen neurologische Erscheinungen auftreten, muß, auch wenn sie gering sind, an einen Tumor im Spinalbereich gedacht werden, im Gegensatz zu den kurzbogigen Skoliosen, die gelegentlich mit deutlichen spastischen Zeichen einhergehen können.

o) Angeborene Fehlformen

Von angeborenen Fehlbildungen im Bereich der Wirbelsäule sind zu erwähnen die hinteren dorsalen Keilwirbel, die seitlichen Keilwirbel oder Halbwirbel, die auf den frontalen Aufnahmen am besten zur Darstellung kommen und bei symmetrischer Anlagestörung sogen. Schmetterlingsformen aufweisen können. Bei den dorsalen Keilwirbelformen kommt es leichter zur Verwechslung mit spondylitischen Herdbildungen als bei den frontalen Keilwirbelformen. Die scharfe Begrenzung der Deckplatten und das Erhaltenbleiben der Zwischenwirbelräume sind die charakteristischen

Unterscheidungsmerkmale gegenüber der Spondylitis. Bei seitlichen Keilwirbelformen können kurzbogige Skoliosen und weitergehende Mißbildungen an Querfortsätzen, Rippen usw. zustande kommen. Bei den dorsalen Keilwirbeln können äußerlich gibbusartige Verformungen entstehen, die an einen Pottschen Buckel erinnern können.

Größere differentialdiagnostische Schwierigkeiten gegenüber spondylitischen Erkrankungen können kongenitale Blockwirbel hervorrufen, welche partiell oder total sein können. Bei den totalen Blockwirbeln sind im allgemeinen homogen durchgehende Strukturen des Knochens vorhanden, während bei den spondylitischen Verblockungsvorgängen durch die Tomographie mindestens Strukturstörungen oder auch häufig Zwischenwirbelscheiben- oder Deckplattenanteile oder in den weitergehenden Fällen auch Höhlenbildungen nachgewiesen werden können. Bei partiellen Blockbildungen sind im allgemeinen die erhaltenen Partien der Zwischenwirbelscheiben mit ihren Deckplatten zum Unterschied gegenüber der Spondylitis scharf begrenzt und schattendicht. Hierbei muß darauf hingewiesen werden, daß es bei der Scheuermannschen Erkrankung auch zu Synostosierungsvorgängen an den vorderen Wirbelkörperabschnitten kommen kann, jedoch nicht nur hierbei, sondern auch bei osteochondrotischen und spondylarthrotischen Umbauvorgängen, vor allem im Bereich der Halswirbelsäule. Anlagestörungen im Sinne der Lumbalisation des 1. Sacralwirbels oder der Sacralisation des 5. Lumbalwirbels genauso wie symmetrische und asymmetrische Unter- und Überentwicklungen der Querfortsätze am Lumbosacralübergang wie auch am Dorsolumbalübergang sind hier ohne größeres differentialdiagnostisches Interesse. Das Vorhandensein von 6 an Stelle von 5 Lendenwirbeln und von Rippenfortsätzen an L I kann zu Schwierigkeiten bei der Lokalisationsdiagnose führen. Auf die höhergradigen Mißbildungen im Bereich der Halswirbelsäule im Sinne eines Klippel-Feil oder von Blockwirbeln, Keilwirbeln oder Halbwirbeln, auf Mißbildungen an Bögen und Querfortsätzen braucht nicht näher eingegangen zu werden, weil hierbei Abgrenzungsschwierigkeiten gegenüber spondylitischen Erkrankungen kaum in Betracht kommen. Das gleiche gilt auch für Halsrippen mit Scalenussyndrom und ähnliches. Die Platyspondylie ist kein Krankheitsbild sui generis, als Einzelform wird sie bei der Vertebra plana beobachtet, bei multiplem Auftreten als Ausdruck einer Knochensystemerkrankung

Die Spondylolisthesis, die gleichfalls wegen angeborener Störungen im Bereich der Interartikularportion auf anlagemäßigen Voraussetzungen beruht, ist von der Spondylitis ohne weiteres abzugrenzen. Hinzuweisen ist aber darauf, daß bei der Spondylitis posterior je nach Sitz und Ausdehnung der Erkrankung im Bereich des Bogens resp. der Intervertebralgelenke eine Spondylolisthesis auf spondylitischer Grundlage zustande kommen kann. Diese Lokalisationen sind jedoch nur außerordentlich selten zu beobachten.

6. Die Behandlung der Spondylitis tuberculosa

Nach Sicherstellung der Diagnose einer spondylitischen Herdbildung ist eine konsequente und sofortige Behandlung erforderlich. Diese hat beim Nachweis eines frischen tuberkulösen Herdes stets in lückenloser und konsequenter Ruhigstellung zu bestehen, die am zweckmäßigsten durch das Gipsbett gewährleistet wird. Es gibt besondere Situationen mit geringer Ausdehnung von Herden oder spondylitischen Erkrankungen, die nicht mehr frisch und anderweitig vorbehandelt, wenig Progredienz zeigen und kaum zu Zerstörungen geführt haben, bei denen man zu anderen Methoden greifen kann, z. B. Lagerung auf harter Unterlage oder Bauchlage.

Früher wurde von manchen Autoren die Lagerung auf redressierenden Kissen, z. B. dem Gibbuskissen von ROLLIER-KISCH, manchmal auch kombiniert mit Extension, mit einer Strecke an den Füßen und Glissonscher Schlinge am Kopf empfohlen. Von ROLLIER wurde ein sogen. Lagerungsapparat angegeben, der später von KISCH etwas abgeändert wurde. Die Vorrichtung wurde von ROLLIER insbesondere deswegen konstruiert, um in seinen Heilstätten in Leysin eine möglichst intensive Besonnungsmöglichkeit der verschiedensten Körperpartien sicherzustellen.

Abgesehen von besonderen Situationen, die ein Abweichen von den allgemeinen therapeutischen Regeln nahelegen, ist jedoch auch heute das Gipsbett nach LORENZ nach wie vor die beste und zweckmäßigste Form der Ruhigstellung für die erkrankte Wirbelsäule. Es hat den Zweck, nicht nur lokal die erkrankte Partie zu unterstützen, sondern auch fernab davon die oberhalb und unterhalb gelegenen gesunden Wirbelsäulenabschnitte möglichst unverrückbar festzuhalten und gleichzeitig durch einen genügend hochgeführten Rand das Ausweichen des Körpers nach der Seite zu verhindern. In jedem Fall muß das Gipsbett deshalb von den Schultern ab die Brust- und die Lendenwirbelsäule sowie das Gesäß und die Oberschenkel bis oberhalb der Knie mit einschließen. Diese Ausdehnung reicht aus für Herdbildungen im Bereich der Lendenwirbelsäule und der kaudalen Hälfte der Brustwirbelsäule. Bei Erkrankungen der oberen Brustwirbelsäulenhälfte oder der Halswirbelsäule muß auch der Kopf mit fixiert und deshalb an dem Gipsbett ein Kopfteil mit angebracht werden.

Die Herstellung des Abdrucks erfolgt in möglichst entspannter Bauchlage am völlig unbekleideten Körper, wobei Fehlhaltungen oder Fehlstellungen möglichst zu korrigieren sind bis auf einen etwa schon vorhandenen Gibbus, der nicht ausgeglichen werden kann. Eine Hyperlordose oberhalb und unterhalb des Gibbus soll man möglichst vermeiden, da eine gewisse kompensatorische Lordosierung meist sowieso schon zustande kommt. Die richtige Anbringung von Schulterstützen ist besonders wichtig, damit der Kranke in cranio-caudaler Richtung in dem Gipsbett unverrückbar liegen bleibt.

Von besonderer Bedeutung ist die exakte Anbringung einer Fensterung für den Zweck der Defäkation, wobei die Fenster nicht zu klein und nicht zu groß angelegt werden dürfen. Bei zu großem Ausschnitt rutscht der Kranke zu tief mit dem Gesäß durch, es entstehen leicht Druckstellen am Kreuzbein und den hinteren Beckendornen, bei zu kleinem Ausschnitt stößt die Stuhlentleerung auf Schwierigkeiten resp. wird das Gipsbett schnell verschmutzt. Ob der Abdruck mittels Gipsbinden oder unter Verwendung großer, zurechtgeschnittener Platten mit Einstreichen von Gipsbrei und Auflegen von Mullzwischenschichten erfolgt, ist dabei völlig gleichgültig und überwiegend eine Sache persönlicher Einstellung und Erfahrung. Entscheidend kommt es nur darauf an, daß die Herstellung des Gipsbetts so erfolgt, daß der Abdruck in der richtigen Stellung härtet und die Verstärkung und endgültige Herstellung desselben so erfolgt, daß die Abdruckform nicht verändert wird.

In manchen Fällen müssen nachträglich noch Unebenheiten und Druckstellen nachgearbeitet und geglättet werden, auch die Randpartien, die an Flanken oder seitlichen Rippenpartien oder den Schultern Druckstellen erzeugen, müssen gelegentlich ausgekehlt und von außen verstärkt werden. Bei abnorm mageren und inanierten Kranken können sich hierbei besondere Schwierigkeiten ergeben, so daß manchmal ohne Verwendung von Schaumgummi oder Filz nicht auszukommen ist. Fälle mit hochgradigem Gibbus und darüber befindlichen Hautveränderungen (Schleimbeutel, Druckulcera) müssen im Gipsbett so gelagert werden, daß der Auflagedruck vom Gibbuszentrum möglichst ferngehalten wird.

Querschnittsgelähmte müssen wegen trophischer Störungen und der hierdurch bedingten Neigungen zu ausgedehnten Ulcerationen häufig aus dem Gipsbett herausgenommen werden, besonders wenn die Querschnittslähmung länger besteht. Unmittelbar nach Operationen, z. B. Durchführung einer Vertebrotomie, muß meistens der Kranke vorübergehend aus dem Gipsbett herausgenommen werden. Die Durchführung von Spanversteifungen kann die Anfertigung eines Bauchgipsbetts und Lagerung in demselben erforderlich machen.

Die völlige Ruhigstellung im Gipsbett kann erhebliche Schwierigkeiten mit sich bringen, vor allem psychischer Art, bis eine Gewöhnung an die Dauerlagerung erfolgt. Dies betrifft besonders Erwachsene. Es gibt eine größere Anzahl von Kranken, denen es zunächst nicht gelingt, in dieser ungewohnten Stellung Stuhl und Urin willkürlich zu entleeren. Obstipationen und Meteorismus können erhebliche Schwierigkeiten hervorrufen. Erforderlich ist unter allen Umständen, daß die Ruhigstellung im Gipsbett konsequent und ohne jede Unterbrechung durchgeführt wird. Auf diesem Gebiet sind leider häufig Fehler und Verstöße an der Tagesordnung. In manchen Fällen stellt sich heraus, daß selbst auf fachärztlich geleiteten Abteilungen die Überwachung in dieser Richtung nicht genügend streng durchgeführt wird und die Kranken eigenmächtig aus dem Gipsbett aufstehen und die Toilette aufsuchen, und daß ihnen dies sogar ärztlicherseits erlaubt wird.

Der ambulanten Behandlung der Spondylitis ist dringend zu widerraten, jedenfalls solange die Erkrankung noch aktiv und strenge Gipsbettlagerung einzuhalten ist. Zu Hause stehen erfahrungsgemäß die Patienten zwischendurch auf zum Zwecke des Waschens oder des Besuches der Toilette. Seitens der Kranken wird häufig eine Vielzahl von Argumenten angeführt, die gerade in diesem besonderen Falle die Notwendigkeit des Zuhauseliegens unterstreichen sollen, z. B. das Vorhandensein einer besonders geräumigen Wohnung mit Sonnenterrasse oder dringende geschäftliche Gründe oder dergl. Die Familienmitglieder erklären sich anfangs in solchen Fällen immer bereit, die Pflege genau nach ärztlichen Anweisungen durchzuführen, meist ist jedoch nach 6—8 Wochen die Bereitwilligkeit, oder die Leistungsfähigkeit der Familienmitglieder erschöpft, und man versucht, den Kranken wieder in stationärer Behandlung unterzubringen, indem man erklärt, so groß hätte man sich die Schwierigkeiten doch nicht vorgestellt. Genaue Aufklärung mit Schilderung der zu erwartenden Schwierigkeiten nützt in diesen Fällen vorher kaum etwas, erst die eigene Erfahrung mit der Pflege im häuslichen Milieu bringt den Patienten und seine Angehörigen zur Einsicht. Auch die vorher in Aussicht gestellte ärztliche Behandlung seitens des Hausarztes mit täglichen Injektionen von Antibiotica, z. B. Streptomycin, stellt sich meist nach kurzer Zeit als undurchführbar heraus.

Völlig undisziplinierte Kranke benutzen manchmal die angebliche häusliche Behandlung als Vorwand, um zu Hause überhaupt jede Ruhigstellung aufzugeben, indem sie jede ärztliche Warnung in den Wind schlagen. Fortschreiten der Prozesse nach allen Richtungen, Zusammenbrüche erkrankter Wirbelpartien, Querschnittslähmungen und ausgedehnte Absceßbildungen sind dann manchmal die unausbleibliche Folge. Leider kommt die Einsicht bei den Kranken häufig dann zu spät, und die daraus entstehende Tragödie läßt sich nicht mehr abwenden.

Überwachung der Patienten ist nicht nur erforderlich hinsichtlich des konsequenten Liegenbleibens im Gipsbett, sondern auch daraufhin, daß die Kranken nicht eigenmächtig Zellstoff, Watte, Tücher, Kissen usw. an allen möglichen Stellen in das Gipsbett praktizieren, um die Lage angeblich bequemer zu gestalten oder vermeintliche Wärmeverluste zu verhindern oder weil ihnen das Gipsbett zu kalt vorkommt. Grundsätzlich soll die Lagerung in dem Gipsbett so erfolgen, daß Haut und Weichteile der Körperrückfläche regelrecht Kontakt mit allen Flächen des Gipsbetts behalten, da entsprechend dem Abdruck nur dann das Gipsbett wirklich passen kann. Beim Lagern des Patienten in das Gipsbett oder bei Rückverlagerung nach notwendiger Unterbrechung ist es bei empfindlichen oder mageren Personen häufig zweckmäßig, dasselbe vorzuwärmen, um den Kranken die Unannehmlichkeiten einer stärkeren Abkühlung zu ersparen. Daß die Haut und die Weichteile des menschlichen Körpers im übrigen eine erstaunliche Strapazierfähigkeit besitzen, ergibt sich daraus, daß nicht ganz selten bei der Inspektion von Gipsbetten und Kranken Rasierklingen, Rasierapparate, Kämme, Bürsten und andere Toilettengegenstände gefunden werden, die den Patienten abhanden gekommen sind und auf denen sie Tage und Wochen gelegen haben, ohne es überhaupt zu bemerken.

Besondere Probleme bringt die Ruhigstellung von Kindern und Jugendlichen im Gipsbett mit sich. Auch bei bester Krankenpflege in stationärer Behandlung kann die Überwachung nicht so lückenlos sein, daß sich die Kinder nicht öfter aufsetzen und wegen ihres Bewegungs- und Spieldranges sich herumdrehen, den Oberkörper oder die Hüften bewegen etc. Es sind deshalb häufig Gurte oder Metallreifen für die Körpervorderseite und bei Ruhigstellung von Hals und Kopf auch Vorrichtungen erforderlich, um den Kopf des Kindes in dem Kopfteil des Gipsbetts festzuhalten. In manchen Fällen ist sogar das Anbringen von abschließbaren Metallfixationen unvermeidbar, wobei natürlich erforderlich ist, daß dieselben genau auf guten Sitz überwacht werden, damit sie keine Druckstellen erzeugen können.

Unzweifelhaft ist nach wie vor das Gipsbett die beste Art der Ruhigstellung und Immobilisierung. Andere Methoden, wie das harte Bett von Berck oder der Lagerungsrahmen von Rollier-Kisch verlangen wesentlich mehr Überwachungs- und Pflegepersonal, an dem es aber sowieso schon allerorten fehlt. Eine ärztliche Überwachung und Kontrolle der Gipsbettlagerung ist allerdings unbedingt zu fordern.

Im strengen Sinne zufriedenstellend ist die Behandlung mit der Gipsbettlagerung nur dann, wenn sie so früh einsetzt, daß ein Gibbus nicht auftritt oder wenigstens ein bereits vorhandener geringer Gibbus nicht weiter zunimmt. Von allen Versuchen, die Deformierung im Sinne eines Gibbus mehr oder weniger gewaltsam zu beseitigen (Calot) ist man wegen der damit verbundenen Gefährdung längst wieder abgekommen. Die früher von v. Finck unternommenen Versuche, den Spitzbuckel durch eingeklebte Wattestücke einer Korrektur zu unterziehen, haben eine unterschiedliche Beurteilung erfahren. Es ist darauf hingewiesen worden, daß hierbei wahrscheinlich, wenigstens für einen großen Teil der Fälle im Kindesalter, irrtümlich infolge der oberhalb und unterhalb eintretenden Lordosierung eine Abflachung oder Beseitigung des Gibbus angenommen wurde. Die äußere Besichtigung kann hierbei sehr täuschen, beweisend sind nur entsprechende Röntgenergebnisse. Hinzu kommt aber noch, daß es bei einer nicht kleinen Zahl kindlicher Spondylitiker in unmittelbarer Herdnähe zu einem vermehrten Höhenwachstum der Wirbelkörper kommt, wofür der entzündliche Reiz verantwortlich zu machen ist. Diese Höhenzunahme der Wirbelkörper kann gleichfalls eine Korrektur des Gibbus vortäuschen.

Es erscheint mindestens sehr fraglich, ob unter allen Umständen die Beseitigung des Spitzbuckels zu begrüßen wäre. Je nach dem Sitz und der Ausdehnung der Zerstörung kann entweder die Lateralverschiebung mit nachfolgender Skoliose oder der Gibbus eine Art von Selbstheilungsvorgang darstellen, weil es hierbei zum Kontakt und schließlich zum knöchernen Durchbau der teilzerstörten Wirbelkörperpartien kommt. Es ist wenig sinnvoll, partiell zerstörte Wirbelkörper, zwischen denen sich ein größeres Vakuum befindet, künstlich auseinander zu halten oder gar zum Klaffen zu bringen, worauf besonders H. May aufmerksam gemacht hat. Beim Vorliegen solcher Befunde ist selbstverständlich auch eine Spanung kontraindiziert. Aus den oben genannten Gründen versuchen wir heute nicht mehr, nach der Methode v. Fincks einen bereits bei Beginn der Gipsbettbehandlung bestehenden Gibbus einer Korrektur zu unterziehen.

Für bestimmte Zwecke kann das Bauchgipsbett Vorteile bieten, z. B. für die Beschulung von Kindern und Jugendlichen mit der Notwendigkeit, zu lesen und zu schreiben. Zwischen

Bauch- und Rückenlage kann gelegentlich ein Wechsel Vorteile bringen, jedoch ist er für die frischen Stadien der Spondylitis unbedingt abzulehnen.

Die Dauer der Ruhigstellung im Gipsbett läßt sich nicht schematisieren, sondern muß dem Krankheitsverlauf individuell angepaßt werden. Maßgebend hierbei ist der klinische Befund, die fortlaufende Röntgenuntersuchung, Verlauf der Blutsenkung und Freibleiben von Komplikationen, wie Abscessen, Fisteln und Lähmungen.

Trotz großer Erfahrung kann man gelegentlich bei Aufgabe der Immobilisierung und Ruhigstellung immer noch negative Überraschungen und Rückschläge erleben. Bei uns hat sich deshalb das versuchsweise Aufstehen mit einem Gipskorsett sehr bewährt. Die Gestalt und Ausdehnung des Gipskorsetts hat sich nach der Lage und der Größe des Prozesses zu richten.

Im allgemeinen wird dasselbe so anmodelliert, daß ein gewisser Grad von Reklination dabei erreicht werden soll, jedoch sollte eine Hyperlordosierung des Lendenteiles möglichst vermieden werden, jedenfalls bei Kindern und Jugendlichen. In jedem Fall muß der Beckenkamm beiderseits gut herausmodelliert werden, damit hierdurch wenigstens ein gewisser Grad von Entlastung erreicht wird. In der Hauptsache wirkt allerdings die Korsett-Behandlung mehr immobilisierend als entlastend. Bei Erwachsenen soll im Bereich des Rückens der obere Korsettrand nur bis in die Höhe des Erkrankungsprozesses reichen, vorne dagegen wesentlich höher, wodurch eine Reklination der Wirbelsäule im Bereich des Prozesses und oberhalb mit Entlastung der ventralen Wirbelkörperpartien erzielt wird. Bei Kindern und Jugendlichen mit ihrem erheblich stärkeren Bewegungsdrang und ihrer geringeren Krankheitseinsicht reicht dies häufig nicht aus. Deshalb muß bei Kindern bei Erkrankung der Lendenwirbelsäule häufig wenigstens ein Hüftgelenk mit ruhiggestellt werden und bei Erkrankungen vom 6. Brustwirbelkörper nach cranialwärts auch Halswirbelsäule und Kopf mit in die Ruhigstellung hineingenommen werden. Solche Formen hat Roeren als sogen. 4-Stangen-Kopfhalter entwickelt, der mit dem Gipskorsett kombiniert werden kann und bei der endgültigen Versorgung mit Lederkorsett durch einen Einstangenkopfhalter mit Stirnring und breiterem Hinterkopfteil ersetzt werden kann. Bei Erkrankungen der Halswirbelsäule muß selbstverständlich die Halswirbelsäule insgesamt fixiert werden, und zwar vom Hinterhauptsbein und Kinn resp. Stirn bis zur Brustwirbelsäule. Dies kann häufig nur durch einen sogen. Minerva-Gips, der Kopf mit Stirn und Unterkiefer, Hinterhaupt, Halswirbelsäule und Brust mit einschließt, vor sich gehen. Bei geeigneten Fällen ist auch mit einer Gipshalskrawatte, die an Kinn und Hinterhaupt anmodelliert wird und dann bis an die Schultern reicht, auszukommen, allerdings wird hierfür zur Gewichtsersparung am besten Cellona oder ähnliches Material verwendet.

Für die endgültige Versorgung von Halswirbelprozessen bei Erwachsenen können Plexiglaskonstruktionen verwendet werden. Dieses Material hat sich aber zur Herstellung ganzer Korsetts nicht bewährt, da das Plexiglas bei Erwärmung am Körper Verwerfungen zeigt und trotz multipler Lochung leicht zur Bildung feuchter Kammern führt. Die Anfertigung der endgültigen Korsett-Versorgung muß in jedem Fall genauestens individuell nach Gipsabdruck erfolgen. Als Material kommt für die Herstellung immobilisierender Korsettkonstruktionen Walkleder mit Stahlschienenverstärkung in Betracht, das sich immer noch für diese Zwecke als die beste Methode bewährt hat. Die wesentlich leichteren Kunststoffe haben sich bisher wegen nicht genügender Dauerstabilität als Ersatz hierfür noch nicht einbürgern können. Bei der Spondylitis-Versorgung kommt es darauf an, daß die Verbindung von Walkleder und Stahlschienen wirklich die nötige Festigkeit besitzt, so daß sie nicht nachgeben kann. Die Korsettformen bestehen aus einem Beckenkorb, von dem aus mehrere Stahlschienen beiderseits neben der Wirbelsäule nach oben gehen, von deren oberem Ende gehen quer verlaufende Schienen aus Federstahl durch die Achsel nach vorn und endigen in einer breit auslaufenden Pelotte unterhalb des Sternoclaviculargelenks. Durch mehrere seitlich geführte Längsschienen bekommt das Korsett noch weiter die nötige Festigkeit. Die beiden Pelotten werden durch einen quer verlaufenden Riemen etwas gegen den Thorax gedrängt, wodurch derselbe in Reklinationsstellung gehalten wird. Durch die Pelottenreklination des Brustteiles wird die Anbringung eines größeren freiliegenden Ausschnitts über der unteren Brust- und oberen Bauchpartie ermöglicht. Genau wie beim Gipskorsett soll beim Erwachsenen der hintere Rand nicht über den Herd in cranialer Richtung hinausreichen, damit bei solchen Fällen, bei denen ein Gibbus vorhanden ist, noch eine gewisse korrigierende Wirkung auf denselben ausgeübt wird. Bei Kindern und Jugendlichen ist je nach Ausdehnung und Sitz der Erkrankung die zusätzliche Immobilisierung eines Hüftgelenks bei lumbalen Erkrankungen und die Immobilisierung des Cervicalabschnitts bei hochsitzenden dorsalen Erkrankungen erst allmählich und unter sorgfältiger Kontrolle in Wegfall zu bringen. Überhaupt müssen Kinder und Jugendliche nach Beendigung der Gipsbettruhigstellung besonders sorgfältig überwacht werden, da bei Fehlern bezüglich konsequenter Entlastung und Ruhigstellung es leicht noch sekundär zum Auftreten eines Gibbus kommen kann. Fälschlich wird oft gerade bei Kindern und Jugendlichen eine Inaktivität des Prozesses angenommen und die Ruhigstellung und Immobilisierung zu früh aufgegeben oder inkonsequent durchgeführt, was zu deletären Folgen mit schweren Verunstaltungen im Sinne eines Gibbus führen kann (Abb. 42).

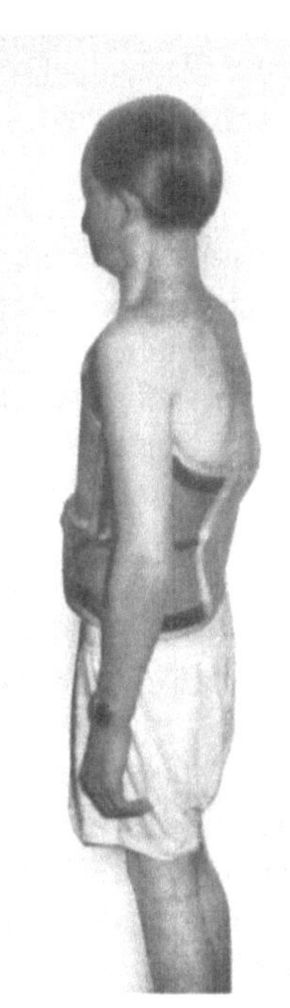

Abb. 42. Spondylitische Herdbildung der unteren Brustwirbelsäule mit Gibbusbildung. Reklinierendes Stützkorsett, das hinten bis an den Gibbus heranreicht

Kinder und Jugendliche vertragen im allgemeinen den Übergang aus der Horizontalen in die Vertikale bezüglich des Kreislaufs ohne besondere Schwierigkeiten und müssen wegen der lange Zeit eingehaltenen unphysiologischen Ruhigstellung in ihrem Bewegungsdrang etwas gebremst werden. Bei erwachsenen und älteren Menschen ist dagegen das Aufstehen häufig mit Komplikationen von seiten des Herzens und des Kreislaufs verbunden. Schon beim Anmodellieren des Gipskorsetts können Kreislaufkollapse auftreten, die die Verabfolgung von Herz- und Kreislaufmitteln erforderlich machen. Bei längerem Aufsein kann es zu erheblichen Schwellungen und Ödemen der Füße und Unterschenkel kommen, die lange Zeit anhalten können, bis der Kreislauf und das Gefäßsystem die zunächst schwierige Umstellung überwunden haben. Soweit möglich, sollte deshalb auch während der Liegezeit Massage und aktive Bewegungsbehandlung der unteren Extremitäten durchgeführt werden.

Während bei Kindern und Jugendlichen der allzu heftige Bewegungsdrang oft zurückgedrängt und gebremst werden muß, müssen Erwachsene häufig dazu aufgemuntert werden, sich etwas mehr zuzutrauen, längere Zeiten außerhalb des Bettes zu bleiben und allmählich größere Wegstrecken zurückzulegen. Aus falschen Vorstellungen heraus entwickeln sich nicht selten irgendwelche Phobien, daß der erkrankte Wirbel wieder zusammenbrechen könnte oder dergl. Ein richtiger Wechsel zwischen Ruhe und Fortbewegung mit seelischer Führung und Ausräumung von Hemmungen und Angst vor der weiteren Belastung ist hierbei notwendig.

Ebenso wie bei der Dauer der Ruhigstellung im Gipsbett ist auch bei der zeitlichen Begrenzung der Korsett-Behandlung ein festes Schema nicht anzugeben. Je nach Verlauf, Ausdehnung und Zerstörung an den erkrankten Wirbelkörperpartien und Sitz der Erkrankung muß das Korsett allmählich abgebaut werden. Kinder und Jugendliche müssen hierbei wieder sorgsam überwacht werden, da sie sich gern vorzeitig der Korsett-Behandlung entledigen. Bei weiblichen Jugendlichen spielen hierbei insbesondere modische Gesichtspunkte mit eine Rolle. Da nach einer entsprechenden Beobachtungszeit die Korsettträger meist aus der stationären Behandlung entlassen werden, ist bei Kindern und Jugendlichen der Abbau des Korsetts möglichst in stationärer Behandlung durchzuführen, bei Erwachsenen kann man dagegen häufig so vorgehen, daß man in ambulanter Form zunächst den Kranken zu Hause das Korsett stundenweise ablegen läßt und erst bei guter Verträglichkeit auch außerhalb des Hauses für längere Zeiten des Tages. Bei erwachsenen Kranken bedarf es hierbei gelegentlich eines energischen Zuredens, weil häufig Angstvorstellungen den Kranken veranlassen, das Korsett allzu lange beizubehalten. Beim Auftreten von Beschwerden kann milde medico-mechanische Behandlung angezeigt sein. Nicht selten kommen jedoch erwachsene Patienten, die bereits das Korsett abbauen sollten, immer wieder von neuem mit dem Korsett in die Sprechstunde, weil sie beim Weglassen des Korsetts über erhebliche Rückenschmerzen klagen. Die Verschmächtigung und Atrophie der Rückenstreckmuskulatur macht solche Beschwerden manchmal verständlich. Bei der Untersuchung finden sich dann auch oft nachweisbare ausgedehnte Muskelhärten paravertebral in Höhe oder auch oberhalb und unterhalb des Erkrankungsprozesses. Besonders beim Vorliegen eines ausgeprägten Gibbus ist dies der Fall. Auch in diesen Fällen beseitigt oft die Anwendung von feuchter Wärme und Massage die Beschwerden, evtl. unterstützt mit gezielten Novocain- oder Impletol-Injektionen. Hand in Hand mit dem Abbau des Korsetts muß auch der Fortfall des Gipsbettes gehen. Im allgemeinen wird bei ausreichender stationärer Behandlung mit angebahnter Inaktivierung der spondylitischen Prozesse die Korsett-Behandlung etwa nach 1 bis 3 Jahren zu beenden sein, allerdings sind dies nur grobe Richtlinien, die keinesfalls auf alle Fälle anwendbar sind. Wenn der Kranke nach wesentlich längerer Zeit trotz ausreichender Inaktivierung und trotz intensiven Zuredens das Korsett nicht fortläßt, so ist hierbei auch an ungünstige psychische Einflüsse zu denken, die mit der Furcht vor dem Wegfall einer höheren Rente oder Herabsetzung einer KB-Rente und ähnlichem in Zusammenhang stehen können.

a) Die Behandlung der Abscesse

Von allen extrapulmonalen Herdbildungen ist die Spondylitis am meisten durch das Auftreten von Abscessen belastet, die nach allen möglichen Stellen hin sich entwickeln können und je nach Sitz und Ausdehnung hinsichtlich der Behandlung der Spondylitis erhebliche Schwierigkeiten und Komplikationen bedeuten können, auch heute noch. Es gibt eine Reihe von typischen Lokalisationen und Verlaufswegen für die Fortbewegung der Abscesse vom Erkrankungsherd weg je nach dem Sitz der Erkrankung und der anatomischen Gegebenheit für die Ausdehnung und die Absenkung. Häufig entwickeln sich die Abscesse vor allem der Schwere nach, z. B. beim horizontal im Gipsbett gelagerten Kranken nach der Rückenseite zu.

Im cervicalen Bereich können sich Abscesse retropharyngeal, supra- oder infraclaviculär oder weiter auf das Sternum zu, seltener nach hinten im Bereich des Trapezius entwickeln. Für die Retropharyngealabscesse wird die Punktion von lateral her empfohlen, dies läßt sich praktisch jedoch nicht immer bewerkstelligen. Nach unseren Erfahrungen kommen auch bei Punktion vom Rachen aus, die manchmal unumgänglich ist, dauernde Pharynxfisteln nur selten zustande, da die Schleimhaut bei entzündlicher Verdickung meistens Fisteln nicht zustande kommen läßt.

Im Dorsalbereich kommt es häufig zum Auftreten mediastinaler bzw. hinter dem Mediastinum gelegener Abscesse, die hier infolge der straffen Längsbänder der Wirbelsäule und des Zwerchfellabschlusses häufig lokalisiert bleiben. Aus dem Thorakalteil wandern Senkungsabscesse durch die Zwerchfellücken entlang Gefäßen und Nerven nur selten. Häufiger kommen Absceßbildungen entweder entlang den Rippen oder um die Costovertebralgelenke herum zustande. Nach hinten liegen sie häufig paravertebral und können dann je nach ihrer Größe dazu zwingen, vorübergehend die Gipsbettlagerung aufzugeben.

Im Lumbalbereich kommt es häufig zur Absenkung des Eiters entlang dem Psoas, die Abscesse können dann oberhalb oder unterhalb des Leistenbandes an die Oberfläche treten. Andere Abscesse erscheinen medial im Bereich der Adduktoren oder nach hinten zu infraglutäal. Bei weiterem Tiefertreten kann es sogar zu einem Auftreten in der Kniekehle kommen. Bei den auf dem Iliopsoas herabgeleiteten Absceßbildungen ist auch an Psoasabscesse anderer Genese bzw. an den sogen. Psoasabsceß aus nicht ganz zu eruierender Ursache zu denken, der mit Tuberkulose nichts zu tun hat.

Grundsätzlich sollen nach wie vor alle Abscesse möglichst geschlossen mit Punktionsbehandlung systematisch entleert werden, unter sorgfältiger Asepsis und entgegen der Schwere, ebenso aber auch möglichst schräg durch einen längeren Weichteilmantel hindurch. Bei Mehrkammerigkeit kann die Punktionsbehandlung auf größere Schwierigkeiten stoßen. Das Einbringen von Tuberculostatica und Antibiotica in die Absceßhöhlen nach der Punktion ist in seinem Effekt häufig nicht überzeugend. Auch bei sorgsamster Asepsis läßt sich das Auftreten von Fisteln nicht immer vermeiden. Bei mangelhafter Abwehrlage kommt es immer mehr zu einer Verdünnung der Weichteile und der Haut und schließlich zu einem Absceßdurchbruch und Fistelbildung, die jedoch heute in ihrer Prognose nicht mehr als so deletär anzusehen sind wie in den früheren Jahrzehnten. Die unbedingte Warnung vor der Incision solcher Abscesse hat nicht mehr die gleiche strenge Berechtigung wie noch vor etwa 20 Jahren („Wer Abscesse operativ eröffnet, öffnet dem Tod die Pforte", Calvé).

Beim Auftreten einer Mischinfektion ist die Absceßeröffnung häufig unumgänglich, sie braucht als solche keineswegs immer die Gesamtprognose zu trüben. Bei Superinfektion und Auftreten hoher remittierender Temperaturen, häufig handelt es sich dabei um Staphylokokken oder Streptokokken, manchmal sogar um eine Coliinfektion, besteht eine unbedingte chirurgische Indikation zur entlastenden Eröffnung. Dies gilt besonders für große retroperitoneale Absceßbildungen, die gelegentlich infolge Durchwanderung vom Bauchraum her superinfiziert werden, wobei eine vitale Indikation zur Eröffnung bestehen kann. Die operative Freilegung ist dann möglichst pararectal und extraperitoneal durchzuführen.

Infolge Verschwartung und allmählicher Verkreidung und Verkalkung wird ein nicht geringer Teil der Absceßbildungen vom Körper allmählich abgekapselt und teilweise resorbiert und dann allmählich klinisch bedeutungslos. Nicht alle röntgenologisch nachweisbaren verkreideten und oft schon viele Jahre bestehenden Abscesse müssen unter allen Umständen noch eröffnet und ausgeräumt werden. Bei aktiven Wirbelsäulenprozessen kann es sich als nützlich erweisen, die Eröffnung eines großen, gleichzeitig vorhandenen Abscesses mit Gegendrainage zu kombinieren und von hier aus eine Instillationsbehandlung durchzuführen, um auch auf diese Weise den Herd zu beeinflussen. Die großen paravertebral gelegenen Abscesse, sowohl im Dorsalbereich wie im Lumbalteil, können infolge ihrer Ausbreitung in cranialer und caudaler Richtung zum Übergreifen auf weitere Wirbelkörper führen und nach seitwärts die Costovertebralgelenke in Mitleidenschaft ziehen und teilweise zerstören und stellen dann häufig gleichfalls eine Anzeige zum operativen Vorgehen dar (s. Kapitel über die Vertebrotomie).

Bei lange bestehenden Abscessen und Fisteln kann der Knochenherd, von dem sie ihren Ausgang genommen haben, bereits weitgehend inaktiviert sein und die Fistel infolge hinzukommender Weichteiltuberkulose ein Eigendasein führen. Bei lange bestehenden Herdbildungen kann der Zusammenhang zwischen Fistel und Knochenherd manchmal nur durch eine Kontrastdarstellung, unter Umständen mit nachfolgender Schichtung oder Stereoaufnahmen, zur Aufdeckung des Zusammenhangs führen. Ebenso läßt sich manchmal nur hierdurch nachweisen, daß Fisteln und Ulcera nur noch auf die Weichteile beschränkt sind. Ein kleiner Teil der lange Zeit hindurch persistierenden Fisteln läßt sich trotz größter Anstrengung und Ausdauer, auch durch ausgedehnte operative Eingriffe nicht mehr zum Verschluß bringen. Dies betrifft namentlich Patienten in höherem Lebensalter.

Es kommt hierbei, wenn nur die Hautfistel sich geschlossen hat, zu Verhaltungen, die Druckgefühl, Schmerzen und Fieber verursachen können. Es ist verständlich, daß die Träger solcher Dauerfisteln nach langen vergeblichen Bemühungen weiteren Operationsversuchen nicht mehr zustimmen.

b) Die Behandlung der Lähmungen

Bei der Behandlung der Lähmungen kommt es in entscheidendem Maße auf die Veränderungen an, welche die Lähmung verursacht haben. Beim Zustandekommen von entzündlichen Gewebsveränderungen im Sinne einer Periostitis mit Granulationen und Ödembildung, einhergehend mit entsprechenden Zirkulationsstörungen, sind die Aussichten einer Rückbildung von vornherein als günstig anzusehen. Das gleiche gilt auch für die Druckwirkung, die durch größere Absceßbildungen ausgeübt werden kann. Im Bereich der Brustwirbelsäule liegt die Medulla infolge der Kyphose in stärkerem Maße eng an die Wirbelkörperrückwand gelagert, so daß bei den mehr dorsalwärts gelegenen Herdbildungen und Zerstörungen am Wirbelkörper in höherem Maße mit einer Druckwirkung auf die Medulla zu rechnen ist. Dies erklärt das häufigere Vorkommen nervöser Komplikationen bei den Erkrankungen im Bereich der Brustwirbelsäule. Neben den mechanischen Schädigungen durch Druck soll es auch auf toxischem Wege zu einer Schädigung des Rückenmarks kommen, welchen Standpunkt besonders SORREL vertritt. Diese Formen der Lähmung hat man als sogen. Frühlähmungen bezeichnet, obwohl der Zeitpunkt des Eintretens von den Ursachen abhängig und vom Zeitbegriff mehr oder weniger unabhängig ist. Die Bezeichnung als Frühlähmung ist daher wenig glücklich.

Der Begriff der Spätlähmung hat insofern etwas mehr Berechtigung, als es sich hierbei meistens um Ausheilungsvorgänge mit Vernarbung handelt, wobei die Narben mit ihrer Bindegewebsproliferation durch Beteiligung der Dura mit einer Pachymeningitis entweder im Längs- oder Querverlauf sich entwickeln und zu einer Kompression des Marks fürhen können. Die Dura selbst wird nur selten durchbrochen, sie setzt dem Vordringen des tuberkulösen Prozesses, genau wie auch die Pleura, einen erheblichen Widerstand entgegen. Bei Durchbrechung der Dura kann es zu einer fortschreitenden Meningitis kommen. Es gibt jedoch auch Fälle, bei denen mit Durchbrechung der Dura der tuberkulöse Prozeß auf die Medulla übergreift, ohne daß es zu einer allgemeinen Meningitis kommt. So gut wie niemals sind die Spätlähmungen durch einen hochgradigen Gibbus bedingt, worauf schon früher hingewiesen wurde. Es kann jedoch, was allerdings nicht sehr häufig vorkommt, durch einen plötzlichen Sturz oder eine sonstige von außen ausgeübte Gewalteinwirkung zu einer plötzlichen Verschiebung zweier bereits vorher tuberkulös erkrankter Wirbelkörper mit plötzlich auftretenden Lähmungserscheinungen kommen. Bei diesen Fällen sind nach unseren Erfahrungen die Behandlungsaussichten nicht sehr günstig.

Bei jeder Art von Lähmungserscheinungen im Verlauf einer spondylitischen Erkrankung ist die sofortige Ruhigstellung im Gipsbett unbedingt angezeigt, kombiniert mit einem Zugverband an beiden Beinen. Diese Extension kann entweder mit Pflasterverbänden oder Ledermanschetten oder mit Zinkleimverbänden durchgeführt werden. Die für die Extension benutzten Gewichte können allmählich gesteigert werden, damit ein wirklich extendierender, d. h. streckender Einfluß auf die Wirbelsäule, insbesondere auf die spondylitische Herdbildung, ausgeübt wird. Bei entsprechenden Größen der Gewichte muß das Fußende des Bettes hochgestellt werden, um das Körpergewicht zur Gegenextension zu benutzen. Bei diesem Vorgehen sieht man in den meisten Fällen einen baldigen Rückgang und häufig eine völlige Rückbildung der Lähmungen. Diese Wirkung kann nur so erklärt werden, daß es infolge der Stellungsänderung zu einer Beeinflussung der Zirkulation und zu einer Rückbildung des Ödems kommt, bei entsprechender Lokalisation und Mehrkammerung auch zu einer Druckverschiebung von Abscessen. Bei größeren Absceßbildungen spielt selbstverständlich auch das kollaterale Ödem neben der eigentlichen Absceßdruckwirkung eine Rolle, was gleichfalls die Erfolge dieser Therapie bei perispondylitischen Abscessen erklären kann.

Ableitende Maßnahmen auf die Haut können gleichfalls zu einer Rückbildung des Ödems in der Tiefe führen. Hautquaddeln durch intracutane Injektion von Reizstoffen, z. B. Bienengift, Scarifizierung oder Verwendung von Zugpflaster, können eine solche Wirkung ausüben.

Die Ignipunktur mit dem Thermokauter (analog zu ähnlichen Verfahren der Naturheilkunde, wie der altchinesischen Moxa) kann eine sehr starke Hyperämie an der Körperoberfläche hervorrufen und die ödematöse Schwellung im Bereich des spondylitischen Herdes zur Rückbildung bringen (Kochs). Hierbei werden in Narkose mit dem Glühbrenner in Höhe des spondylitischen Herdes beiderseits der Dornfortsatzlinie 4—6 Löcher gebrannt, die bis in die Muskulatur reichen müssen. Anschließend Behandlung wie bei Verbrennung 3. Grades.

Bei den häufig vorhandenen trophischen Begleitstörungen mit Ödemen im Bereich der abhängigen Körperpartien kann es schnell zu Ernährungsstörungen der Haut und des Unterhautfettgewebes sowie zu Decubitus und ausgedehnten Ulcera kommen. Zur Vorbeugung gegen diese verhängnisvollen Komplikationen muß die

Haut entsprechend behandelt und gepflegt werden. Hierzu benutzt man am besten spirituöse Lösungen mit vergälltem Alkohol unter Zusatz von Formalin oder Salicylsäure, womit die gefährdeten Stellen abgetupft und abgerieben werden müssen. Vorsichtiges Einfetten mit nachfolgendem Pudern unter Verwendung von Formalinpuder ist gleichfalls von guter Wirkung. Ist es trotzdem zur Entwicklung eines Decubitus gekommen oder tritt der Kranke bereits mit Decubitalulcera in Behandlung, so sind die ernährungsgestörten Randpartien um die Ulcera stets mit Zinkpaste, besser mit einem Zinköl von nicht zu weicher Konsistenz zu umranden und abzudichten, die Ulcera selbst zunächst mit eiterwidrigen Salben bis zur Abstoßung der Nekrosen, dann mit epithelisierenden und die Überhäutung fördernden Salben zu behandeln. Feuchte Verbände sind unter allen Umständen zu vermeiden, da sie der Ausbreitung der Infektion und der Ulceration Vorschub leisten. Zum Abbau der Nekrosen und Reinigung der Ulcera haben sich bei uns Trypure-Novo und Thyrocid-X-Salbe bewährt. Zur Förderung der Epithelisierung müssen die zur Anwendung kommenden Salben öfter gewechselt werden, weil sich bei dem sehr protrahierten Heilverlauf die Wirkung erschöpft und durch Salbenwechsel ein neuer Reiz erzeugt wird. Bei gleichzeitiger Lähmung von Blase und Mastdarm ist eine regelmäßige Entleerung von Stuhl und Urin und eine besonders sorgfältige Hautpflege unumgänglich. Unter allen Umständen muß hierbei ein Naß- oder Feuchtwerden der dorsalen Körperpartien und eine urinöse Durchtränkung der Verbände mit Bildung von feuchten Kammern vermieden werden. Meist stellt sich nach einiger Zeit ein gewisser Automatismus der Stuhl- und Urinentleerung ein, auch wenn die Lähmung nicht oder nicht völlig zurückgeht. Bei längerem Bestehen einer Blasenlähmung läßt sich die Anwendung eines Dauerkatheters trotz der hiermit verbundenen Gefährdung nicht vermeiden. Zu bedenken ist, daß andernfalls auch das erforderliche häufige Katheterisieren der Blase eine erhebliche Infektionsgefährdung mit sich bringt, auch bei aufs strengste durchgeführter Asepsis. Auch bei sorgfältiger Pflege und Behandlung läßt sich eine Infektion der abführenden Harnwege nicht immer vermeiden, obwohl die Aussichten durch die große Skala der zur Verfügung stehenden Antibiotica und Sulfonamide heute als wesentlich besser anzusehen sind als früher. Bei der Notwendigkeit häufiger Katheterentleerung oder Anwendung eines Dauerkatheters ist frühzeitige antibiotische Behandlung, möglichst in Form einzelner Stöße, einzuleiten. Bei kombinierter Behandlung mit Sulfonamiden darf reichliche Flüssigkeitszufuhr nicht vernachlässigt werden. Hierbei ist die ständige Kontrolle des Urins auf Leukocytengehalt und Erreger unumgänglich. Bei antibiotischer Behandlung sind in Zwischenräumen zu wiederholende Sensibilitätsprüfungen und Testung auf ein geeignetes Antibioticum zu empfehlen. Einzelheiten hierüber, wie auch zur Frage der Katheterentleerung und Anlegung von Dauerkathetern, sind den Fachbüchern der Urologie zu entnehmen.

Hinzuweisen ist an dieser Stelle noch auf die Tatsache, daß auch bei Besserung oder weitgehender Rückbildung der Lähmung schwere Infektionen der Harnwege mit stärkeren ulcerierenden Entzündungen, Konkrementbildungen und anderen Komplikationen, vor allem der ascendierenden, schweren, eitrigen Pyelonephritis, die Prognose erheblich trüben und trotz frühzeitiger, gründlicher und sachgemäßer Behandlung einen letalen Ausgang herbeiführen können.

Neben der Infektion der Harnwege sind es vor allem bei den länger dauernden Lähmungen die Druckstellen und Decubitalulcera, welche ungewöhnlich hohe Anforderungen an die Pflege dieser Kranken stellen und mit einem hochgradig lebensgefährdenden Moment einhergehen. Druckstellen und Druckgeschwüre können sich überall dort entwickeln, wo an den abhängigen Partien des Körpers Knochenvorsprünge und Knochenflächen dicht unter den Weichteilen liegen. Dies ist vor allem der Fall über dem Kreuzbein, der Dornfortsatzlinie, den Beckenkämmen, den Schulterblättern, über dem großen Rollhügel, an den Beinen, besonders im Bereich der Fersen. In schweren Fällen von trophischer Lähmung kann es auch zu erheblichen Ernährungsstörungen an den Waden und an den Rückseiten der Oberschenkel kommen. Bei Decubitus im Bereich des Kreuzbeins bestehen häufig auch erhebliche Ödeme im Gebiet des Gesäßes, die durch das Gesäßfenster im Gipsbett noch vermehrt werden. Änderungen in der Form und Größe des Gesäßfensters, Einkleben von Filzstreifen oder Schaumgummistreifen, können eine zeitweilige Abhilfe schaffen, sind aber nicht immer von genügender Dauerwirkung. Es ist häufig unvermeidbar und unumgänglich, beim Auftreten tiefgreifender und großflächiger Decubitalulcera den Kranken aus dem Gipsbett herauszunehmen und anderweitig zu lagern. Auch dann kommt es häufig noch zu einem Fortschreiten oder Auftreten neuer Ulcerationen, so daß man gezwungen sein kann, ständig die Lage des Kranken zu verändern, um die Körperweichteile keinem längerdauernden Druck auszusetzen. Die Versuche, den Druck vom Gesäß und dem Kreuzbein dadurch wegzubringen, daß man mittels einer Drahtextension durch den Beckenkamm in der Nähe der Spina beiderseits den Kranken in eine Schwebesuspension bringt, haben sich in diesen Fällen nicht bewährt, da es regelmäßig auch zu Infektion, Eiterung und Ernährungsstörungen an den Drahtungsstellen kommt. Bei den schweren Decubitalerkrankungen haben sich uns in neuerer Zeit Matratzenkonstruktionen mit motorischer Umschaltung der Auflagepunkte noch am meisten bewährt.

Bei Lähmungen der Beine, vor allem den spastischen Formen, ist besonders an die Gefährdung durch Kontrakturen zu denken und insbesondere einer Spitzfußbildung entgegenzuwirken. Zur Verhütung des Lähmungsspitzfußes sind Reifenbahren zur Entlastung von der Bettdecke und Fersenwiderlager, die den Fuß in rechtwinkliger Stellung halten, angezeigt. Am zuverlässigsten in ihrer Wirkung sind hierbei immer noch Unterschenkelgipsschalen, die den Fuß in rechtwinkliger Stellung festhalten, sofern keine hochgradigen Ernährungsstörungen an den Weichteilen die Anwendung der Gipsschalen erschweren oder verhindern. Bei spastischen Paresen kann es zu Beugekontrakturen der Kniegelenke kommen, die gleichfalls durch entsprechende Vorrichtungen und Verfahren zu bekämpfen sind. Sowohl bei spastischen wie bei schlaffen Lähmungen ist eine gründliche und sachgemäß durchgeführte Massage, möglichst wenigstens einmal täglich, zur Anregung der Zirkulation, insbesondere der Hautdurchblutung und zur Verhütung von Kontrakturen und Gelenkversteifungen von großem Nutzen.

Bei nachweisbarer großer Absceßbildung und teilweiser oder völliger Querschnittslähmung ist unbedingt die Vertebrotomie und völlige Entleerung des Abscesses ernsthaft zu erwägen. Einen nicht geringen Teil unserer Querschnittslähmungen haben wir nach erfolgreicher Vertebrotomie innerhalb kürzester Zeit zurückgehen sehen. Man soll daher bei Querschnittslähmungen, bei denen der Nachweis eines größeren perispondylitischen Abscesses gelingt, oder der Verdacht auf einen solchen gegeben ist, zunächst einmal die Vertebrotomie in Betracht ziehen. Mit dem vorstehend skizzierten Vorgehen ist der weitaus größte Teil der Lähmungserscheinungen mit Erfolg zu behandeln.

Beim Bestehenbleiben hochgradiger Lähmungen auf die Dauer und bei trotz aller durchgeführten Maßnahmen unverändertem Lähmungszustand wird im allgemeinen heute nach 6 Monaten die Laminektomie erwogen, obwohl ihre Aussichten nicht als günstig anzusehen sind. Bei Raumbeengung im Wirbelkanal durch Granulationen und Käsemassen kann durch Entfernung derselben der auf die Medulla wirkende Druck beseitigt werden. Dies ist jedoch eine selten vorkommende Situation mit günstigen Aussichten. Meistens handelt es sich um schwere narbige Striktur oder Schnürung oder um ein Übergreifen des tuberkulösen Prozesses vom Wirbel her — sei es von der Körperrückwand oder den Seitenanteilen oder vom Bogen her — mit Zerstörung der eigentlichen Nervensubstanz. In diesen Fällen ist naturgemäß von der Laminektomie eine Besserung nicht zu erwarten. Nach hinten verlagerte einzelne Sequester, die das Knochenmark anspießen und umschriebene Verletzungen machen, sind nur sehr selten. Beim Zustandekommen einer scharfen Knochenkante durch Verschiebung teilerkrankter Wirbelkörperpartien, durch welche die Medulla unmittelbar verletzt werden kann, ist der Laminektomie gleichfalls kein Erfolg beschieden. Auch der Versuch einer Abtragung pachymeningitischer Narbenbildungen oder Schnürfurchen ist selten erfolgreich, da es stets zu einer neuen Narbenbildung kommt. Trotz dieser ungünstigen Aussichten ist aber bei unverändertem Bestehenbleiben einer Querschnittslähmung über ein halbes Jahr hinaus die Laminektomie im Sinne einer Revision der Topographie als berechtigt anzusehen.

Wenn der Kranke trotz aller Gefährdungsmomente die Querschnittslähmung übersteht und die spondylitische Herderkrankung in das reparative Stadium gekommen ist, so muß versucht werden, ihn mit orthopädischen Behelfen auf die Beine zu bringen, wobei ein entsprechendes Stützkorsett und Stützapparate für beide Beine zur Aufnahme der Fortbewegung erforderlich sind. Die Pflege und die Gehübungen bei diesen Kranken erfordern einen ganz erheblichen Aufwand an Betreuung, sind aber sozial von großer Bedeutung.

Die berufliche Wiedereingliederung der Lähmungsgeschädigten ist weitgehend abhängig von Intelligenz, Leistungswillen und Anpassungsfähigkeit der Betreffenden, wobei berufsberaterische, fürsorgerische und berufspsychologische Gesichtspunkte eine große Rolle spielen. Die hierfür erforderlichen Aufwendungen seitens der öffentlichen Hand sind erheblich, namentlich soweit sie die Erreichbarkeit des Arbeitsplatzes, die Verbesserung der Fortbewegungsmöglichkeiten (Ausrüstung mit Fahrzeugen, u. U. Kraftfahrzeugen) usw. betreffen.

c) Die operative Behandlung

α) Die Vertebrotomie

Es kann nicht geleugnet werden, daß insgesamt, vor allem in früheren Jahrzehnten, die Erfolge der konservativen Behandlung bei der Spondylitis in einem nicht unbeträchtlichen Anteil unbefriedigend waren, wobei viele Faktoren sich verhängnisvoll auswirkten, die oft immer noch mangelhafte Frühdiagnostik, nicht genügende Konsequenz der Behandlung, vor allem in puncto Ruhigstellung und Entlastung, aber auch mangelnde Krankheitseinsicht und Disziplin und unzureichende Geduld seitens der Kranken. Wirtschaftliche Gesichtspunkte waren aber auch nicht selten von Bedeutung für nicht zufriedenstellende Resultate, namentlich in Zeitepochen eines daniederliegenden Wirtschaftslebens.

Die lange Dauer der konservativen Behandlung und die häufig unzulänglichen Spätresultate waren die Veranlassung dafür, daß von seiten der Chirurgen vor über 4 Jahrzehnten nach operativen Methoden gesucht wurde, um die Behandlungszeiten abzukürzen und bessere Erfolge zu erzielen. Die Realisierung dieser Gedankengänge stieß jedoch früher auf außerordentlich große Schwierigkeiten, weil die technischen

Voraussetzungen zur Durchführung solcher Eingriffe zu ungünstig waren und weil in der vorantibiotischen Ära keine genügend sichere und erfolgversprechende Bekämpfung der postoperativ stets drohenden Mischinfektion möglich war. Wegen der ungünstigen Voraussetzungen zeigte sich, daß bei der praktischen Durchführung operativer Eingriffe an den tuberkulösen Wirbelkörperherden das Operationsrisiko zu hoch war und daß die Mortalitätszahlen eine unzumutbare Höhe aufwiesen. Unter diesen Umständen kam nach einiger Zeit auch der wagemutigste Operateur zu der Ansicht, daß die operative Behandlung der spondylitischen Herde eine fragwürdige und sehr bedenkliche Intervention bleiben mußte. Es gab infolgedessen nur wenige Anhänger des operativen Vorgehens, die auch nur über ein kleineres Zahlenmaterial berichten konnten.

Seitdem die neuen chemotherapeutischen und antibiotischen Mittel in Erscheinung getreten sind, waren ganz andere Voraussetzungen gegeben, um bei einer erneuten Aufnahme des operativen Vorgehens bei der Wirbelsäulentuberkulose bessere Erfolge zu erzielen und damit für den Kranken die Heilungsaussichten bei der tuberkulösen Spondylitis zu verbessern. Die aktivere Einstellung gegenüber der tuberkulösen Wirbelsäulenerkrankung wurde um so mehr gefördert, als sich nach längerer Erfahrung herausstellte, daß die großen Hoffnungen, welche man bei dem Erscheinen der neuen Stoffe auf deren therapeutische Wirksamkeit setzte, keineswegs bei allen Krankheitsfällen in Erfüllung gingen, weil infolge der Miterkrankung und nachfolgenden Verödung der Gefäße die Tuberculostatica und Antibiotica nicht in genügender Konzentration auf die Tuberkuloseherde einwirken konnten. Die Tatsache, daß insbesondere bei länger bestehenden Knochen- und Gelenktuberkulosen die therapeutische Wirkung der oralen und parenteralen Behandlung mit den neuen Mitteln oft enttäuschend war, ist überwiegend auf die Gefäßobliteration und die Gefäßarmut im Bereich der tuberkulösen Knochenherde zurückzuführen. Die mangelhafte Wirksamkeit der allgemeinen Behandlung mit den tuberkulosewirksamen Mitteln führte zwangsläufig zu dem Gedanken, den Behandlungseffekt dadurch zu verbessern, daß man nach operativer Freilegung die tuberkulosewirksamen Mittel in größerer Konzentration unmittelbar an und in die Herde selbst hineinbrachte.

In der vorantibiotischen Ära kam es nach operativem Vorgehen bei der tuberkulösen Spondylitis oft nicht nur zu keiner Besserung, sondern zu einer weiteren Ausbreitung und einem foudroyanten Verlauf des tuberkulösen Gesamtleidens. Wenn dies wirklich nicht der Fall war, so drohte immer noch die nachfolgende Mischinfektion, den Operationserfolg zunichte zu machen. Wenn früher schon die Eröffnung großer tuberkulöser Senkungsabscesse infolge der nachfolgenden Mischinfektion mit Fistelbildung sich häufig verhängnisvoll auswirkte, so waren in dieser Hinsicht größere operative Eingriffe mit Durchdringung tiefer Weichteilschichten, um an spondylitische Herde heranzukommen, mit einer noch wesentlich größeren Gefährdung belastet.

Hiernach ist es nicht weiter erstaunlich, daß bei dem Bericht von SCHMIEDEN auf dem Deutschen Chirurgen-Kongreß im Jahre 1930 bei einer kleinen Zahl von nur 20 Wirbelherdausräumungen eine Mortalität von 45% zu verzeichnen war. Die operativen Versuche von BUFFET, DOLLINGER, VAUCILLON, HEIDENHAIN, KOCHER und KRASKE, die schon vorher unternommen worden waren, führten nicht zu befriedigenden Lösungen. Von deutschen angesehenen Chirurgen haben sich bereits FEDOR KRAUSE und WILHELM MÜLLER mit der Problematik einer operativen Behandlungsmöglichkeit der Spondylitis beschäftigt. Die Japaner ITO, TSUSCHIYA und ASAMI berichteten 1934 über 10 operative Herdausräumungen. R. KAUFMANN hat von 1936 ab spondylitische Erkrankungen operativ mit gutem Erfolg behandeln können. Nach den vereinzelten Mitteilungen, die auf diesem Gebiet früher bekannt waren, wurden die Veröffentlichungen mit einem Male wesentlich zahlreicher, nachdem seit 1950 die Antibiotica und Tuberculostatica in größerem Umfange zur Verfügung standen, vor allem haben KASTERT und ORELL als erste über große Erfolgszahlen bei Durchführung operativer Eingriffe an spondylitischen Herdbildungen berichtet. Dann folgten Veröffentlichungen von BRECELJ, BRUNNER, ERLACHER, FELLÄNDER, FRÜND, GALLAND, GJESSING, HIRSCH, KAUFMANN, MAY, RATHKE, SCHOSSERER, SCHULZE, WILKINSON u. a. Überraschend ist die Mitteilung von R. KAUFMANN, daß die Resultate seiner operativen Eingriffe vor dem 2. Weltkrieg nicht ungünstiger gewesen seien als die der späteren antibiotischen Ära. Es ist schwer erkennbar, welche Faktoren für solche Erfolge maßgebend gewesen sein können, die Mehrzahl der Autoren hat jedenfalls das Gegenteil feststellen müssen.

KREMER und WIESE haben schon 1930 in ihrem Buche kurz auf die Bedeutung der Costotransversektomie hingewiesen, das operative Vorgehen andeutungsweise beschrieben und das Verfahren zur Entleerung tiefliegender Abscesse empfohlen. Wegen des Verlaufes der Aorta, meinten die Autoren, sei es sicherer, den Eingriff von rechts her vorzunehmen. Interessant ist hierbei, daß schon KREMER und WIESE zu der Erfahrung gelangt waren, daß durch diese Operation absceßbedingte Lähmungen zum Rückgang zu bringen waren, aber auch bei Mischinfektion hierdurch schlagartige Erfolge zu erzielen waren.

Die Aussichten für die operative Behandlung der tuberkulösen Spondylitis besserten sich erst grundlegend, als Tuberculostatica und Antibiotica in ausreichenden Mengen zur Verfügung standen. Unter diesen Umständen haben KASTERT und ORELL das operative Vorgehen wieder aufgenommen bzw. von neuem entwickelt und konnten bedeutend bessere Erfolge erzielen als ihre Vorgänger.

Nahegelegt wurde das operative Vorgehen bei der Spondylitis vor allem durch solche Fälle, bei denen sich große perispondylitische Absceßbildungen röntgenologisch nachweisen ließen, unter Umständen sogar mit neurologischen Reizerscheinungen infolge des Absceßdruckes. Besonders die großen Absceßbildungen im Dorsalteil oberhalb des Zwerchfells mit mangelhafter Abflußmöglichkeit waren die Veranlassung für die Versuche einer operativen Entleerung dieser Abscesse. Man geht hierbei so vor, daß man einen Querfortsatz sowie einen Teil der zugehörigen Rippe reseziert, um dann von hinten her seitlich auf den tuberkulösen Wirbelherd resp. den umgebenden Absceß vorzudringen. Auf diese Weise haben HEIDENHAIN und MÉNARD die sogen. Costotransversektomie im Dorsalteil, bzw. die Lumbotransversektomie im Lumbalteil entwickelt. Die Entleerung großer, unter Druck stehender Absceßbildungen stellt zweifellos einen Erfolg dar und kann auch klinisch einen deutlichen Umschwung im Krankheitsbild hervorrufen, aber auf die Dauer gesehen bedeutet sie nur einen Teilerfolg, weil der Krankheitsablauf am Herd weitergeht und unter Umständen auch cranial und dorsal weiter fortschreitet. Es zeigt sich, daß ein aktiveres Vorgehen auf den Wirbelkörperherd selbst mit möglichst konsequenter Entleerung der käsigen Massen und Entfernung der manchmal zahlreichen knöchernen und Bandscheibensequester, überhaupt allen makroskopisch tuberkulös veränderten Gewebes, auch der Granulationen, eine wesentlich bessere Ausgangslage zur Reparation dieser Schäden zustande bringt. Wesentlich verbessert werden darüber hinaus dann die Aussichten der weiteren Heilung durch die sogen. Herdinstillation mit Tuberculostatica und Antibiotica durch mehrere Katheter oder Drains, welche an und in den Wirbelherd geleitet werden. Neben der Dauerberieselung mit tuberkulosewirksamen Mitteln wird hierdurch auch eine drainierende Wirkung mit Entleerung der postoperativ noch bestehenden Eiterung oder später nicht eitrigen Sekretion gewährleistet. Das Verfahren der Dauerberieselung der Herde ist besonders von KASTERT entwickelt und ausgebaut worden. Dieser Instillation, die je nach dem Verlauf 4 bis 8 Wochen oder noch länger durchgeführt wird, muß ein großer Teil des erfolgreichen Verlaufes und der überzeugenden Endresultate bei der operativen Behandlung der tuberkulösen Spondylitis zugeschrieben werden. Während bei der parenteralen Behandlung infolge der Obliteration der Gefäße nur unzulängliche Mengen von Tuberculostatica und Antibiotica an die Herde herangebracht werden können, werden bei der operativen Freilegung der Herde ein Teil der Gefäße mit eröffnet und durch die nachfolgende Herdbeschickung wesentlich größere Konzentrationen der tuberkulosewirksamen Stoffe zur Einwirkung auf den Herd gebracht (Abb. 43 a u. b.).

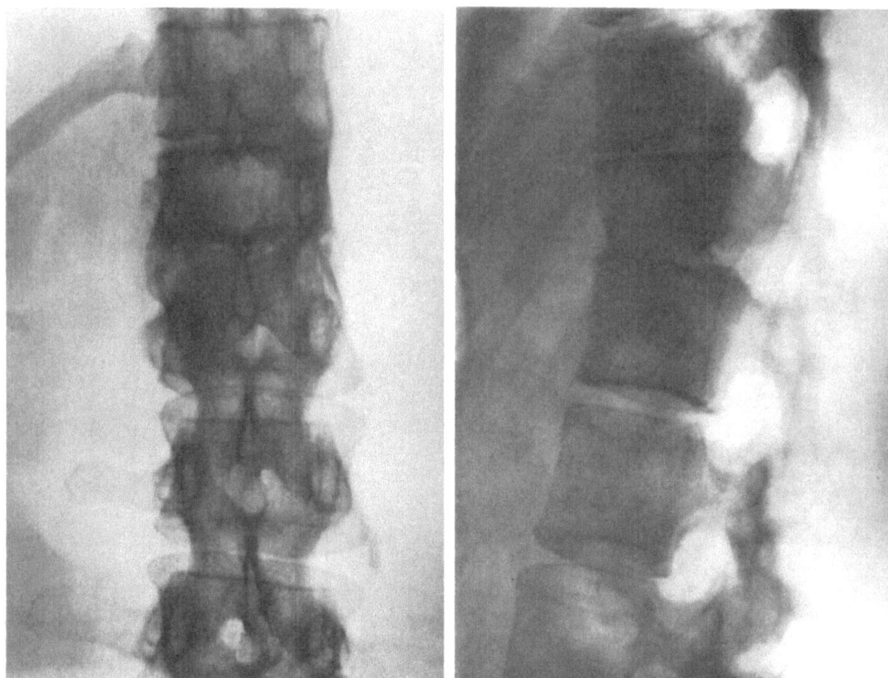

Abb. 43 a und b. Die gleiche Patientin wie Abb. 25. Zustand 4 Jahre später nach Vertebrotomie von rechts und links mit partieller Blockbildung von D XII—L II. Mäßiger Gibbus

Auch bei den chronischen Formen der eitrigen Osteomyelitis hat sich die postoperative Langzeitinstillation bei uns sehr bewährt, sie wurde sozusagen zwangsläufig entwickelt durch die sich immer stärker ausbreitende Resistenz gegenüber früher noch wirksamen Antibiotica und durch die auch bei diesem Krankheitsbild sich bemerkbar machende Gefäßverödung.

Bei der Knochen- und Gelenktuberkulose spielt, nach unseren Erfahrungen jedenfalls, das Resistenzproblem eine wesentlich geringere Rolle als bei der chronischen Osteomyelitis, denn es hat sich gezeigt, daß für die Instillationsbehandlung die Wirksamkeit der gereinigten Streptomycin-Formen (Didrothenat, Stellamycin) auch bei lange bestehenden tuberkulösen Prozessen immer ausreicht, besonders dann, wenn die lokalen Instillationen mit 2 tuberkulosewirksamen Mitteln, z. B. Didrothenat und Neoteben, durchgeführt werden.

Zur Bekämpfung der Mischinfektion hat Kastert ein französisches Quecksilberpräparat verwendet, um eine Mischinfektionsgefährdung durch die Drainagen zu verhüten. Wir haben auf derartige Methoden verzichtet und hierbei keine wesentlichen Nachteile gesehen.

Die von Kastert beschriebene Gummiallergie gegenüber Kathetern und Drains aus Gummimaterial haben auch wir beobachten können und verwenden deshalb seit langen Jahren Kunststoffdrains von Braun, die sich gut sterilisieren lassen und genügend röntgensichtbar sind. Eine bei der Sterilisation auftretende Trübung dieser Drains hellt sich nach dem Erkalten wieder völlig auf. Die Braunschen Kunststoffdrains werden vom Gewebe ohne jegliche Reizerscheinungen vertragen, ihre Fixation an der Haut macht gleichfalls keine Schwierigkeiten, auch werden sie von der Sekretion, besonders wenn sie eitrig ist, weniger angegriffen als Gummidrains, im übrigen sind sie auch nicht teurer als Gummirohre (Abb. 44 a u. b).

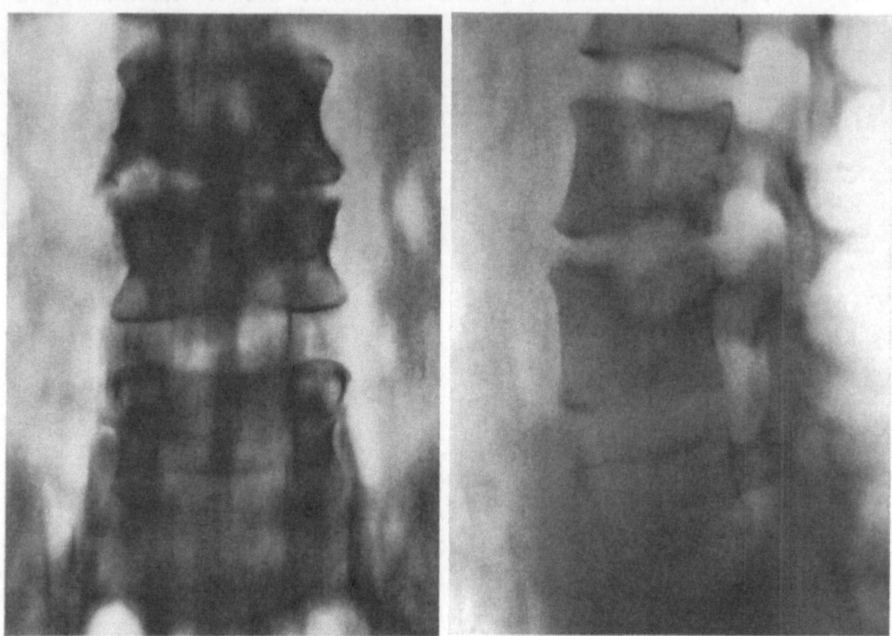

Abb. 44a und b. 26jähr. Frau. Spondylitis L III—IV mit Abbau der Zwischenwirbelscheibe, Zerstörung der knöchernen Deckplatten und unregelmäßigen deckplattennahen Substanzverlusten an den Wirbelkörpern

Für die Herdbildungen im Bereich der Brust- und Lendenwirbelsäule hat sich im allgemeinen das operative Vorgehen von hinten seitlich in Form der Costotransversektomie bzw. der Lumbotransversektomie als ausreichend erwiesen, wobei je nach Ausdehnung des Herdes die Entfernung von ein oder zwei Querfortsätzen mit Resektion der paravertebral gelegenen Rippenanteile in Frage kommt. Hierbei kann nach Durchtrennung der Rippen das jeweilige Rippenköpfchen mit entfernt werden, was den Zugang zu den Herden erleichtert. Bei ausgedehnten Herdbildungen und großen Abscessen sind nicht selten die Costovertebralgelenke von Eiter umspült, so daß das Hinaushebeln des Rippenköpfchens verhältnismäßig leicht vor sich geht, ebenso sind aber auch oft die der Wirbelsäule nahe gelegenen Partien der Rippen atrophisch und von verhältnismäßig weicher Konsistenz. Bei der subperiostalen Ausschälung der Rippen muß nach pleurawärts besonders vorsichtig und schonend vorgegangen werden, damit die Pleura nicht verletzt wird und es zu einem Pneumothorax kommt, aus dem postoperativ häufig ein Hämato- oder Serothorax werden kann. Pleuraempyeme werden aber hierbei nur äußerst selten im Gefolge der Operation beobachtet. Während es in manchen Fällen von ausgedehnten Abscessen zu einer massiven Verdickung und Verschwartung der parietalen Pleura kommt, ist sie in anderen Fällen abnorm dünn und zerreißlich, so daß auch vom geschicktesten Operateur bei sorgsamstem Vorgehen eine Pleuraverletzung nicht immer vermieden werden kann. Bei Anwendung der Endotrachealnarkose und schichtweiser Naht der Weichteile ist dieser Zwischenfall meist nicht besonders bedenklich. Postoperativ muß jedoch sorgfältig auf den Pneumothorax und den evtl. zustande kommenden Hämato- oder Serothorax geachtet werden, der dann in Zwischenräumen abgesaugt werden muß. In einem Teil der Fälle kommt es auch bei Pleuraverletzungen nicht zu einem ausgedehnten Pneumothorax, weil die Pleurablätter schon vorher durch die vom Wirbelkörperherd übergreifende Entzündung oder durch vorangehende Pleuritiden verlötet oder verwachsen sind. Bei einem hochgradigen Gibbus kann öfter auf die Resektion der Dornfortsätze verzichtet werden, weil die Zugänglichkeit durch die hierbei nach hinten gelegenen Processus transversi nicht behindert wird. Mit der Resektion zweier Querfortsätze und Rippen ist auch bei ausgedehnteren Herdbildungen häufig deswegen auszukommen, weil fast stets nur an einer Stelle eine umschriebene Herdbildung mit Eiter, Verkäsung und knöcherner Zerstörung besteht. Die Entfernung von 3 Querfortsätzen und Rippen ist daher nur selten erforderlich. Die bei der Entfernung von 2 Rippen freigelegte hintere Wurzel kann im Thorakalteil mit den zugehörigen Gefäßen ohne Bedenken mit reseziert werden, weil schwere neurologische Ausfälle hierdurch nicht zustande kommen resp. die sensiblen Ausfälle von den Nachbarsegmenten her später kompensiert werden. Durch die Resektion der Wurzel wird jedenfalls das Vordringen auf den Herd und die Übersicht sehr erleichtert. Auch wenn die Resektion von 2 Wurzeln sich als notwendig erweist, entstehen hierdurch im Thorakalabschnitt keine irreparablen Dauerschäden.

Beim Vorhandensein großer perispondylitischer Abscesse können Verzweigungen und Ausbuchtungen nach dorsalwärts schon bei der Luxation der Rippenköpfchen eröffnet werden, wobei sich größere Eitermengen entleeren und dadurch weiteres Vordringen und die Freilegung des Herdes sehr erleichtert werden kann (Abb. 45 a u. b).

Bei der Lumbotransversektomie können dadurch größere Schwierigkeiten auftreten, daß die hinteren Wurzeln bei ausgedehnten spondylitischen Herdbildungen und Abscessen mit diesen entzündlich verlötet und verbacken sind, wodurch die übersichtliche Freilegung der Lendenwirbelkörperseitenflächen stark erschwert werden kann. Es müssen hierbei die Nerven mit teilweise stumpfem Vorgehen vorsichtig abpräpariert und je nach Lage und Ausdehnung der Herde entweder nach cranial oder caudal verlagert werden. Vom 2. Lendenwirbelkörper ab nach caudalwärts müssen die hinteren Wurzeln sorgfältig geschont werden, eine Resektion derselben ist unbedingt zu vermeiden, da sonst irreparable Lähmungen und schwere Atrophie der zugehörigen Muskelgruppen eintreten können. Im Bereich von L II bis L IV kann es infolge einer Schädigung des Nervus femoralis neben Sensibilitätsausfällen vor allem zu einer schweren Funktionsbeeinträchtigung des Musculus quadriceps kommen. Im tieferen Bereich von L V bis S I sind vor allem der Nervus ischiadicus und seine beiden Hauptbestandteile, der Nervus peronaeus und der Nervus tibialis, gefährdet. Anaesthesien und Hypaesthesien im Bereich des Oberschenkels werden postoperativ gelegentlich beobachtet, auch wenn alle Anteile der hinteren Wurzeln bei dem operativen Eingriff sorgfältig geschont worden sind. Wahrscheinlich sind sie auf eine Schädigung des Grenzstranges zurückzuführen, die sich weniger leicht vermeiden läßt als eine Durchtrennung der hinteren Wurzeln. Kleinere Sensibilitätsausfälle oder Paraesthesien und die damit im Zusammenhang stehenden Beschwerden sind auch bei sachgemäßem Vorgehen nicht immer vermeidbar. Bei durchschlagendem Erfolg der operativen Spondylitis-Behandlung treten derartige Schädigungen sicher an Bedeutung zurück.

Im Cervicalbereich sind für das operative Vorgehen verschiedene Zugangswege empfohlen werden. Während GULEKE im oberen Anteil den Zugang von vorn seitlich, im unteren dagegen denjenigen hinter dem Sternocleidomastoideus empfiehlt, hält ORELL für den oberen Abschnitt das Vorgehen von hinten seitlich für geeigneter, für

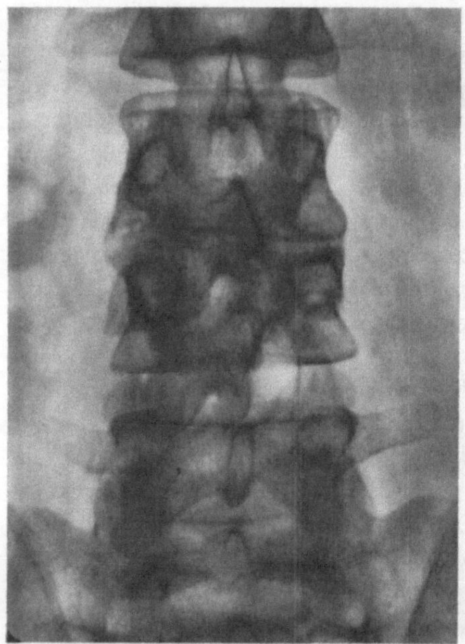

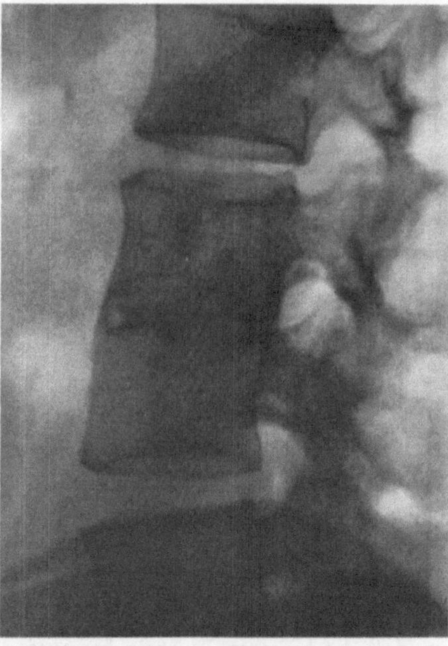

Abb. 45 a und b. Die gleiche Patientin wie Abb. 44 a und b. Zustand nach Vertebrotomie von rechts und links mit Resektion der Querfortsätze. Fast homogene Blockbildung zwischen L III und L IV

die untere Partie dagegen das von vorne her. Die spondylitischen Herdbildungen treten aber im Cervicalbereich gegenüber den anderen Wirbelsäulenabschnitten zahlenmäßig sehr zurück, auch sind die Aussichten bei der konservativen Behandlung im allgemeinen durchaus als günstig anzusehen, so daß die operative Indikation im Cervicalabschnitt sicher seltener als dringlich angesehen werden muß als in den übrigen Bereichen.

Im Dorsalbereich der Wirbelsäule ist, abgesehen von der Schwere der Erkrankung und der Ausdehnung der Herdbildungen, für die Indikationsstellung zu operativem Vorgehen auch die Tatsache zu berücksichtigen, daß wegen der normalerweise vorhandenen Kyphose die Entwicklung eines Gibbus sich mechanisch besonders ungünstig auswirkt. Abgesehen von der äußeren Entstellung wird bei einem hochgradigen Gibbus der Oberkörper teleskopartig ineinander geschoben und auf die Dauer die Atemtätigkeit und damit der Lungenkreislauf mit verhängnisvollen Rückwirkungen auf das Herz auf das schwerste beeinträchtigt. Querschnittslähmungen und neurologische Reizerscheinungen sind bei den spondylitischen Erkrankungen im Dorsalabschnitt am häufigsten zu beobachten. Perispondylitische Abscesse nehmen wegen der Abflußbehinderung durch das Zwerchfell hier oft eine besonders große Ausdehnung an, so daß auch hierdurch die Anzeige zu operativem Eingreifen gegeben sein kann. In sehr seltenen Fällen kann es, was wir mehrere Male beobachteten, zu einer Mischinfektion auch dieser perispondylitischen dorsalen Abscessbildungen kommen, wodurch die operative Indikation eine sehr dringliche und vitale werden kann. Obwohl praktisch die Pleuraschranke nur höchst selten durchbrochen wird, konnten wir in einem Falle bei einer großen perispondylitischen Abscessbildung eine gleichzeitige Bronchialfistel nachweisen (Abb. 46).

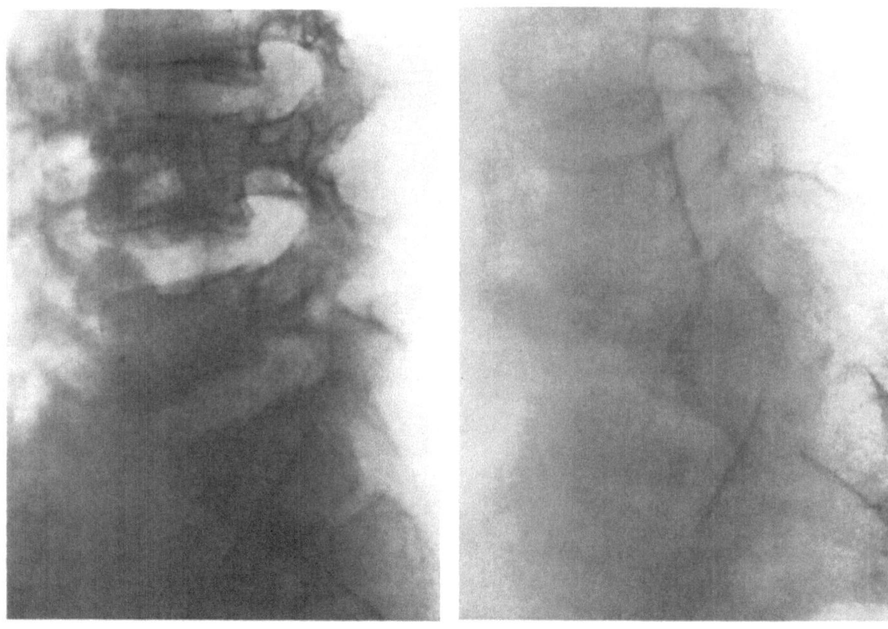

Abb. 46 Abb. 47

Abb. 46. 16jähr. Junge. Spondylitis posterior L V—S I. Beginnende Spondylosisthesis

Abb. 47. Der gleiche Patient wie Abb. 46. Zustand nach abdominaler Einbolzung mehrerer Tibiaspäne

Abgesehen vom Lumbosacralübergang ist in der Lendenregion für das operative Vorgehen die Lumbotransversektomie mit Schnittführung 3—4 Querfinger paravertebral zu bevorzugen. Beim weiblichen Geschlecht ist wegen des größeren Iliolumbalwinkels eine ausreichende Freilegung der Seitenfläche des 5. Lendenwirbelkörpers meist noch möglich. Hingegen ist beim Manne dieser Winkel kleiner und damit die Zugänglichkeit schlechter, so daß unter Umständen eine Teilresektion der hinteren Darmbeinpartie erforderlich werden kann. Wegen der Schwierigkeiten, die am Kreuz-Lendenübergang mit dem Vorgehen von hinten seitlich verbunden sein können, ist auch der Zugang von vorn entweder extra- oder transperitoneal empfohlen worden. Bei transperitonealer Operation ist bei den heutigen Voraussetzungen die tuberkulöse Infektionsgefährdung der Bauchhöhle nicht mehr so groß wie früher, zumal wenn das hintere Peritoneum am Ende des Eingriffs exakt verschlossen und die Instillationsdrainage nach dorsalwärts herausgeleitet wird. Der 5. Lendenwirbelkörper und der 1. Kreuzbeinwirbelkörper lassen sich von ventralwärts an der Vorderseite genügend freilegen, jedoch können bereits bei der Freilegung des 4. Lendenwirbelkörpers wegen des Peritonealverlaufes und der Gefäße erhebliche Schwierigkeiten auftreten. Die operative Freilegung des 4. Lendenwirbelkörpers gelingt bei einzelnen Individuen in sehr verschiedenem Umfang, wie wir sowohl am Lebenden wie auch bei Leichenversuchen festgestellt haben. Der Versuch, den 3. Lendenwirbelkörper von vorn her operativ freizulegen, muß in jedem Falle unbedingt widerraten werden (Abb. 47).

Die im Zusammenhang mit lumbalen spondylitischen Herden auftretenden Senkungsabscesse im Psoasgebiet können bei starker Größenzunahme, wenn es nicht zu

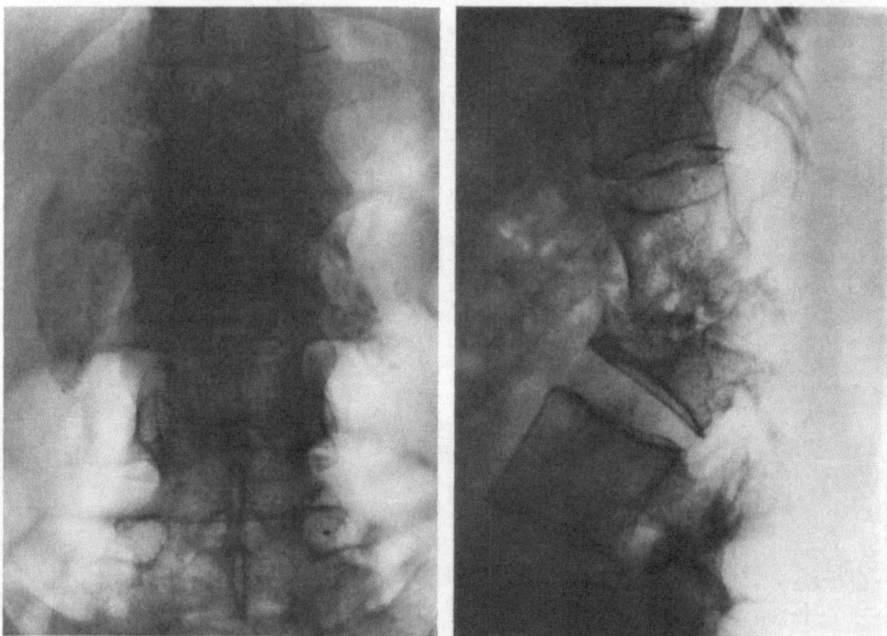

Abb. 48a und b. 30jähr. Frau. Spondylitische Erkrankung L I bis L III. Hochgradige Zerstörung des 2. Lendenwirbelkörpers, von dem nur ein dorsales Restdreieck erhalten und mit dem Rest des gleichfalls hochgradig zerstörten L III in Blockbildung übergegangen ist. Höhlenbildung zwischen L I und L II—L III mit Sequestern. Absceßschatten rechts

einer weiteren Absenkung auf die Leistenregion hin kommt, hochgradige Bauchbeschwerden hervorrufen, die zu einer operativen Eröffnung zwingen. Besonders dringlich wird die Indikation hierzu dann, wenn infolge Mischinfektion sich unter hohen Temperaturen ein schweres Krankheitsbild entwickelt, was manchmal auch nach sachgemäß durchgeführter Vertebrotomie im Lumbalbereich vorkommt. In diesen Fällen muß von einem größeren Pararectalschnitt aus extraperitoneal vorgegangen und nach Verlagerung des Peritonealsackes nach medial der Absceß breit eröffnet und drainiert werden (Abb. 48 a u. b).

Einige Autoren, wie RISKÓ, BORSAY und LELIK, auch BLUMENSAAT, haben sich für die extraperitoneale Freilegung der spondylitischen Herde im Lumbalbereich von vorn her eingesetzt. RISKÓ, BORSAY und LELIK sind der Ansicht, daß hierbei eine übersichtlichere Freilegung der Herde möglich und die Entfernung der Absceßbildungen leichter sei. BLUMENSAAT hat darauf hingewiesen, daß man hierbei einer Gefährdung durch Gefäßverletzungen besser aus dem Wege gehen könne. Nach meiner Ansicht ist jedoch die operative Behandlung in Form der Lumbotransversektomie, mindestens bis L IV, mehr zu empfehlen, weil sie eine ausreichende Freilegung der spondylitischen Herde ermöglicht und vielfach ebenso die Abscesse aus dieser Richtung hinreichend entleert und drainiert werden können. Wenn größere paravertebrale Abscesse auf diesem Wege nicht erreichbar sind oder postoperativ sich solche noch entwickeln, so können sie zusätzlich noch von vorn her extraperitoneal operativ angegangen werden. Die völlige Exstirpation der Absceßwandungen kann bei großer Ausdehnung wegen der anatomischen Gegebenheiten auf große Schwierigkeiten stoßen, sie ist aber nach meiner Erfahrung auch im allgemeinen nicht erforderlich, da nach gründlicher Entleerung und Instillationsdrainage die Absceßhöhlen völlig abgebaut werden und verschwinden.

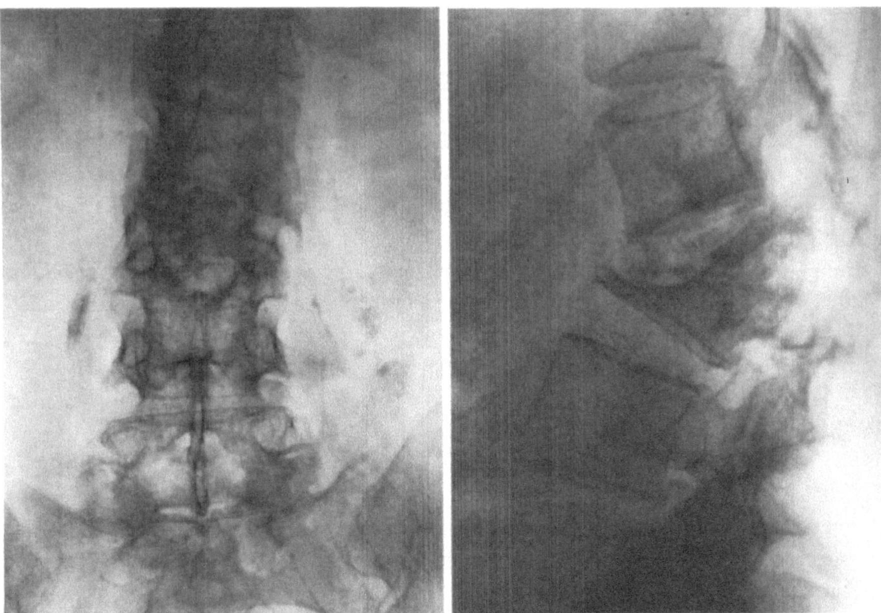

Abb. 49a und b. Die gleiche Patientin wie Abb. 48a und b. Zustand nach Vertebrotomie von rechts und links. Blockbildung zwischen L I und dem Restkonglomerat von L II—L III. Absceß geschwunden. Gibbus gegenüber dem vorherigen Zustand nicht stärker geworden

Wir halten es in jedem Falle für das zweckmäßigste Vorgehen, die Herde in der Region von L I—IV zuerst in Form der Lumbotransversektomie zu operieren und, falls erforderlich, in einer zweiten Sitzung, Abscesse, die wegen ihrer Lage nach ventral- oder caudalwärts von hinten nicht erreichbar sind, extraperitoneal von vorn her anzugehen. Bei den tiefsitzenden Herden von L V—S I ist hingegen von vornherein ein Vorgehen von ventralwärts her zu erwägen, je nach der Lokalisation entweder extra- oder transperitoneal.

Von ERLACHER wurde die Resektion spinaler Wurzeln, auch im Lumbalgebiet, als nicht sehr schwerwiegend angesehen. REISCHAUER hat gegen die Wurzeldurchtrennung von L III ab schwere Bedenken angemeldet. Nach meinen Erfahrungen sollte die Wurzelresektion von L II an, soweit nur eben möglich, vermieden werden, da hiernach schwere Dauerschäden und Ausfälle im Bereich des Nervus femoralis zustande kommen können. Vorsichtiges Operieren mit Schonung der hinteren Wurzeln im Gebiet des Plexus lumbalis ist dringend zu empfehlen, denn im Bereich der unteren Extremitäten auftretende sensible und motorische Dauerlähmungen können schwere Funktionsausfälle für die Fortbewegung und die Arbeitsfähigkeit bedeuten. Solche Dauerschäden können für den Patienten ein Anlaß sein, mit nur wenig Dankbarkeit an den Operateur zurückzudenken, da sich die Erinnerung an den schwerwiegenden Anlaß zur Operation, nämlich die tuberkulöse Wirbelsäulenerkrankung, nach Wiederherstellung bald bei ihm verflüchtigt (Abb. 49 a u. b).

Bei der Vertebrotomie ist besonderer Wert darauf zu legen, daß neben einer genügenden Entleerung aller Abscesse vor allem die Herde selbst ausgeräumt werden, d. h., daß alle als tuberkulös erkennbaren Gewebsteile, also knöcherne Deckplatten- und Bandscheibensequester, Käsemassen, eingedickter Eiter und tuberkulöse Granulationen möglichst radikal entfernt werden. Je gründlicher die Höhle von allem tuberkulösen Gewebe befreit wird, um so weniger Belastung besteht für den Organismus, um abgestorbene Gewebspartien abzustoßen oder zu resorbieren. Die von Gegnern der Operation vorgebrachten Bedenken, es würde gesunder Knochen mit entfernt, sind nicht stichhaltig, da es technisch kaum möglich ist, neben dem kranken Knochen versehentlich größere gesunde Wirbelkörperanteile abzutragen. Alles, was bei der Operation entfernt wird, müßte sonst vom Körper selbst abgestoßen werden. Wenn kleinere eburnisierte Knochenpartien geopfert werden müssen, um den Zugang zu Knochenhöhlen zu erweitern, so spielt das keine entscheidende Rolle. Der Gefäßmangel der inneren Schichten des tuberkulösen Pannus erleichtert das operative Vorgehen und erklärt andererseits die häufig so mangelhafte Wirksamkeit der parenteralen Behandlung mit Antibiotica und Tuberculostatica. Abgesehen von der entgiftenden Wirkung der Herdausräumung auf den Organismus wird durch die Operation auch die Vascularisation des Herdgebietes angeregt, womit bessere Aussichten für die Abheilungsvorgänge geschaffen werden.

Gegen die partielle subperiostale Resektion einer oder mehrerer Rippen bestehen keine Bedenken, da es postoperativ immer zu einer ausreichenden Rippenregeneration kommt. Auch die Entfernung eines oder mehrerer Querfortsätze ist praktisch bedeutungslos.

Von großer Bedeutung für den therapeutischen Erfolg ist die richtige Einbringung mehrerer Drains sowohl für die Entleerung des eitrig-tuberkulösen Sekrets wie auch für die genügend lange und konsequent durchgeführte Herdinstillation mit Tuberculostatica und Antibiotica, wobei wir eines der gereinigten Streptomycine (Didrothenat oder Stellamycin) mit einem INH-Präparat (Neoteben oder Rimifon) kombinieren. Unter Umständen, falls eine Mischflora nachweisbar ist, wird auch noch ein Breitbandantibioticum hinzuzufügen sein. Die Herdbeschickung sollte möglichst 4 bis 8 Wochen, evtl. auch länger, durchgeführt werden. Hierbei versiegt allmählich die Wundsekretion, die Drains schieben sich meist von selbst langsam an die Oberfläche.

Einige Operateure, wie Orell, Erlacher u. a. füllen die Höhlen mit Knochenplomben aus, die mit Streptomycin beschickt sind, um auf diese Weise in geschlossener Form nach dem operativen Eingriff antituberkulös zu behandeln und die Knochenneubildung anzuregen.

Wir halten mit Kastert die langfristige Herdinstillation mit seitlich herausgeführten Drains für wirkungsvoller, weil sie einerseits eine gründliche tuberkulotoxische Entlastung gewährleistet, andererseits eine hinreichend lange und hinsichtlich der Auswahl der Antibiotica und Tuberculostatica und ihrer Dosierung genügend und individuell zu variierende Applikationsform bedeutet. Eine ausreichende Knochenneubildung wird dabei u. E. auch ohne Verwendung von Spongiosa- oder Spantransplantaten erreicht. Die theoretisch gegenüber der Verwendung offener Drainagen bestehenden Bedenken haben sich praktisch als gegenstandslos erwiesen, da in der überwiegenden Mehrzahl der Fälle nach Entfernung der Drainrohre die Weichteilkanäle sich innerhalb kurzer Zeit schließen. Wenn in seltenen Fällen Fisteln längere Zeit bestehen bleiben oder nach Abheilung erneut aufbrechen, so lassen sie sich durch eine entsprechende Behandlung immer zum endgültigen Verschluß bringen. Falls die Beobachtung und Untersuchung ergibt, daß eine Fistel mit einer starren Weichteilhöhle oder einem kleineren Wirbelkörper-Restherd in Verbindung steht, müssen diese durch einen zusätzlichen Eingriff bereinigt werden.

Die von CALVÉ in Vorschlag gebrachte und von PITZEN und RÖSSLER erneut aufgenommene Punktionsmethode durch die Foramina intervertebralia erlaubt zwar unter günstigen Umständen die teilweise Absaugung und Entleerung perispondylitischer Abscesse und die Injektion von Tuberculostatica, kann aber keinen ausreichenden Ersatz für die Vertebrotomie bilden. Bei satrk eingedicktem oder käsigem Inhalt oder stark verzweigtem Verlauf der Absceßhöhlen ist eine ausreichende Entlastung durch die Zwischenwirbellöcher hindurch nicht möglich. Die Ausräumung der Herde mit Entfernung von Sequestern und Granulationsmassen kann nur durch den operativen Eingriff genügend ausgiebig durchgeführt werden und ist durch nichts anderes zu ersetzen. Die Gefahr von Nebenverletzungen ist bei der Punktion auch nie ganz auszuschließen. Daß dieses Verfahren keine größere Verbreitung erlangt hat, läßt darauf schließen, daß die Erfolge, die damit zu erzielen sind, nicht genügend durchschlagend sind.

Für die Operationsindikation sind maßgebend Lokalisation, Anordnung und Größe der spondylitischen Herdbildung, Dauer der Erkrankung, Zahl der Herde, das Alter und vornehmlich der Zustand des Kranken. Bei der Voruntersuchung ist besonders auf die Leistungsfähigkeit des Herzens und des Kreislaufes zu achten. Ferner ist von Bedeutung, ob noch andere Skeletherde oder andere extrapulmonale Herdbildungen vorhanden sind.

Wenn mehrere spondylitische Herdbildungen vorliegen, so braucht diese Tatsache als solche noch keine Gegenindikation gegen operatives Vorgehen zu bedeuten, da in diesen Fällen häufig nur ein Herd die ausgesprochenen Zeichen der noch vorhandenen Aktivität aufweist und bei der näheren Untersuchung eine Zerstörungszone mit Absceßbildungen, Sequestern etc. erkennen läßt. Daher kann auch bei diesen Kranken bei sachgemäßer operativer Behandlung meistens mit einem guten Erfolg gerechnet werden. Allerdings gibt es auch Krankheitsbilder mit multiplen Wirbelkörperlokalisationen, die sich nur auf Bandscheiben und Deckplatten erstrecken ohne nennenswerte Zerstörungen an den Wirbelkörpern selbst (sogen. Etagenspondylitis), wobei im allgemeinen die spontane Heilungstendenz eine gute ist. Operatives Vorgehen ist dabei abzulehnen.

Präoperativ muß auch eine genaue Lungenuntersuchung durchgeführt werden, da gleichzeitig bestehende aktive Lungenerkrankungen bei der Erwägung der Operationsindikation berücksichtigt werden müssen. Bei frischen exsudativen Lungenerkrankungen, besonders bei doppelseitigen Erkrankungsprozessen, ist operatives Vorgehen in Form der Vertebrotomie abzulehnen. Schwieriger ist eine Stellungnahme dann, wenn, wie dies öfter vorkommt, erst bei genauer Untersuchung, z. B. durch Tomogramme, eine Kleinkavernisierung einzelner Lungenbezirke, z. B. der Spitzenfelder, aufgedeckt wird und nur gelegentlich Sputumkontrollen und -kulturen positiv ausfallen. Erkrankungen der Lungen in dieser Form und gleichzeitig des Skeletsystems kommen verhältnismäßig häufig vor und können hinsichtlich der Operationsindikation große Schwierigkeiten verursachen. In jedem Falle ist hierbei die Mitarbeit eines erfahrenen Pulmologen erforderlich. Eine aktive Lungentuberkulose bedeutet nicht in jedem Fall eine Kontraindikation, es kommt hierbei auf Art und Ausdehnung der Erkrankung wie auf die Dauer und Behandlung an. Bei erfolgreicher Behandlung von Lungenherden, z. B. Kollapstherapie von Kavernen, haben wir auch bei Kombinationserkrankungen die spondylitischen Herde verschiedentlich mit Erfolg operieren können.

Bei kombinierten Lungen- und Skeleterkrankungen sollte schon im Anfang der stationären Behandlung, und zwar im Anschluß an eine genaue Durchuntersuchung geklärt werden, wie sowohl von lungenfachärztlicher wie von orthopädischer Seite die Behandlung sinnvoll aufeinander abgestimmt werden kann und dem Kranken Zeitverluste möglichst erspart werden können. Es ist nicht vertretbar, wie es immer noch vorkommt, sich auf den Standpunkt zu stellen, zuerst nur die Lungen- oder nur die Skeleterkrankung zu Ende zu behandeln und dann erst die andere Systemerkrankung in Behandlung zu nehmen. Oft wird es allerdings zweckmäßig erscheinen, zunächst z. B. eine Vertebrotomie mit anschließender Ruhigstellung und später einen operativen Eingriff an der Lunge, z. B. eine Segmentresektion, durchzuführen. Dies kann jedoch keine allgemein verbindliche Regel sein, bei anderen Kombinationserkrankungen ist es durchaus denkbar, daß bei einer bereits seit längerem bestehenden Spondylitis zunächst ein chirurgischer Eingriff an der Lunge dringlicher und erst später ein operatives Vorgehen, z. B. an dem Wirbelsäulenherd, angezeigt erscheinen kann. Die für die Skeleterkrankung erforderliche Ruhigstellung kann sich postoperativ auch für den lungenchirurgischen Eingriff als günstig erweisen. Gerade bei den Kombinationserkrankungen ist also eine erfolgreiche Zusammenarbeit zwischen den beiden ärztlichen Fächern entscheidend für den therapeutischen Enderfolg unter möglichst sinnvoller Ausnutzung der Zeit, und zwar heute mehr denn je, da auf beiden Gebieten die Leistungsfähigkeit der operativen Verfahren entscheidend erweitert worden ist. Bei einer gleichzeitig bestehenden aktiven Urogenitaltuberkulose kann die Ausräumung eines spondylitischen Herdes unter Umständen auch den Verlauf der Urogenitalerkrankung günstig beeinflussen.

Für die Indikationsstellung zur Operation ist es nicht entscheidend, wie groß die spondylitische Herdbildung ist und ob sie sich statt auf 2, auf 3, 4 oder noch mehr Wirbelkörper erstreckt. Maßgebend ist, daß durch die Untersuchung eruiert wird, ob und wo innerhalb ausgedehnter Erkrankungsbezirke ein noch aktiver Herd vorhanden ist, der die Zeichen der Zerstörung mit Verkäsung, Sequestern und Abscedierung aufweist. Auch bei lange bestehenden Erkrankungen mit hochgradiger Gibbusbildung wird oft im Bereich einer sehr ausgedehnten Erkrankungszone noch ein aktiver Herd gefunden, dessen operative Ausräumung zum Erfolg führt. Nach unzureichender konservativer Behandlung alter Spondylitiden mit Fisteln und Gibbus kann die Vertebrotomie wenigstens lokal noch gute Erfolge mit Schluß der Fisteln herbeiführen, auch wenn sich selbstverständlich an dem Gibbus nichts mehr ändert. Hohes Alter des Patienten kann eine Kontraindikation bilden, besonders bei nicht stabilisierten Herz- und Kreislaufverhältnissen. Es kommt hierbei aber mehr auf das biologische als auf das kalendarische Alter an. Vor Erwägung der Operation sollte in jedem Falle unter

Heranziehung eines erfahrenen Internisten Herz und Kreislauf genauer untersucht und beurteilt werden. Unter Umständen kann auch bei einem 70jähr. Spondylitiker, wenn er sich in einem leistungsfähigen Kreislauf- und Allgemeinzustand befindet, die operative Behandlung noch angezeigt sein. Zusätzliche Skeletlokalisationen, vor allem mischinfizierte und fortschreitende Prozesse, können, da sie auf eine ungünstige allgemeine Abwehrlage hinweisen, eine Gegenanzeige bilden.

Bei einer im Zusammenhang mit einer Spondylitis aufgetretenen Querschnittslähmung kann die operative Herdausräumung mit gleichzeitiger Eröffnung und Entleerung großer Abscesse zu einer auffallend schnellen Rückbildung der Lähmung führen, wie wir dies des öfteren beobachten konnten. Hierbei ist anzunehmen, daß sowohl die Druckwirkung großer Abscesse wie auch das begleitende kollaterale Ödem beim Zustandekommen der Lähmung eine Rolle spielen. Ein Erfolg ist von operativem Vorgehen besonders dann zu erwarten, wenn große Abscesse sich nach dorsalwärts erstrecken und einen mechanischen Druck auf die Medulla selbst oder die hinteren Wurzeln ausüben. Wenn jedoch Lähmungen bereits jahrelang bestehen und neben Blasen- und Mastdarmlähmung ausgedehnte trophische Störungen mit Decubitalulcera vorhanden sind, ist die Operation kontraindiziert. Auch KASTERT lehnt hierbei ein operatives Vorgehen ab.

Über Fragen der Operationsindikation haben sich ERLACHER, FELLÄNDER, KASTERT, MAY, ORELL, REINHARD und WILKINSON bereits eingehend geäußert. Hierbei ist besonders darauf hingewiesen worden, daß fortschreitende Lungentuberkulosen, besonders doppelseitige, wie auch anderweitig lokalisierte tuberkulöse Skeletprozesse, vor allem fistelnde und mischinfizierte Erkrankungen, eine Gegenindikation abgeben. Eine Reihe von andersartigen Erkrankungen nicht tuberkulöser Art kann gleichfalls ein operatives Vorgehen verbieten, wozu insbesondere KASTERT Stellung genommen hat.

Bei Kindern ist u. E. die Indikationsstellung zur Operation von vornherein stark einzuengen, da wegen der größeren biologischen Leistungsfähigkeit die Tendenz zur Knochenneubildung wesentlich größer ist und Substanzverluste besser ausgeglichen werden können als beim Erwachsenen. Die Tatsache, daß die Wirbelkörper oberhalb und unterhalb spondylitischer Erkrankungsherde bei längerem Bestehen der Erkrankung eine größere Niveauhöhe erreichen, führt zu einem Ausgleich der durch die spondylitische Erkrankung verminderten Gesamtkörperlänge. Ebenso muß bedacht werden, daß beim wachsenden Organismus durch operatives Vorgehen auch die Wachstumszonen an den Wirbelkörpern mechanisch geschädigt werden können. Deshalb erscheint im Kindesalter bei der Anzeigestellung zur Operation große Zurückhaltung geboten. KOCHS und BREMM aus der Süchtelner Klinik haben schon früher darauf hingewiesen, daß die wirklich sachgemäße und konsequente konservative Behandlung der Spondylitis im Jugendalter durchaus gute Erfolge erzielen läßt und deshalb die operative Indikation sehr zurückhaltend beurteilt werden sollte. Große perispondylitische Absceßbildungen können aber auch bei Kindern eine dringliche Anzeige zu operativem Vorgehen abgeben.

Bevor man sich zur Ausräumung spondylitischer Herde entschließt, muß die operative Indikation durch technisch einwandfreie Röntgenaufnahmen untermauert werden. Hierzu gehören neben Summationsaufnahmen auch Tomogramme in beiden Ebenen. Außer Lage und Ausdehnung der Absceßbildungen kommt es darauf an, Größe und Richtung der knöchernen Zerstörungen sowie die Lage der Höhlenbildungen genau zu eruieren. Ferner ist es von Bedeutung, vorher zu erkennen, ob in den Höhlen kleinere oder größere Sequester vorhanden sind. Die a.p.-Aufnahmen, sowohl als Übersichts- wie als Schichtaufnahmen, sind unerläßlich zur Bestimmung, von welcher Seite her operiert werden soll. Bei der Schichtung kann sich herausstellen, daß das Ausmaß der Zerstörung am Knochen ein viel größeres ist als nach den Übersichtsaufnahmen anzunehmen war, ebenso können auch die Höhlen eine andere Lokalisation aufweisen als auf den Summationsbildern. Neben technisch exakten Aufnahmen kommt es genauso aber auch auf eine hinreichende Erfahrung in der Deutung der Röntgenbefunde an, da Täuschungsmöglichkeiten, besonders bei Tomogrammen, für den weniger Erfahrenen durchaus gegeben sind. Große Schmorlsche Deckplatteneinbrüche sind nach Schichtaufnahmen nicht selten als spondylitische Herdbildungen angesprochen worden, besonders wenn sie mit ausgeprägten Zwischenwirbelraumverschmälerungen einhergehen. Zur Erzielung verwertbarer Aufnahmen im Lumbalbereich ist es erforderlich, eine gründliche Entleerung des Darmes vorzunehmen, da die Überlagerung durch geblähte Darmschlingen die Diagnostik behindert und Irrtümer verursachen kann.

Beim Vorhandensein von Fisteln muß durch möglichst exakte Kontrastdarstellung mittels dünner Katheter und eines dünnflüssigen Kontrastmittels ein Zusammenhang mit Wirbelkörperherden nachgewiesen oder ausgeschlossen werden. Die anschließende Röntgenuntersuchung ergibt dann nicht selten zahlreiche verzweigte Fistel- und Höhlenbildungen, manchmal führt auch eine Fistel auf der kontralateralen Seite in einen Wirbelkörperherd. Die genaue präoperative Darstellung von Fisteln und Höhlenbildungen kann für die Art des operativen Vorgehens mit ausschlaggebend sein. Trotz genügend sorgfältiger Voruntersuchungen können sich bei der Operation noch Befunde ergeben, die hinsichtlich der Auffindung von Abscessen oder der Größe und der Lokalisation von knöcherner Zerstörung und Knochenkavernen vom vorherigen Untersuchungsresultat stark abweichen. Besonders gilt dies für die Abscesse, die nur beim Vorhandensein einer Membran, also erst nach längerer Zeit, unmittelbar röntgensichtbar werden, während andererseits die Verschwartung und Abhebung der Wirbelsäulenbänder bei länger bestehender spondylitischer Erkrankung einen perispondylitischen Absceß vortäuschen kann. Während man bei der Operation von der Größe der Abscesse oft überrascht wird, kommt es auch vor, daß eine Eiteransammlung nur überraschend gering ist oder völlig fehlt, obwohl sie nach dem Röntgenbefund angenommen wurde. Auch können nach der Vertebrotomie, besonders im Thorakalbereich, Verschattungen zurückbleiben, die röntgenologisch einer perispondylitischen Absceßbildung gleichen, in Wirklichkeit aber durch die entzündliche Verschwielung der Wirbelsäulenbänder bedingt sind. Im Lumbalabschnitt ist das Verschwinden oder die laterale Ausbuchtung des Psoasschattens in dieser Beziehung auch nicht stets ein völlig verläßliches Symptom.

Besonders wichtig ist die Höhenlokalisation in den Fällen, bei denen kein oder nur ein ganz geringer Gibbus besteht, damit zuverlässig das richtige Segment operativ angegangen wird. Zu diesem Zweck sind Hautfarbmarkierungen angebracht oder Nadeln an bestimmten Punkten eingestochen worden, z. B. auf Rippen oder Dornfortsätzen, oder vor der Röntgenaufnahme Metallmarken an der Haut fixiert worden, um zur Orientierung feste Punkte entsprechend den Wirbelkörpern zu schaffen. Nach unseren Erfahrungen kann es bei allen diesen Methoden zu Verschiebungen sowohl der eingestochenen Nadeln wie auch der Hautmarkierungen kommen, namentlich wenn der Patient in narkotisiertem Zustand umgelagert wird. Für das sicherste Verfahren halten wir das genaue Abzählen der Rippen und der Dorn- und Querfortsätze. Obwohl dies etwas umständlich ist und man dabei auch nicht mit ganz kleinen Schnitten auskommen kann, wird dadurch die zuverlässigste Form der Lokalisation erreicht, und Irrtümer werden weitgehend ausgeschlossen.

Seit längerem bestehende Herdbildungen mit knöcherner Zerstörung und umgebendem perispondylitischem Absceß sind für den Erfahrenen im allgemeinen nicht besonders schwierig aufzufinden, vor allem wenn an einer Stelle der Absceß eröffnet und durch die Eiterung die Weichteile vom Knochen abgehoben sind. Schwierigkeiten können dagegen kleine umschriebene Herdbildungen ohne Abscedierung verursachen, desgleichen auch bei Probevertebrotomien wegen Tumorverdachts das Aufsuchen eines einzelnen erkrankten Wirbelkörpers. Hierbei muß unter Umständen während des operativen Eingriffs durch eine Kontrollröntgenaufnahme die Höhenlokalisation überprüft und gesichert werden.

Einen entscheidenden Fortschritt bei der Durchführung der Vertebrotomie stellt die Endotrachealnarkose mit geschlossenem System unter Verwendung von Muskelrelaxantien dar. Weil der Organismus nach langer Immobilisierung in der Horizontalen gegen Druckverschiebungen und Blutverluste außerordentlich empfindlich reagiert, auch wenn keine erkennbare Herz-Kreislauf-Erkrankung vorliegt, halten wir diese Betäubungsmethode bei der Vertebrotomie für das Verfahren der Wahl.

Andere Autoren, wie Debeyre und Orell bedienen sich aller Arten von Allgemeinbetäubung, Kastert ist ein Anhänger der Lokalanaesthesie. Nach unseren Erfahrungen wird die Inhalationsnarkose in der gewöhnlichen Form bei längerer Operationsdauer von den Kranken nur sehr schlecht vertragen. Die Neigung zum Operationsschock wird auf die tuberkulotoxische Überschwemmung des Organismus zurückgeführt. Bei der Intubationsnarkose wird das Operationsrisiko auch dadurch entscheidend gemindert, daß Blutverluste sofort durch die schon vorher angelegte Infusion mit Hilfe von Blutkonserven und Blutersatzmitteln ausgeglichen werden können. Bei gleichzeitig bestehender Lungenerkrankung, ebenso bei Pleuraverletzungen, die auch bei größter Sorgfalt nicht immer zu vermeiden sind, erweist sich die Intubationsnarkose als besonders vorteilhaft. Wir führen auch den komplikationslosen postoperativen Verlauf und den überraschend frischen Zustand der durch lange Erkrankungsdauer oft schwer geschädigten Kranken überwiegend auf die Intubationsnarkose zurück. Die postoperativ fortgesetzte Flüssigkeitszufuhr durch den intravenösen Dauertropf ist gleichfalls wichtig zur Bekämpfung der Kreislaufversackung im Splanchnicusgebiet, sie vermindert auch das quälende Durstgefühl. Auf sonstige technische Einzelheiten der Endotrachealnarkose wird hier nicht weiter eingegangen.

Sowohl nach dem Röntgenbefund wie auch bei der Durchführung des operativen Eingriffs stellt sich in manchen Fällen die Notwendigkeit heraus, eine Vertebrotomie von beiden Seiten her vorzunehmen, entweder weil die Höhlenbildungen und die Zerstörungszonen so ausgedehnt und mehrbuchtig sind, daß sie einseitig nicht ausreichend ausgeräumt werden können, oder weil der Wirbelherd nach der einen Seite, ein großer Begleitabsceß aber nach kontralateral zustande gekommen ist. Die doppelseitige Vertebrotomie sollte nach unseren Erfahrungen in 2 Sitzungen erfolgen, und zwar im Abstand von einigen Wochen, damit das Operationsrisiko vermindert wird und der Patient sich zwischenzeitlich erholen kann.

Wenn nach dem vorliegenden Befund eine Vertebrotomie angezeigt erscheint, sollte dem Kranken das Für und Wider sowohl der operativen wie der konservativen Behandlung eingehend erklärt, dabei aber vermieden werden, zugunsten der Operation auf den Patienten in suggestiver Form einen Druck ausüben. Ebenso soll ihm auch ein genügender zeitlicher Spielraum gelassen werden, die Zustimmung zur Operation in Ruhe zu überlegen und mit seinen nächsten Angehörigen zu besprechen. Man muß dafür Verständnis haben, daß dem Kranken der Vorschlag eines operativen Eingriffs zunächst unerwartet und sogar bedenklich erscheint, weil es Jahrzehnte hindurch bei der Spondylitis nur eine konservative Behandlungsform gegeben und diese im Bewußtsein der Öffentlichkeit sich mehr oder weniger verankert hat. Wenn der Patient den Operationsvorschlag ablehnt, erscheint es mir ärztlich nicht vertretbar, die weitere konservative Behandlung abzulehnen. Man sollte dann seine freie Willensentscheidung respektieren und die konservative Behandlung mit gleicher Sorgfalt fortführen. Allerdings muß dann auch der Standpunkt vertreten werden, daß man die Behandlung in konservativer Form zu Ende führen soll und sich nach genügend lange durchgeführter Ruhigstellungsbehandlung von dem Patienten nicht die Operation und einen von ihm gewünschten Termin vorschreiben und aufzwingen lassen darf. Bei der Vorbesprechung ist der Kranke darauf aufmerksam zu machen, daß auch nach dem operativen Eingriff noch längere Zeit strenge Ruhigstellung und Entlastung erforderlich sind, und daß die Nachbehandlung in dieser Form nicht aus irgendwelchen Gründen familiärer oder wirtschaftlicher Art unterbrochen werden kann, sondern daß eine abrupte Beendigung dieser Behandlung nach der Operation noch verhängnisvollere Folgen nach sich ziehen kann als nach konservativer Behandlung. Trotzdem kommt es leider vor, daß uneinsichtige Patienten aus irgendwelchen Motiven, die angeblich keinerlei Aufschub leiden, einige Wochen nach dem Eingriff das Krankenhaus verlassen. Daß hierdurch schwere Mißerfolge zustande kommen müssen, braucht nicht weiter ausgeführt zu werden, die gleiche Kategorie von Patienten ist es aber auch, bei denen die konservative Behandlung im allgemeinen schlechte Resultate zeitigt, weil sie von einem Arzt und einem Krankenhaus zum andern wandern, sich überall beraten lassen, aber keine Behandlung konsequent zu Ende führen (die berüchtigten tuberkulösen Zugvögel!).

Was die Resultate der operativen Behandlung und ihre Vergleichbarkeit mit den Ergebnissen der konservativen Therapie betrifft, so muß darauf hingewiesen werden, daß selbstverständlich nur auf beiden Gebieten die Ergebnisse einer konsequenten und sachgemäßen Behandlung verglichen werden können. Ein hochgradiger Gibbus, der aus einer mangelhaften und unzureichenden konservativen Therapie herrührt, kann nicht einer undeformiert gebliebenen Rückenform gegenüber gestellt werden, bei der eine sachgemäße Vertebrotomie mit ausreichender Nachbehandlung durchgeführt wurde.

Die durch die Operation zustande kommenden Komplikationen, wie Pleuraverletzungen und Pneumothorax mit nachfolgendem Hämato-Sero-Thorax und postoperative Meningitis sind zahlenmäßig nur gering. Die Pleuraverletzung mit ihren Folgeerscheinungen läßt sich durch sachgemäße Behandlung beherrschen. Eine im Anschluß an die Operation auftretende Meningitis ist ein sehr seltenes Ereignis, allerdings ein sehr bedenkliches und lebensbedrohendes. Bei großer Erfahrung lassen sich die Komplikationen immer mehr verringern. Deshalb ist es eine berechtigte Forderung, daß die operativen Eingriffe bei der tuberkulösen Spondylitis nur an solchen Stellen durchgeführt werden sollten, wo eine hinreichend große und lange Erfahrung damit vorliegt. Von Erlacher wurde hierauf auch schon hingewiesen. Die Operation sollte immer dort vorgenommen werden, wo auch die Nachbehandlung zu Ende geführt werden kann. Es ist sicher unzweckmäßig und nicht zu vertreten, daß an zahlreichen Kliniken kleine Zahlen von Kranken operiert werden, die dann kurz nach der Operation anderswohin, evtl. in Tuberkuloseheilstätten verlegt werden, wo unter Umständen die dann erfolgende Behandlung ganz andere Gesichtspunkte berücksichtigt. Die Bedeutung der Nachbehandlung ist keineswegs geringer zu bewerten als der operative Eingriff selbst. Wir führen postoperativ eine exakte Immobilisierung und Ruhigstellung im Gipsbett durch, bis die Anzeichen der knöchernen Reparation röntgenologisch nachweisbar werden. Hierbei ist der Gesamtzustand des Kranken zu berücksichtigen, Kreislaufverhältnisse, Temperatur und Puls, Gewichtskurve, Blutsenkung usw. Auch der Verlauf der Herddrainage und -instillation und der schnellere oder langsamere Verschluß der Fisteln spielen hierbei eine Rolle. Das zeitliche Intervall zwischen Operation und Ende der Ruhigstellung kann daher individuell verschieden sein, im allgemeinen beträgt es etwa 10 bis 12 Monate. Zunächst erhalten die Kranken zum Aufstehen ein Gipskorsett, dann ein nach Gipsabdruck angefertigtes reklinierendes Lederstützkorsett, das bis zu 2 Jahren getragen werden muß. Die stationäre Behandlung und Beobachtung sollte auch nach der Mobilisierung noch wenigstens einige Monate betragen. Im allgemeinen wird nach erfolgreichem Eingriff postoperativ eine schnelle Erholung, Steigerung der Appetenz, frisches Aussehen und verbesserte Stimmungslage beobachtet, was zu der Annahme berechtigt, daß die Herdausräumung und die Absceßentleerung den Organismus von der Überschwemmung mit Tuberculotoxinen befreit und eine allgemeine Entgiftung herbeiführt. Selbstverständlich kann es auch nach erfolgreicher Operation zum Auftreten neuer Herde an anderen Stellen oder zur Aktivierung eines bereits zur Ruhe gekommenen Nebenherdes kommen, der in unmittelbarer Nähe des bei der Operation ausgeräumten Hauptherdes lag. Ebenso kommt es gelegentlich vor, daß nach einseitigen Vertebrotomien auf der kontralateralen Seite ein Restherd erneut aufflackert und zu einem perispondylitischen Absceß führt, der dann auch noch operativ bereinigt werden muß. Diese Vorkommnisse sind aber verhältnismäßig selten und bedeuten keine grundsätzlichen Gegenargumente gegenüber dem Wert der Operation.

Es herrschen verschiedene Meinungen darüber, ob mit Hilfe der Vertebrotomie die Behandlungszeit der tuberkulösen Spondylitis in namhaftem Maße abgekürzt werden kann.

Einige Autoren, u. a. May, vertreten den Standpunkt, daß durch die Operation keine zeitliche Verringerung der stationären Behandlungszeit erzielt werden könne. Nach seinem großen Material beziffert Kastert die Dauer seiner stationären Behandlung mit 5 bis 6 Monaten. Nach den Erfahrungen an unserem Krankenmaterial ergibt sich eine durchschnittliche Zeit von etwa 18 Monaten, da wir unsere Kranken erst dann aufstehen lassen, wenn wir sicher sind, daß ein ausreichender knöcherner Wiederaufbau im Gange ist. Auch diese 1½jähr. stationäre Gesamtdauer würde eine beachtliche Verringerung bedeuten, da früher als Durchschnitt für die konservative Behandlung eine Zeitdauer von 4 bis 5 Jahren angenommen wurde. Selbst wenn man zu der Annahme neigt, daß mit Hilfe der neuen Tuberkulosemittel die konservativen Behandlungsdurchschnitte in den letzten 10 Jahren verringert wurden, dürften auch heute noch 3 Jahre als Durchschnittsdauer für das konservative Verfahren zu veranschlagen sein. Jedenfalls ist auch dann noch die zeitliche Verminderung der stationären Behandlung um die Hälfte für den Kranken ein bedeutender Vorteil. Der von manchen Seiten noch vertretene Standpunkt, der Spondylitis-Kranke könne und müsse auch im Erwachsenenalter so lange im Gipsbett ruhiggestellt werden, bis der Erkrankungsherd inaktiviert sei, ist heute nicht mehr aufrecht zu erhalten. Wenn schon auf vielen Gebieten die Fortschritte der Technik bessere Operationsmöglichkeiten herbeigeführt haben, was nachgewiesenermaßen auch bei der Spondylitis der Fall ist, so hat der Kranke einen Anspruch darauf, daß man ihm diese Möglichkeiten nicht vorenthält.

Die Angaben über die Operationsmortalität sind im Schrifttum noch verhältnismäßig gering. Unter 1007 Operationen hat Kastert 15 Todesfälle angeführt = 1,49%, hierbei hat sich allerdings unter den letzten 250 Eingriffen nur noch 1 Todesfall ereignet, was eine Verringerung der Mortalität unter 0,5% bedeutet. Felländer hat bei 101 Fällen eine Mortalität von 9 angegeben, dabei 3 Todesfälle in unmittelbarem Zusammenhang mit der Vertebrotomie. Wir hatten bei 250 Herdausräumungen 2 Todesfälle zu verzeichnen, was einer Mortalität von 0,8% entspricht. Insgesamt ergibt sich also nach diesen wenigen Zahlen, daß gegenüber den operativen Eingriffen vor einigen Jahrzehnten die Mortalität in ganz entscheidendem Maße abgesunken ist. Diese Erfolge sind darauf zurückzuführen, daß mit Hilfe der neuen Tuberkulosemittel und der zahlreichen anderen Antibiotica die Vertebrotomie mit nachfolgender Herdbeschickung unter Vermeidung einer eitrigen Infektion zu einem erfolgssicheren Verfahren geworden ist, wobei auch die übrigen technischen Fortschritte, vor allem die Endotrachealnarkose und die Tomographie als wertvolle Hilfen mit hinzugekommen sind.

Endgültige Vergleiche hinsichtlich der Erfolge der konservativen und operativen Behandlung sind heute nicht möglich, da die Beobachtungsdauer der operativ behandelten Fälle noch zu gering ist. Wenn man von der unmittelbaren Operationsmortalität bei der Vertebrotomie absieht, ist es auch zu früh, ein vergleichendes Urteil hinsichtlich der Gesamtmortalität bei den konservativ und operativ behandelten Spondylitis-Kranken abzugeben. Besonders evident ist der Erfolg der operativen Behandlung bei postoperativ nachweisbarer homogener Verblockung in partieller oder totaler Form. Auch nach konservativer Behandlung kommen durchgehende Blockbildungen zwischen teilzerstörten Wirbelkörpern zustande, die den operativ erzielten gleichen können und genauso als vollwertige Verblockung angesehen werden müssen. Wenn es im Endresultat nur zu einer fibrotischen Versteifung zwischen 2 Wirbelkörperresten kommt, so sind u. E. die Aussichten des operativen Verfahrens als besser zu beurteilen, da durch die Herdausräumung und Herdinstillation mit größter Wahrscheinlichkeit tuberkulosefreies Narbengewebe erzielt wird, während bei konservativer Behandlung die Möglichkeit, daß im Bereich der Narbendefekte tuberkulöse Herdbildungen oder virulente Tuberkelbakterien zurückbleiben, größer ist. Auch bei konservativer Behandlung gelangen tuberkulöse Sequester zur Resorption, dieselbe geht aber außerordentlich langsam vor sich und benötigt wenigstens mehrere Jahre, in dieser Beziehung ist das operative Vorgehen zweifellos als überlegen anzusehen. Bei sachgemäß durchgeführter Operation und hinreichend lange und intensiv applizierter Herdinstillation sind auch solche Folgezustände, bei denen kein knöcherner Block zustande kommt, sondern noch durchgehende Wirbelscheibenreste persistieren, als günstige Endresultate anzusehen, worauf KASTERT und WILKINSON schon hingewiesen haben. Die Rezidivgefahr ist in vielen Fällen mit Sicherheit als geringer zu veranschlagen als bei konservativer Behandlung. Da wir wissen, daß die Spätmortalität, die sich bei hinreichend langen Beobachtungszeiträumen ergeben hat, für die konservativ behandelten Spondylitiker nicht ganz gering ist, muß auch noch längere Zeit abgewartet werden, bevor die durch das operative Vorgehen erzielten, zunächst sehr schönen Erfolge, als Dauerresultate angesehen werden können. Diese Zurückhaltung ist um so mehr am Platze, wenn berücksichtigt wird, daß die Tuberkulose eine Allgemeinerkrankung darstellt und daß die Herdausräumung und Herdinstillation im Rahmen der Allgemeinerkrankung eine, wenn auch wertvolle und erfolgreiche, aber letzten Endes doch nur lokale Maßnahme darstellen kann. Aber auch bei Würdigung dieser grundlegenden Tatsache ist die Vertebrotomie für viele Fälle als ein sehr gutes und aussichtsreiches Verfahren für die Zukunft zu beurteilen.

Bei einem hochgradigen Gibbus kann nach erfolgreicher Vertebrotomie die Resektion eines oder mehrerer Dornfortsätze erforderlich werden, weil sich in Höhe des Gibbus gelegentlich durch Druckwirkung auf die Haut eine starke Verdickung und Verhornung derselben und schließlich ein größerer Schleimbeutel entwickelt, der sich entzünden sowie zu Eiterungen und Fistelbildungen führen kann. Die Entfernung der Dornfortsätze und der Bursa beseitigt diese Störung in einfacher Weise, sie erleichtert die noch erforderliche Korsett-Behandlung und schafft auch einen äußerlich sichtbaren „kosmetischen“ Effekt, dessen psychologische Wirkung man namentlich beim weiblichen Geschlecht nicht unterschätzen sollte.

β) Die Spanversteifung

Durch die Versteifungsoperation soll bei der Spondylitis eine Fixation spondylitisch erkrankter Wirbelsäulenabschnitte erzielt werden, wodurch die erforderliche Ruhigstellung und Entlastung zeitlich vermindert und damit die Behandlungsdauer abgekürzt werden soll.

Bereits 1902 griff FRITZ LANGE diesen Gedanken der inneren Schienung auf und verwendete hierbei zunächst eisenhaltiges Material, dann Celluloidstäbe und zuletzt Krupp-Stahl. Wegen der Frage der mangelhaften Einheilung des Fremdkörpermaterials war dieses Verfahren jedoch noch problematisch. Deshalb gingen später HENLE und ALBEE dazu über, bei der Versteifungsoperation nur Knochenspäne zu verwenden.

Während HENLE die Knochenspäne ähnlich wie FRITZ LANGE paraspinös, also beiderseits seitlich der Dornfortsätze anlagerte, spaltete ALBEE die Dornfortsätze auf und klemmte einen Knochenspan zwischen die gespaltenen Dornfortsätze. Eine weitere Methode hat HIBBS ausgearbeitet, die in Amerika zu großer Verbreitung gekommen ist. Hierbei werden von den Wirbelbögen einzelne flache Späne mit dem Meißel abgetragen und teils zum darunter gelegenen Wirbelbogen umgeklappt, außerdem die Dornfortsätze eingekerbt und umgebogen und die Zwischenwirbelgelenke durch Auskratzung mit scharfem Löffel zur Verlötung gebracht. Es gibt eine ganze Reihe von weiteren Modifikationen und Abänderungen im Detail, die an der Operation als solcher jedoch nichts Wesentliches ändern. Erwähnenswert ist noch das Verfahren von REIMERS, der neben dem Vorgehen am Knochen eine Krallenschiene mit Schrauben zur Verriegelung der Dornfortsätze verwendet.

Entscheidend ist, daß bei dem operativen Eingriff nicht zu viel und nicht zu wenig versteift wird, daß also mindestens noch außerhalb des spondylitischen Herdes je ein gesunder Dornfortsatz oberhalb und unterhalb mit einbezogen wird. Gegen die Versteifungsoperation sind manche Einwendungen erhoben worden, die sich vor allem gegen die Tatsache richten, daß an einem Teil der Späne eine vorzeitige Resorption zustande kommt, daß Spanfrakturen auftreten können, daß im Span Pseudarthrosen zustande kommen oder daß er auch in toto ausgestoßen wird. H. MAY hat darauf hingewiesen, daß die Spanung bei großen Substanzverlusten eine Höhlenbildung klaffend erhalten und das Zusammentreten der Wirbelkörperreste verhindern kann. Bei hochgradigem Gibbus liegen mechanisch so ungünstige Verhältnisse vor, daß auch bei der Verwendung geknickter Späne kein Erfolg zu erwarten ist. Die Ansichten über den Zeitpunkt, wann die Spanungsoperation angezeigt ist, sind auch außerordentlich verschieden. Während die einen nur im Spätstadium bei bereits angebahnter Inaktivierung die Operation durchführen, um einer stärkeren Fehlform im Sinne eines Gibbus vorzubeugen, halten andere die Operation für geeignet, eine schnellere Ausheilung der Spondylitis anzubahnen und damit eine frühere Aufgabe der Ruhigstellung zu ermöglichen.

Manche Autoren, wie VERBEEK, haben behauptet, daß es durch die Einfügung des gesunden Knochens zu einem schnelleren biologischen Aufbau im Herdbereich komme. Die Hoffnung, daß durch die Einbringung eines gesunden Knochenstückes ein günstiger biologischer Einfluß auf den Herd selbst ausgeübt werde, hat sich jedoch nicht bewahrheitet. Insgesamt ist zu sagen, daß die Indikation bei der Spanversteifung nach vielen Mißerfolgen sehr stark eingeengt worden ist. MAX LANGE hat darauf hingewiesen, daß diese Operation nicht, wie manche früher meinten, in das Anfangs- und auch nicht in das mittlere Verlaufsstadium, sondern an den Schluß der Behandlung gehöre. Er hat dabei eine Reihe von Kontraindikationen aufgestellt: 1. bei Alter von über 60 Jahren, 2. bei schlechtem Allgemeinbefinden, 3. bei fistelnder Spondylitis, 4. wenn gleichzeitig eine anderweitige aktive Tuberkulose (z. B. der Lungen oder des Urogenitalsystems) vorliegt, 5. wenn ein anderer tuberkulöser Skeletherd besteht, 6. bei Vorhandensein tuberkulöser Abscesse im Operationsbereich. Angezeigt ist seiner Ansicht nach die Operation bei Patienten in jungen oder mittleren Jahren, wenn nach längerer konservativer Behandlung eine Inaktivierung der Spondylitis herbeigeführt worden ist. WALDENSTRÖM hat innerhalb von 10 Jahren 80 Fälle operiert und über gute Erfolge berichtet.

Der Lokalisation nach kommen in Frage die Herde im unteren Abschnitt der Lendenwirbelsäule, die am Brust-Lendenübergang, solche im mittleren Abschnitt der Brustwirbelsäule und ausnahmsweise noch in den obersten Halswirbelkörpern.

Gegen die Durchführung der Spanungsoperation im Kindes- und Jugendlichenalter müssen wegen der größeren Beweglichkeit von vornherein erhebliche Bedenken geäußert werden. Auf diese Zusammenhänge hat DUBOIS schon 1927 hingewiesen. Bei Kindern sind in der Tat in stärkerem Umfange nach Spondylodese Resorption und Frakturen der Späne beobachtet worden. KREMER und WIESE lehnten deshalb diese Operation im Kindesalter ab. Es ist außerdem auch die Gefahr nicht von der Hand zu weisen, daß die Wirbelsäule des Jugendlichen durch die Spaneinpflanzung im Wachstum geschädigt werden kann, zumal durch Tierversuche (SMIRNOFF) nachgewiesen wurde, daß die Wirbelsäulen junger Tiere nach Spanung im Wachstum zurückbleiben.

Die Ansichten über den Wert und die Bedeutung der Spanungsoperation im Erwachsenenalter sind sehr unterschiedlich, von manchen Schulen wird sie wärmstens empfohlen, von anderen abgelehnt. Von uns wird die Spaneinpflanzung bei der Spondylitis nicht durchgeführt, da wir die temporäre Ausschaltung der Wirbelsäulenbewegungen mittels der Korsett-Behandlung für zweckmäßiger halten als die Dauerversteifung. Wir haben uns durch jahrelange Nachuntersuchungen davon überzeugen können, daß nach Wegfall des Korsetts in vielen Fällen bei günstigem Verlauf mindestens ein Teil der Beweglichkeit wieder zurückkehrt, daß sogar bei jüngeren Personen bis zum 30. Lebensjahr, wenn nicht zu ausgedehnte Herdbildungen vorlagen, die Wirbelsäulenbeweglichkeit völlig wieder hergestellt wird und keine Funktionsbehinderung zurück bleibt. Daher stehen wir auf dem Standpunkt, daß man bei der Spondylitis auf die Spanungsoperation überhaupt verzichten sollte. Auf die Spaneinpflanzung aus anderer Indikation wird hier nicht eingegangen.

Von GRUCKA wurde die Versteifungsoperation als zusätzlicher Eingriff nach der Vertebrotomie vorgeschlagen. Dieser Kombination stehen wir erst recht ablehnend gegenüber, weil darin kein Vorteil zu erblicken ist, sondern die Vorzüge, die in dem Verfahren der Vertebrotomie begründet liegen, zum Teil wieder zunichte gemacht werden.

γ) Die Laminektomie

Durch die Laminektomie soll eine Druckentlastung des Rückenmarks bei spondylitischen Lähmungszuständen erzielt werden. In den frühen Stadien der spondylitischen Erkrankung zustande kommende Querschnittslähmungen, meistens im Zusammenhang mit Herdbildungen im Brustabschnitt der Wirbelsäule, sind häufig auf Druck von Abscessen, die sich nach dorsalwärts entwickelt haben, und das begleitende Ödem, das zur Behinderung der Venen- und Lymphzirkulation führt, zurückzuführen. Bei allen Paresen und Gliedmaßenlähmungen im Zusammenhang mit einer Spondylitis ist in jedem Falle sofortige Ruhigstellung im Gipsbett mit Zugstreckverband an beiden Beinen und Gegenextension angezeigt. Bei einem großen Teil der Spondylitis-Kranken ist diese Behandlungsmethode von Erfolg und bringt die Lähmungen zur Rückbildung. Wenn die Untersuchung ergibt, daß als Ursache der Lähmungen perispondylitische Abscesse in Frage kommen, so sollten diese unter allen Umständen operativ entleert und, wenn es die Situation erlaubt, gleichzeitig auch die Ausräumung des Herdes vorgenommen werden. Nur bei sehr schlechtem Allgemeinzustand und dringend notwendiger Druckentlastung sollte man auf die Herdausräumung verzichten.

Bleibt eine Querschnittslähmung trotz aller therapeutischen Maßnahmen bestehen, so ist spätestens nach 6 Monaten die Laminektomie in Erwägung zu ziehen. Die Aussichten des Eingriffs — dies kommt in allen einschlägigen Publikationen zum Ausdruck — sind zwar nicht als günstig anzusehen, aber das Bestehenbleiben einer

Querschnittslähmung ist in jedem Falle eine so ernste und lebensbedrohende Komplikation, daß man diese Möglichkeit, auch wenn die Erfolgschancen nicht besonders groß sind, doch wenigstens ausschöpfen sollte.

In einer Zusammenstellung von SCHMIEDEN aus dem Jahre 1930 betrug die Mortalität bei 228 Fällen ca. 40%. DENK hatte unter 14 sogar 11 Todesfälle, TIETZE unter 13 dagegen 10.

Die Ursache der Querschnittslähmung besteht in diesen Fällen entweder in einer Pachymeningitis oder Peripachymeningitis oder in einem Übergreifen des tuberkulösen Krankheitsprozesses auf die Medulla selbst mit Zerstörung des Nervengewebes. In beiden Situationen ist der Befund als ungünstig anzusehen, da auch bei operativer Beseitigung pachymeningitischer Strang- oder Narbenbildungen mit einem Wiederauftreten derselben innerhalb kürzerer Zeit gerechnet werden muß. Eine bessere Prognose haben solche Fälle, bei denen ein Sequester einen Druck auf das Rückenmark ausübt.

Bei der Laminektomie soll die Dura möglichst nicht eröffnet werden, da hierdurch das Gefahrenmoment stark vergrößert wird. Nach dem Bericht von SCHMIEDEN ist bei Duraeröffnung die Mortalität doppelt so hoch wie ohne dieselbe. Im allgemeinen ist die Eröffnung der Dura auch überflüssig und bringt keinen zusätzlichen Nutzen. Bei dem Eingriff selbst ist neben dem sehr vorsichtigen Abtragen der Bogenteile, um eine Verletzung der Medulla und der Wurzeln zu vermeiden, besonders auf sorgfältige Blutstillung zu achten. Weitere technische Einzelheiten sind den einschlägigen Operationslehren zu entnehmen.

Besteht eine spondylitische Querschnittslähmung bereits mehrere Jahre, so bietet eine Laminektomie keine Besserungsaussichten mehr. Auch von einer Vertebrotomie ist dann Abstand zu nehmen.

Zweifellos haben sich im Laufe der letzten Jahre die Aussichten der Querschnittslähmung ohne Operation wie auch der Laminektomie gegen früher durch die Behandlungsmöglichkeiten mit Antibiotica und Sulfonamiden gebessert. Immerhin ist auch heute noch die Prognose der Querschnittslähmung quoad vitam und quoad functionem als ernst zu betrachten, so daß bei streng abgegrenzter Indikation die Vornahme einer Laminektomie zur Klärung der Lähmungsgrundlage berechtigt sein kann. Bei den Fällen, bei denen die Lähmung durch Druck von Granulationen innerhalb des Wirbelkanals oder von Sequestern zustande gekommen ist, bietet die druckentlastende Operation Aussicht auf Erfolg.

7. Prognose und Verlauf

Die Behandlungsresultate haben sich gegenüber früheren Jahrzehnten in den letzten 10 bis 15 Jahren in entscheidendem Maße gebessert. Dies bedeutet aber nicht, daß sie schon so gut wären, daß man in jeder Hinsicht mit dem Erreichten zufrieden sein könnte. Entscheidend für die erzielten Fortschritte ist das Aufkommen der Tuberculostatica und Antibiotica, die hiermit in Zusammenhang stehende vermehrte Möglichkeit operativer Behandlung, aber auch die Besserung der Umweltbedingungen im Sinne der wirtschaftlichen Lage. Letzteres stellt sich besonders eindrucksvoll dar für denjenigen, der Gelegenheit hatte, in großen Zahlen spondylitische Erkrankungen im Verlaufe verschiedener Zeitepochen zu behandeln, nämlich vor dem Kriege, unmittelbar nach dem Kriege sowie in den letzten 10 Jahren. Eine besonders bedenkliche Wendung zum Schlechten zeigte der Verlauf bei den spondylitischen Erkrankungen in der Kriegs- und Nachkriegszeit, insbesondere bei solchen Kranken, die eine längere Kriegsgefangenschaft oder einen Aufenthalt in einem Konzentrationslager durchgemacht hatten, wofür neben schlechter Ernährung, nervliche und psychische Belastung und mangelhafte Behandlung verantwortlich zu machen waren. Nach unseren früheren Untersuchungen schneiden hierbei am schlechtesten jene Kriegsgefangenen ab, die längere Zeit oder viele Jahre in russischer Gefangenschaft waren. Neben Kriegsgefangenen handelte es sich hierbei auch teilweise um Zivilgefangene. Bei diesem letzteren Krankengut dauerte es besonders lange, bis es zu einer Besserung des Gesamtzustandes und zu einer Reparation der spondylitischen Herdbildungen kam, auch die Komplikationen, vor allem Fisteln und Abscesse, Lähmungen etc., waren hier am zahlreichsten.

Für die Prognose maßgebend sind der Zeitpunkt der Diagnose, die Lokalisation, die Zahl der tuberkulösen Herdbildungen, Behandlungsart und die Zweckmäßigkeit und Konsequenz der Behandlung.

Es ist klar, daß die rechtzeitig entdeckten Frühstadien spondylitischer Herdbildungen bessere Aussichten für die Therapie bieten und eine kürzere Behandlungszeit beanspruchen als diejenigen, welche erst spät mit ausgedehnter Herdbildung und knöcherner Zerstörung zur Behandlung kommen. Abhängig sind die Behandlungsresultate der Spondylitis aber auch von der Einsicht und Diszipliniertheit der Kranken und ihrer Lebensweise nach Abschluß der stationären Behandlung, ferner von der Erfahrung und der Führungsqualität der ärztlichen Behandler und von technisch-klinischen Voraussetzungen der betr. Klinik oder Heilstätte, wie auch von der Ausbildung und dem Geschick des ärztlichen Hilfspersonals.

Die Behandlungsresultate, die aus dem Schrifttum zu erkennen sind, sind sehr unterschiedlich, je nach der Zusammensetzung des Krankengutes, wobei das Alter der Patienten, entweder Kinder oder Erwachsene, aber auch Art und Ort der Behandlung, entweder in der Abteilung eines Allgemeinen Krankenhauses oder in einer Spezialklinik eine Rolle spielen. Ferner sind maßgebend für die Prognose und den Verlauf die zustande gekommenen Komplikationen, besonders Abscesse, Fisteln und Lähmungen. Von großer Bedeutung ist ferner, ob nur eine einzige spondylitische Herdbildung vorliegt oder mehrfache extrapulmonale Herde oder zusätzliche Erkrankungen in anderen Organen, z. B. den Lungen. Bei der Spondylitis bedeutet prognostisch das Auftreten mehrerer oder multipler Herdbildungen in jedem Falle eine Verschlechterung, hierbei ist die Gesamtprognose im Hinblick auf die allgemeine Abwehrlage bei der Tuberkulose als einer Erkrankung des ganzen Organismus mit größerer Skepsis zu betrachten. Es wird dabei noch einmal auf die größere Belastung mit mehrfachen Herdbildungen bei den Pleuritikern hingewiesen.

Auch von anderer Seite wird bestätigt, daß die Belastung durch mehrfache Herdbildungen die Gesamtprognose entschieden verschlechtert. So berichtet z. B. Dobson, daß bei einem Beobachtungsgut von etwa 1000 Kranken eine Durchschnittsmortalität von 12,2%, bei Abscessen und Fisteln von 19,1%, bei Lähmungen von 24,8%, daß aber die höchste Mortalität von 25,5% bei derjenigen Gruppe nachgewiesen werden konnte, die mehrfache Herdbildungen aufwies.

Nach Untersuchungen von Ullmann verschlechterten sich die Behandlungsresultate der Spondylitis mit steigendem Alter und wiesen in einer Gruppe zwischen 45 und 60 Jahren nur noch eine Besserungsmöglichkeit von 23% auf. Allerdings muß bei der Statistik von Ullmann wie auch der von Hasche-Klünder und Schwob bedacht werden, daß bei den Berichtszeiten von 25 und 30 Jahren das Krankengut und die Behandlungsmethodik sehr verschieden gewesen sein können, wobei besonders zu berücksichtigen ist, daß Kriegs- und

Nachkriegsereignisse einen tiefgreifenden Einfluß auf den Verlauf ausgeübt haben. Wenn in der letzten Gruppe von ULLMANN bei Kranken über 60 Jahre eine Mortalität von 77% erscheint, so ist bei dem Fehlen näherer Angaben über die eigentliche Todesursache anzunehmen, daß hierbei die nicht tuberkulösen Altersleiden auch eine erhebliche Rolle gespielt haben. Die wenig erfreulichen Resultate bei seiner Zusammenstellung hat ULLMANN mit Recht zu einem großen Teil auf die Verhältnisse vor der Heilstättenbehandlung zurückgeführt, z. B. allzu späte Diagnose, mangelhafte und nicht genügend folgerichtig durchgeführte Behandlung etc.

Gegenüber der Statistik von ULLMANN hat sich die Prognose der Spondylitis hinsichtlich Lebenserwartung und Wiederherstellung der Arbeitsfähigkeit sicher erheblich gebessert, wobei berücksichtigt werden muß, daß in den von ULLMANN angegebenen Zahlen der Einfluß der Anwendung der neuen Tuberkulosemittel auf breiter Basis und die Besserung der wirtschaftlichen Lage noch keinen Niederschlag finden konnten. Die Aussichten haben sich seither so gebessert, daß der weit überwiegende Teil der Spondylitis-Kranken völlig wiederhergestellt wird und seine Arbeitsfähigkeit zurück erlangt, wenn auch nicht immer in dem früheren Beruf.

Von 239 Spondylitis-Kranken, die wir längere Zeit ambulant nachuntersuchen konnten, waren 73% im Verlaufe von 3 Jahren nach der stationären Behandlung arbeitsfähig, was hinter dem Gesamtprozentsatz von 74% bei 402 an extrapulmonaler Tuberkulose Erkrankten nur geringfügig zurückbleibt. DOBSON hat nach konservativer Behandlung seiner Spondylitis-Kranken eine überraschend hohe Arbeitsfähigkeit von 86% angegeben.

Bei der Bewertung der Arbeitsfähigkeit hinsichtlich der Behandlungsresultate der Spondylitis muß allerdings berücksichtigt werden, daß hierbei Einflüsse wirtschaftlicher, sozialer und familiärer Art mit hineinspielen und daß diese Umweltbedingungen in verschiedenen Ländern sehr verschiedenartig sein können. Gerade bei der Spondylitis mit ihrer langen Behandlungsdauer sind wirtschaftliche Gesichtspunkte von großer Bedeutung. Wenn auf der einen Seite bei den freien Berufen primär auf Grund der wirtschaftlichen Lage psychische Einflüsse zur Geltung kommen, die sich für die Wiederherstellung ungünstig auswirken, so ist auf der anderen Seite der Wille zur Gesundung bei diesen Berufsgruppen zwangsläufig sicher größer.

Ob der Spondylitis-Kranke in seinem bisher ausgeübten Beruf verbleiben kann oder eine anderweitige Tätigkeit, evtl. mit Umschulungsmaßnahmen, aufnehmen muß, ist in jedem einzelnen Falle sorgfältig zu überlegen, wobei der Verlauf der Erkrankung, ihre Ausdehnung und die dauernde Funktionsstörung zu berücksichtigen sind. In sogen. Außenberufe, wie Maurer, Bauschreiner oder Stukkateur, soll beispielsweise ein Spondylitiker nicht mehr zurückkehren. Ebenso sind Berufe, die mit schwerer körperlicher Belastung verbunden sind, z. B. Schlosser, Schmiede und das Transportgewerbe, ungeeignet. Für solche Fälle hat es sich als zweckmäßig erwiesen, wenn der Kranke, falls seine Fähigkeiten dies zulassen, zwar in der gleichen Branche verbleibt, aber auf Bürotätigkeit umgeschult wird. Hierdurch sind die Aussichten für eine Erhaltung der Arbeitsfähigkeit entscheidend zu verbessern, was auch die Sozialversicherungsträger erkannt haben, so daß sie aus diesem Grunde für Berufswechsel und Umschulungsmaßnahmen Verständnis und Aufgeschlossenheit zeigen. Daß sich die Prognose der spondylitischen Erkrankung gegen früher entscheidend verbessert hat, findet auch darin seinen Niederschlag, daß in unserem Krankengut eine Anzahl jüngerer Frauen nach Abschluß der Behandlung eine oder mehrere komplikationsfreie Schwangerschaften und Geburten durchgemacht hat, ohne daß Rezidive oder neue Herdbildungen auftraten. Andererseits muß darauf verwiesen werden, daß nach allem, was an Erfahrungsgut auf Grund von zwei Weltkriegen und ihren Folgeerscheinungen, vor allem der Kriegsgefangenschaft, heute vorliegt, grundsätzlich frühere Spondylitis-Kranke zum Wehrdienst oder zu wehrdienstähnlichen Organisationen nicht eingezogen werden sollen. Auch wenn es nach einer spondylitischen Herdbildung bei jüngeren Menschen zu einer völligen Wiederherstellung der Funktion gekommen ist und keinerlei nachteilige Einflüsse der durchgemachten Erkrankung mehr erkennbar sind, muß es unbedingt als fehlerhaft angesehen werden, solche Personen zu militärischem Dienst heranzuziehen.

V. Tuberkulöse Erkrankungen im Bereich des Beckens

1. Tuberkulose der Beckenknochen

a) Tuberkulose der Symphyse und der Schambeine

Die tuberkulösen Erkrankungen des Schambeins verlaufen im allgemeinen kaum ohne Beteiligung der Symphysenregion. Ihrem zahlenmäßigen Vorkommen nach sind sie als selten anzusprechen. Dies geht auch aus der einschlägigen Literatur hervor, nach welcher diese Lokalisation nur mit einem geringen Prozentsatz in Erscheinung tritt.

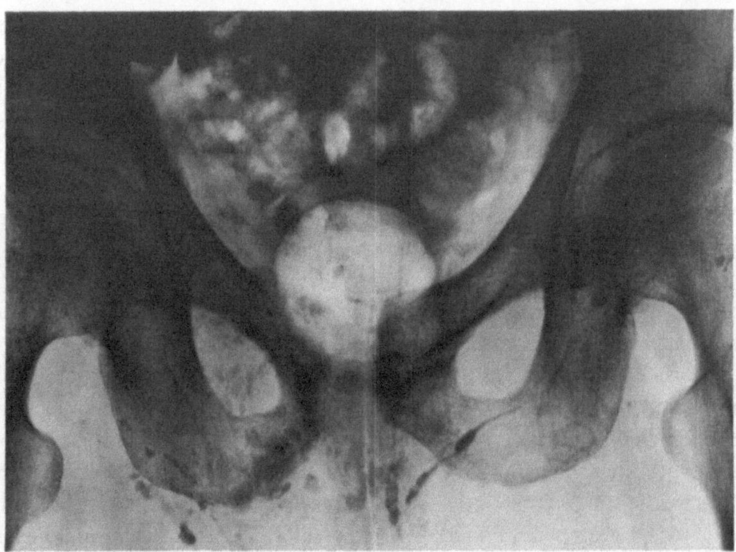

Abb. 50. 52jähr. Mann. Fistelnde Tuberkulose des rechten Schambeins und der Symphyse. Nebenhodentuberkulose rechts

Bei Kremer und Wiese ist sie zweimal erwähnt. Von Broca ist sie bei einem einschlägigen Krankenmaterial von mehreren tausend Fällen nicht beobachtet worden, das gleiche wird auch von Valtancoli berichtet. Die nach der Literatur zusammengestellten Fälle von Peeremans (87) und Joachimovits enthalten zwar größere Zahlen, was aber natürlich nichts bezüglich der Relation im Bereich der extrapulmonalen Tuberkulosen aussagt. Nach Imhäuser soll die Lokalisation häufiger bei Kindern als bei Erwachsenen zur Beobachtung gelangen. Für unser Material können wir dies nicht bestätigen (Abb. 50).

Der Verlauf ist meistens zunächst schleichend und symptomenarm. Die im Zusammenhang mit der Erkrankung zustande kommenden Abscesse bilden unter Umständen das erste augenfällige Anzeichen. Je nach ihrem Sitz können diese Abscesse mit anderen Erkrankungen verwechselt werden, unter Umständen mit Hernien, Lipomen u. ä. Entsprechend ihrem Ausgangspunkt vom aufsteigenden oder horizontalen Schambeinast können die Abscesse sich in Richtung auf die Adductorenregion an der Oberschenkelinnenseite oder zum Genitale hin entwickeln, z. B. zu den großen Labien oder zum Scrotum hin. Durchbrüche solcher Abscesse in Blase oder Mastdarm sind in der Literatur beschrieben worden und können differentialdiagnostisch erhebliche Schwierigkeiten verursachen (Abb. 51).

Aus den Abscessen können sich Fisteln entwickeln, die mit ihrer äußeren Öffnung sehr weit vom Ausgangspunkt entfernt liegen können. Erst die genaue Kontrastdarstellung kann bei überraschenden Knickbildungen und gewundenem Verlauf als den Ort der eigentlichen Erkrankung Symphyse oder Schambein darstellen. Solche Fisteln werden nicht selten auch durch Sequesterbildungen unterhalten, deren operative Entfernung dann gleichzeitig möglichst mit der Herdausräumung kombiniert werden sollte, dann anschließende Herdbeschickung. Im übrigen ist als Behandlung Ruhigstellung im Gipsbett und intensive Heliotherapie am Platze. Auch bei solcher konservativen Behandlung ist die Aussicht auf Erreichung des Fistelschlusses bei gleichzeitiger lokaler Verwendung von INH und parenteraler Anwendung von Streptomycinpräparaten als günstig zu bezeichnen. Die reparativen Vorgänge nehmen jedoch lange Zeit in Anspruch, gerade bei der Symphysentuberkulose tritt dieses besonders augenfällig in Erscheinung. Die völlige knöcherne Ausfüllung von größeren Substanzverlusten, insbesondere bei Beteiligung beider Symphysenanteile, kann bis zu mehreren Jahren dauern.

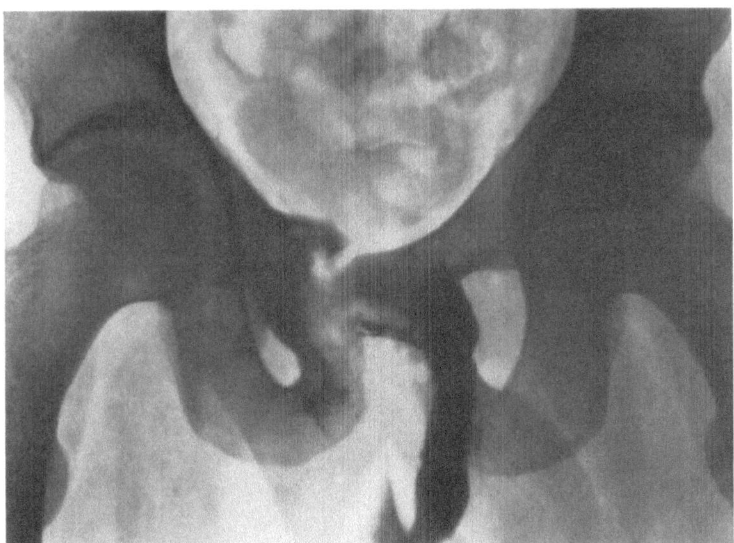

Abb. 51. 22jähr. Mann. Fistelnde Symphysen- und beiderseitige Schambeintuberkulose

Differentialdiagnostisch kommen vor allem in Betracht osteomyelitische Erkrankungen und die Ostitis pubis, die im Zusammenhang mit urologischen Erkrankungen beobachtet wird, und zwar nicht nur bei der operativen Behandlung der Prostatahypertrophie, insbesondere bei der Prostatektomie nach der Methode von MILLIN, sondern auch bei entzündlichen Erkrankungen der Harnwege. Es handelt sich wohl zumeist um eine besondere Form einer blanden Osteomyelitis, obwohl man bei einzelnen Symptomenkomplexen neben Traumatisierungen und Graviditäten auch andere Ursachen diskutiert hat (Abb. 52 a u. b).

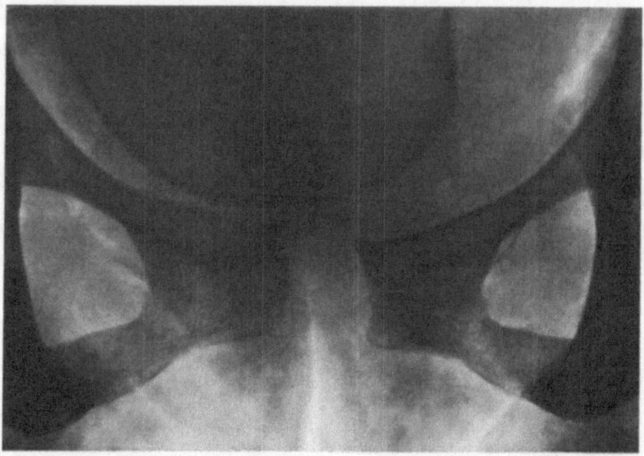

Abb. 52a. 25jähr. Frau. Aufgenommen wegen tuberkulöser Erkrankung der Symphyse. In Wirklichkeit lag eine durch Geburt bedingte Sprengung der Symphyse vor

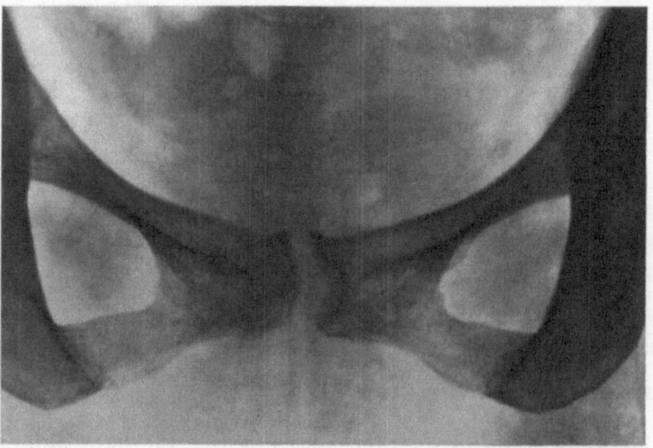

Abb. 52b. Dieselbe Patientin wie Abb. 52a. Einige Monate nach der Geburt. Knöcherne Symphysenanteile wieder weitgehend einander genähert

Welche differentialdiagnostischen Schwierigkeiten hier auftreten können, zeigt der folgende Fall einer 25jähr. Gymnastikschülerin:

1946 Darmtuberkulose. Eröffnung eines großen Abscesses im Beckenbereich. 1951 bei Probelaparotomie großer Adnextumor festgestellt. 1951/52 Kur in Riezlern. 1952 in einer Frauenklinik, Verdacht auf linksseitige Schambeintuberkulose, Behandlung in Orthopädischer Klinik mit Gipsbett und Tuberculostatica.

Am 7. 2. 1953 bei uns in schwerstkrankem Zustand aufgenommen. Erhöhte Temperaturen. Blutsenkung 80/112. Druckschmerzhafte Schwellung von der linken Schambein- und Leistenregion bis zum Rippenbogen. Einschmelzung und großer Absceß oberhalb der linken

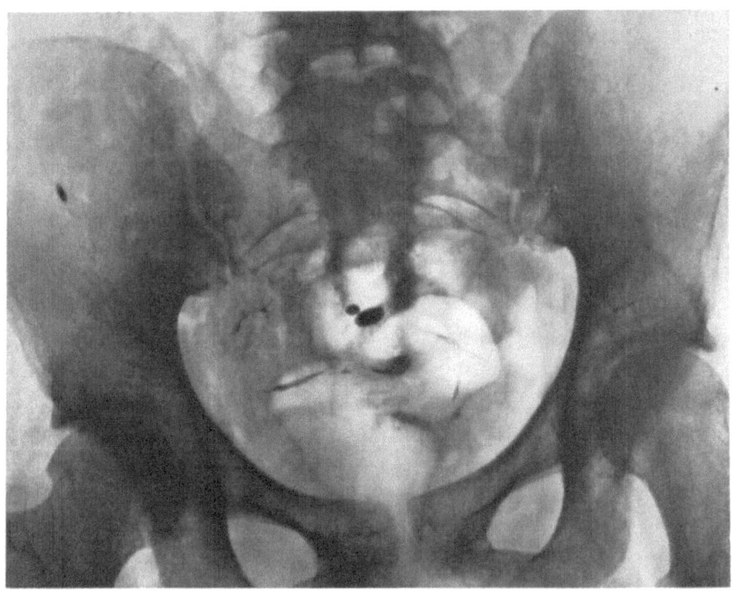

Abb. 53a. 25jähr. Krankengymnastik-Schülerin. Wegen Tuberkulose des linken Schambeins aufgenommen. Eitrig sezernierende Fistel in der linken Leistengegend im Zusammenhang mit einem paranephritischen Absceß, pyelonephritischer Schrumpfniere und Nephrolithiasis. Nach linksseitiger Nephrektomie Heilung. Die Veränderungen an Symphyse und linkem Schambein beruhen auf einer unspezifischen Ostitis pubis

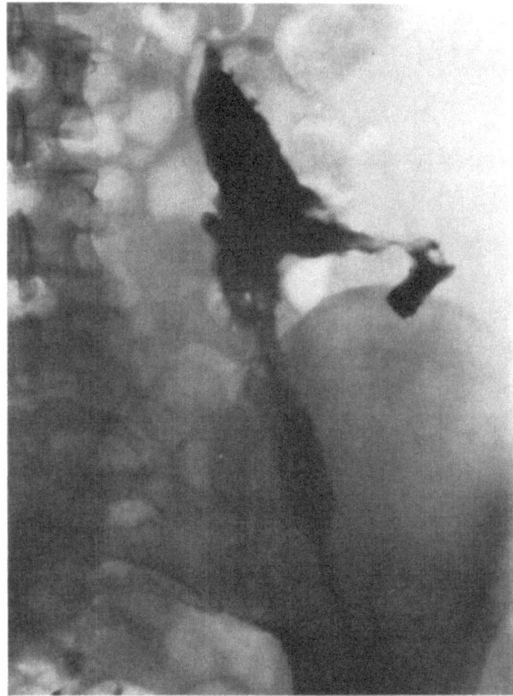

Abb. 53b. Dieselbe Patientin wie Abb. 53a. Kontrastdarstellung der Fistel in der linken Leistengegend. Kontraststraße zum linken Nierenlager

Leiste, mehrere Fisteln. Pyelographisch großes Konkrement im linken Nierenbecken, mediale Verdrängung der Niere und des Ureters links. Keine Farbausscheidung nach 15 Min. Bei Funktionsprüfung verzögerte Ausscheidung und verminderte Konzentration. Operative Freilegung der linken Niere mit Entleerung eines großen paranephritischen Abscesses, operative Entfernung der schwerst veränderten Niere. Histologisch: Hochgradige Pyonephrose mit schwerer ascendierender Nephritis. Keine spezifischen Veränderungen. Probeentnahme aus dem linken Schambein: Unspezifische Entzündung. Lokale und parenterale antibiotische Behandlung mit Dauerinstillation. Schluß sämtlicher Fisteln. Gewichtszunahme. Abfall der Senkung auf normale Werte. Normalisierung der Ausscheidungs- und Konzentrationsverhältnisse. Anfang 1954 in gutem Zustand entlassen (s. Abb. 53 a u. b).

Dieser Verlauf wird deshalb so eingehend wiedergegeben, weil er zeigt, daß auch bei andersartigen extrapulmonalen Tuberkulose-Lokalisationen, die vorhergingen, es zu einer unspezifischen Erkrankung des Harntraktes mit unspezifisch-entzündlichen Begleiterscheinungen am Schambein kommen kann.

b) Die Tuberkulose des Darmbeins

Tuberkulosen des Darmbeins können isoliert oder zusammen mit solchen des Iliosacralgelenks auftreten. Es muß aber auch hier darauf hingewiesen werden, daß die

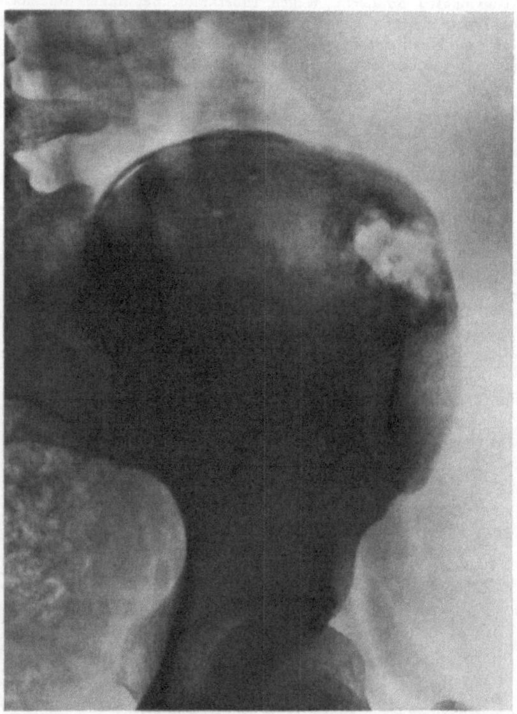

Abb. 54. 19jähr. Mädchen. Tuberkulöse Erkrankung des linken Darmbeins mit umschriebenem Zerstörungsherd

Darmbein- und Iliosacralgelenktuberkulosen zusammen selten zur Beobachtung gelangen gegenüber der hohen Zahl von Iliosacralerkrankungen, die für sich allein auftreten. Die tuberkulösen Erkrankungen können im Darmbein entweder in der Fläche desselben zustandekommen und dann zu lochförmigen Defektbildungen führen oder an den randständigen Partien des Darmbeinkammes sich entwickeln, wo sie der Beobachtung leichter zugänglich werden. Bei den ersteren Formen können die damit verbundenen Abscesse und Fisteln entweder nach hinten in den darüber liegenden Glutaeus maximus durchwandern, sie können aber auch, wenn sie sich nach frontalwärts entwickeln, von retroperitoneal her einen unübersichtlichen und komplizierten Verlauf nehmen, der den Ausgangspunkt nur schwer entdecken läßt. Die Röntgendiagnostik dieser Lokalisation kann auf Schwierigkeiten stoßen, weil die überlagernden Darmschatten öfters zu Täuschungen Anlaß geben bzw. die Krankheitsherde so überlagern, daß sie sich schlecht lokalisieren lassen. Selbst gründliche Vorbehandlung zur Beseitigung der Darmgase führt hier nicht immer den gewünschten Erfolg herbei (Abb. 54).

Die Erkrankungen im Pfannenbereich gehören in das Gebiet der Hüfttuberkulose und sind dort besprochen. Neben der üblichen Allgemeinbehandlung kommen bei den Darmbeintuberkulosen vor allen Dingen operative Eingriffe mit Ausräumung und anschließender lokaler Beschickung in Betracht. Die Krankheitsdauer kann sich aber sehr in die Länge ziehen und die endgültige Beseitigung der Fisteln auf erhebliche Schwierigkeiten stoßen. Insofern ist die tuberkulöse Darmbeinerkrankung prognostisch als nicht durchaus günstig zu beurteilen. Differentialdiagnostisch kommt vor allem die osteomyelitische Erkrankung in Betracht, die aber im allgemeinen wesentlich stürmischer verläuft, wenigstens im akuten Stadium. Chronisch verlaufende Fälle, die nicht durch Staphylococcus aureus, sondern Staphylococcus albus, Pneumococcus oder ähnliche Erreger hervorgerufen werden, können differentialdiagnostisch erhebliche Schwierigkeiten verursachen. Von Tumoren ist vor allem an Sarkome und Carcinome metastatischer Art zu denken, während primäre bösartige Geschwulstbildungen selten in Betracht kommen. Auch Metastasenbildungen von Plasmocytomen sind hierbei zu erwähnen.

c) Tuberkulose des Sitzbeins (Abb. 55 a u. b)

Die Sitzbeintuberkulosen gehören gleichfalls zu den selteneren Lokalisationen. Je nach der darüber liegenden Weichteildicke, die die Palpation sehr erschweren kann, können im Anfang diagnostisch große Schwierigkeiten vorhanden sein. Es kommt im Verlaufe der Erkrankung zu größeren Substanzverlusten am Knochen unterhalb des Foramen obturatum, die eine rundliche Form aufweisen können. Abscesse und Sequesterbildungen, ebenso Fisteln sind nicht selten und bilden dann einen Anlaß zu operativem Vorgehen. Die Beschwerden, die mit der Erkrankung verbunden sind, äußern sich oft nur gering, im Anfang wird über zeitweilige Schmerzen, ziehende Beschwerden und ein Schwellungsgefühl geklagt. Die Ausfüllung der knöchernen Substanzverluste nimmt verhältnismäßig lange Zeit in Anspruch.

Die kasuistischen Mitteilungen in der Literatur lassen darauf schließen, daß die Erkrankung nicht sehr häufig zur Beobachtung kommt. Magnusson hat über 8 Fälle berichtet, in unserem Material finden sich 5 einschlägige Erkrankungen. Eine Patientin war mit Peteosthor vorbehandelt, wodurch die Knochenneubildung sehr stark verzögert und der Verlauf ungewöhnlich langwierig war (Abb. 56 a u. b).

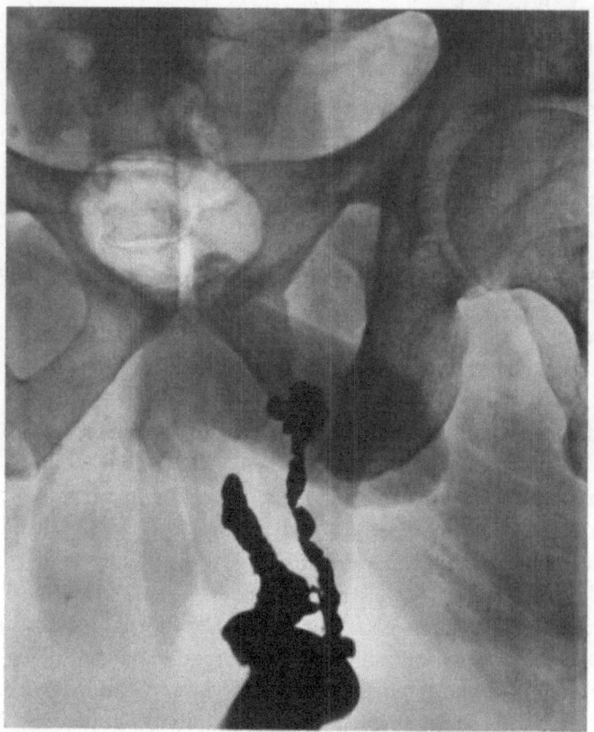

Abb. 55a. 46jähr. Mann. Tuberkulöse Erkrankung des linken Sitzbeins. Kontrastdarstellung der Fistel

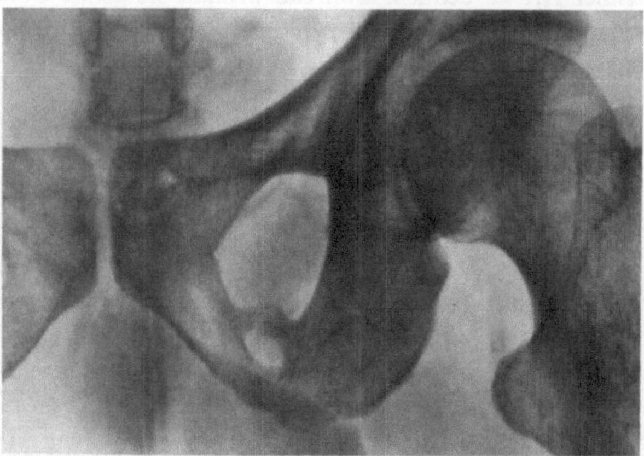

Abb. 55b. Derselbe wie Abb. 55a. 5 Jahre später knöcherne Überbrückung des Defektes im linken Sitzbein

d) Tuberkulose des Kreuzbeins und Steißbeins

Das Kreuzbein erkrankt verhältnismäßig oft in seinen kranialen Partien im Zusammenhang mit einer Tuberkulose des 5. Lendenwirbelkörpers in Form eines spondylitischen Prozesses L V bis S I, manchmal auch von L IV bis S II reichend. Diese Erkrankungsherde können diagnostisch größere Schwierigkeiten hervorrufen, weil sie klinisch längere Zeit symptomenarm verlaufen und röntgenologisch infolge der

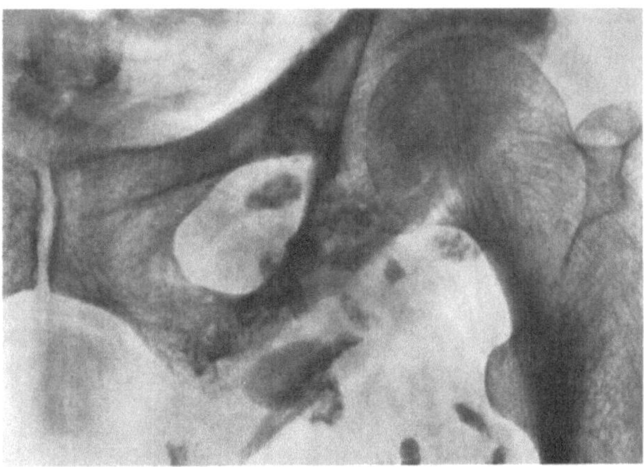

Abb. 56a. 66jähr. Frau. Bereits 1950 stationär behandelt wegen Sitzbeintuberkulose links mit Zerstörung des Tuber ischii. Frühere Behandlung mit Peteosthor. Mehrere große Sequester und Weichteilfisteln. Zahlreiche Restdepots des Peteosthor um den Herd herum

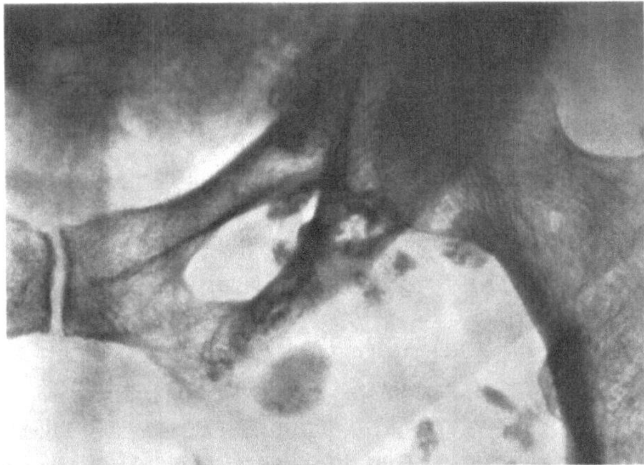

Abb. 56b. Dieselbe Patientin wie Abb. 56a. 5 Monate später. Operative Entfernung 3 großer Sequester. Schluß der Fisteln

Überlagerung durch die Beckenknochen schwer erkennbar sein können. Der Grad der Zerstörung ist hier oft nur gering, so daß manchmal früh auftretende Absceßbildungen das wichtigste Hinweiszeichen darstellen (s. Spondylitis).

Isolierte Erkrankungen des Kreuzbeins ohne Beteiligung der untersten Lendenwirbelkörper und ohne Miterkrankung der Iliosacralfugen stellen eine Seltenheit dar.

Nach VALTANCOLI kommen Tuberkulosen des Kreuzbeins in 0,8% der Knochen- und in 14,2% der Beckentuberkulosen vor, er selbst beobachtete 6 Fälle. Laut KREMER und WIESE bedeutet die Kreuzbeintuberkulose gleichfalls eine seltene Lokalisation. IMHÄUSER hat auch nur einen Fall beobachten können. Bei einem Fall von TUNTI kam es zum Durchbruch ins Rectum und infolge Arrosion der hypogastrischen Gefäße zum tödlichen Ausgang. Absceßbildungen sollen öfter vorkommen, sie können sich entweder zur Leistenregion oder zum Damm hin entwickeln, wenn die Herde vorwiegend an der Kreuzbeinvorderfläche lokalisiert sind, dagegen nach den Gesäßpartien oder über der Kreuzbeinrückseite, wenn der Prozeß sich überwiegend nach dorsalwärts entwickelt.

Tiefsitzende Krankheitsherde am Lenden-Kreuzbein-Übergang können in seltenen Fällen zu einer Spondylolisthesis führen.

Differentialdiagnostisch kann die Abgrenzung gegenüber einer Spina bifida der oberen Sacralwirbel von Bedeutung sein. Außerdem sind osteomyelitische Erkrankungen und Tumoren in Betracht zu ziehen. Wie bei der Tuberkulose der übrigen Beckenknochen bietet das chirurgische Vorgehen bessere Aussichten als früher. Durch Vorhandensein von Abscessen und Fisteln kann die operative Ausräumung der Herde erleichtert werden.

Tuberkulöse Erkrankungen des Steißbeins für sich allein kommen gleichfalls nur selten vor. Weder Brandes noch Oehlecker noch Imhäuser haben eine solche beobachtet. Auch in unserem Material ist keine isolierte Steißbeintuberkulose zu verzeichnen. 2 einschlägige Fälle wurden von David beobachtet, er hält die Steißbeintuberkulosen für nicht so selten. Differentialdiagnostisch kommen Dermoide und Teratome in Frage, sowie vor allem Analfisteln, die in einem nicht geringen Prozentsatz zwar tuberkulöser Natur sein, aber reine Weichteilerkrankungen darstellen und in einem beträchtlichen Anteil einer spezifischen Lungenerkrankung vorangehen können. Frakturen des Steißbeins sowie die sogenannte Coccygodynie ohne knöcherne Steißbeinveränderungen kommen bekanntlich häufiger vor und sind im allgemeinen leichter gegenüber der Tuberkulose abzugrenzen.

Bei isolierter tuberkulöser Erkrankung wird man sich im Hinblick auf die anatomische Lage meistens zur Resektion des Steißbeins entschließen. Hiernach zurückbleibende Fisteln bedürfen entsprechender Behandlung. Bei tuberkulösen Erkrankungen des Kreuzbeins und Steißbeins ist für die Ruhigstellung bzw. Lagerung der Kranken Seiten- oder Bauchlage zu bevorzugen.

2. Tuberkulöse Erkrankung der Iliosacralgelenke

Der tuberkulöse Befall der Iliosacralgelenke steht der Häufigkeit nach unter den Tuberkulosen im Bereich des Beckens unmittelbar hinter der Coxitis, während die tuberkulösen Lokalisationen an den übrigen Beckenpartien weit dahinter zurückbleiben. Bevorzugt werden die Altersstufen des Erwachsenen von der Erkrankung betroffen.

Brandes, später auch Imhäuser, haben auf die Erkrankungsmöglichkeit im Kindesalter hingewiesen. Letzterer erwähnt von 46 Fällen 4 Erkrankungen im Kindesalter unter 10 Jahren. Bei anderen Autoren, auch im eigenen Material, bleibt der Anteil der Kinder noch deutlich dahinter zurück. Nach Ansicht von Kremer und Wiese, Flesch-Thebesius u. a. soll die Erkrankung nicht vor Abschluß der Pubertät auftreten. Im eigenen Material sind unter 86 Iliosacraltuberkulosen nur 4 Kinder unter 10 Jahren und insgesamt bei Kindern und Jugendlichen 13 Fälle (Abb. 57).

Es hat den Anschein, daß die weiblichen Kranken gegenüber den männlichen ein zahlenmäßiges Übergewicht haben. Zessas hat das Leiden vorwiegend zwischen dem 20. und 40. Lebensjahr beobachtet mit stärkerer Beteiligung der Männer. Nach Steinthal soll es am häufigsten bei Männern zwischen 25 und 35 Jahren auftreten. Danner ist der Meinung, daß sich zwischen den Geschlechtern kein Unterschied findet. In Veröffentlichungen von Graff, Kastert sowie Kremer und Wiese stellen die Frauen das überwiegende Kontingent der Kranken. Nach Kremer und Wiese werden vorwiegend Frauen in der Zeit nach der Pubertät bis zum 25. Lebensjahr betroffen. In einem Teil unseres Beobachtungsgutes von 71 Iliosacraltuberkulosen fanden sich 38 Frauen = 53,5% und 33 Männer = 46,5%. Das weibliche Geschlecht erkrankt zwar allgemein etwas bevorzugt, jedoch wird offenbar bei einem zahlenmäßig größeren Beobachtungsmaterial die Differenz in der Geschlechtsverteilung geringer. Eine besondere Bedeutung dürfte ihr nicht beizumessen sein.

Meistens erkrankt die Iliosacralfuge einseitig, jedoch sind auch doppelseitige Erkrankungen zu beobachten. Für die beiderseitigen Erkrankungsformen muß angenommen werden, daß sie aus dem gleichen Generalisationsschub hervorgehen, auch wenn sie nicht gleichzeitig manifest werden.

Als erster hat BOYER die tuberkulöse Natur der Erkrankungsform erkannt und beschrieben. Spätere Veröffentlichungen, u. a. von HAHN, haben das Krankheitsbild näher bekannt gemacht. Nachdem einmal die Aufmerksamkeit darauf gelenkt war, zeigte sich, daß die Er-

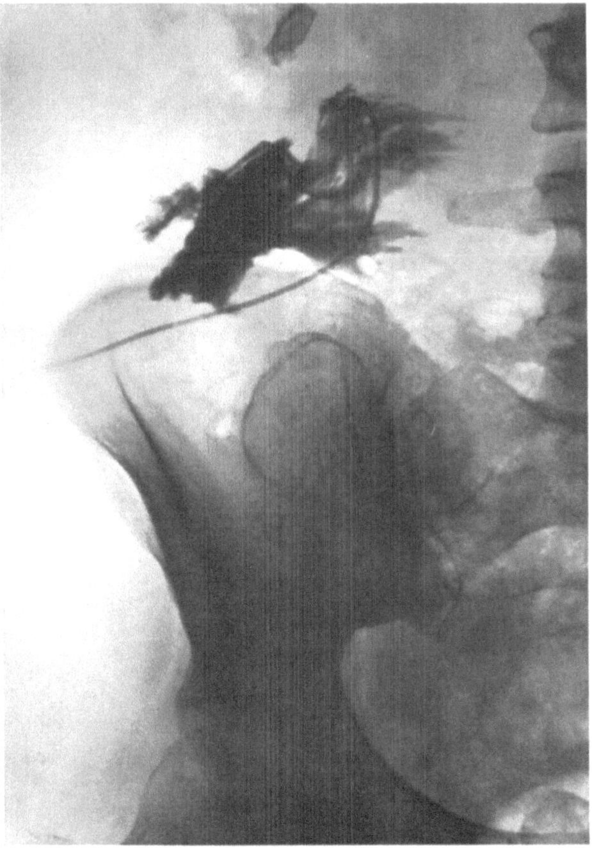

Abb. 57. 25jähr. Frau. Fistelnde Darmbeintuberkulose rechts mit altem verkreidetem Absceß lateral von der Iliosacralfuge

krankung keineswegs so selten vorkommt, wie man früher annehmen zu müssen glaubte. Die größte Zahl der Erkrankungen hat in einer Sammelstatistik bisher SEDDON mit 186 Fällen veröffentlicht.

Die früher verwendeten Bezeichnungen, wie Sacrocoxalgie, Sacrocoxitis oder Sacroileitis, sind als wenig zweckmäßig zu beurteilen, man spricht besser von einer Iliosacralgelenktuberkulose oder Iliosacraltuberkulose, weil hierdurch die Lokalisation des Krankheitsherdes genauer wiedergegeben wird.

Die Erkrankung entsteht im allgemeinen hämatogen, ausgehend von einem Primärkomplex in den Lungen auf dem Wege einer allgemeinen Streuung, die sich häufig zunächst in Form einer Pleuritis manifestiert, genauso wie es für die übrigen extrapulmonalen Herdbildungen bekannt ist. Der anfänglich schleichende und unbestimmte Verlauf mit wenig eindrucksvollen Symptomen ist teilweise auch darauf zurückzuführen, daß die Iliosacralfuge kein echtes Gelenk darstellt, weil keine Synovia vorhanden ist. Von einer Reihe von Autoren (GIESE, GRAFF, KREMER und WIESE, MALLUCHE, ZESSAS) ist darauf hingewiesen worden, daß zunächst ein tuberkulöser Knochenherd in den Nachbarbezirken, entweder im Kreuzbein oder im Darmbein beobachtet wird, der dann mittels Durchbruchs zu einer Iliosacraltuberkulose führen soll. Dies kann nach neueren Untersuchungen nicht bestätigt werden. In Wirklichkeit stellt die Erkrankung der Iliosacralfuge von der unmittelbaren knöchernen Nachbarschaft her einen seltenen Vorgang dar. Die spondylitischen Erkrankungen am Lumbosacralübergang sind verhältnismäßig häufig mit einer Tuberkulose der Iliosacralfuge, entweder ein- oder doppelseitig, vergesellschaftet. Da die tiefsitzende Spondylitis wegen ihrer stärker ausgeprägten Symptome im Vordergrund zu stehen pflegt, kann die Miterkrankung der Kreuzdarmbeinfugen verhältnismäßig leicht übersehen werden. Gelegentlich wird sie auch zufällig als Nebenbefund entdeckt (Abb. 58).

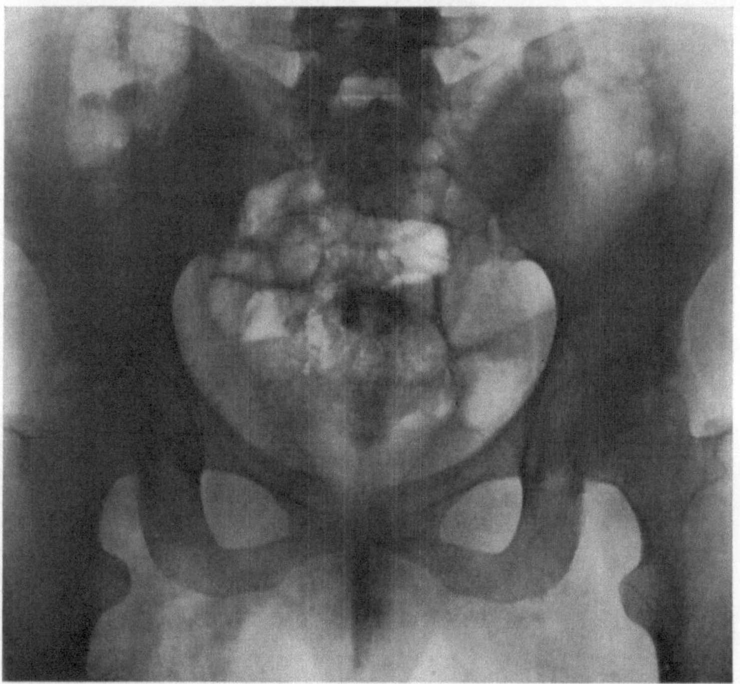

Abb. 58. 19jähr. Mädchen. Tuberkulöse Erkrankung beider Iliosacralfugen, rechts total, links partiell synostosiert

Für die klinische Diagnose gelten als charakteristisch Druck- und Klopfschmerz der Iliosacralregion und der benachbarten Knochenbezirke des Sacrum und Ileum sowie Schmerzen verschiedener Gradausprägung an der Oberschenkelrückseite, die zu einem ischiasähnlichen Syndrom mit einem positiven Lasègue gesteigert sein können. Hierzu gehört auch eine schmerzhafte Bewegungseinschränkung bei der Rumpfbeugung nach vorn sowie ein Schmerzgefühl im Iliosacralbereich, das sich bei Überstrekkung des Hüftgelenks mit gebeugtem Knie bemerkbar macht. Beim Vorhandensein einer Ischias muß eine Iliosacraltuberkulose in den Kreis der differentialdiagnostischen Erwägungen mit einbezogen werden. Hinken auf der erkrankten Seite wird öfter beobachtet. Nach unseren Erfahrungen kann dagegen ein durch Kompression beider Beckenhälften auszulösender Stauchungsschmerz nicht als charakteristisches Symptom angesehen werden, das gleiche hat auch H. MAY festgestellt. Im Zusammenhang mit der Iliosacraltuberkulose ist von KREMER und WIESE wie auch von MALLUCHE ein positives Trendelenburgsches Zeichen unter den Symptomen angeführt worden. Nach unseren Beobachtungen an einem ausgedehnten Krankenmaterial gibt es bei der tuberkulösen Erkrankung der Iliosacralfuge keinen echten positiven Trendelenburg. Wenn das Trendelenburgsche Zeichen positiv ist, muß nach anderen Ursachen dafür gefahndet werden.

Selbstverständlich nimmt für die Diagnose der Erkrankung die Röntgenuntersuchung eine dominierende Stellung ein. Im Anfang ist außer einer Knochenatrophie der angrenzenden Kreuz- und Darmbeinabschnitte eine unscharfe und verwaschene Zeichnung der Fugenkontur sichtbar, wobei, falls eine einseitige Erkrankung vorliegt, ein Vergleich mit der gesunden Seite die Veränderungen deutlicher macht. Später kommt es zu knöchernem Abbau und Zerstörung mit kleineren oder größeren Substanzverlusten, die zu einer Erweiterung des Fugenspaltes führen können, nament-

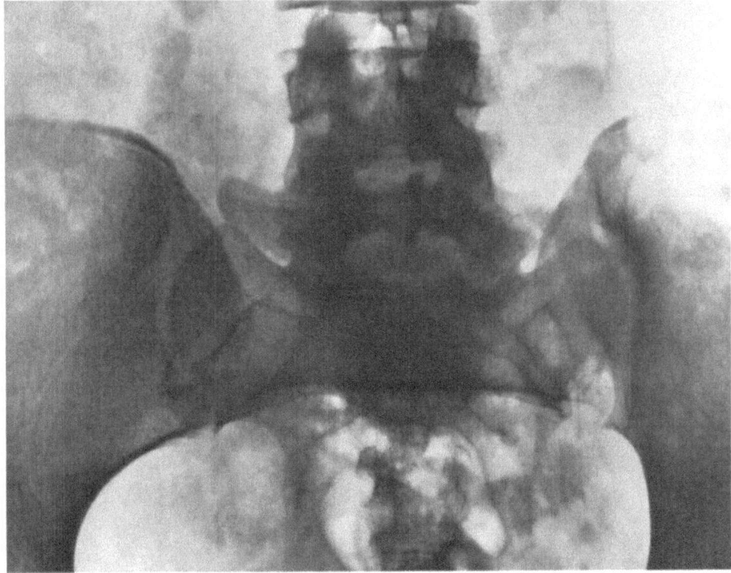

Abb. 59. 20jähr. Mädchen. Iliosacraltuberkulose links mit kaudaler rundlicher Aufhellung und kleineren Sequestern

lich im caudalen Abschnitt. In den knöchernen Höhlenbildungen sind nicht selten Sequester erkennbar. Beim Einsetzen reparativer Vorgänge sind Zunahme der Schattendichte und Randsklerose der Fugenkonturen festzustellen.

Diese Randsklerose kann nicht als Anzeichen für eine Mischinfektion bewertet werden, wie es von SCHINZ, BAENSCH, FRIEDL, UEHLINGER erwähnt wird. MALLUCHE hat die Röntgensymptome in 5 verschiedene Stadien unterteilt, was aber für die Diagnostik als unzweckmäßig und unbrauchbar angesehen werden muß. Nach SCHINZ, BAENSCH, FRIEDL, UEHLINGER soll es infolge größerer Substanzverluste zu einer stärkeren Verschiebung und Luxation der knöchernen Gelenkanteile kommen können, was aber weder MAY, MALLUCHE, ISAACSON und WHITEHOUSE noch IMHÄUSER registrieren konnten. Auch wir haben niemals eine solche Verschiebung der knöchernen Fugenabschnitte gesehen. BROCHER hat eine Subluxation im Bereich einer linken Iliosacralfuge mit einer entsprechenden Abbildung beschrieben. Von H. BETTE ist ein Fall von stärkerer Verschiebung der linken Beckenhälfte gegenüber der rechten bei einer Tuberkulose des linken Iliosacralgelenks publiziert worden. Es handelt sich hierbei um ausgesprochene Seltenheiten.

Zur Diagnostik der Iliosacralerkrankung reicht häufig eine frontale Aufnahme des Sacrum mit den beiden Iliosacralgelenken aus (bei 10° Röhrenneigung). Allerdings muß durch eine entsprechende Vorbereitung dafür gesorgt werden, daß störende Schattenbildungen durch Darmüberblähungen beseitigt werden. Zur Ergänzung können manchmal Schichtaufnahmen von Nutzen sein. Die Anfertigung von Tomogrammen ist aber, von Einzelfällen abgesehen, im allgemeinen nicht erforderlich (Abb. 59).

Die Iliosacralfuge erkrankt häufig nicht durchgehend, sondern nur partiell, was damit zusammenhängt, daß es gerade bei der Tuberkulose infolge der Entwicklung

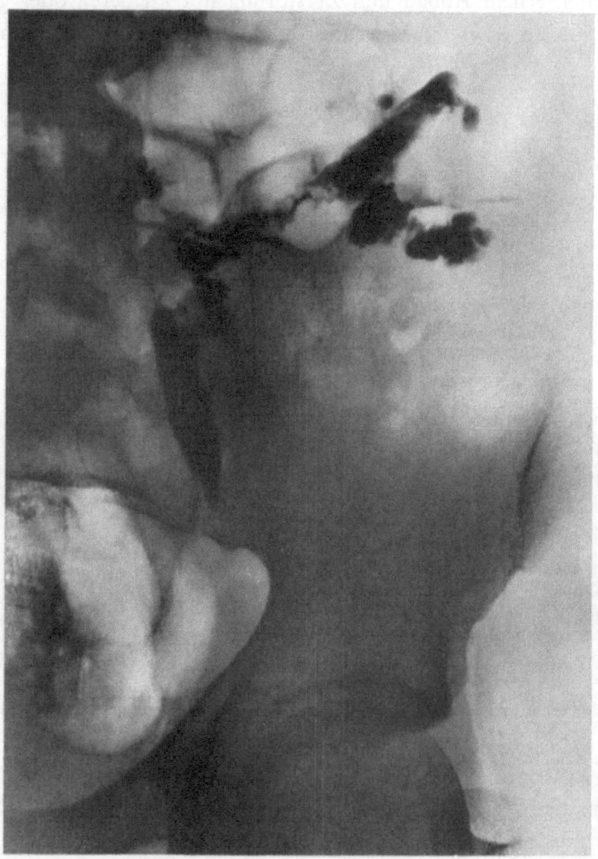

Abb. 60. 23jähr. Mann. Tuberkulöse Erkrankung der linken Iliosacralfuge mit Kontrastdarstellung von der Fistel aus

des Granulationsgewebes zu cystenartigen Abriegelungen und Kammerungen kommt, so daß einzelne Abschnitte bis zum knöchernen Abbau erkranken können, während andere völlig unbeteiligt bleiben. Es fällt auf, daß die caudal gelegene Partie der

Kreuzdarmbeinfuge des öfteren die am stärksten ausgeprägten Veränderungen zeigt. Bei den günstig verlaufenden Fällen kann es zu einer spontanen Synostose kommen, die durchgehend und homogen auftreten oder auch nur einzelne Abschnitte der Fuge betreffen kann (Abb. 60).

Eine Komplikation der Erkrankung bedeutet die Absceßbildung, über deren Häufigkeit im Schrifttum die Angaben außerordentlich schwanken.

Nach CLAIRMONT, WINTERSTEIN und DIMTZA soll regelmäßig ein Absceß über dem Gelenk auftreten. Über das Verhältnis der extra- und intrapelvinen Absceßbildungen finden sich gleichfalls verschiedene Angaben. Bei KREMER und WIESE sowie bei BROCHER ist von extrapelvinen Abscessen in 2/3 der Fälle die Rede, während bei VAN HOOK die intrapelvin gelegenen Abscesse überwiegen. KASTERT erwähnt in 2/3 seiner Fälle Absceßbildungen, IMHÄUSER bei 60%. In unserem Material waren zunächst bei 50% Abscesse zu beobachten, jedoch wurde dieser Anteil später geringer. Bei einem Beobachtungsmaterial von 86 Iliolacraltuberkulosen belief er sich höchstens noch auf 30%. Es hat den Anschein, daß mit einer Änderung des Verlaufscharakters der extrapulmonalen Tuberkulose neuerdings schwere Verlaufsformen der Iliosacraltuberkulose mit Komplikationen, wie Abscessen und Fistelbildungen, weniger häufig zur Beobachtung gelangen und daß die Erkrankungen mehr als Arthritis sicca oder als serofibrinöse Form verlaufen, bei welcher die seröse Exsudation nicht mehr bis zur Absceßbildung fortschreitet. Im allgemeinen entwickeln sich die Abscesse wegen der anatomischen Gegebenheiten häufiger extra- als intrapelvin, und zwar vor allen Dingen hinten unmittelbar über der Iliosacralregion oder auch in der Lumbalgegend, sie können sich jedoch auch seitlich unter den Glutaei hindurch bemerkbar machen, so daß infolge der großen Tiefe der Weichteilschichten ihre Erkennung und Punktion auf Schwierigkeiten stoßen kann. Der Verlauf der intrapelvinen Abscesse kann wegen der Bekkenorgane besonders kompliziert und atypisch sein, Durchbrüche in Darm oder Blase können eintreten, sind aber selten. Abscesse und Fisteln können in der Dammregion zum Vorschein kommen, wenn die Eiterbildung von der Kreuzbeinhöhlung her um das Rectum herum sich nach abwärts senkt. Bei solchen Fällen muß differentialdiagnostisch neben einer Erkrankung der Kreuzdarmbeinfuge in Betracht gezogen werden, daß Analfisteln und periproktitische Abscesse das Frühsymptom einer spezifischen Lungenerkrankung bilden können.

Bei entsprechender Erfahrung und je nach dem vorhandenen Symptomenbild stellt die Diagnose der tuberkulösen Iliosacralerkrankung im allgemeinen keine besonders schwierige Aufgabe dar. Differentialdiagnostisch kommt vor allen Dingen die osteomyelitische Erkrankung in Betracht, deren akute Formen aber weit stürmischer verlaufen und ein durchaus bedrohliches Krankheitsbild darstellen können, wobei hohe remittierende Temperaturen bestehen und das Allgemeinbefinden schwer in Mitleidenschaft gezogen wird. Bei den chronischen Formen der Osteomyelitis können ausgedehntere Sequesterbildungen zustande kommen, auch pflegen die reparativen knöchernen Reaktionen und Sklerosierungen sich früher und in stärkerem Maße bemerkbar zu machen als bei der Tuberkulose.

Die osteomyelitische Erkrankung kann im Anschluß an eine vorhergehende Angina oder eine Furunkulose oder andere eitrige Hauterkrankungen auftreten. Erkrankungen durch andere Erreger nach vorangegangenen Infektionskrankheiten, z. B. der Typhusgruppe, kommen gleichfalls vor, sind aber seltener. Die Blutsenkung ist im allgemeinen bei den osteomyelitischen Formen höher als bei geschlossenen Tuberkulosen. Bei den unkomplizierten Iliosacraltuberkulosen ist die Blutsenkung nicht durchgehend erhöht, hingegen pflegen fistelnde Formen, besonders aber die Abscedierungen, mit stärkeren Senkungsbeschleunigungen einherzugehen.

Miterkrankungen der Iliosacralgelenke kommen bei der akuten Polyarthritis und beim primär-chronischen Rheumatismus vor, beim akuten Rheumatismus treten sie mit ihren Symptomen meist hinter den anderen Lokalisationen dem Schweregrad nach zurück. Rheumatisch-entzündliche Prozesse spielen sich an der Iliosacralfuge häufiger ab, als im allgemeinen angenommen wird.

Von Bedeutung ist die Beteiligung der Iliosacralfugen bei der Bechterewschen Erkrankung, bei welcher sie als sogen. diagnostisches Röntgenfrühzeichen gilt. Dies ist aber nur ein relativer Begriff, da die röntgenologischen Veränderungen an dieser Stelle hinter den klinischen Frühsymptomen mehrere Jahre herhinken. Bei der Spondylarthritis ankylopoetica tritt die Miterkrankung der Iliosacralfugen im allgemeinen von vornherein beiderseitig auf, sie macht sich röntgenologisch zunächst in Form von Verwaschenheit und Unschärfe der Konturen bemerkbar, an die sich später eine völlige und homogene Synostose anzuschließen pflegt. Etwas atypische Formen des Bechterew gibt es bei älteren Männern mit Prostata- und Blasenerkrankungen, wobei nur die Lendenwirbelsäule und die Iliosacralfugen beteiligt sein können. Die frühen Stadien des Bechterew können schwer faßbar und auch gegenüber einer Iliosacraltuberkulose schwierig abgrenzbar sein, während ausgeprägte Erkrankungsfälle kaum zu Verwechslungsmöglichkeiten Anlaß bieten. Arthritische und arthrotische Veränderungen an den Iliosacralgelenken können differentialdiagnostisch gegenüber der Tuberkulose gelegentlich größere Probleme aufgeben. Die Osteitis ilei condensans ist ätiologisch ein etwas umstrittenes Krankheitsbild, das überwiegend bei Frauen, und zwar namentlich während einer Gravidität oder im Anschluß an eine solche auftritt. Ein seltenes Leiden stellt die Arthritis urica dar, sie spielt differentialdiagnostisch hier keine besondere Rolle.

Differentialdiagnostisch müssen hinsichtlich der Tumoren vorwiegend Carcinome in Betracht gezogen werden, die, von Mamma oder Prostata ausgehend, hierher metastasieren können. In unserem Material konnten wir ein Retothelsarkom und ein Hämangiosarkom beobachten.

Die Entnahme von Probematerial und dessen histologische Auswertung führt nur in einem Teil der Fälle zur Klärung. Nach vorheriger tuberkulostatischer Behandlung fällt die histologische Untersuchung in einem hohen Prozentsatz negativ aus, aber auch bei langem Bestehen der Erkrankung werden die tuberkulösen Gewebsveränderungen häufig regressiv und erlauben dem Pathologen nicht selten keine sicheren Schlüsse auf den Grundcharakter der Erkrankung. Bei unserem Anfangsmaterial fand sich nur in 50% ein positives Resultat, später bei größerem Beobachtungsgut nur in etwa 30%. Kastert hat ähnliche Beobachtungen gemacht, indem bei 2/3 seiner Fälle tuberkulosepositive Resultate zustande kamen, später nur noch bei 25%. Da der Ausfall der histologischen Untersuchung nur sehr bedingt verwertbar ist, müssen die klinischen und röntgenologischen Befunde und der weitere Verlauf für die endgültige Diagnose den Ausschlag geben.

Gegenüber der Kombination von Spondylitis und Iliosacraltuberkulose tritt die gleichzeitige Erkrankung der Iliosacralfuge mit anderen Herden zusammen weniger häufig in Erscheinung. Die Situation ist aber unterschiedlich zu beurteilen, je nachdem, ob bei einer tiefsitzenden Spondylitis eine Miterkrankung der Iliosacralgelenke beobachtet wird, oder ob bei einer aktiven Iliosacraltuberkulose auch noch ein spondylitischer Nebenherd festgestellt wird, der vorher nicht diagnostiziert war.

Von Ridlon und Jones wurde angenommen, daß eine Iliosacraltuberkulose sich an eine lumbale Spondylitis auf dem Wege eines Senkungsabscesses anschließt. Wir wissen heute, daß derartige Beziehungen nur selten eine Rolle spielen, und daß für beide Lokalisationen die gleiche Streuungsperiode anzunehmen ist. Soholt fand bei 29% seiner Iliosacraltuberkulosen eine Spondylitis. Isaacson und Whitehouse konnten bei 330 Spondylitis-Patienten in 6,6% eine gleichzeitige Iliosacraltuberkulose feststellen. IMHÄUSER fand in seinem Material bei 40% der Coxitis-Kranken eine gleichzeitige und meist gleichseitige Iliosacralerkrankung. Dieses gehäufte Vorkommen der Kombination von Coxitis und Iliosacraltuberkulose können wir für unser Material nicht bestätigen. Es stimmt zwar, daß die Iliosacraltuberkulose außer mit einer Spondylitis, Coxitis oder Trochantererkrankung auch in nicht geringer Zahl mit anderen tuberkulösen Herdbildungen kombiniert auftritt, z. B. mit anderen Skeletherden, gleichzeitigen Lungen- oder Urogenitalerkrankungen. Aber hieraus kann man nicht den Schluß ziehen, daß die isolierte Iliosacraltuberkulose als selten angesehen werden könnte. Es gibt genügend Fälle von tuberkulöser Iliosacralerkrankung, bei welchen andere Herdbildungen nicht gefunden werden, wenn man von alten inaktiven Lungenveränderungen absieht.

Die Prognose der Erkrankung galt früher als sehr bedenklich. Die Mortalität war entsprechend hoch, wobei die Fisteln eine bedrohliche Komplikation darstellten. Bei SOHOLT ist eine Mortalität von 33% angeführt bei 75 Fällen. SEDDON und STRANGE erwähnen eine Mortalität von 9,7% für geschlossene und 24,5% für fistelnde Formen. Diese Zahlen zeigen deutlich, welche bedenkliche Wendung die Erkrankung früher bei Auftreten einer Fistel nehmen konnte. BRANDES hat aber bereits 1938 darauf hingewiesen, daß die Aussichten der Beckenknochen- und Iliosacraltuberkulosen durchaus nicht als allzu ungünstig zu beurteilen seien. In der Tat läßt sich aus der Beobachtung, daß eine Reihe der Erkrankungen mehr oder weniger unbemerkt abläuft und ohne besonders darauf gerichtete Behandlung eine Synostose zeigt, schließen, daß die Fähigkeit zur Inaktivierung nicht gering ist. ISAACSON und WHITEHOUSE fanden bei ihrem Beobachtungsmaterial 61% spontane Ankylosen. Mit dem Eintritt der antibiotischen und tuberkulostatischen Ära haben sich die Behandlungsaussichten noch mehr verbessert, auch ist das Auftreten von Abscessen und Fisteln wegen der besseren Möglichkeiten zur Bekämpfung der Mischinfektion nicht mehr so bedrohlich wie in früheren Dezennien.

Nach wie vor ist eine konsequente Ruhigstellung und Entlastung im Gipsbett während des floriden Stadiums mit strengem Aufstehverbot zu fordern. Die einfache Bettruhe auf harter Unterlage, wie sie an manchen Stellen durchgeführt wird, halten wir nicht für ausreichend. Die Gipsbettlagerung sollte den größten Teil beider Oberschenkel in leichter Beugestellung mit einbeziehen. Abscesse sind unter den üblichen Kautelen durch Punktion zu entleeren, ggf. mit anschließender Injektion tuberkulostatischer oder antibiotischer Mittel. Hinsichtlich der allgemeinen Anwendung der Tuberculostatica und Antibiotica wird auf das schon früher Gesagte hingewiesen, ebenso bezüglich der Allgemeinbehandlung mit Freiluft und Sonne. Bei mischinfizierten Fisteln ist nach Untersuchung des Eiters auf entsprechende Erreger mit den darauf ausgetesteten Antibiotica bzw. Breitbandantibiotica die Behandlung zu vervollständigen.

Einen entscheidenden Fortschritt der Behandlung stellt die Herdausräumung mit folgender Herdinstillation dar.

KASTERT hat als erster 1952 12 erfolgreich behandelte Fälle publiziert. 1954 wurde über 16 und 1959 über 52 eigene Fälle mit operativer Herdausräumung berichtet. Unter den ersten 16 Fällen ereignete sich ein Todesfall infolge postoperativer Blutung aus einer Beckenarterie.

Die früher durchgeführten großen Eingriffe, wie sie von BARDENHEUER, SCHEDE u. a. vorgenommen wurden, sind seit langem verlassen. Ihre Mortalität war ganz erheblich, bei BARDENHEUER 30% und bei SCHEDE 42,8%. ZESSAS verlor von 94 Operierten nicht weniger als 20. SOHOLT berichtete über 31 operierte Kranke, von denen bei 10 eine extraartikuläre Versteifung, bei 10 eine intraartikuläre Arthrodese, bei 2 eine Spongiosaausfüllung und bei 8 eine nicht näher angegebene Methode durchgeführt wurde. Hierbei betrug die Operationsmortalität 19%, blieb aber damit immer noch niedriger als die Gesamtmortalität von 33%. D. PARKER ging nach vorheriger Streptomycin-Behandlung zu extraartikulärer Spanung über.

Die Spanungsoperation wurde früher schon von einer Reihe von Autoren zur Behandlung der Iliosacraltuberkulose empfohlen, so von SMITH-PETERSEN und ROGERS sowie von GIRDLESTONE und SOMERVILLE. Einige führen Herdausräumung und intraartikuläre Spanung kombiniert durch, z. B. IMHÄUSER sowie BORSAY und MOLNÁR, welch letztere über 25 operativ ausgeräumte Iliosacraltuberkulosen mit 14 intraartikulären Arthrodesen berichteten.

Ebenso wie KASTERT halten auch wir die Herdausräumung mit anschließender Instillationsbehandlung für 4 bis 8 Wochen für ausreichend und verzichten auf eine zusätzliche Spanung.

Auch nach dem weiteren Verlauf, wobei ein Teil der Kranken noch jahrelang nach der Operation in regelmäßigen ambulanten Nachuntersuchungen kontrolliert und beobachtet werden konnte, halten wir die Herdausräumung mit längerer Instillationsbehandlung für ausreichend und so erfolgreich, daß dieses Verfahren als die Methode der Wahl bezeichnet werden kann.

Bei der Operation sollte möglichst alles makroskopisch veränderte Gewebe exstirpiert sowie Fistelgänge bis in alle Verzweigungen verfolgt und radikal entfernt werden. In Knochenhöhlen vorher festgestellte Sequester müssen bei dem operativen Vorgehen in jedem Falle mit entfernt werden, wobei Tomogramme die Lokalisation erleichtern können. Bei Fisteln ist eine vorherige exakte Kontrastdarstellung aller Gänge und Verzweigungen unbedingt erforderlich. Die Injektion einer sterilen Methylenblau-Lösung kann das Verfolgen der Fistelgänge und Höhlen bei der Operation sehr erleichtern. Abscesse können gelegentlich bei extrapelviner Lage in toto entfernt werden, sonst genügt aber auch die breite Spaltung derselben. Die Mischinfektion tiefliegender Abscesse, die mit hohen remittierenden Temperaturen einhergehen kann, zwingt manchmal zu sofortiger operativer Freilegung und breiter Eröffnung. Je nach vorheriger Krankheitsdauer treten manchmal trotz anscheinend ausreichender radikaler Erstoperation Fistelrezidive auf, die durch einen zusätzlichen Eingriff beseitigt werden müssen. In einem Fall waren wir zu einer dreimaligen Operation gezwungen, wodurch dann aber eine endgültige Heilung erzielt wurde.

Durch die Herdausräumung wird nach unseren Erfahrungen die Dauer der Behandlung um mindestens die Hälfte verkürzt, was einen entscheidenden Gewinn bedeutet. Postoperativ kommt es im Verlauf von 6 bis 12 Monaten zu einer teilweisen oder völligen Synostose der Iliosacralfuge mit deutlicher Zunahme der Schattendichte. Es ist hierbei nicht entscheidend, ob eine völlig durchgehende homogene Synostose erzielt wird oder ob Reste des Fugenspaltes oder kleinere Höhlenbildungen, z. B. caudal, röntgenologisch erkennbar bleiben. Das wichtigste ist, daß nach dem klinischen Verlauf eine Inaktivierung des Krankheitsherdes erzielt wird, die in völliger Schmerz- und Beschwerdefreiheit und normaler Blutkörperchensenkung sowie röntgenologisch in ausreichender Randsklerose und Verkleinerung der Knochendefekte ihren Ausdruck findet. Auch nach operativer Herdausräumung tuberkulöser Iliosacralerkrankungen hat eine Reihe unserer weiblichen Kranken später eine störungsfreie Gravidität und Geburt durchgemacht.

An manchen Stellen läßt man die Kranken bei angebahnter Inaktivierung zunächst mit einem Gipskorsett aufstehen und versorgt sie dann mit einem Hessing-Korsett. Wir vertreten den Standpunkt, daß durch die Korsett-Behandlung eine wirkungsvolle Ruhigstellung bei der Tuberkulose des Iliosacralgelenks doch nicht erreicht werden kann und haben darauf verzichtet, ohne hiervon nachteilige Folgen zu sehen, wenigstens soweit es sich um das Erwachsenenalter handelt. Bei Kindern mit ihrem viel stärkeren Bewegungsdrang kann ein kürzeres Korsett mit Oberschenkelteil für die erkrankte Seite zur Immobilisierung für einige Zeit indiziert sein.

VI. Tuberkulöse Erkrankungen der unteren Gliedmaßen

Die Gelenke der unteren Gliedmaßen werden insgesamt von tuberkulösen Erkrankungen in weit stärkerem Maße befallen als die der oberen. Auf diese Tatsache wird bei allen statistischen Erhebungen im Schrifttum ziemlich einheitlich hingewiesen, nur das Zahlenverhältnis ist unterschiedlich.

Bei KREMER und WIESE sind die unteren Gliedmaßen 7mal so häufig erkrankt wie die oberen, bei PITZEN nahezu 12mal so häufig. Nicht überall ist die Differenz so groß wie bei den beiden genannten Autoren, jedoch ist sie derart eindeutig, daß an der größeren Morbiditätsfrequenz der unteren Gliedmaßen nicht zu zweifeln ist. Warum die obere Gliedmaße weniger häufig tuberkulös erkrankt als die untere, ist bis heute nicht hinreichend geklärt. Es scheint, daß die noch am meisten befriedigende Erklärung hierfür in der Tatsache zu suchen ist, daß entsprechend dem größeren Querschnitt und Volumen der Skelet-Bestandteile der unteren Extremität auch die Epiphysen- und Metaphysenanteile bedeutend größer sind, wobei auf die bekannte Erkrankungsanfälligkeit der gelenknahen Knochenbezirke gegenüber der Tuberkulose hingewiesen wird. Weniger stichhaltig erscheint hingegen der Hinweis auf die stärkere Belastung mit vielfältigeren Erschütterungsmöglichkeiten und die statische Funktion der unteren Gliedmaßen (PITZEN). Unterschiedliche Zahlenangaben für das Erkrankungsverhältnis zwischen oberer und unterer Gliedmaße sind wohl auch dadurch bedingt, daß die Zahlengrößen etwas schwanken können, je nach dem, ob es sich in dem betreffenden Beobachtungsmaterial überwiegend um Erwachsene oder vorzugsweise um Kinder und Jugendliche handelt.

Insgesamt überwiegen bei der Erkrankung der unteren Gliedmaßen ihrem Anteil nach die großen Gelenke, nämlich Hüftgelenk, Kniegelenk und oberes Sprunggelenk. Ihre Erkrankung mit dem Zwang zur Ruhigstellung und Entlastung hat wegen der hierdurch bedingten Notwendigkeit, für lange Zeit ständige Bettruhe einzuhalten, für den menschlichen Organismus viel schwerer wiegende Folgen als die Erkrankungen an der oberen Extremität. Hierbei ist besonders auf die Folgeerscheinungen für Kreislauf, Atembewegungen, Muskelfunktion und Stoffwechsel nachdrücklich hinzuweisen.

1. Die Coxitis tuberculosa

Die tuberkulöse Erkrankung des Hüftgelenks gilt nächst der Spondylitis als die am häufigsten vorkommende Lokalisation unter den Skelet-Tuberkulosen. In verschiedenen statistischen Aufstellungen, namentlich denen älterer Autoren, steht die Hüfterkrankung ihrer Häufigkeit nach an zweiter Stelle.

In Zusammenstellungen von Skelet-Tuberkulosen finden sich Erkrankungen des Hüftgelenks bei STORCK in 28%, bei FROSCH in 23,2%, bei WIESE in 15,2%, bei WEIL und FRÜND in 24%, bei JOHANSSON in 17,94% und bei MAY in 11,2%. Bei anderen Autoren rangiert jedoch das Kniegelenk der Häufigkeit nach vor dem Hüftgelenk. Es hat den Anschein, daß, ähnlich wie heute eine Verschiebung des Erkrankungsalters zu den höheren Altersstufen hin beobachtet wird, auch das Zahlenverhältnis der Erkrankungshäufigkeit einzelner Gelenke sich verändert hat, wobei die Coxitis hinter der Gonitis etwas zurücktritt. Außerdem haben wir den Eindruck, daß bei einem sehr großen Krankenmaterial und Erfahrungen, die durch mehrere Jahrzehnte reichen, die Coxitis zahlenmäßig doch etwas hinter der Gonitis zurückbleibt. Es ist auch möglich, daß regionäre Unterschiede hierbei eine Rolle spielen. BISCHOFBERGER hat unter 296 Gelenktuberkulosen erstaunlicherweise beinahe doppelt so viele Kniegelenk- wie Hüftgelenkerkrankungen beobachtet. In unserem eigenen Material schwankt der Anteil der Coxitis zwischen 12 und 13%, sie steht damit ihrer Häufigkeit nach an 3. Stelle, während die Gonitis mit 15% sich an zweiter Stelle befindet.

Zweifellos tritt die Coxitis bevorzugt im Kindes- und Jugendlichenalter auf und nimmt an Zahl nach dem 20. Lebensjahr erheblich ab. Als besonders betroffen gilt bereits das erste Lebensjahrzehnt. Auch im Säuglingsalter können tuberkulöse Coxitiden auftreten, treten aber hier sicher zahlenmäßig gegenüber der Säuglingscoxitis auf osteomyelitischer Grundlage an Bedeutung zurück.

Wiese beobachtete eine tuberkulöse Coxitis bereits bei einem 6 Monate alten Mädchen. In Epochen wirtschaftlicher Notlage, besonders in Kriegs- und Nachkriegszeiten, so auch nach dem letzten Kriege, verschiebt sich die Erkrankungsfrequenz stärker nach der Erwachsenenseite hin. Solche Feststellungen gelten neben der Skelet-Tuberkulose überhaupt auch für das primäre Auftreten der Hüftgelenktuberkulose. Bischofberger, Kornew und Volkert u. a. haben über solche Beobachtungen berichtet. Während bei König das Auftreten der Coxitis nach dem 25. Lebensjahr noch eine Seltenheit darstellt, beobachteten Clairmont, Winterstein, Dimtza das Auftreten der Erkrankung nach dem 25. Lebensjahr noch bei 20%. Bezüglich der Beteiligung der Geschlechter finden sich bei den einzelnen Untersuchern differente Angaben. Bei Johansson, Bruns-Wagner, Nussbaum, Soisalo ist das männliche Geschlecht stärker betroffen als das weibliche. Bei anderen, wie Vacchelli, Valtancoli, Sinding-Larsen und Wiese finden sich keine größeren Differenzen. In unserem Material überwiegt das männliche Geschlecht, und zwar in einem Verhältnis von 60 : 40 im Kindesalter und etwa 65 : 35 im Erwachsenenalter. Weitergehende Schlüsse lassen sich u. E. aus der Geschlechtsverteilung nicht ziehen.

Zur Frage der Seitenbeteiligung zwischen rechts und links ergibt sich in den meisten statistischen Aufstellungen kein größerer Unterschied. Lediglich Wiese gibt ein Verhältnis von 2 : 1 zwischen rechts und links an. In unserem eigenen Material ist das Erkrankungsverhältnis beider Seiten, wie bei den meisten Autoren, annähernd gleich. Doppelseitige Erkrankungen werden selten beobachtet, ihr Anteil schwankt in verschiedenen Statistiken zwischen 1/2 bis 3%. Im eigenen Material sind es 3%, bei Wiese finden sich 1,6%.

Wiese weist darauf hin, daß die Hüftgelenkentzündungen tuberkulöser Ätiologie bei Kindern bedeutend seltener seien als man früher angenommen habe, und daß früher eine Reihe von anderen Erkrankungen fälschlich unter dieser Flagge lief. Nach den statistischen Aufstellungen von Johansson ergab sich nur in der Hälfte der Fälle eine echte tuberkulöse Coxitis. Es ist wohl sicher, daß diese Diagnose in früheren Jahrzehnten zu häufig gestellt wurde. Nach den Untersuchungen von Sundt an dem Krankenmaterial einer Seeheilstätte ließ sich nur bei 57% eine tuberkulöse Coxitis verifizieren, im Material von Wiese zeigte sich, daß 37,3% der als Hüftgelenktuberkulose eingewiesenen kranken Kinder an anderen Erkrankungen litten. Inzwischen ist offensichtlich die Diagnostik, insbesondere auch bei den erstbehandelnden ärztlichen Etappen, deutlich verbessert worden.

Dem praktischen Arzt kommt für die Früherfassung tuberkulöser Gelenkerkrankungen, insbesondere der Coxitis, eine wichtige Rolle zu. Unter den entzündlichen Erkrankungen des Hüftgelenks nimmt die tuberkulöse Grundlage nach wie vor die wichtigste Stelle ein. Grundsätzlich muß bei Hüftgelenkentzündungen der Verdacht einer Tuberkulose solange aufrechterhalten oder jedenfalls ernstlich in Betracht gezogen werden, bis sich derselbe ausschließen läßt.

Besonders ist bei der Ventilierung der Frage, ob eine tuberkulöse Coxitis vorliegt, in der Anamnese nach tuberkulösen Vorerkrankungen zu fahnden, vor allem nach Lungenerkrankungen, besonders nach Rippenfellentzündungen und bei Kindern nach Drüsenerkrankungen. Bei tuberkulösen Vorerkrankungen verstärkt sich bei einer Hüftgelenkentzündung der Verdacht auf eine tuberkulöse Ätiologie. Wiese hat darauf hingewiesen, daß bei Kindern die tuberkulöse Coxitis sich nicht selten an vorher durchgemachte Masern anschließt.

Die tuberkulöse Erkrankung der Hüftgelenke ist nicht selten mit anderen extrapulmonalen Herdbildungen vergesellschaftet, wobei aktive Skeletherde entweder gleichzeitig, vorher oder nachher auftreten können. Nicht immer läßt sich bei den gleichzeitig bestehenden anderen

Skeletherden ein sicheres Urteil über deren Aktivität abgeben. Trotz größerer zeitlicher Intervalle zwischen dem Auftreten der Coxitis und der anderen Skeletherde können alle aus der gleichen Streuperiode stammen. Bei 20 von 94 Coxitiden = 21,3% fand KRAFT anderweitige tuberkulöse Skeletherde. Bei JOHANSSON fanden sich von 75 Coxitiden 2, die gleichzeitig bei einer Spondylitis und einer Gonitis aufgetreten waren. Nach unseren Erfahrungen wird gerade bei der Coxitis häufig eine früher durchgemachte Spondylitis gefunden, die entweder vorher längere Zeit stationär behandelt oder zufällig während der wegen der Coxitis durchgeführten stationären Behandlung aufgedeckt wurde. Dies war bei 11 von 110 Erwachsenen-Coxitiden = 10% der Fall. Die Kombination von Coxitis und Iliosacraltuberkulose ist gleichfalls nicht ganz selten und wurde in 3 von 110 Fällen gefunden. Am häufigsten wird das Zusammentreffen von Hüft- und Kniegelenktuberkulose beobachtet, wobei gegenüber der im Vordergrund stehenden Coxitis die abgeschwächte Miterkrankung des gleichseitigen Kniegelenks oft nur bei näherer Untersuchung nachweisbar ist, aber manchmal auch erst im Verlaufe der stationären Beobachtung und Behandlung zum Vorschein kommt. Im Material einer unserer Abteilungen zeigten von 110 Erwachsenen-Coxitiden 15 eine Miterkrankung des gleichseitigen Kniegelenks. In dieser Zahl sind sehr wahrscheinlich nicht einmal alle kombinierten Hüft- und Kniegelenkerkrankungen erfaßt. Von den 110 Fällen war 4mal die Coxitis mit der Tuberkulose eines anderen Gelenks vergesellschaftet. Insgesamt zeigte sich bei den 110 Erwachsenen-Coxitiden eine Kombination mit anderen Skeletherden bei 33 = 30%. Bei 7 Coxitiden wurde gleichzeitig eine Uro-Tuberkulose festgestellt. Was die Häufigkeit der kombinierten Erkrankungen betrifft, so kann dieselbe regionär außerordentlich verschieden sein, naturgemäß muß sie in Heilstätten oder Fachabteilungen, in denen sich vorzugsweise schwere oder anderweitig vorbehandelte Erkrankungen in einer Art von Auslese ansammeln, erheblich zunehmen. Es lassen sich daher aus den Beobachtungen an diesen Stellen nicht ohne weiteres allgemeingültige Schlußfolgerungen ziehen.

a) *Pathologische Anatomie*

Eine tuberkulöse Erkrankung des Hüftgelenks kann in drei verschiedenen Formen auftreten, 1. als Erkrankung der Gelenkinnenhaut, der Synovia, 2. in Form einer knöchernen Herdbildung in unmittelbarer Nähe der Gelenkflächen, 3. durch Ausbreitung einer tuberkulösen Erkrankung von der Nachbarschaft her in Form von Abscessen, die in das Gelenk einbrechen. Während die beiden ersten Formen auf hämatogenem Wege zustande kommen, stellt die letztere eine sekundäre Erkrankung per continuitatem dar.

Über die Beteiligung der synovialen und ossalen Erkrankungsformen an der Gesamtzahl liegen sehr verschiedene Angaben vor. Nach FUJIKI sollen im Kindesalter die primär-synovialen, beim Erwachsenen die primär-ossalen Formen die Mehrzahl bilden. WIESE ist der Meinung, daß primär-ossale Formen im Vordergrund stehen. Auch KONSCHEGG vertritt die Ansicht, daß die ossale Form der Hüftgelenkerkrankung bei Kindern und Jugendlichen die Mehrzahl bildet. VACCHELLI hat angegeben, daß er unter 416 Coxitiden 112 umschriebene Knochenherde fand, davon 60 im Kopf, 24 im Schenkelhals, 30 in der Pfanne, 8 im großen Rollhügel. Nach GARDEMIN konnte von 69 coxitischen Erkrankungsprozessen bei 11 Fällen eine primär synoviale Form angenommen werden. CATEL behauptet, daß im Kindesalter die synoviale Erkrankung des Hüftgelenks selten sei.

Nach eigenen Beobachtungen an einem großen Material beginnt die tuberkulöse Erkrankung des Hüftgelenks beim Kinde und Jugendlichen überwiegend in synovialer Form. Jedenfalls lassen sich bei der Mehrzahl der Kranken im Anfangsstadium irgendwelche Knochenherde in unmittelbarer Nachbarschaft des Hüftgelenks nicht nachweisen. Auch bei einem beträchtlichen Teil der Erwachsenen beginnt die tuberkulöse Coxitis in dieser Art. Die klinisch häufig schleichende und wenig charakteristische Verlaufsform im Anfang stimmt mit dieser synovialen Entstehung weitgehend überein. Sicher ist es andererseits, daß bei den bereits fortgeschrittenen tuberkulösen Erkrankungen des Hüftgelenks eine Aufgliederung in primär synoviale und primär ossale Formen nicht möglich ist. Nach den Feststellungen von SMITH, welcher eine große Zahl von Hüftgelenken, die in Anfangsstadien reseziert waren, untersuchte, war in einem Großteil der Fälle nur die Synovia erkrankt, aber keine Knochenherde festzustellen. Es ist klar, daß ein Teil der Knochenherde sich wegen zu geringer Größe der röntgenologischen Beobachtung entzieht, daß es andererseits aber auch bei stürmischem Verlauf primär synovialer Formen bereits früh zu Zerstörungen an Knorpel und Knochen kommt. Darüber hinaus gibt es zweifellos auch Fälle, bei denen auf hämatogenem Wege gleichzeitig sowohl die Synovia wie auch knöcherne Bezirke beherdet werden, so daß hier eine Trennung ganz unmöglich ist. Gelegentlich können verhältnismäßig früh mehrfache Knochenherdbildungen in verschiedenen Partien des Hüftgelenks nachgewiesen werden (KREMER und WIESE; GARDEMIN).

Kleinere, röntgenologisch manifeste Herde können bei der weiteren Entwicklung konfluieren oder stationär bleiben oder sich zurückbilden. Bei Durchbruch gelenknaher Knochenherde mit eitrigem Inhalt kann es natürlich auch zu einer ausgedehnten Erkrankung der Gelenkinnenhaut kommen. Auch BISCHOFBERGER betont, daß sich häufig nicht mehr unterscheiden läßt, ob primär eine synoviale oder ossale Form der Entstehung der Tuberkulose vorlag. Für die frühzeitige Erkennung und Behandlung der Hüftgelenktuberkulose ist die möglichst frühe Diagnose der Knochenherde wichtig, bei den fortgeschrittenen Fällen die Ausdehnung der Erkrankung und das Ausmaß der knöchernen Zerstörung maßgebend.

Seitens der pathologischen Anatomie werden, wie bei allen Gelenktuberkulosen, bei der synovialen Erkrankung drei Stadien unterschieden: 1. der serofibrinöse Hydrops, 2. die fungöse oder granulierende Entzündung, 3. die Gelenkeiterung. Es kommt zunächst zu einer Schwellung und Rötung der Synovia und zu einem Gelenkerguß, der nach HUEBSCHMANN immer Leukocyten, vor allem viele Lymphocyten, enthält. Auf der Synovia finden sich häufig Knötchen, besonders an den Umschlagfalten der Gelenkkapsel, bei deren histologischer Untersuchung kleine Tuberkel mit nur wenig zentraler Verkäsung nachweisbar sind. Größere Partien der Synovia können in Form einer nur unspezifischen Entzündung an dem Erkrankungsprozeß teilnehmen, was für die Entnahme von Probematerial von Bedeutung ist.

Das granulierende oder fungöse Stadium zeichnet sich aus durch eine stark verdickte Kapsel und die Bildung eines entzündlichen Pannus, welcher die knorpeligen Gelenkflächen überzieht und sie zerstören kann. Bei weiterem Fortschreiten der Entzündung kann sich aus den fungösen Formen eine Gelenkeiterung entwickeln. Es gibt jedoch auch Verlaufsformen, bei denen es bereits in frühen Stadien zu einem Pyarthros kommt. Bei größeren Eiteransammlungen kommt es zur Durchwanderung und zum Durchbruch durch die Kapsel, welche am Hüftgelenk nach BRAUS zwei Stellen aufweist, die für die Durchwanderung von Abscessen besonders prädestiniert sind, und zwar eine in der Gegend des Trochanter minor und des M. obturator externus, die andere unterhalb der Sehne des Iliopsoas. Abscesse wandern häufig entlang der Sehne des Iliopsoas oder kommen in der Gegend des Trochanter major oder dorsalwärts im Glutäalbereich zum Vorschein, ebenso können Abscesse aber auch im Bereich der Adductoren oder des Quadriceps die Oberfläche erreichen.

Aus den Abscessen können sich langdauernde Fisteleiterungen entwickeln, die gleichfalls an den beschriebenen Stellen lokalisiert sind. Die Fisteln können gelegentlich bei langem und gewundenem Verlauf und atypischer Außenöffnung den Zusammenhang mit einem anderen Skeletherd vermuten lassen, aber doch im Zusammenhang mit dem Hüftgelenk stehen. Der Anteil der abscedierenden und fistelnden Fälle ist bei der Hüftgelenktuberkulose gegenüber früheren Jahrzehnten deutlich geringer geworden.

Bei stärkerem Umsichgreifen der knöchernen Zerstörung kommt es zu größeren Substanzverlusten an Kopf und Pfanne, wobei die Zerstörung der lateralen Pfannenteile zur Luxation und zum Hochwandern des Hüftkopfes resp. des Kopfhalsrestes an der seitlichen Beckenwand führt. Zerstörungen im Bereich des Pfannengrundes können eine teilweise oder völlige zentrale Luxation des Kopfes nach beckenwärts herbeiführen. Häufiger kommt es zu Zuständen, bei denen zentrale Pfannenabschnitte teilweise abgebaut werden, wobei jedoch beckenseitig ein periostaler knöcherner Anbau erfolgt, so daß die Pfannenform vertieft ist und dem Zustand der Protrusio acetabuli entsprechen kann.

b) Klinische Symptome

Der Beginn der tuberkulösen Hüftgelenkentzündung ist im allgemeinen ein schleichender mit uncharakteristischen und wenig greifbaren Zeichen. Bei Kindern kann zeitweiliges Hinken beobachtet werden. Den Eltern fällt auf, daß das Bein geschont wird und das Kind möglichst vermeidet, auf dem betr. Bein längere Zeit zu stehen. Gelegentlich kann auf Ermahnungen und Vorhaltungen der Gang wieder normal werden, was zu der recht unglücklichen Bezeichnung „sogen. freiwilliges Hinken“ geführt hat. In manchen Fällen wird beobachtet, daß frühmorgens beim Aufstehen das verdächtige Hüftgelenk nicht bewegt und belastet und erst nach einiger Zeit der Gang freier wird. Bei kleineren Kindern muß die Beobachtung um so sorgfältiger sein, weil sie die Beschwerden im allgemeinen nicht in verwertbarer Form selbst schildern können. Das früher häufig in der Literatur geschilderte nächtliche Aufschreien der Kinder wird nur selten beobachtet. Erwachsene klagen über Schmerzen im Hüftgelenk, Schwäche und schnelle Ermüdbarkeit des betr. Beines. Bei Belastung nehmen die Schmerzen zu. Die Schmerzen werden aber gerade von Erwachsenen häufig entweder als in das Knie der erkrankten Seite ausstrahlend geschildert oder überhaupt nur im Knie angegeben, weil das Schmerzgefühl durch den N. obturatorius fortgeleitet wird. Bei Kniebeschwerden ohne nachweisbare Befunde muß deshalb vor allem auch nach einer Hüfterkrankung der betr. Seite gefahndet werden. Im Frühstadium kann bei der Untersuchung Zug- oder Stauchungsschmerz gefunden werden, ebenso aber auch Stauchungsschmerz vom Trochanter major aus oder bei gebeugtem Knie in der Längsachse des Oberschenkels ausgelöst werden. Anfangs können die extremen Grade bei der Bewegungsprüfung in allen Ebenen eingeschränkt sein. Das Hüftgelenk selbst ist wegen seiner tiefen Lage und je nach Dicke der Weichteilschichten der Palpation selbst nur schwer zugänglich. Beim Vergleich beider Seiten kann die Betastung der auf Erkrankung verdächtigen Seite umschriebene Druckempfindlichkeit ergeben. Besonders ist auf Vergrößerung der Inguinaldrüsen zu achten, die bei Kindern auf der kranken Seite in größerer Zahl tastbar und druckschmerzhaft sein können. Wegen der tiefen Lage des Hüftgelenks ist im allgemeinen die so wichtige Erhöhung der Hauttemperatur nicht nachweisbar.

Bei Kindern stellt das Symptom des Hinkens ein vieldeutiges Anzeichen dar. Es kann manchmal nach Traumatisierungen oder Überanstrengungen auftreten, aber auch bei banalen Ursachen, wie zu engen Schuhen, oder auf psychogene Einflüsse zurückgehen (Nachahmungstrieb!). Auch für den Erfahrenen kann die diagnostische Aufklärung des Hinkens bei ambulanter Untersuchung auf erhebliche Schwierigkeiten stoßen. Stationäre Beobachtung kann in manchen Fällen unerläßlich sein.

Beim Beginn der Coxitis wird nicht selten ein Gewichtsabfall und Rückgang des Ernährungszustandes beobachtet. Kinder können ein schlechtes und blasses Aussehen zeigen. Höhere Temperaturen werden im allgemeinen vermißt, dagegen sind Temperatursteigerungen bis 37,5—37,8° öfter nachweisbar. Die Blutkörperchensenkung kann im Anfangsstadium stark beschleunigt sein, sie ist es aber nicht immer. Die Nahrungsaufnahme ist häufig schlecht. Bei längerer Schonung des Beines tritt eine Verringerung der Umfangsmasse ein, vor allem am Oberschenkel. Die Umfangsdifferenz erreicht allmählich mehrere Zentimeter, wobei auf genaue vergleichende Messung in verschiedenen Höhen, vom Kniegelenkspalt ausgehend, Wert zu legen ist.

Bei weiterer Entwicklung des Krankheitsprozesses kommt es zu einer deutlichen Bewegungseinschränkung und zu einer Einstellung des Hüftgelenks in sogen. Schon- oder Mittelstellung, bei der die Gelenkkapsel gleichmäßig nach allen Seiten entfaltet ist, was durch Beugestellung, Abduktion und Außenrotation erreicht wird. Hierdurch wird eine Verlängerung des Beines vorgetäuscht. Im weiteren Verlauf kommt es dann zu einer Flexions-Adduktions- und Innenrotationseinstellung mit scheinbarer Verkürzung. Die Adduktion ist durch einen Hypertonus der Adductoren zu erklären infolge Reizung des N. obturatorius. Die Flexionseinstellung des Hüftgelenks wird durch Hyperlordosierung der Lumbalwirbelsäule im Stehen kompensiert und entgeht im Liegen auf weicher Unterlage leicht der Beobachtung. Die Untersuchung im Lie-

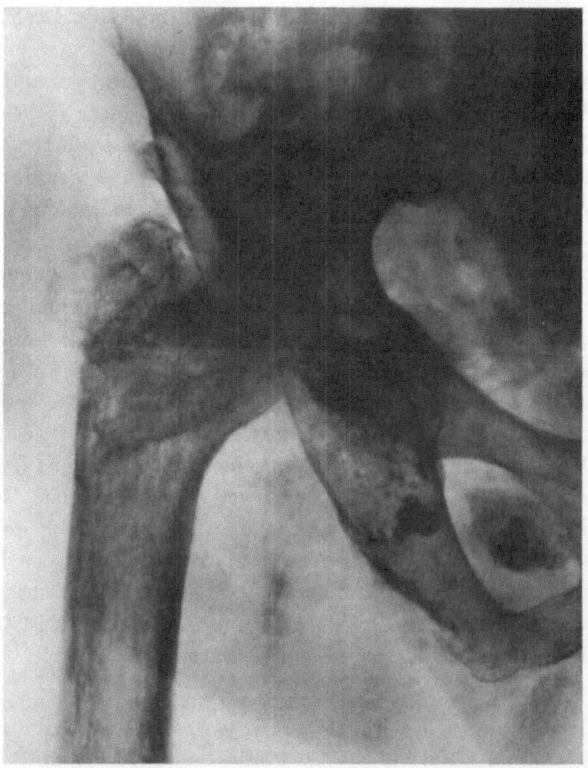

Abb. 61. 48jähr. Mann. Tuberkulöse Erkrankung des rechten Hüftgelenks. Hochgradige Zerstörung des Kopfes und der Pfanne. Zentrale Luxation des coxalen Femurendes

gen ist deshalb auf einer möglichst wenig nachgiebigen Unterlage durchzuführen. Die Prüfung der aktiven Beweglichkeit ist bei Kindern schwierig und häufig unverwertbar. Deshalb kommt der Untersuchung der passiven Beweglichkeit hauptsächliche

Bedeutung zu, wobei man immer zunächst die gesunde Seite der Bewegungsprüfung unterzieht. Charakteristisch für einen entzündlichen Prozeß des Hüftgelenks ist die Bewegungseinschränkung in allen Ebenen, auch die Einschränkung der Überstrekkungsfähigkeit. Die Einschränkung der Hyperextension ist in den anfänglichen Stadien gelegentlich das erste und einzige Anzeichen, das den Verdacht auf eine Hüftgelenkentzündung nahelegt. Von CALOT wurde auf eine fühlbare Verdickung des Subcutangewebes hingewiesen (Abb. 61).

Bei allen Fällen, die noch einer genauen diagnostischen Klärung bedürfen, muß der völlig entkleidete Patient im Liegen, im Stehen und im Gehen untersucht werden.

Schon die Art, wie der Patient sich auszieht, kann wichtige Aufschlüsse vermitteln. Bei Stand auf dem kranken Bein allein werden stärkere Schmerzen angegeben. Hüpfen auf der kranken Seite ist im allgemeinen unmöglich. Bei der Inspektion im Stehen kann neben einer Atrophie des Oberschenkels eine solche der Gesäßpartie bei Vergleich mit der gesunden Seite auffallen. Bei Vorhandensein einer Flexionskontraktur befindet sich im Stehen die Lendenwirbelsäule in hyperlordotischer Einstellung. Ist es bereits zu einer Verkürzung des kranken Beines gekommen, kann außerdem eine lumbale Skoliosierung nach der kranken Seite bestehen. Beim Gehen wird das krankseitige Bein möglichst wenig belastet und geschont, so daß ein hinkender Gang resultiert. Im Liegen ist auf die Stellung der Beckenachse zu achten, insbesondere darauf, ob das auf Erkrankung verdächtige Hüftgelenk und damit die betr. Spina a. s. höhersteht. Zur Messung der Beinlänge vom vorderen oberen Beckendorn bis zur Spitze des medialen Malleolus ist das Becken möglichst so zu lagern, daß die Spina a. s. beiderseits auf gleicher Höhe steht. Auf möglichst harter Unterlage sind Beugung und Streckung bzw. Überstreckung, Ab- und Adduktion sowie Innen- und Außendrehung zu untersuchen. Neben der realen Beinverkürzung durch Substanzverluste kommen funktionelle Verkürzungen durch eine bereits bestehende Flexions-Adduktionskontraktur in Betracht. Durch richtige Lagerung der Beckenachse kommt eine Flexions-Adduktionskontraktur deutlicher zum Vorschein. Die gesamte Beinverkürzung, sowohl die reale wie die funktionelle, kann im Stehen durch Unterlegen von Brettchen unter den Fuß der kranken Seite bestimmt werden. Die Prüfung der Überstreckbarkeit des Hüftgelenks wird am besten in Bauchlage vorgenommen. Ganz allgemein ist bei Einschränkung der Beuge- und Streckfähigkeit der Verdacht auf eine entzündliche Erkrankung gegeben, hingegen bei freier Beugung und Streckung, aber Einschränkung der übrigen Bewegungsebenen vorwiegend eine andersartige Hüfterkrankung in Betracht zu ziehen. Bei Vorliegen einer bereits ausgeprägten Hüftgelenkentzündung besteht häufig eine Adduktions-Flexions-Kontraktur, bei einem Teil der Fälle aber auch eine Abduktionskontraktur, die später in eine Adduktionskontraktur übergeht (Abb. 62).

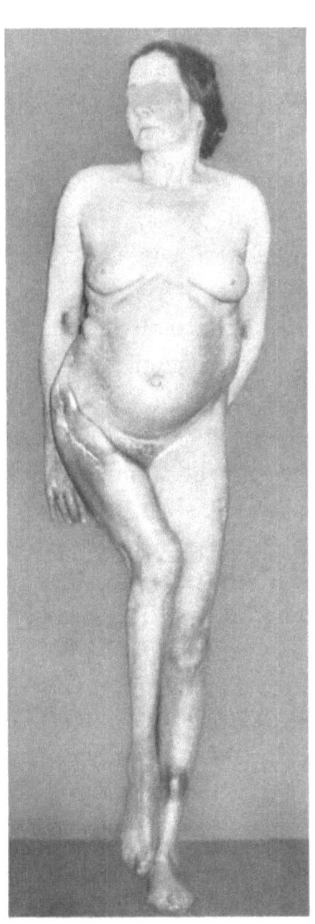

Abb. 62. 63jähr. Frau. Jahrzehntelang bestehende fistelnde Coxitis mit hochgradiger Adduktions-Flexionsstellung und starker Beinverkürzung. Ausgedehnte Narbenfelder über der Außenseite des rechten Hüftgelenks. Altes Ulcus cruris über der Streckseite des linken Unterschenkels

Gelegentlich wird vom Patienten selbst die Erkrankung mit einer Traumatisierung oder einer Überanstrengung in Zusammenhang gebracht, in Wirklichkeit wird jedoch durch eine derartige äußere Einwirkung nur die Aufmerksamkeit des Betreffenden auf ein Hüftgelenk gerichtet, das bereits erkrankt ist.

Wenn trotz genauester Untersuchung kein charakteristischer Befund zu erheben ist und keine exakte Diagnose gestellt werden kann, ist die Untersuchung, soweit möglich, im Abstand von mehreren Tagen oder Wochen zu wiederholen, bis eine Hüftgelenkentzündung bestätigt oder ausgeschlossen werden kann. Es ist wichtig, den Patienten so lange im Auge zu behalten und notfalls zu einer stationären Beobachtung überzugehen.

c) Die Röntgenuntersuchung

In den frühen Stadien kann die Röntgenuntersuchung völlig resultatlos bleiben, so daß den klinischen Anzeichen in dieser Periode unbedingt der Vorrang zukommt. Im allgemeinen ist vor Ablauf von 4 bis 6 Wochen als Mindestzeit nicht mit verwertbaren röntgenologischen Veränderungen zu rechnen.

Das von KREMER und WIESE erwähnte Intervall von 2 bis 3 Wochen ist zu niedrig. Gelegentlich kann die röntgenologische Latenzzeit auch sehr viel länger dauern, sogar eine Reihe von Monaten. SCHINZ, BAENSCH, FRIEDL, UEHLINGER geben bis zu 2 Jahren an. Hierbei kann es sich aber nur um seltene Ausnahmen handeln. In solchen Fällen stößt die Diagnose einer tuberkulösen Coxitis auf erhebliche Zweifel.

Es ist zweckmäßig, besonders in den unklaren Anfangsstadien, stets Beckenübersichtsaufnahmen anzufertigen, die einen Vergleich mit der gesunden Seite erlauben. Zur Ergänzung können axiale Aufnahmen oder Lauenstein-Aufnahmen zweckmäßig sein. Als frühestes verdächtiges Anzeichen ist die knöcherne Atrophie anzusehen, die zunächst nur sehr geringgradig sein kann, so daß sie sich nur bei guten Bildbetrachtern und Ausblendung nachweisen läßt. Voraussetzung ist die Einhaltung einer richtigen Lagerung bei der Beckenübersicht mit gleichem Abstand beider Hüftgelenke von der Röntgenröhre.

Allmählich nimmt die knöcherne Atrophie an Intensität zu und breitet sich weiter aus. War sie zunächst nur an Kopf und Schenkelhals wahrnehmbar, so greift sie dann auf die Pfanne und auf die Trochanter- und zentral gelegenen Diaphysenpartien über. Im Gegensatz zum Knochen kann die Kapsel schattendichter werden. Bei Ergußbildung im Falle eines Hydrops erscheint der Gelenkspalt erweitert, während es bei weiterem Fortschreiten der Erkrankung infolge Schädigung des Knorpels und der subchondralen Knochenzonen zu einer Gelenkspaltverschmälerung kommt. Die Gelenkspaltverschmälerung zusammen mit einer ausgedehnten knöchernen Atrophie macht bei entsprechenden klinischen Symptomen die Diagnose einer tuberkulösen Hüftgelenkentzündung schon sehr wahrscheinlich.

Von LINDEMANN und DIECKVOSS ist eine Vergrößerung des Hüftkopfes als typisch für die tuberkulöse Hüftgelenkentzündung beschrieben worden. Nach den Beobachtungen anderer Untersucher, wie auch nach unseren eigenen, tritt diese Volumenzunahme des Hüftkopfes aber auch bei Entzündungen anderer Ätiologie in Erscheinung, so daß sie nicht als spezifisch für die tuberkulöse Grundlage angesehen werden kann.

Gelenkspaltverschmälerung und Knochenatrophie sind typisch für die synovialen Verlaufsformen, hierbei ist entweder die Erkrankung auf die Synovia und den Knorpel einschl. der subchondralen Knochenzonen beschränkt oder vorhandene knöcherne Herde haben so geringe Ausdehnung, daß sie der röntgenologischen Erfassung entgehen. Knochenherde unter 3 mm Schichtdicke bleiben im allgemeinen auf Übersichtsaufnahmen unsichtbar. Bereits in frühen Stadien können durch Schichtaufnahmen

Knochenherde aufgedeckt werden, in anderen Fällen werden knöcherne Herdbildungen erst im weiteren Verlauf der Erkrankung entdeckt. Es ist überraschend, daß gelenknahe Knochenherde in der Pfanne oder im Schenkelhals sich manchmal durch eine auffallende Symptomenarmut in klinischer Hinsicht auszeichnen. Die knöchernen Zerstörungen an den Gelenkflächen selbst hingegen müssen stets schwerwiegende Ausfälle bei der klinischen Untersuchung hervorrufen (Abb. 63).

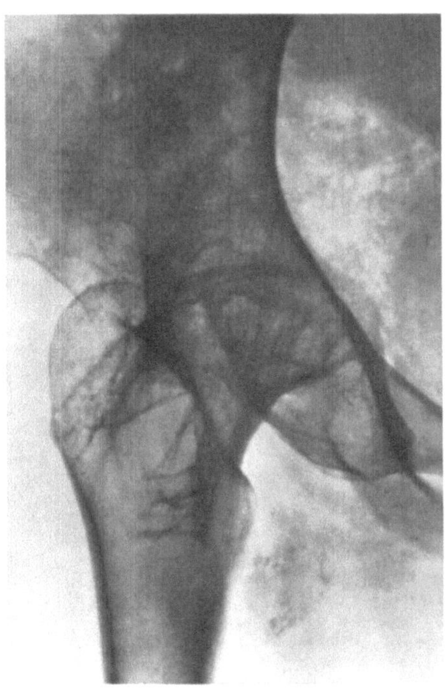

Abb. 63. Die gleiche Patientin wie Abb. 20a und b. Tuberkulöse Coxitis rechts mit hochgradiger Zerstörung der Pfanne und des Kopfes. Spontane Synostose zwischen den zerstörten Gelenkflächen

Am Hüftgelenk bleibt der tuberkulöse Erkrankungsprozeß nur selten bei einer Gelenkspaltverschmälerung stehen, meist kommt es im weiteren Verlauf zu mehr oder weniger hochgradigen Zerstörungen an Kopf oder Pfanne. Der knöcherne Abbau des Kopfes kann soweit gehen, daß nur noch Schenkelhalsreste mit der Pfanne artikulieren. Bei Zerstörungen im Pfannenbereich kann es zu einer Luxation kommen, bei Zerstörungen, die vorwiegend zum Pfannengrund hin liegen, kommt es zu einem Pfannendurchbruch mit Übergreifen des Prozesses auf das kleine Becken, wobei sich Abscesse nach beckenwärts entwickeln und von hier aus an gelenkfernen Körperstellen die Oberfläche erreichen können.

Die eigentliche zentrale Luxation ist dagegen selten. Tregubow fand bei 250 Coxitiden 2 Fälle mit zentraler Luxation. Teilzerstörungen der Pfanne im Sinne der Perforation sind dagegen häufiger. Bei Ménard werden unter 268 Gelenkresektionen 105 Perforationen, bei Tregubow unter 300 Coxitiden 12 und von Gardemin unter 69 Coxitiden 11 Fälle von Perforation angegeben. Die sogen. Pfannenwanderung ist gleichfalls die Folge einer tuberkulösen Zerstörung des Pfannendaches, wobei sich der Kopf bzw. Kopfrest zunächst nur wenig aus der normalen Pfanne entfernt, jedoch infolge fortschreitender Zerstörung die Erweiterung der Pfannenmulde nach cranial während des Verlaufs groteske Ausmaße annehmen kann (Abb. 64).

Die zuerst von Flesch-Thebesius unternommenen Versuche, auf Grund einer röntgenologischen Symptomatologie granulierende und verkäsende Formen zu trennen, haben nicht zu einem Erfolg geführt. Es ist bisher nicht gelungen, röntgenologisch eine Differentialdiagnostik der beiden Formen zu erzielen, was auch schon deshalb wenig aussichtsvoll erscheint, weil nach Randerath in verkäsenden Knochenbezirken die Knochenbälkchen ihre Form behalten. Abgesehen von einwandfreier Zerstörung, die im Röntgenbild als Defektbildung sichtbar wird, kann röntgenologisch hauptsächlich nur unterschieden werden zwischen Partien von normaler, verminderter oder vermehrter Schattendichte. Die verminderte Schattendichte oder knöcherne Atrophie mit stärkerem Hervortreten der Trabekelstruktur ist im allgemeinen während des aktiven Stadiums der Erkrankung wahrnehmbar, vermehrte Schattendichte läßt dagegen auf eine Rückbildung des Krankheitsprozesses schließen, sie geht meist mit den klinischen Zeichen einer Besserung einher. Auch die Randsklerose der Defekte ist als ein Symptom der Reparation anzusehen (Abb. 65).

Die bei tuberkulösen Prozessen auftretenden Sequester gehören nicht in gleichem Maße integrierend zum Krankheitsbild wie bei der Osteomyelitis. Bei ausgedehnter knöcherner Zerstörung können sie in Knochenhöhlen liegen und lange Zeit hindurch in unveränderter Größe beobachtet werden.

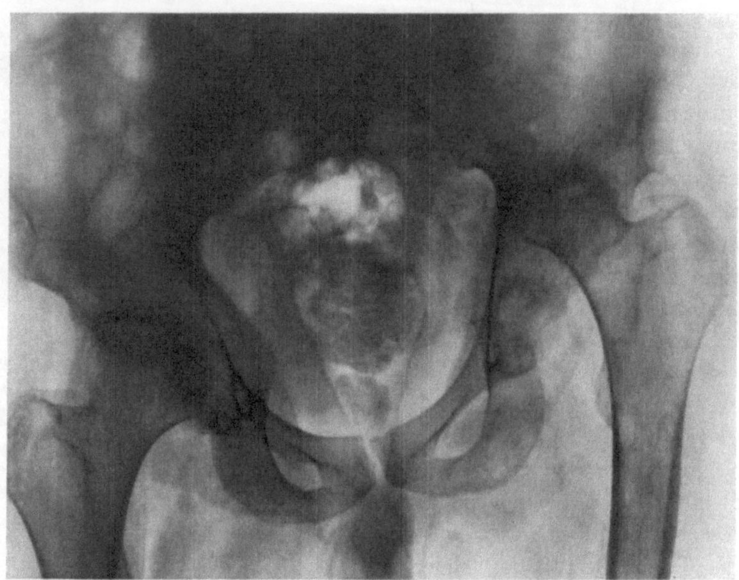

Abb. 64. 25jähr. Mann. Doppelseitige tuberkulöse Coxitis, links mit hochgradiger Zerstörung des Kopfes und der Pfanne mit Pfannenwanderung, rechts geringere Zerstörung der zentralen Hüftkopfpartien

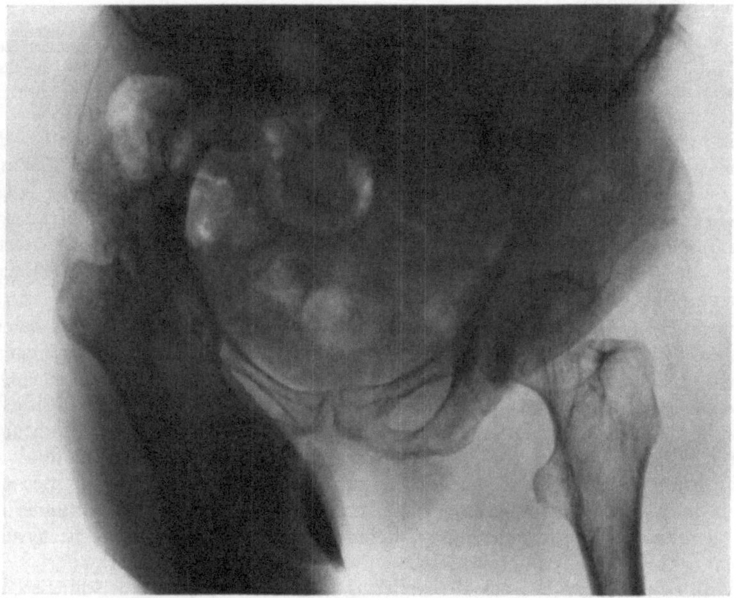

Abb. 65. 54jähr. Frau. Hochgradige Fehlstellung des rechten Hüftgelenks in Flexion-Adduktion infolge alter coxitischer Erkrankung

In Kreisen der pathologischen Anatomie war die Frage, ob die tuberkulösen Sequester resorbiert werden können oder nicht, längere Zeit umstritten. ERDHEIM und KONSCHEGG waren der Ansicht, daß diese Sequester innerhalb tuberkulöser Käsemassen unverändert bleiben, dagegen haben HUEBSCHMANN und RANDERATH die Möglichkeit einer Resorption befürwortet. Von klinischer Seite haben KISCH und später HELLNER feststellen können, daß nach längeren Zeiträumen Sequester röntgenologisch nicht mehr nachzuweisen und mithin Resorptionsvorgänge anzunehmen waren. Das Vorhandensein von Sequestern in Knochenherden kann mit als Kennzeichen dafür gelten, daß noch ein aktiver Krankheitsprozeß vorliegt. In solchen Fällen sollte die operative Ausräumung der Höhlen mit Entfernung der Sequester stets ernsthaft in Erwägung gezogen werden unter dem Gesichtspunkt, daß hierdurch eine Abkürzung des Krankheitsverlaufs erreicht werden kann. Dies gilt besonders für solche Fälle, bei denen neben röntgenologisch nachweisbaren Sequestern gleichzeitig mischinfizierte Fisteln vorhanden sind.

d) Differentialdiagnose

Bei der Differentialdiagnose gegenüber der tuberkulösen Hüftgelenkentzündung sind vor allem die entzündlichen Erkrankungen anderer Ätiologie zu berücksichtigen. Hierbei ist besonders auf die osteomyelitische Infektion zu verweisen, die im allgemeinen, wenigstens in ihrem akuten Stadium, stürmischere Symptome hervorruft als die Tuberkulose. Die sogen. Säuglingscoxitis entspricht der osteomyelitischen Erkrankung des späteren Lebensalters mit dem Staphylococcus aureus als Erreger. Es kommt verhältnismäßig früh bei osteomyelitischen Erkrankungsprozessen zu schweren Veränderungen am Gelenk und den umgebenden Knochenpartien im Sinne hochgradiger Zerstörungen und anschließend reparativer Vorgänge. Obwohl im allgemeinen die Osteomyelitis die diaphysären Abschnitte des Knochens bevorzugt, sind eitrig-osteomyelitische Erkrankungen des Hüftgelenks nicht als selten anzusehen. Während des 1. Lebensjahres tritt die tuberkulöse Coxitis an Häufigkeit gegenüber der Säuglingscoxitis auf osteomyelitischer Grundlage zurück.

Bei der akuten Osteomyelitis hüftgelenknaher Knochenbezirke ist im allgemeinen hohes Fieber vorhanden und das Allgemeinbefinden schwer beeinträchtigt. Bei der Untersuchung der Blutkörperchensenkung und des Blutbildes werden die Anzeichen einer schweren Entzündung selten vermißt. Auch die Schmerzhaftigkeit und die schmerzhafte Bewegungseinschränkung pflegen ausgeprägter zu sein als bei der Tuberkulose. Der Beginn ist bei der Osteomyelitis schlagartig gegenüber dem schleichenden Initialstadium bei der Tuberkulose, daher sind auch die Angaben über den Erkrankungsbeginn bei der Osteomyelitis eindeutiger. Bei frühzeitig eingeleiteter antibiotischer Behandlung können osteomyelitische Erkrankungen im Hüftbereich im akuten Stadium unter Umständen schlagartig zu völliger Rückbildung gebracht werden, so daß nach längerer Zeit Zweifel auftreten können, ob es sich überhaupt um eine osteomyelitische Infektion gehandelt hat. Größere differentialdiagnostische Schwierigkeiten als bei der akuten Osteomyelitis ergeben sich bei der Abgrenzung der Tuberkulose gegenüber primär-chronischen osteomyelitischen Formen, jedoch treten während des Verlaufes bei der Osteomyelitis im allgemeinen gegenüber der Tuberkulose stärkere reaktive Veränderungen an der knöchernen Compacta und am Periost auf. Der negative Ausfall der Tuberkulinprobe spricht, mit gewissen Einschränkungen, im Kindesalter gegen eine tuberkulöse Ätiologie, jedoch kann bei einem positiven Ausfall derselben nicht unter allen Umständen die tuberkulöse Grundlage als gesichert angesehen werden. Im Zweifelsfalle sprechen anamnestische Angaben über den Beginn der Erkrankung mit hohen Temperaturen, die mehrere Wochen lang angehalten haben, mehr für eine osteomyelitische Erkrankung.

Rundliche und längs-ovale Aufhellungen im Knochen mit sklerotischer Randverdichtung im Bereich der Metaphysen sind überwiegend verdächtig auf chronisch-osteomyelitische Formen im Sinne eines Garrè-Brodieschen Knochenabscesses. In selteneren Fällen finden sich die osteomyelitischen Knochenabscesse auch im Bereich der Epiphysen in unmittelbarer Nähe der Gelenkflächen. Oft werden sie mehrere Jahre nach Beginn der osteomyelitischen Erkrankung entdeckt. Ihre klinische Symptomatologie ist manchmal schleichend und uncharakteristisch, so daß sie derjenigen einer tuberkulösen Erkrankung ähneln kann. Bei stärkeren Zerstörungen spricht das Vorhandensein einer Mehrzahl von Sequestern mehr für eine Osteomyelitis. Bei tuberkulösen Knochenprozessen ist im allgemeinen die knöcherne Atrophie ausgedehnter und stärker ausgeprägt als bei der Osteomyelitis. Stärkere Temperaturerhöhungen bei gesicherten tuberkulösen Erkrankungen sind auf Mischinfektion verdächtig.

Im höheren Lebensalter kann wegen des außerordentlich schleichenden und langsamen Verlaufes die Differentialdiagnostik der Tuberkulose vor allem gegenüber den Anlagestörungen im Sinne der Coxarthrose auf größere Schwierigkeiten stoßen. Bei letzteren finden sich im Gegensatz zur Tuberkulose, wenn auch meist in verschiedener Gradausprägung, die Veränderungen oft doppelseitig. Eine tuberkulöse Erkrankung beider Hüftgelenke gehört dagegen zu den großen Seltenheiten. Die Schmerzhaftigkeit bei den degenerativen Hüfterkrankungen kann ebenso wie der Grad der Bewegungseinschränkung wechselhafter sein als bei der Tuberkulose, bei fortgeschrittenen Fällen können die Bewegungseinschränkungen bzw. die bereits zustande gekommenen Kontrakturen in Fehlstellung, nämlich in Flexion-Adduktion und Außenrotation, unter Umständen Ähnlichkeiten mit solchen auf coxitischer Grundlage aufweisen. Zur Verwechslung mit einer coxitischen Erkrankung könnte bei der Coxarthrose auch das Symptom des schmerzhaften Bewegungsrestes im Sinne nur noch vorhandener Wackelbeweglichkeit Anlaß geben.

Heute werden nach tuberkulostatischer Frühbehandlung in stärkerem Maße als früher Endzustände nach coxitischer Erkrankung beobachtet, bei denen es nach verhältnismäßig geringer primärer Schädigung des Gelenks zu sekundären Veränderungen kommt. Hierbei findet sich klinisch eine teilweise Bewegungseinschränkung und Schmerzhaftigkeit, röntgenologisch Gelenkspaltverschmälerung und Randwulstbildungen an den Gelenkflächen und je nach Ausdehnung der Erkrankung Formveränderungen an Kopf und Pfanne.

Bei den degenerativen Formen ohne entzündliche Vorerkrankung zeigen sich röntgenologisch häufig Fehlformen des Schenkelhalses im Sinne zu starker Varisierung oder Valgisierung, Mißverhältnisse zwischen Kopf und Pfanne im Sinne mangelhafter Kopfüberdachung sowie starke Verdichtung der Druckaufnahmezonen des Kopfes mit Cystenbildungen. Der arthrotische Spätzustand nach einer lange zurückliegenden früheren coxitischen Erkrankung kann unter Umständen weitgehend dem Bild einer Coxarthrose anderer Ätiologie gleichen, die Einseitigkeit spricht dann mehr für eine voraufgegangene entzündliche Erkrankung. Auf die präarthrotische Deformität, die entweder als Anlagestörung vorhanden oder im Jugendalter erworben, nach einem kürzeren oder längeren symptomfreien Stadium zu den coxarthrotischen Spätzuständen führt, hat besonders HACKENBROCH hingewiesen.

Bei der differentialdiagnostischen Abgrenzung gegenüber akuter, subakuter und chronischer Polyarthritis ist großer Wert auf die anamnestischen Erhebungen zu legen. Erkrankungen anderer, insbesondere mehrerer Gelenke, sprechen mehr im Sinne einer Polyarthritis, namentlich wenn im Anfang hohe Temperaturen und schmerzhafte Gelenkschwellungen zu beobachten waren. Bei der Untersuchung kann die sorgfältige Fahndung nach Befunden an anderen Gelenken wichtige Hinweise geben, z. B. wenn Versteifungen der Fußwurzelgelenke vorliegen, an deren frühere Erkrankungen der Patient sich nicht erinnern kann. Gleichzeitig bestehende Gelenkerkrankungen an anderen Stellen, vor allem im Bereich der übrigen Gliedmaßen, sprechen überwiegend im Sinne einer polyarthritischen Erkrankung. Dagegen ist eine Miterkrankung des gleichseitigen Kniegelenks, auch wenn nur ein verhältnismäßig geringer Befund vorliegt, überwiegend als verdächtig auf eine spezifische Gonitis zu bewerten.

Die Resultate der Rheumatestuntersuchungen sind nur zusammen mit den klinischen Symptomen verwertbar. Chronisch-rheumatische Erkrankungen können auch dann vorliegen, wenn der Rheumafaktor negativ ausfällt. In Zweifelsfällen kann manchmal eine längere Beobachtung unumgänglich sein.

Hüftgelenkerkrankungen nach allgemeinen Infektionskrankheiten, wie Scharlach, Ruhr, Typhus und Paratyphus, Pneumonie, Grippe, Lues und Gonorrhoe, kommen vor und können gleichfalls zu differentialdiagnostischen Schwierigkeiten führen, besonders dann, wenn entsprechende Angaben in der Vorgeschichte fehlen. Bei der Typhusgruppe, Lues und Gonorrhoe können die serologischen Untersuchungen weiterführen, wobei frühere Typhusimpfungen zu berücksichtigen sind. Der Paratyphus-B ist am stärksten mit Gelenkkomplikationen belastet, bei 30% der Gelenkerkrankungen infolge Paratyphus-B soll nach ARSENJEW das Hüftgelenk betroffen sein.

Bei der Bechterewschen Erkrankung sind die Hüftgelenke nicht selten mitbeteiligt. Es findet sich eine schmerzhafte Bewegungseinschränkung, die dann aber doppelseitig auftritt. Bei der Diagnose ist bekanntermaßen der Befund an den Iliosacralfugen mit von ausschlaggebender Bedeutung. Hierbei ist jedoch zu berücksichtigen, daß die Kombination von tuberkulöser Coxitis und Iliosacralerkrankung gleichfalls nicht selten festgestellt werden kann.

Flüchtige Formen des Hinkens und der schmerzhaften Bewegungseinschränkung werden bei Kindern und Jugendlichen nicht selten beobachtet und können gegenüber der tuberkulösen Coxitis erhebliche differentialdiagnostische Schwierigkeiten hervorrufen. Unspezifische Entzündungsformen des Hüftgelenks sind beschrieben worden, z. B. von BILLROTH als Coxitis rheumatica adolescentium, von FRÖHLICH als Coxitis fugax und von JOHANSSON als Coxitis incertae causae. Die mehrfache Beschreibung der flüchtig verlaufenden Formen in der Literatur unter verschiedenen Namen spricht dafür, daß es eine größere Zahl von unspezifischen Entzündungen am Hüftgelenk gibt. Sie können anfangs bei der Abgrenzung gegenüber einer tuberkulösen Erkrankung größere Schwierigkeiten verursachen, da außer Schmerzhaftigkeit und Hinken eine Bewegungseinschränkung in allen Ebenen vorhanden ist und unter Umständen auch eine Beugekontraktur besteht. Bei stationärer Beobachtung, die oft nicht zu umgehen ist, kommt es durch die hiermit verbundene Ruhigstellung und Entlastung manchmal auffallend schnell zu einer völligen Rückbildung der klinischen Symptome und einer Normalisierung der anfangs beschleunigten Blutsenkung. Bei diesen Fällen sollte die Wiederaufnahme der Belastung und Fortbewegung immer wenigstens noch für kürzere Zeit stationär beobachtet werden, u. a. auch deshalb, weil an die seröse Coxitis sich eine fibrinöse und eitrige Entzündungsform des Gelenks anschließen kann (NIEDERECKER). Beim Vorhandensein von Schmerzen irgendwelcher Art im Bereich des Hüftgelenks kann nicht das Wachstum als Erklärung herangezogen werden, da es stets und unter allen Umständen schmerzfrei verläuft.

Die typischen Formen der coxitischen wie der nekrobiotischen Erkrankungsprozesse am Hüftgelenk (Osteochondropathia coxae juvenilis, Perthes-Legg-Calvé) machen im allgemeinen keine Schwierigkeiten bei der differentialdiagnostischen Abgrenzung gegeneinander. Während bei der Coxitis die Beweglichkeit des Hüftgelenks in allen Ebenen eingeschränkt ist, findet sich als die typische Bewegungseinschränkung bei der Perthesschen Erkrankung die der Abduktion und der Rotation, vor allem der Innenrotation. Röntgenologisch sieht man bei den typischen Perthes-Fällen einen Schwund der Kopfepiphyse mit manchmal weitgehendem Abbau des Kopfes bzw. Verbreiterung und walzenartiger Verformung des Kopfes. Veränderungen, die an der Pfanne auftreten, sind sekundärer Natur und machen sich erst später bemerkbar. Bei der Perthesschen Erkrankung kommt es nach einiger Zeit bei ausreichender Entlastung zum Wiederaufbau und zur Wiederherstellung der Kopfform, verhältnismäßig oft bleiben aber unvollständig wieder aufgebaute Kopfformen zurück. Die Behandlung nimmt beim Perthes lange Zeit in Anspruch und reicht in vielen Fällen fast an die Behandlungsdauer der coxitischen Erkrankung heran.

Die von EDBERG, FROMME, HOFFMANN u. a. beschriebenen Umbauvorgänge an den Hüftgelenkpfannen ohne Epiphysenbeteiligung sind Seltenheiten. Im allgemeinen tritt bei der Perthesschen Erkrankung nicht eine so ausgedehnte knöcherne Atrophie auf wie bei der Coxitis. Es gibt allerdings atypische Formen, die zunächst dem Bilde eines Perthes gleichen, aber entzündliche Überlagerungen aufweisen, wobei klinisch eine Bewegungseinschränkung in allen Ebenen, also auch der Beugung besteht und die Blutkörperchensenkung stark erhöht ist. Diese Formen zeigen meistens einen schwerwiegenden Verlauf mit knöchernem Abbau nicht nur am Kopf, sondern auch an der Pfanne und bieten erhebliche Schwierigkeiten bei der Abgrenzung gegenüber einer tuberkulösen Coxitis.

Bei der Epiphyseolyse und den ihr vorangehenden epiphysären Lockerungsvorgängen, die häufig in verschiedener Gradausprägung doppelseitig auftreten, gibt es im allgemeinen keine größeren differentialdiagnostischen Schwierigkeiten gegenüber der spezifischen Coxitis. Nur sehr selten kommt es infolge einer tuberkulösen Herdbildung im Epiphysenbereich zu einer Verschiebung zwischen Kopf und Schenkelhals.

Die bei der Coxitis vorkommenden Leistendrüsenschwellungen dürfen nicht verwechselt werden mit der Lymphadenitis inguinalis, welche bei entzündlichen Erkrankungen im Bereich des Fußes oder Unterschenkels auftreten kann, z. B. bei Insektenstichen oder Pilzerkrankungen. Bei der Leistendrüsenentzündung dieser Art wird nicht selten auch an eine Hernienbildung gedacht.

In den frühen Stadien der entzündlichen Hüfterkrankung mit Schwellung der Weichteile und größerem Erguß, röntgenologisch kenntlich an einer Erweiterung des Gelenkspaltes, kann durch eine Punktion, die entweder von vorn oder von der Seite her vorzunehmen ist, die Art der Ergußbildung, serös, flockig oder eitrig, geklärt werden. Die Untersuchung des Punktats auf Leukocyten- und Lymphocytengehalt sowie die kulturelle Untersuchung auf Erreger, können weitere diagnostische Aufschlüsse vermitteln.

Bei längere Zeit hindurch unklar bleibenden Erkrankungsformen kann die Probeentnahme aus dem Gelenk erforderlich werden. Hierbei handelt es sich am Hüftgelenk selbstverständlich immer um einen größeren Eingriff, der unter strengster Asepsis auszuführen ist. Es kommt hierbei darauf an, daß makroskopisch einwandfrei veränderte Gewebspartien aus dem Zentrum des Erkrankungsherdes entnommen werden. Die Gefährdung durch Komplikationen bei der Probearthrotomie, wie Mischinfektion und Fistelbildung, früher sehr gefürchtet, ist heute wesentlich geringer. Bei längere Zeit bestehenden Erkrankungen und nach tuberkulostatischer Vorbehandlung fällt die histologische Untersuchung in einem verhältnismäßig hohen Prozentsatz tuberkulosenegativ aus, und zwar auch dann, wenn die operative Entnahme des Untersuchungsmaterials durchaus sachgemäß erfolgt ist. Die bakteriologische Untersuchung fällt nur positiv aus, wenn auch der histologische Befund ein positives Ergebnis liefert. Bei tuberkulosepositivem Ausfall der feingeweblichen Untersuchung ist die Diagnose einer Tuberkulose gesichert, bei negativem Resultat jedoch nicht auszuschließen. Wenn die histologische Untersuchung positiv, die bakteriologische aber negativ ausfällt, was auch vorkommt, ist das positive Ergebnis entscheidend.

Tumoren, sowohl benigner wie maligner Grundlage, sind für die differentialdiagnostische Abgrenzung gegenüber der Tuberkulose gleichfalls von Bedeutung, bei Malignomen können primäre oder metastatische Erkrankungen in Betracht zu ziehen sein. Es kommen vor Osteosarkome, Chondrosarkome, eosinophile Granulome als örtliche Primärerkrankungen, während Carcinome vorwiegend als metastatische Formen beobachtet werden, z. B. von Primärtumoren der Mamma oder Prostata ausgehend. Von gutartigen Formen sind zu berücksichtigen Osteome, Hämangiome und Kavernome.

Das selten beobachtete Hämangioendotheliom geht nach LICHTENSTEIN mit Metastasen in anderen Skeletbezirken einher. Bei der Ostitis fibrosa ist gerade im Bereich des Hüftgelenks auf die schwierig abgrenzbaren Formen gegenüber den Sarkomen hinzuweisen. Dabei ist die Probeentnahme von Gewebe und dessen histologische Untersuchung meist nicht zu umgehen, sie fällt bei der Beurteilung entscheidend mit ins Gewicht. Mit einem Tumor verwechselt werden kann die Radioosteonekrose des Hüftkopfes, die in den letzten Jahren nach intensiver Röntgenbestrahlung mit hohen Dosen wegen maligner Neubildungen im gynäkologischen Bereich öfter zur Beobachtung gelangt (Abb. 66).

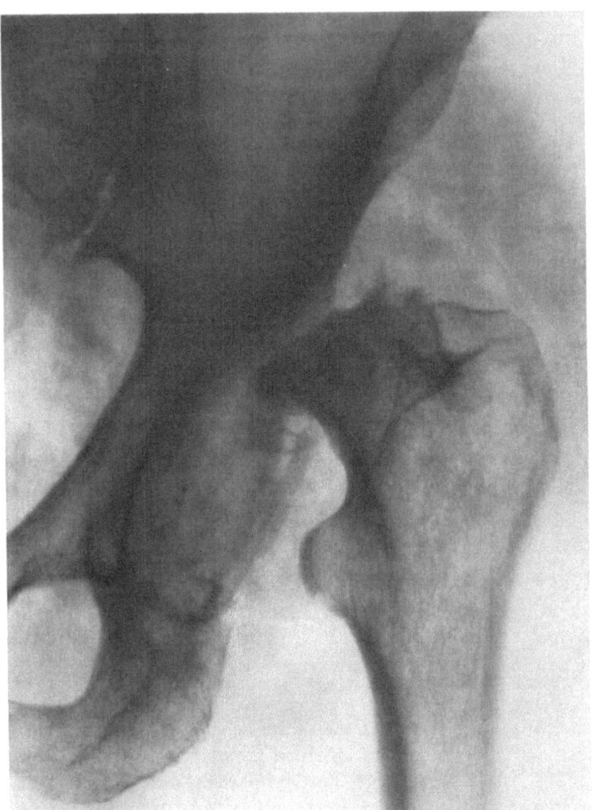

Abb. 66. 75jähr. Frau. Osteonekrose des Hüftkopfes links nach Röntgentherapie wegen gynäkologischen Carcinoms

e) Therapie

Zu den wichtigsten Grundsätzen der Behandlung gehört, wie bei allen tuberkulösen Gelenkaffektionen, bei der Coxitis die völlige Ruhigstellung und Entlastung des Gelenks. Gerade hier ist auf die Tatsache zu verweisen, daß die Tuberkulose als Allgemeinerkrankung betrachtet und behandelt werden muß. Erforderlich ist ausreichende, aber keine übermäßige Ernährung, mit genügender Zufuhr von Vitaminen und Mineralsalzen, besonders während der Wintermonate. Bei unterernährten und asthenischen Kranken ist reichliche Ernährung am Platze, bei dysplastischen Typen kann hingegen eine kalorienarme und dehydrierende Ernährungsform angezeigt sein. Außerdem ist die Freiluft- und Heliotherapie mit heranzuziehen, innerhalb der Wintermonate evtl. mit künstlichen Strahlenquellen. In psychologischer Hinsicht ist auf die lange Erkrankungsdauer besondere Rücksicht zu nehmen. Bei Kindern im schulpflichtigen Alter ist der Schulunterricht zur Vermeidung von Zeitverlusten von erheblicher Bedeutung, bei Jugendlichen und Erwachsenen die Beschäftigungstherapie, welche für den Patienten den Zwang der langen Immobilisierung erleichtert.

Bei den Frühfällen bietet die Allgemeinbehandlung mit Tuberculostatica und Antibiotica gute Aussichten, meist in Form einer geeigneten Kombination. Bei bereits längere Zeit bestehenden Erkrankungsprozessen ist wegen der Gefäßabriegelung im Erkrankungsbereich auch am Hüftgelenk die intraartikuläre Injektion (Streptomycin, Neoteben) in Betracht zu ziehen. In manchen Fällen kann es hierdurch zu einem Stillstand bzw. zu einer Inaktivierung der Erkrankung in einem verhältnismäßig frühen Stadium kommen. Mit einem Auftreten reaktiver Umbauvorgänge und schwerer schmerzhafter Bewegungseinschränkung in späteren Jahren muß aber gerechnet werden. Im allgemeinen kann gesagt werden, daß die Coxitis trotz aller Wandlungen ihres Verlaufes durch neuzeitliche Tuberkulosemittel auch heute noch ein schwerwiegendes Leiden darstellt und diagnostisch und therapeutisch erhebliche Probleme aufgeben kann. Hierbei ist besonders auf die veralteten Fälle hinzuweisen, deren Erkrankungsbeginn schon Jahrzehnte zurückliegt und in die vorantibiotische Ära fällt.

Bei schwer inanierten und fistelnden Formen kann zur Unterstützung der Behandlung die Anwendung der Bluttransfusion indiziert sein. Die Übertragung von Vitalblut ist im allgemeinen wirksamer als diejenige von Konserven, am meisten sind Transfusionsmengen von 300 bis 400 cm^3 in mehrfacher Applikation zu empfehlen.

Trotz aller früher geführten Diskussionen über die Methodik der Ruhigstellung, ob durch Gips oder Extension, hat sich bis heute der zirkuläre Gipsverband im allgemeinen als die beste Methode erwiesen. Nur die völlige Entlastung und Ausschaltung jeder Bewegung gewährleisten die erforderliche absolute Immobilisierung, die das erkrankte Gelenk zur Anbahnung der Heilungsvorgänge benötigt. Der Beckengipsverband hat sämtliche Gelenke des erkrankten Beines bis zu den Zehen, Becken und Bauch bis zum Rippenbogen und den Oberschenkel der Gegenseite mit einzuschließen.

Die aus der Literatur sich ergebenden Resultate zeigen, daß die sachgemäße Ruhigstellung durch Beckengipsverband den anderen Methoden überlegen ist (Max Lange und Becker, Johansson, Gardemin u. a.). Über die untere Grenze des Rippenbogens soll der Verband nicht nach oben reichen, um die Beatmung und damit die Belüftung der Lungen nicht zu behindern, die Erhaltung der Thoraxexkursionen ist namentlich bei Kindern sehr wichtig. Entsprechende Überwachung durch geschultes Pflegepersonal ist erforderlich, da Kinder und Jugendliche sonst unzweckmäßige Bewegungen im Bett ausführen, sich aufsetzen oder völlig unangebrachte Gymnastik treiben, u. U. sogar mit dem Beckengips das Bett verlassen. Bei gleichzeitiger Therapie mit intraartikulären Injektionen sind entsprechende Fensterungen erforderlich. Wegen der strengen Ruhigstellung im Bett kommt der Pflege und Hilfeleistung, besonders bei der Entleerung von Stuhl und Urin, große Bedeutung zu. Die entsprechenden Ausschnitte des Gipsverbandes, vor allem im Bereich des Gesäßes, sind zu überwachen und geeignete Maßnahmen zur Verhütung eines Decubitus durchzuführen. Die Randpartien des Gesäßfensters müssen manchmal vergrößert oder verkleinert, umgebogen oder besonders nachgepolstert werden. Die Urinentleerung in horizontaler Lagerung macht anfangs häufig, gerade beim weiblichen Geschlecht, teils aus psychischen, teils aus mechanischen Gründen, bis zur Umlernung und Umgewöhnung an diese unphysiologische Position größere Schwierigkeiten. Bei fistelnden Formen sind genügend große Fensteröffnungen erforderlich, da es bei starker Sekretion sonst zu einer schnellen Verschmutzung des Verbandes kommt; hierbei ist die Umgebung der Fisteln reichlich mit Zinköl abzudecken. Auf das Auftreten von Abscessen in den Weichteilen muß geachtet und eine rechtzeitige Punktion derselben unter entsprechenden Kautelen durchgeführt werden. Bei multiplen Fisteln oder Ulcerationen kann die Überbrückung der Fenster im Gipsverband mit umgipsten Metall- oder Drahtleiterschienen erforderlich werden. Für die Pflege als zweckmäßig erwiesen hat sich die Anbringung einer angegipsten Verstrebung vom gesunden Oberschenkel zum Unterschenkel der erkrankten Seite. Ebenso kann die Lagerung auf einem Holzrahmen oder auf dem Kopf- und Fußteil einer Dreifachmatratze mit Wegnahme des Mittelteiles zur Unterstellung des Steckbeckens vorteilhaft sein.

Die Immobilisierung im Beckengipsverband muß möglichst in einer Stellung erfolgen, die bei späterer Dauerversteifung als funktionell günstig anzusehen ist. Hierfür gelten am Hüftgelenk im allgemeinen eine Abduktion von 5°, eine Flexion von 20 bis 25° und eine Außenrotation von 5° als optimal.

Nach unseren Erfahrungen ist eine Außenrotation von etwa 10° vertretbar, da später der Gang in dieser Stellung durchaus befriedigend ist. HACKENBROCH hat darauf aufmerksam gemacht, daß bei der Einstellung des Hüftgelenks Beinlänge und Zustand der gesunden Hüfte wie auch eine evtl. vorhandene Valgusstellung im Kniegelenk berücksichtigt werden müssen, wodurch der Grad der Abduktionsmöglichkeit eingeschränkt wird. Bewegungseinschränkungen oder Versteifungen der unteren Wirbelsäulenabschnitte können dem Ausgleich einer stärkeren Beugekontraktur im Hüftgelenk hindernd im Wege stehen. Die funktionelle Verkürzung, die durch die für das Sitzen so wichtige Beugeeinstellung des Hüftgelenks zustande kommt, kann nur bis zu einem gewissen Grad durch vermehrte Abduktion ausgeglichen werden, weil sonst auf der gesunden Seite eine funktionelle Verkürzung hervorgerufen wird.

Unter besonderen Voraussetzungen kann die Immobilisierung in einer genügend kräftigen Beckenbeingipsschale, bei der gleichzeitig der gesunde Oberschenkel mit einzuschließen ist, zweckmäßig sein, z. B. wegen besserer Beobachtungsmöglichkeit oder Durchführung der Heliotherapie. Ungeeignet hierfür sind aber im allgemeinen die frischen Formen und die Erkrankungen bei Kindern. Bei vorliegender Gravidität hat sich der Übergang vom Okklusivverband zur Beckenschale als zweckmäßig und ausreichend erwiesen. Am besten wird jedoch die Ruhigstellung und Entlastung durch den zirkulären Gipsverband gesichert, auch zur Verhütung von Kontrakturen ist er als das am besten geeignete Mittel anzusehen.

Sind bei Beginn der Behandlung außer der Bewegungseinschränkung bereits Kontrakturen oder Fehlstellungen vorhanden, so kann der Beginn der Behandlung mit einem Extensionsverband bei steigenden Gewichten und Lagerung auf unnachgiebiger Unterlage zweckmäßig sein. Wenn es auf diese Art nicht gelingt, die Kontraktur zu beseitigen, so ist der vorsichtige Versuch einer Stellungskorrektur in Narkose zu erwägen. Ist jedoch die Fehlstellung bereits arthrogen bedingt, so muß von derartigen Versuchen, weil sie ohne größere Gewaltanwendung keine Aussichten bieten, Abstand genommen werden, da die Gefahr einer Schädigung zu groß ist. In diesen Fällen muß die Fehlstellung belassen und in dieser die Ruhigstellung durchgeführt werden. Nach Inaktivierung des Erkrankungsprozesses sind dann evtl. operative Stellungskorrekturen durchzuführen.

Bei hochaktiven und fistelnden Prozessen ist dem Versuch einer Stellungskorrektur in Narkose dringend zu widerraten. Die Mischinfektion der Fisteln verlangt eine zusätzliche gezielte antibiotische Behandlung, evtl. mit Zusatz von Sulfonamiden, wobei die Untersuchung des Eiters auf Erreger und eine entsprechende Resistenzbestimmung unerläßlich sind.

Beim Vorhandensein gelenknaher Herde, entweder im Kopf-Hals-Bereich oder im Pfannenbereich ist die operative Ausräumung derselben angezeigt. Hierdurch kann des öfteren ein Durchbruch in das Gelenk verhütet werden. Die Frage, ob ein in guter Stellung versteiftes Gelenk oder nach Inaktivierung ein Gelenk mit nur geringem Bewegungsausschlag zu bevorzugen sei, sollte nicht mehr diskutiert werden. Die Verhütung von Rezidiven wird am besten durch ein knöchern versteiftes Gelenk sichergestellt, während bei teilbeweglichen Gelenken immer noch mit einem Wiederaufflackern des Prozesses gerechnet werden muß. Schmerzhafte Gelenkruinen mit nur geringer Funktion sind nutzlos, die Kranken drängen in diesen Fällen selbst zur Beseitigung ihrer oft unerträglichen Beschwerden. Ob die Erhaltung eines gut beweglichen Gelenks möglich ist, hängt von der Ausdehnung des Prozesses und dem Grad der Zerstörung ab. Bei geringer Ausdehnung der Erkrankung kann eine erstaunliche Beweglichkeit zurückbleiben, bei der jeder Therapeut davor zurückschrecken wird, eine Arthrodese zu erwägen. Solche Verlaufsformen mit gutem Dauerresultat werden meist nur bei Kindern und Jugendlichen, aber kaum bei Erwachsenen beobachtet.

In dieser Hinsicht ist ein gesundes Maß von Kritik gegenüber allzu enthusiastischen Berichten in der Literatur am Platze. Das Ziel der Behandlung ist primär die Erreichung einer Inaktivierung der Erkrankung und erst in zweiter Linie die Erhaltung der Gelenkfunktion, das muß nachdrücklich betont werden (Abb. 67 a u. b).

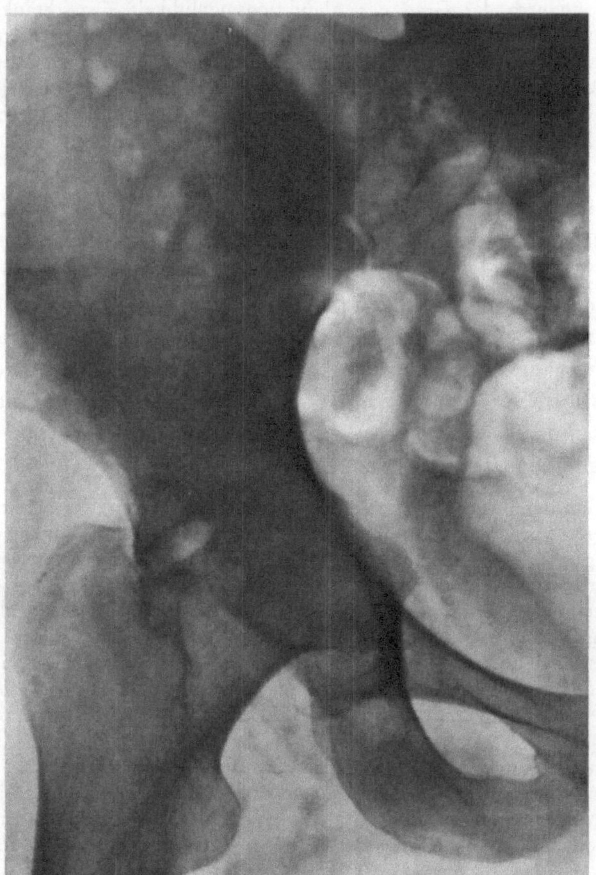

Abb. 67 a. 20jähr. Mädchen. Tuberkulöse Coxitis rechts mit teilweiser Zerstörung des Kopfes und der Pfanne mit zentraler Perforation und Protrusio acetabuli

Das Aufkommen der neuen tuberkulosewirksamen Mittel und der sonstigen Antibiotica hat dazu geführt, daß man sich heute viel weniger als früher vor einem operativen Eingriff am Gelenk zu scheuen braucht. Unter diesen Umständen bietet bei stärkerer Zerstörung die Herdausräumung am Hüftgelenk mit Entfernung aller erreichbaren tuberkulösen Gewebspartien sowie von Sequestern und von Verkäsungszonen des Knochens mit anschließender Herdbeschickung gute Aussichten auf Erfolg. Dies gilt besonders für die fistelnden Formen. Nach entsprechend langer Ruhigstellung kommt es dann des öfteren ohne weiteren operativen Eingriff zu knöcherner Versteifung. Bei Kindern ist gegenüber der operativen Herdausräumung Zurückhaltung am Platze. Die früher durchgeführten Resektionen mit Entfernung des Kopfes haben sich als deletär erwiesen und sind verlassen worden. Anwendung plastischer Verfahren bei Teilschädigung des Kopfes oder der Pfanne mit Verwendung von Vitalliumersatz für die Pfanne oder Einsetzung von Kunststoffköpfen kommt bei tuberkulöser Hüftgelenkerkrankung nicht in Frage. Gerade bei der tuberkulösen Entzündung

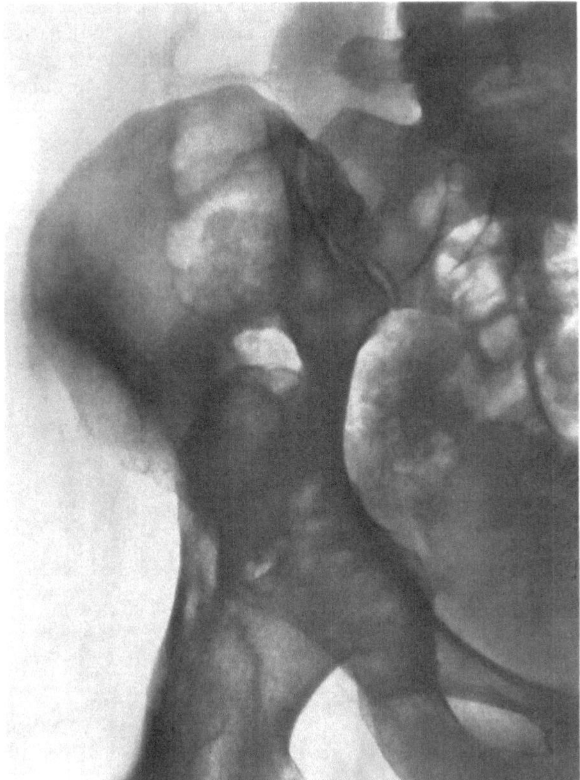

Abb. 67 b. Dieselbe Patientin wie Abb. 67 a. Zustand nach extraartikulärer Arthrodese durch Trochanterverschiebung

kommt es regelmäßig zu erheblichen Fremdkörperreaktionen und zur Bildung von Abscessen, so daß ein Rückgang der Eiterung und eine Heilung der Fisteln erst durch Entfernung der Fremdkörper zu erzielen ist. Die Anwendung derartiger Verfahren bei tuberkulöser Hüfterkrankung muß daher als schwerer Fehler bezeichnet werden. Kommt es spontan oder nach operativer Ausräumung nicht zu einer Synostose oder einer ausreichenden Inaktivierung des tuberkulösen Prozesses, so ist eine operative Arthrodese in Betracht zu ziehen.

Für die Durchführung der Arthrodese stehen extra- oder intraartikuläre Verfahren zur Verfügung. Während man früher die intraartikulären Operationsformen wegen der Gefahr der Generalisation ablehnte, braucht man heute derartige Bedenken bezüglich der intraartikulären Methode nicht mehr zu haben. Bei der intraartikulären Arthrodese können 2 kräftige Tibiaspäne von der Trochanterregion durch den Kopf bis in die Pfanne nach entsprechender Vorbohrung eingebracht werden. Eine andere Form ist die sogen. Umdrehungsarthrodese in der Modifikation von SCHÜLLER, hierfür eignen sich am Hüftgelenk aber nur solche Fälle, bei denen im lateralen Kopf- und Pfannenbereich keine schweren Zerstörungen vorliegen. Eine extraartikuläre Arthrodese kann mit 2 Tibiaspänen vom Trochanter zum Ilium hin durchgeführt werden. Von HASS und HIBBS wurde eine sogen. Trochanterverschiebung durchgeführt, wobei der abgemeißelte große Rollhügel über den äußeren Pfannenrand zum Ilium verlagert wird. Diese Methode eignet sich aber gleichfalls nicht für alle Fälle. Von MATTHIEU und WILMOTH wurde umgekehrt ein größerer Knochenspan aus der Darmbeinschaufel nach caudalwärts zum Trochanter verlagert. Eine weitere Form der operativen Behandlung ist die sogen. ischiofemorale Arthrodese, 1921 zuerst von MARAGLIANO ausgeführt. Von TRUMBLE, BRITTAIN u. a. sind weitere Modifikationen ausgearbeitet worden. In Deutschland hat besonders WEIL sich für die ischiofemorale Arthrodese eingesetzt. Von manchen Autoren wird eine Gelenkausräumung und anschließende Arthrodese empfohlen, z. B. von MERCER. Wir stehen auf dem Standpunkt, daß in allen Fällen zunächst der Erfolg der Herdausräumung abzuwarten ist, bis sich herausstellt, ob es zu einer Synostose

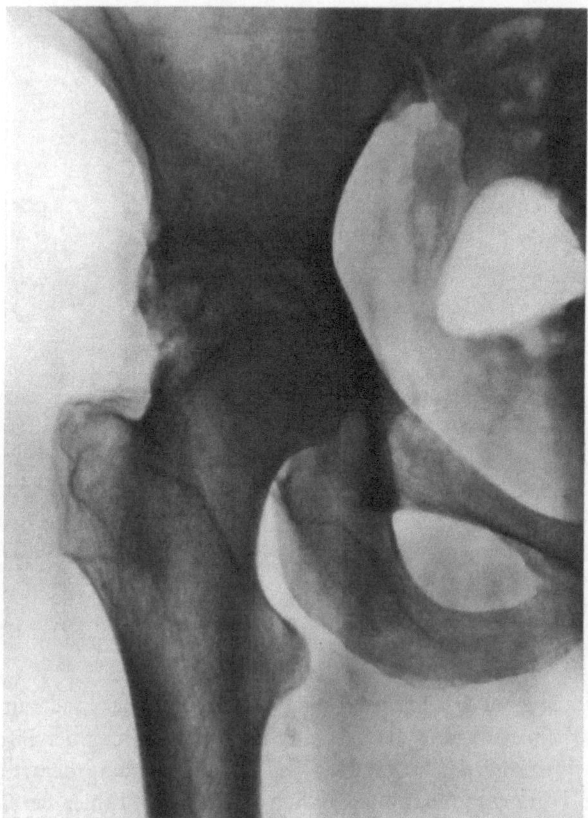

Abb. 68. 39jähr. Frau. Coxitis tuberculosa rechts. Zustand nach Umdrehungsarthrodese

kommt oder nicht. Erst dann ist zusätzlich die Arthrodese durchzuführen. Welche Form der Arthrodese bevorzugt wird, ist im allgemeinen von geringerer Bedeutung, entscheidend ist, daß eine knöcherne Versteifung und Inaktivierung des Krankheitsprozesses erreicht wird (Abb. 68).

Auch bei der Durchführung einer operativen Versteifung ist, genau wie bei der Immobilisierung im Gipsverband, auf eine funktionsgünstige Stellung zu achten, wobei die für das Sitzen erforderliche Beugestellung durch einen mäßigen Grad von Abduktion ausgeglichen werden soll, damit die Verkürzung nicht so hochgradig wird. Es kann aber keine Rede davon sein, daß die Stellung des Hüftgelenks der beruflichen Tätigkeit angepaßt werden müßte oder könnte, wie man dies gelegentlich liest. Im Hinblick auf die täglichen Verrichtungen und den außerberuflichen Tagesablauf ist für jeden Kranken eine Hüftstellung erforderlich, die das Sitzen und Stehen bestmöglich berücksichtigt. Von der Berufsausübung selbst abgesehen, ist auch an die Erreichbarkeit des Arbeitsplatzes unter Benutzung öffentlicher Verkehrsmittel zu denken (Abb. 69a u. b).

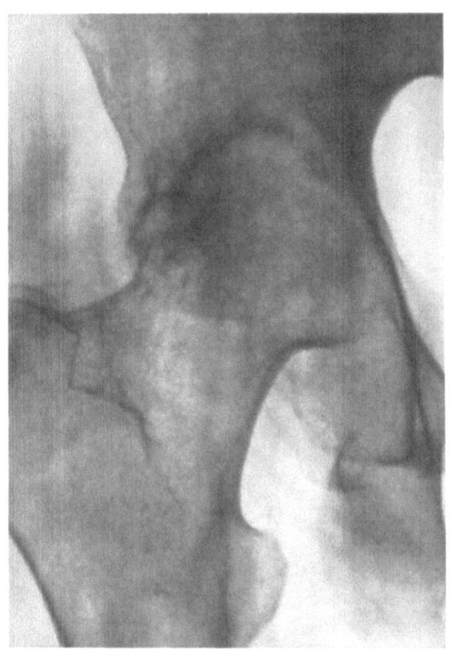

Abb. 69a. 23jähr. Mann. Tuberkulöse Erkrankung des rechten Hüftgelenks mit teilweiser Zerstörung des Kopfes und der Pfanne und unregelmäßiger Ausweitung der Pfanne nach cranial

Bei bleibenden Fehlstellungen nach Inaktivierung der Hüfttuberkulose können operative Stellungskorrekturen erforderlich sein. Am häufigsten wird die Fehlstellung in Flexion-Adduktion beobachtet, die am besten durch eine subtrochantere Osteotomie beseitigt wird.

Man hat bereits früher versucht, am Hüftgelenk Synovektomien durchzuführen, wobei die Resultate aber durchaus schlecht waren. Nach Vorliegen der Tuberculostatica und Antibiotica hat man diese Versuche wieder aufgenommen. Imhäuser, Kuhlmann und May lehnen die Synovektomie ab, Erlacher und Wilkinson stehen ihr positiv gegenüber. Kastert empfiehlt sie für solche Fälle, die zu einem chronischen Verlauf neigen. Wir halten die Synovektomie als Operationsverfahren für ungeeignet, weil hierdurch auch noch erhalten gebliebene knorpelige Gelenkflächenabschnitte von der Ernährung ausgeschaltet werden und es schließlich zu schweren Deformierungen der Gelenke kommt, die nur noch Wackelbewegungen aufweisen. Außerdem haftet der Methode ein erheblicher Unsicherheitsfaktor an, es treten nicht wenige Rezidive dabei auf. Bisher liegen jedenfalls mit der Synovektomie keine hinreichenden Erfahrungen vor, die beweisen, daß die Synovektomie geeignet ist, ein Hüftgelenk auf lange Zeit funktionstüchtig und rezidivfrei zu halten. Unserer Ansicht nach besteht gegenüber der Synovektomie aller Anlaß zu einer kritischen Einstellung.

Wenn nach genügend langer Ruhigstellung und Entlastung die tuberkulöse Erkrankung des Hüftgelenks hinreichend inaktiviert erscheint, stehen wir vor der Notwendigkeit, den Patienten aus dem Bett heraus und zur Fortbewegung zu bringen. Hierbei ist weitere Ruhigstellung und Entlastung für das kranke Gelenk unbedingt erforderlich. Man kann vor Herstellung eines entsprechenden entlastenden Apparates zunächst einen Beckengehgips anfertigen, mit dem der Patient einige Monate in stationärer Behandlung üben und auf hinreichende Inaktivierung kontrolliert werden kann. Ein solcher Beckengehgips muß neben einem Beckenteil den kranken Oberschenkel mit Aufsitz umfassen, an den sich von oberhalb des Knies ein langer Gehbügel mit 2 Schellen für den Unterschenkel anschließt.

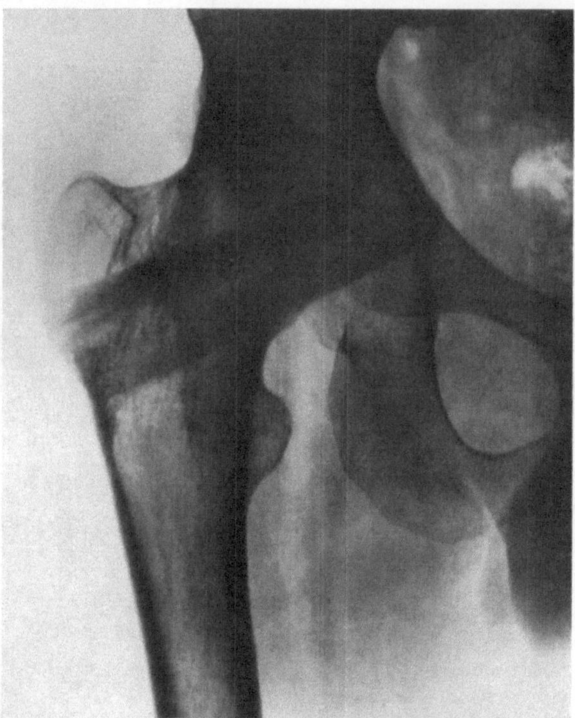

Abb. 69b. Derselbe Patient wie Abb. 69a. Intraartikuläre Arthrodese mittels zweier Tibiaspäne

Zur Anfertigung dieser Verbände gehört ein gewisses Maß von Übung und Erfahrung, damit sie nicht einerseits zu weit, andererseits zu eng ausgeführt werden und keine Druck- und Scheuerstellen erzeugen. Beim Auftreten von Druckstellen müssen dieselben entweder freigelegt oder an den Rändern ausgeschnitten oder beim Auftreten am Tuber der Aufsitz nachgepolstert werden.

Nach langer Ruhigstellung und Immobilisierung kommt es beim Aufstehen der Kranken häufig zum Auftreten von Zirkulationsstörungen und Schwellungen der Füße und Unterschenkel, vor allem krankseitig, auch ohne daß eine kardiale Störung vorliegt. In zweifelhaften Fällen ist der Rat eines Internisten einzuholen.

Zur Anfertigung des entlastenden Apparates ist ein gut modellierter Gipsabdruck mit Markierung der vorspringenden Skeletpunkte erforderlich. Der Apparat muß einen Beckenkorb, einen kurzen Oberschaft mit Tubersitz in fester Verbindung mit dem Beckenkorb, sowie Ober- und Unterschenkelschienen mit feststellbarem Kniegelenk umfassen. Der Unterschenkelschienenteil ist mit 2 Schellen versehen und wird in Form eines Gehbügels von außen um den Schuh herumgeführt. Wegen des konischen Verlaufs des Unterschenkels darf derselbe nicht mit einer Hülse ausgerüstet werden, weil sonst rotierende und Scherbewegungen auf das kranke Hüftgelenk übertragen werden.

In solchen Fällen, in denen eine ausgeprägtere Mitbeteiligung des betr. Kniegelenks vorliegt, muß auf die Anbringung eines Kniegelenks verzichtet und der Übergang vom Oberschenkel zum Unterschenkel starr gehalten werden. Falsch ist es, den Stützapparat außer mit einer Unterschenkelhülse mit Fußteil und Fußgelenk auszurüsten, der im Schuh getragen wird. Leider werden solche fehlerhaften Konstruktionen immer wieder beobachtet.

Wenn die erkrankte Hüfte noch nicht genügend sicher inaktiviert ist und eine weitere Neigung zur Adduktionskontraktur besteht, muß ein Bügel unter dem Tuber der gesunden Seite hergeführt werden, wodurch eine Senkung der gesunden Beckenseite und eine Adduktionsstellung des erkrankten Hüftgelenks verhütet wird (Gegentuberschiene am Coxitisapparat nach Biesalski-Eckhardt und Borggreve). Der richtige Sitz des Apparates muß durch regelmäßige Kontrolle überwacht werden. Insbesondere ist darauf zu achten, daß der Oberschenkelteil sachgemäß angeschnürt ist, weil sonst der Tuber von dem Aufsitz des Apparates herunterrutscht und keine Entlastung erreicht wird. Innerhalb der ersten Monate ist besonders auf die mit dem Tragen des Apparates verbundene Verschmächtigung des krankseitigen Oberschenkels zu achten, wodurch der Apparat relativ zu weit und der Tuber gleichfalls nicht mehr vom Aufsitz gefaßt wird. Bei Kindern können durch das Wachstum die Ober- und Unterschenkelteile bald relativ zu kurz werden, so daß die Verlängerungsteile der Unterschenkelschiene nachgestellt werden müssen. Bei Verschmächtigung des Oberschenkels ist der Apparat entsprechend zu ändern und nachzupolstern. Die sorgfältige Überwachung des Apparates und seines Trägers ist genauso wichtig wie die sachgemäße vorherige Behandlung. Durch mangelhafte Apparatversorgung wie durch ungenügende Überwachung kann der Erfolg einer langjährigen stationären Behandlung völlig zunichte gemacht werden. Falls nur

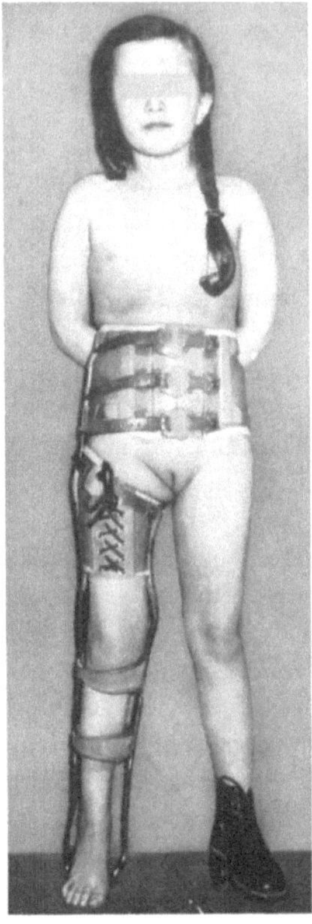

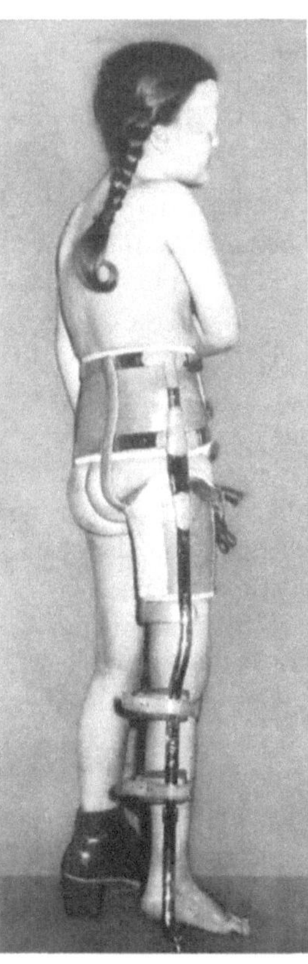

Abb. 70a und b. 5jähr. Mädchen mit rechtsseitiger Coxitis. Versorgung mit entlastendem Apparat, von vorn und hinten seitlich

ein geringer oder kein Längenverlust des erkrankten Beines vorliegt, muß beim Tragen eines entlastenden Apparates auf der gesunden Seite eine entsprechende Schuherhöhung angebracht werden. Bei deutlichen Verkürzungsgraden ist ein Längenausgleich auf der gesunden Seite nicht erforderlich (Abb. 70 a u. b).

Die Erkrankungsdauer ist durch die modernen Behandlungsmethoden deutlich herabgesetzt worden. Während sie früher im Durchschnitt 3 Jahre und darüber betrug, kann man heute im allgemeinen mit einer Dauer von etwa 2 Jahren rechnen bis zur Erreichung eines Inaktivitätsstadiums, das den Übergang zum Stützapparat erlaubt. Bei Kindern und Jugendlichen kann eine wesentlich längere stationäre Behandlungsdauer erforderlich sein wegen der Notwendigkeit, die Behandlung konservativ durchzuführen.

Der Abbau des Stützapparates sollte, soweit durchführbar, in stationärer Behandlung vorgenommen werden, mindestens bei Kindern und Jugendlichen. Hierbei kann man zunächst den unteren Teil abbauen, so daß belastet wird, aber durch Becken- und Oberschenkelteil die Bewegung weitgehend ausgeschaltet bzw. eingeschränkt wird. Bei denjenigen Hüftgelenkprozessen, bei denen noch ein großer Bewegungsausschlag vorhanden ist, muß eine besonders sorgfältige Überwachung durchgeführt werden, der Apparatabbau darf hierbei nur in stationärer Beobachtung erfolgen.

Bei bleibender Hüftversteifung resultiert ein hinkender und unelastischer Gang, wobei Bodenunebenheiten durch Heben der krankseitigen Beckenhälfte überwunden werden müssen. Trotzdem kommt es im Laufe der Zeit oft zu einer erstaunlichen Anpassung, so daß allmählich der Gang unauffälliger wird. Dies gilt namentlich für jüngere Menschen, die über größere Leistungsreserven verfügen, während bei älteren Patienten die Schwierigkeiten naturgemäß größer sind. Bei gonitischer Miterkrankung und Versteifung oder Teilversteifung des Kniegelenks liegt selbstverständlich ein höherer Grad von Behinderung vor. Für längeres Sitzen benötigen Personen mit Hüftgelenkversteifung einen Spezialstuhl mit geschrägter Ebene auf der kranken Seite.

Berufe, die besondere Anforderungen an die Beweglichkeit oder die Körperkräfte stellen, insbesondere Außenberufe, sind für Patienten mit Hüftgelenkversteifung ungeeignet. Hierbei müssen geeignete Umschulungsmaßnahmen eingeleitet werden.

Außer den Wiederherstellungsmethoden zur Hebung der körperlichen Leistungsfähigkeit, wie Massage, Gymnastik, Beschäftigungstherapie, kommt es auch auf eine entsprechende psychische Führung an, die den Betreuten von depressiven Vorstellungen im Sinne der Verkümmerung oder Verkrüppelung befreien sollte.

Durch die neuen Behandlungsmethoden mit Tuberculostatica und Antibiotica, Herdausräumung und -instillation u. a. haben sich die Aussichten gegenüber früher bedeutend gebessert, vor allem hinsichtlich der Mortalität. Schwere fistelnde Fälle mit profuser Eiterung gelangen heute nur noch selten zur Beobachtung. Auch die hierbei früher so gefürchtete Amyloidnephrose ist so gut wie nicht mehr zu konstatieren. Ein Teil der Fälle gelangt heute, besonders bei jüngeren Altersstufen, mit beweglichem oder teilbeweglichem Hüftgelenk in ein Inaktivierungsstadium, wobei allerdings später mit Umbauvorgängen im Sinne der Coxarthrose gerechnet werden muß. Hierdurch wird der Erfolg der Funktionserhaltung mindestens teilweise wieder zunichte gemacht. Insgesamt behält der Gesichtspunkt der Inaktivierung der coxitischen Prozesse den Vorrang vor der Gelenkfunktion. Bei Versteifung des Hüftgelenks bleibt die Inaktivierung des Erkrankungsprozesses zuverlässiger gesichert als bei erhaltener Beweglichkeit oder Teilbeweglichkeit, bei der ein höherer Gefährdungsfaktor im Sinne von Rezidiven angenommen werden muß.

2. Tuberkulose des Trochanter major

Tuberkulöse Erkrankungen des Trochanter major kommen isoliert oder kombiniert mit anderen Erkrankungen vor. Kombinationen mit Iliosacraltuberkulose,

Spondylitis und Coxitis gelangen zur Beobachtung. Außerdem kann die Erkrankung des großen Rollhügels fortgeleitet von Senkungsabscessen zustande kommen, wobei entweder zuerst die Bursa trochanterica befallen wird oder der Knochen sofort erkrankt. Die meisten Trochanter major-Erkrankungen entstehen hämatogen, auch bei den kombinierten Erkrankungen handelt es sich meist um mehrfache hämatogene Herdbildungen und nicht um das Übergreifen von einem Herd zum andern auf dem Wege von Senkungsabscessen. Eine Ausnahme hiervon bildet die Erkrankungsform des Trochanter major, die entweder proximalwärts auf das Hüftgelenk oder distalwärts auf den Oberschenkelschaft übergreift. Bei ausgedehnten coxitischen Zerstörungsprozessen kann es auch zu einer Beteiligung des großen Rollhügels, unter Umständen mit völliger Einschmelzung, kommen. Die Erkrankung betrifft überwiegend Erwachsene, bei Kindern kommt sie nur selten zur Beobachtung.

a) Pathologische Anatomie

Der tuberkulöse Befall des Trochanter major bei der hämatogenen Aussaat ist damit zu erklären, daß das Trochantermassiv sehr viel Spongiosa enthält, außerdem das Trochantermassiv sich aus einem besonderen Knochenkern entwickelt, womit die Prädisposition des Epiphysenbereichs für tuberkulöse Erkrankungen bestätigt wird. Wenn die Erkrankung vom Schleimbeutel aus auf den Knochen übergreift, so handelt es sich meist um die Bursa trochanterica des Glutaeus maximus, während die subcutane Bursa trochanterica weniger in Frage kommt. In der Literatur wird angeführt, daß es sich meist um granulierende Formen handelt. Es werden aber auch eitrig-käsige und sequestrierende Erkrankungsformen beobachtet. Abscedierungen, Durchbrüche und Fistelbildungen kamen früher häufiger zur Beobachtung, sind aber jetzt seltener geworden. Oft handelt es sich um multiple kleine Herdbildungen, die wegen der spongiösen Bauweise des großen Rollhügels allmählich miteinander konfluieren (Abb. 71).

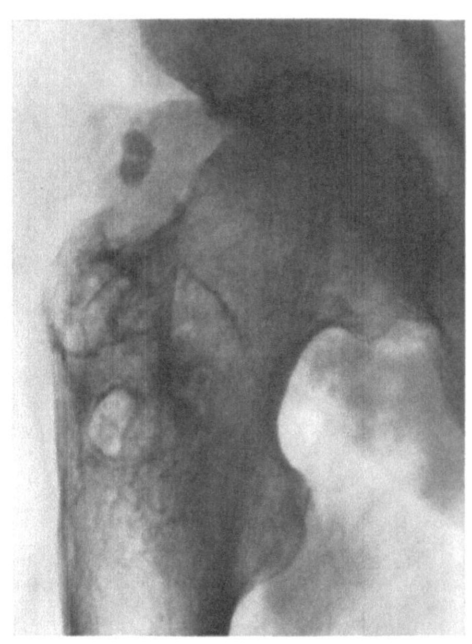

Abb. 71. 48jähr. Mann. Tuberkulose des rechten Trochanter major und des rechten Kniegelenks. Teilweise Zerstörung des großen Rollhügels. Mehrere Höhlenbildungen im Knochen

b) Klinische Symptome

Geklagt wird über unbestimmte und ziehende Schmerzen im proximalen Teil des Oberschenkels, unter Umständen in den Trochanter ausstrahlend. Bei genügender Ausdehnung der Erkrankung kann Hinken eintreten, bei längerem Stehen wird das Körpergewicht auf die gesunde Seite verlagert. Bei Tuberkulosen, die auf den Rollhügel beschränkt bleiben, besteht keine Bewegungseinschränkung im Hüftgelenk. Wird bei der Untersuchung eine einwandfreie Bewegungseinschränkung der Hüfte festgestellt, so spricht dies dafür, daß der Prozeß auf das Hüftgelenk übergegriffen hat. Am Trochanter major selbst wird Druck- und Klopfschmerz beobachtet. Bei der oberflächlichen Lage kann sich infolge eines entzündlichen Ödems vermehrte Gewebsspannung mit härterer Konsistenz bemerkbar machen. Die nach Abscessen und Fisteln zurückbleibenden Narben sind meistens mit der Trochanteroberfläche verlötet und am Knochen adhärent. Bei größerer Ausdehnung der Erkrankung mit stärkerer Zerstörung können unregelmäßige Konturen mit höckriger Beschaffenheit tastbar sein.

Früher wurde bei den Trochantertuberkulosen in erhöhtem Maße Bildung von Abscessen und Fisteln beobachtet. Dies trifft auch heute noch für die älteren Erkrankungen zu. LAMPE beobachtete bei 17 Fällen 16mal Fistelbildungen. Auch KREMER und WIESE erwähnen das häufige Vorkommen von Abscessen und Fisteln (Abb. 72).

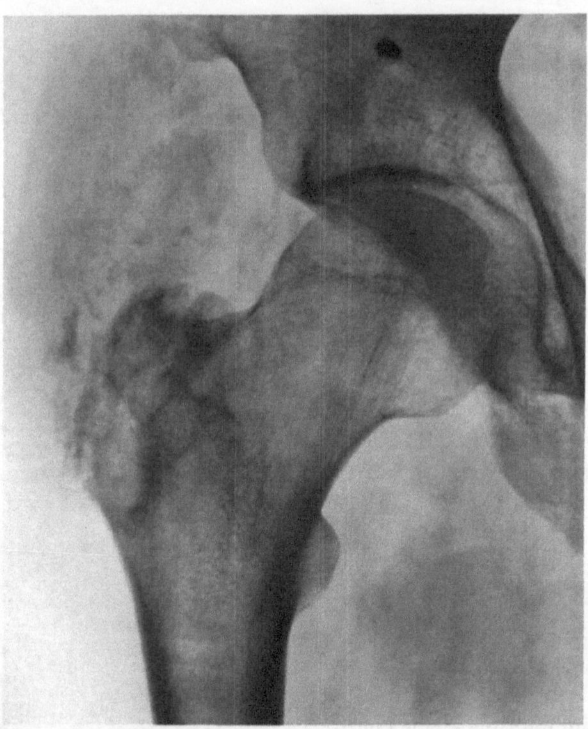

Abb. 72. 38jähr. Mann. Tuberkulöse Erkrankung des Trochanter major rechts mit knöchernem Abbau und teilweiser Sequestrierung des Rollhügels

c) Röntgenbefund

Röntgenologisch finden sich anfangs Unregelmäßigkeiten der Konturen sowie im Inneren des Trochanter Strukturstörungen, während die knöcherne Atrophie sich erst verhältnismäßig spät bemerkbar macht, weil das Trochantermassiv eine zu große Schichtdicke aufweist und infolgedessen die entkalkten Partien überlagert werden. Allmählich können einzelne Herde im Inneren als Aufhellungen oder größere Defekte im Bereich der Compacta sichtbar werden, bei stärker um sich greifender Zerstörung kann es zu einem Abbau fast des gesamten Rollhügels kommen. Da auf den üblichen Beckenübersichtsaufnahmen die Randpartien der Trochanteren oft nur undeutlich zur Darstellung kommen, müssen einzelne Aufnahmen der krankheitsverdächtigen

Seite mit Zentrierung auf die Trochantergegend angefertigt werden. Bei Schichtaufnahmen können einzelne Herdbildungen besser zur Darstellung kommen. Beim Vorhandensein von Fisteln ist durch Kontrastdarstellung der Ausgangspunkt zu klären.

d) Differentialdiagnose

Differentialdiagnostisch kommt von entzündlichen Erkrankungen vor allem die chronische Form der Osteomyelitis in Betracht, während die akute eitrige Knochenmarkentzündung wegen ihrer stürmischeren Symptome von vornherein ausscheidet. Stärkere Beschleunigungen der Blutsenkung sprechen mehr für eine Osteomyelitis, ebenso größere Sequesterbildungen und röntgenologisch früher und stärker auftretende reparative Vorgänge. Bei Abscessen und Fisteln kann eine Untersuchung des Eiters weiterführen.

Von entzündlichen Prozessen kommen im übrigen noch in Frage Erkrankungen der Typhusgruppe und seltener Lues, Aktinomykose und dergl. Von Tumoren maligner Art sind Sarkome, Riesenzellsarkome und Carcinommetastasen, von gutartigen Tumoren Chondrome und cartilaginäre Exostosen in Betracht zu ziehen.

Bei der Differentialdiagnose zwischen Tuberkulose und primären Geschwulstbildungen sind Probeentnahme und histologische Untersuchung unumgänglich, was wegen der oberflächlichen Lage des großen Rollhügels technisch auf keine großen Schwierigkeiten stößt. Hingegen wird sich bei metastatischen Tumoren im allgemeinen die Gewebeentnahme erübrigen (Abb. 73).

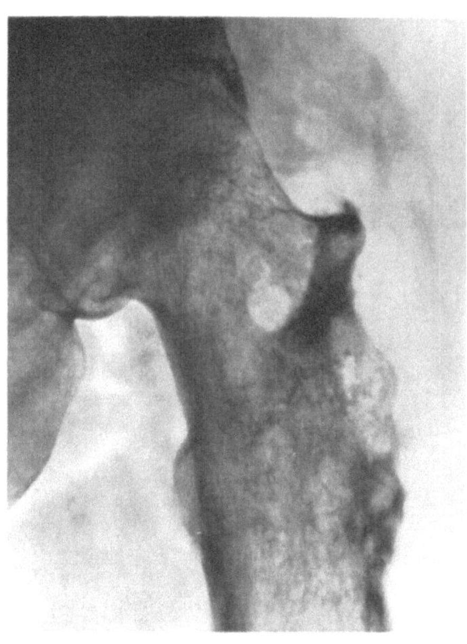

Abb. 73. 59jähr. Frau. Tuberkulöse Erkrankung des Trochanter major links mit Übergreifen auf die Diaphyse. Hochgradige knöcherne Zerstörung mit größeren und kleineren Kavernen

e) Therapie

Frische Erkrankungsfälle werden zweckmäßig zuerst neben Ruhigstellung in einer Beckengipsschale allgemein mit Tuberculostatica in der üblichen Dosierung behandelt. Bei nicht genügendem Erfolg, ebenso wie bei älteren Erkrankungsfällen mit bereits größeren Herdbildungen, ist die operative Ausräumung, welche unbedingt radikal gestaltet werden muß, mit anschließender Herdinstillation durchzuführen. Hierbei müssen die Muskelansätze, besonders die der kleinen Glutaei, möglichst geschont werden. Wegen der spongiösen Struktur müssen die Herdbildungen so gründlich wie möglich ausgeräumt und nur gesunde Knochenflächen zurückgelassen werden, da es anderenfalls zu Rezidiven kommt. Kremer und Wiese haben schon auf die Gefahr des „Anoperierens“ hingewiesen. Allerdings muß berücksichtigt werden, daß auch die individuell verschiedene Qualität der Abwehrlage eine Rolle spielt. Die Instillationsbehandlung muß genügend lange, d. h. wenigstens 6 bis 8 Wochen, durchgeführt werden.

Die Prognose ist bei richtiger Indikationsstellung der konservativen und operativen Behandlung heute als gut zu bezeichnen. Bei alten Trochantertuberkulosen, die bereits viele Jahre vor der antibiotischen Ära aufgetreten sind, ist die Prognose allerdings quoad sanationem mit Vorsicht zu stellen, da es hierbei erfahrungsgemäß trotz Anwendung der neueren Behandlungsverfahren immer wieder zum Auftreten von Abscessen und Fisteln kommen kann, auch nach sachgemäßer operativer und Instillationsbehandlung.

Isolierte Erkrankungen des Trochanter minor gehören zu den ausgesprochenen Seltenheiten.

3. Die tuberkulöse Erkrankung des Femur

Spezifische Erkrankungen des Oberschenkelschaftes sind außerordentlich selten, sie kommen noch am ehesten im Kindes- oder Jugendlichenalter zur Beobachtung,

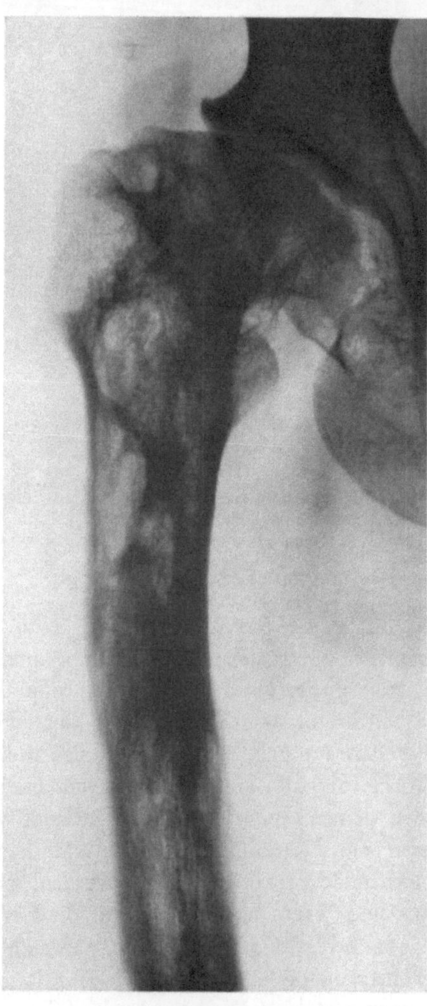

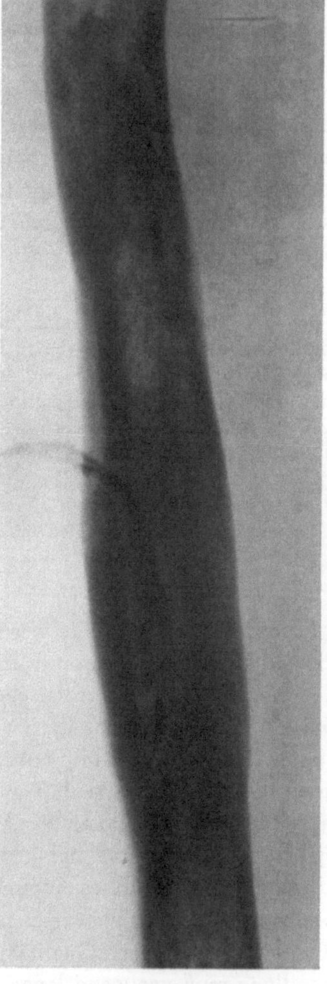

Abb. 74 a u. b. 15jähr. Junge. Tuberkulöse Erkrankung des ganzen rechten Oberschenkelknochens einschl. der Rollhügel und des Hüftgelenks mit zahlreichen Kavernen, Sequesterbildungen, Fisteln und Osteosklerose

dagegen beim Erwachsenen so gut wie gar nicht. Es ist natürlich klar, daß während des Wachstums zunächst gelenknahe, in der Metaphyse auftretende Herde allmählich schaftwärts wandern können und dann als Diaphysentuberkulose imponieren (Abb. 74 a u. b).

Hierauf hat neben anderen auch KORNEW hingewiesen. Daß die isolierte Femurschafttuberkulose als primäre hämatogene Erkrankung der Diaphyse selten ist, geht daraus hervor, daß wir unter einem Material von 1500 Knochen- und Gelenktuberkulosen nur einen einzigen einschlägigen Fall haben beobachten können, und zwar bei einem männlichen Jugendlichen im Alter von 16 Jahren. Auch SCHINZ, BAENSCH, FRIEDL, UEHLINGER weisen darauf hin, daß Schafttuberkulosen bei langen Röhrenknochen selten sind und noch am häufigsten im frühen Kindesalter vorkommen. Es werden dabei 3 Formen unterschieden: 1. die zentrale Diaphysenhöhlenbildung mit Spina ventosa-artiger Auftreibung, 2. die progressive destruierende Schafttuberkulose, 3. die sogen. osteosklerotische Schafttuberkulose, welche für die Spongiosklerose charakteristisch sein soll. Bei den Spina ventosa-artigen Formen ist noch am ehesten an eine Tuberkulose zu denken und die Diagnose nicht so schwierig wie bei den beiden anderen Typen. CARELL und CHILDREN konnten im anglo-amerikanischen Schrifttum nur 106 Fälle von Diaphysentuberkulose finden. Am häufigsten werden Femur und Tibia befallen. Auffallenderweise wollen CARELL und CHILDREN keine Bevorzugung des Kindesalters bei der Schafttuberkulose gefunden haben, obwohl die sonst dem allgemeinen Standpunkt und auch unseren Erfahrungen entspricht. Die Heranziehung der Probeentnahme zur histologischen Untersuchung und zum Tierversuch kommt vor allem dabei in Betracht. Insgesamt ist bei dem überaus seltenen Vorkommen im Erwachsenenalter bei einer auf die Diaphysen beschränkten Erkrankung überwiegend an eine andere Ätiologie als an die Tuberkulose zu denken. Vor allem kommt hier in Frage die Osteomyelitis, der Brodiesche Knochenabsceß, die Lues (heute selten!), Knochencysten sowie maligne Tumoren, aber auch an Lymphogranulomatose und Leukämie ist zu denken. Gutartige Erkrankungen sind Osteome, Knochenfibrome und das Osteoidosteom. Die von SCHINZ, BAENSCH, FRIEDL, UEHLINGER erwähnte periostale oder parostale Tuberkulose, dort als häufig bezeichnet, kann in Wirklichkeit nur selten diagnostiziert werden. Es handelt sich dabei um von den Weichteilen, Muskeln, Sehnen oder Bändern fortgeleitete Formen.

4. Die Kniegelenktuberkulose

Die tuberkulöse Kniegelenkentzündung ist neben den rheumatischen Erkrankungen die am häufigsten beobachtete Entzündungsform dieses Gelenks. Nach neueren statistischen Erhebungen steht die Kniegelenktuberkulose nach der Spondylitis an zweiter Stelle unter sämtlichen Skeletlokalisationen. In den älteren Statistiken rangiert die Coxitis zahlenmäßig vor der Gonitis. Die Beobachtungen der letzten 15 bis 20 Jahre haben jedoch ergeben, daß die Gonitis der Häufigkeit nach die Coxitis überrundet hat.

Bei Auswertung eines eigenen Zahlenmaterials von 1000 Skelet-Tuberkulosen steht im Erwachsenenalter die Gonitis mit 12,8% vor der Coxitis mit 10%. Bei einem kleineren Teilmaterial einer unserer Abteilungen hat die Gonitis mit 15% ebenfalls den Vorrang gegenüber der Coxitis mit 13%. Bei JOHANSSON liegt die Kniegelenktuberkulose weit zurück und steht erst an 4. Stelle, dadurch bedingt, daß in der älteren Statistik von JOHANSSON die Spina ventosa noch an erster Stelle steht.

Als das bevorzugte Erkrankungsalter bei der Kniegelenktuberkulose galt früher das der Kinder und Jugendlichen. Nach der Aufstellung von JOHANSSON lag der Beginn bei 50% der Kniegelenktuberkulosen noch vor dem 5. Lebensjahr. Bei KREMER und WIESE ist in 57% ein Erkrankungsbeginn bei Kindern unter 10 Jahren angegeben, allerdings waren 21% der Kranken über 20 Jahre alt.

Die Angaben über die Geschlechtsverteilung sind verschieden. Nach einer Veröffentlichung von ELS fanden sich Kniegelenktuberkulosen bei 161 Knaben und 108 Mädchen, bei SACCO bei 58% Knaben und 41% Mädchen. In der Aufstellung von JOHANSSON waren beide Geschlechter gleich häufig beteiligt. Die Seitenverteilung soll annähernd gleich sein. JOHANSSON berichtet über 30 rechtsseitige und 35 linksseitige Kniegelenktuberkulosen. Im eigenen Material fand sich ein Überwiegen des männlichen Geschlechtes und der rechten Seite. Eine besondere nosologische Bedeutung dürfte weder der Geschlechts- noch der Seitendifferenz zukommen.

Nach allgemeinen Erfahrungen ist in den letzten Dezennien der Erkrankungsbeginn bei der Skelet-Tuberkulose mehr zum Erwachsenenalter hin verschoben, so daß man heute nicht mehr ohne weiteres sagen kann, daß die Kniegelenktuberkulose eine bevorzugte Erkrankung des Kindes- oder des Kleinkindesalters darstellt.

Infolge der Tatsache, daß in Kriegs- und wirtschaftlichen Notjahren die Erwachsenen in stärkerem Maße an extrapulmonaler Tuberkulose erkranken, verschiebt sich das Zahlenverhältnis zwischen jugendlichen und erwachsenen Kranken zuungunsten der letzteren. Nach Untersuchungen von VOLKERT lag der Erkrankungsbeginn im Durchschnitt vor dem 2. Weltkrieg zwischen dem 4. und 14., nach dem Kriege zwischen dem 20. und 30. Lebensjahr. Hiermit steht offenbar auch die Verschiebung des Erkrankungsverhältnisses zwischen der coxitischen und gonitischen Erkrankung mit Zunahme der Gonitis im Zusammenhang.

a) Pathologische Anatomie

Bei Betrachtung der Kniegelenktuberkulose ist zu berücksichtigen, daß das Kniegelenk über die größte Gelenkhöhle des menschlichen Körpers verfügt, so daß bei Beteiligung des ganzen Gelenks ein ausgedehnter tuberkulöser Krankheitsprozeß zustande kommt. Nach den meisten Angaben in der Literatur soll die ossale und die synoviale Entstehung der Kniegelenktuberkulose etwa gleich häufig sein. Auf hämatogenem Wege kommt es zu Absiedlungen entweder in die spongiösen Bezirke im Bereich der Epiphysen oder zu einer primären Ansiedlung der Tuberkelbakterien im Stratum synoviale der Gelenkkapsel und damit zu einer unmittelbaren Erkrankung des Gelenks selbst.

Nach CLAIRMONT, WINTERSTEIN, DIMTZA sollen bei Erwachsenen fast immer ossale Herde auftreten. POUZET ist der Ansicht, daß Knochenherde häufiger im Femur als in der Tibia ihren Sitz haben. Die synoviale Erkrankungsform des Kniegelenks überwiegt nach unseren Beobachtungen in Wirklichkeit sowohl bei Kindern wie bei Erwachsenen bei weitem gegenüber der Gonitis, die von Knochenherden in Gelenknähe ihren Ausgang nimmt. Dies schließt selbstverständlich nicht aus, daß es auch bei primärer synovialer Entstehung zu einer knöchernen Beteiligung kommen kann, aber sekundär von den Gelenkflächen ausgehend, die knöcherne Zerstörung kann auch dabei große Ausmaße annehmen. Bereits SMITH hat das häufigere Vorkommen der synovialen Form am Kniegelenk erwähnt. Bei der Untersuchung des Materials von 23 resezierten Kniegelenktuberkulosen fand er bei 15 Fällen nur eine Erkrankung der Synovia. Es ist schwer zu beurteilen, ob sich im Laufe der Jahrzehnte die primären Lokalisationsformen bei der Kniegelenktuberkulose tatsächlich so merklich geändert haben oder ob die bessere diagnostische Erfassung der Erkrankungsformen dafür ausschlaggebend ist, daß die heutigen Erfahrungen von den Angaben der älteren Literatur in stärkerem Maße abweichen.

Bei primärem Befall der Gelenkinnenhaut kommt es zu einer Entzündung der Synovia, die sich anfangs von anderen Entzündungsformen nicht unterscheidet. Sie kann mit einem Hydrops oder ohne größere Ergußbildung einhergehen. Durch Übergreifen der entzündlichen Veränderungen von der Synovia auf die übrigen Gelenkweichteile kommt es zu einer entzündlichen Verdickung und Schwellung der ganzen Gelenkkapsel. Ein entzündlicher Pannus entwickelt sich auf den knorpeligen Gelenkflächen. Bei weiterem Fortschreiten der Erkrankung kann aus dem Hydrops eine serofibrinöse und dann eine ausgesprochen eitrige Form entstehen, wobei es schließlich zu partieller oder totaler Zerstörung der knorpeligen Gelenkflächen und zu einer Beteiligung der subchondralen Knochenzonen kommt. Nekrotisierende und verkäsende Herdbildungen können sich auch zwischen Gelenkflächen und Epiphyse im Knochen finden. Die Konsistenz der gelenknahen Knochenbezirke wird auffallend weich und nachgiebig bis zur Schneidbarkeit. Bei den serofibrinösen Stadien kann es zur Vergrößerung der Gelenkzotten und zur Bildung von Reiskörperchen kommen. Schon der Hydrops kann in einen Pyarthros übergehen, in anderen Fällen schließt sich die Eiterbildung an die serofibrinösen Formen an. Die Gelenkfläche der Patella nimmt an der Erkrankung im allgemeinen in der gleichen Art teil wie die Gelenkflächen des Femur und der Tibia. Beim Vorhandensein eines gelenknahen Knochenherdes kann es zum Durchbruch in das Gelenk kommen und damit sekundär zur tuberkulösen Infektion der Gelenkhöhle. Ein seröser oder serofibrinöser Erguß kann der eigentlichen Durchwanderung des Prozesses in das Gelenk vorangehen. Exsudative und proliferative Vorgänge laufen nebeneinander ab und überschneiden sich, wobei die verkäsenden Formen im allgemeinen zu schwerer knöcherner Zerstörung führen. Bei ausgedehnter Zerstörung der knöchernen Gelenkflächen kann es zu einer spontanen Synostose kommen.

b) Klinische Symptome

Der Beginn der tuberkulösen Erkrankung am Kniegelenk ist im allgemeinen, genau wie bei den anderen Gelenken, schleichend und uncharakteristisch mit zunächst nur geringen Beschwerden und Funktionsstörungen. Selten wird das Auftreten heftiger Beschwerden im Verlaufe weniger Tage bis Wochen beobachtet. Allerdings werden öfter Angaben gemacht über plötzliches Auftreten von Schmerzen und gestörter Funktion im Anschluß an eine von außen herantretende Gewalteinwirkung oder eine abrupte Bewegung bei einem Sturz oder Verkehrsunfall. In diesen Fällen gelingt es auch bei sorgfältiger Erhebung der Vorgeschichte nicht immer, zu eruieren, daß vorher schon an dem betr. Kniegelenk Beschwerden bestanden haben. Der Kranke hat nicht selten ein Interesse daran, daß nach seinen Angaben äußere Gewalteinwirkung und Krankheitsbeginn zeitlich zusammenfallen. Bei Kniegelenkbeschwerden ohne greifbaren Befund muß auch eine Erkrankung des Hüftgelenks in Betracht gezogen werden, da die im Hüftgelenk zustande kommenden Schmerzen häufig in das Kniegelenk projiziert werden.

Bei Kindern, die oft keine verwertbaren Angaben machen können, kann der Beginn der Kniegelenkerkrankung besonders uncharakteristisch sein und sich über längere Zeit hinziehen. Von den Eltern werden beobachtet leichte Ermüdbarkeit, zeitweiliges Hinken und Schonen des betr. Beines, Unlust beim Spielen und Schmerzhaftigkeit bei längerem Gehen. Von Erwachsenen wird über unbestimmte Schmerzhaftigkeit im Bereich des Kniegelenks geklagt. Bei genauer Selbstbeobachtung stellt der Kranke manchmal schon in frühen Stadien eine Schwellung und Erhöhung der Hauttemperatur fest oder glaubt, sie zeitweilig festgestellt zu haben. Die Beschwerden lassen in Ruhe nach und nehmen bei Belastung und Bewegung immer sofort wieder zu. Im weiteren Verlauf kommt es zu einer Schwellung und Verdickung der Gelenkweichteile, zu einer deutlichen Hyperthermie und unter Umständen zum Auftreten eines Gelenkergusses, der sich durch Fluktuation nachweisen läßt. Der durch Punktion zutage geförderte flüssige Gelenkinhalt kann trüb-serös oder flockig mit stärkeren Fibringerinnseln oder eitrig sein. Je stärker eiterhaltig er ist, um so größer ist der Verdacht auf eine tuberkulöse Erkrankung, besonders wenn sich in dem Gelenkpunktat eine größere Zahl von Lymphocyten findet. Bei ausgeprägter Entzündung macht sich bald eine stärkere Bewegungseinschränkung im Sinne der Beugung und Streckung bemerkbar. Das Gelenk wird im allgemeinen in einer leichten Beugestellung von 165 bis 170° gehalten. Gleichzeitig kommt es zu einer Umfangsverminderung sowohl am Ober- wie am Unterschenkel infolge Atrophie der Muskulatur. In diesem Stadium tritt immer auch eine stärkere Schmerzhaftigkeit auf, die besonders bei Bewegungsversuchen zunimmt. Bei mangelnder Ruhigstellung kommt es schließlich zu einer hochgradigen Schwellung, wobei das Gelenk eine spindelige Form aufweisen und die Haut einen glänzenden Charakter annehmen kann. Je stärker die Schwellung zunimmt, um so mehr kommt es zu einer Verwaschenheit der normalen Gelenkkonturen. Bei starker Schwellung des Gelenks ist die Durchblutung häufig schlecht und die Haut blaß, was die Bezeichnung Tumor albus erklärt. Diese Benennung ist auch deshalb nicht unberechtigt, weil selbst stärkste Grade der Hyperthermie niemals mit einer Rötung einhergehen. Von den klassischen Symptomen der Entzündung: Tumor, Rubor, Calor, Dolor und Functio laesa fehlt mithin der Rubor oder die Rötung der Haut. Gelegentlich sind durch die Palpation des Gelenks gröbere oder feinere knirschende Geräusche wahrzunehmen, die auf Fibrinniederschläge innerhalb des Gelenks zurückzuführen sind.

Bei längerem Bestehen der tuberkulösen Kniegelenkentzündung findet sich in einem nicht geringen Prozentsatz bei genauer Untersuchung auch eine Miterkrankung des oberen Sprunggelenks, mitunter tritt dieselbe erst dann stärker in Erscheinung, wenn bei der Kniegelenkerkrankung bereits eine gewisse Besserung zustande gekommen ist.

Bei fortschreitender Erkrankung mit stärkeren knöchernen Zerstörungen kann es zu Fehlstellungen kommen, je nach ihrer Lokalisation entweder im Varus- oder Valgussinne oder einer Subluxation nach hinten. Bei schwerer Zerstörung an den knöchernen Gelenkflächen kann es insofern zu einem günstigen Verlauf kommen, als eine spontane Synostose zustande kommt, vor allem bei erwachsenen Kranken. Bei Kindern können gesicherte tuberkulöse Erkrankungsformen mit einem erstaunlich großen Ausmaß von Beweglichkeit oder ohne jede Bewegungseinschränkung zur Inaktivierung kommen. Bei Erwachsenen sind, wenn es nach einer Knietuberkulose zu einer völligen Wiederherstellung der Beweglichkeit kommt, Zweifel an der Diagnose unbedingt berechtigt. Selbst bei mitigierten Miterkrankungen des Kniegelenks bei tuberkulöser Coxitis bleibt im allgemeinen ein erheblicher Grad von Bewegungseinschränkung zurück.

Die Blutkörperchensenkung ist nicht immer beschleunigt, so daß normale Senkungswerte nicht unbedingt gegen eine Kniegelenktuberkulose sprechen. Bezüglich des Blutbildes und der Körpertemperatur gilt das gleiche wie bei der Coxitis. Die Tuberkulinprobe ist von größerer Bedeutung für die Diagnostik eigentlich nur im Kindesalter, sofern keine Schutzimpfung vorgenommen wurde. Gegen das Ende des 2. Lebensjahrzehntes hin fällt die Tuberkulinprobe meist sowieso positiv aus. Bei Miliartuberkulose, schwerster Inanition und einigen Infektionskrankheiten, z. B. Masern, kann die Tuberkulinprobe negativ ausfallen.

Die Untersuchung vorhandener Gelenkergüsse auf Erreger fördert nur selten Tuberkelbakterien zutage, auch bei Anreicherung gelingt der Nachweis häufig nicht. Am zweckmäßigsten wird das Punktat zur Anstellung einer Kultur oder eines Tierversuches benutzt. Bei negativem Ausfall läßt sich eine Tuberkulose noch keineswegs sicher ausschließen. Im Falle nicht genügender Klärung kann die Probearthrotomie angezeigt sein, bei welcher das Gelenk einer gründlichen Inspektion unterzogen und das Material möglichst an den Stellen entnommen werden sollte, die makroskopisch als am stärksten verändert imponieren. Das entnommene Gewebsstück darf nicht zu klein sein, da es sonst keine genügenden Aufschlüsse ermöglicht. Nach dem Vorschlag von COLOMBANI sollte ein Gewebsstück von 9 cm² Größe entnommen werden. Die Entnahme eines so großen Stückes läßt sich praktisch jedoch höchstens bei Erwachsenen durchführen, keinesfalls aber bei Kindern. Beweisend ist nur der positive Ausfall der histologischen Untersuchung. Gelegentlich führt die Überimpfung des entnommenen Materials nach dem Vorschlag von OEHLECKER in die Bauchhöhle eines Versuchstieres zu einer Tuberkulose und damit zu einem diagnostischen Erfolg. Bei negativem Ausfall der histologischen Untersuchung gelingt auch der bakteriologische Nachweis nicht (Abb. 75).

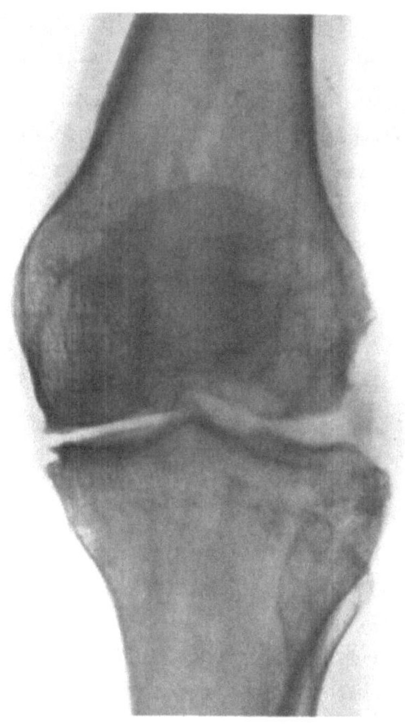

Abb. 75. 24jähr. Frau. Tuberkulöse Erkrankung des linken Kniegelenks. Teilweise Gelenkspaltverschmälerung. Knöcherne Atrophie. Kleinere randständige Defekte medial. Ausgedehnte Zerstörung lateral an den Femur- und Tibiakondylen

c) *Röntgenuntersuchung*

In den frühesten Stadien der tuberkulösen Kniegelenkerkrankung ist der Röntgenbefund negativ. Bei genügender Weichheit der Aufnahmen ist die Schwellung des Gelenks in Form einer zunehmenden Weichteilverschattung nachweisbar, besonders die Kapsel wird schattendichter. Zu empfehlen ist eine a.p.-Aufnahme beider Kniegelenke auf einem Bild, damit die knöcherne Atrophie der kranken Seite besser nachweisbar wird. Diese knöcherne Atrophie macht sich insbesondere bei den zahlenmäßig häufigen synovialen Formen bemerkbar, und zwar bei Kindern sehr ausgeprägt im Bereich der Wachstumszonen und geringer über die Metaphyse hinaus zur Diaphyse hin. Bei Erwachsenen ist eine ausgedehntere und diffusere Form der Atrophie die Regel. Bei der Abnahme des Kalkgehaltes tritt die Bälkchenstruktur des Knochens stärker hervor. Mit fortschreitender Erkrankung tritt eine Gelenkspaltverschmälerung auf, die durch Schädigung und Erniedrigung des Gelenkknorpels zustande kommt. Die Gelenkspaltverschmälerung macht sich zahlenmäßig häufiger im medialen Anteil bemerkbar. Bei ausgeprägter Erkrankung können beide Partien des Gelenkspaltes gleichmäßig verschmälert sein. Bei Vorliegen eines größeren Gelenkergusses ist der Gelenkspalt röntgenologisch erweitert. Auch bei ausgeprägt synovialen Formen werden an den Gelenkflächenrandpartien oft kleinere Zerstörungsherde oder scharf begrenzte Usuren sichtbar. Dieselben können häufiger an der Tibia, seltener an der Femurgelenkflächenrandpartie festgestellt werden. Knöcherne Herdbildungen in den gelenknahen Knochenpartien können mehrfach oder einzeln auftreten. Die Knochenherde werden um so deutlicher, je mehr ihre Randpartien eine Schattenverdichtung und Sklerosierung aufweisen. Im weiteren Verlauf kommt es zu einer Rückbildung der Atrophie und einer Zunahme der Schattendichte des Knochens, wobei jedoch noch lange Zeit die Trabekelstruktur deutlicher als beim normalen Knochen hervortreten kann. Außer der Gelenkspaltverschmälerung kann es zu einer eckigen Verformung der Gelenkflächen kommen, so daß insbesondere die Tibiagelenkfläche konsolenartig verbreitert wird. Die Gelenkspaltverschmälerung ist nicht mehr rückbildungsfähig. Im Spätstadium kommt es nach abgelaufener Kniegelenktuberkulose häufig zu Ausziehungen der Randpartien, zu Spitzungen und Randwulstbildungen sowie zu starken Kalkverdichtungen im Bereich der geschädigten Gelenkflächen, wie bei einer sonstigen Kniegelenkarthrose. Die arthrotischen Veränderungen können so hochgradig werden, daß die tuberkulöse Vorerkrankung dem Röntgenbefund nach nicht mehr erkennbar ist. Die Miterkrankung der Patella macht sich in Form einer knöchernen Atrophie bemerkbar, Zerstörungen an der Gelenkfläche der Kniescheibe werden seltener beobachtet. Wenn hochgradige Zerstörungen der Gelenkflächen des Femur und der Tibia zustande gekommen sind, kann eine Verbindung der abgebauten Knochenpartien eintreten und es spontan zu einem knöchernen Durchbau kommen, so daß der frühere Gelenkspalt nur noch andeutungsweise erkennbar sein kann.

d) Differentialdiagnose

Die uncharakteristischen Frühstadien der Kniegelenktuberkulose können differentialdiagnostisch erhebliche Probleme aufgeben. Von den entzündlichen Erkrankungen, die abzugrenzen sind, kommt zunächst die Osteomyelitis in Frage, vor allem im Kindes- und Jugendlichenalter. Die akuten Verlaufsformen der Knochenmarkeiterung gehen mit stürmischeren Allgemeinerscheinungen einher und sind überwiegend im Bereich der Diaphyse lokalisiert. Schlagartiger Beginn mit hohem Fieber, Schmerzhaftigkeit, stark beschleunigter Blutsenkung und Leukocytose legt den Verdacht auf eine akute eitrige Knochenmarkentzündung nahe. Die von vornherein mehr chronisch verlaufenden osteomyelitischen Erkrankungsformen, besonders wenn sie mehr zur Metaphyse hin ihren Sitz haben, können zu größeren Abgrenzungsschwierigkeiten gegenüber der Tuberkulose führen. Zu berücksichtigen ist, daß auch die Knochenabscesse nicht selten im unteren Femur- und oberen Tibiabereich lokalisiert sind.

Bei Kniegelenkbeschwerden ohne greifbaren Befund muß auch eine Hüftgelenkentzündung in Betracht gezogen werden.

Erhebliche Schwierigkeiten können sich zwischen Tuberkulose und den Erkrankungen des rheumatischen Formenkreises ergeben. Der akute Rheumatismus, das sogen. rheumatische Fieber, mit erhöhten Temperaturen, schmerzhaften Gelenkschwellungen und multiplem Gelenkbefall ist im allgemeinen unverkennbar. Größere Schwierigkeiten bieten dagegen die chronischen Formen, und zwar der primär-chronische und der sekundär-chronische Rheumatismus. Hierbei kann es häufiger zu Verwechslungen in dem Sinne kommen, daß eine rheumatische Gonitis als tuberkulös angesprochen oder eine Tuberkulose fälschlich als Rheumatismus angesehen wird. Wichtig sind hierbei die anamnestischen Erhebungen nach früher durchgemachtem rheumatischem Fieber und anderen bereits früher erkrankten Gelenken. Flüchtige und vorübergehende Gelenkerscheinungen werden von den Kranken oft vergessen. Bei sorgfältiger Untersuchung können aber Schwellungen und Bewegungseinschränkungen an anderen Gelenken nachzuweisen sein. Insbesondere können Bewegungseinschränkungen im Chopartschen Gelenk und an den Zehengrundgelenken, die den Kranken gar nicht bekannt sind, Hinweise geben. Die Miterkrankung des oberen Sprunggelenks auf der Seite der Kniegelenkerkrankung ist im allgemeinen überwiegend verdächtig auf eine tuberkulöse Grundlage. Hingegen sprechen entzündliche Erscheinungen oder Restbefunde an den Gelenken der anderen Extremitäten mehr im Sinne einer chronisch-rheumatischen Entzündung. Bei vorhandenem Gelenkerguß kann die Untersuchung des Punktats und bei Probearthrotomie die histologische Untersuchung weiterführen. Die Gelenkspaltverschmälerung ist überwiegend als verdächtig auf Tuberkulose zu bewerten. In den höheren Altersstufen überwiegen rheumatische Erkrankungsformen gegenüber der Tuberkulose, ebenso Arthropathien und arthritisch-arthrotische Mischformen. Im Rückbildungsalter ist beim weiblichen Geschlecht die Arthropathia ovaripriva oder climacterica zu erwähnen, die gerade an den Kniegelenken häufig in Erscheinung tritt.

Beim Bechterew, dessen Beginn im allgemeinen in die jüngeren Altersstufen fällt, können neben den Hüft- und Schultergelenken auch die Kniegelenke betroffen sein. Hierbei ist auf die Befunde an den Kreuzdarmbeingelenken und der Wirbelsäule hinzuweisen. In den seltenen Fällen einer echten tuberkulösen Polyarthritis mit Schwellung und Ergußbildung zahlreicher Gelenke, in denen sich Tuberkelbakterien nachweisen lassen, sind die Kniegelenke immer mitbeteiligt.

Besondere Erwähnung verdient der Umstand, daß bei den chronisch-rheumatischen Formen zwischenzeitlich mehr oder weniger akute Schübe auftreten können, vor allem in Form der rheumatischen Synovitis, die gerade am Kniegelenk innerhalb weniger Tage in Form von Schmerzhaftigkeit, Schwellung, Ergußbildung und schmerzhafter Einschränkung der endgradigen Beugung und Streckung hervortreten kann. Bei diesen Zuständen werden nicht selten Meniscusschädigungen angenommen, besonders wenn der Patient irgendein Trauma oder eine unphysiologische Beanspruchung des Gelenks als Ursache angibt. Hierbei liefert manchmal die genauere Analyse des angeblichen Traumas schon Hinweise darauf, daß überwiegend der Verdacht auf eine entzündliche Erkrankung das Näherliegende ist.

Entzündliche Erkrankungen der Bursa praepatellaris schließen sich manchmal an übermäßige Beanspruchungen, gelegentlich auch an Gewalteinwirkungen an, zeigen umschriebenen Druckschmerz, Schwellung, manchmal auch Ergußbildung in der Bursa, wobei Reiben oder manchmal grobes Knarren bei Bewegungsversuchen des Kniegelenks charakteristische Zeichen sein können. Chronische Entzündungen des Hoffaschen Fettkörpers treten nicht selten im Zusammenhang mit rheumatischen Erkrankungen auf. Die Schlattersche Erkrankung bei Kindern und Jugendlichen kann auf Grund des Röntgenbefundes kaum mit einer Tuberkulose verwechselt werden.

Lues und Gonorrhoe spielen zahlenmäßig bei weitem nicht mehr eine so bedeutende Rolle wie früher, die gonorrhoische Kniegelenkarthritis tritt im allgemeinen Wochen bis Monate nach der stattgehabten Infektion auf und zeichnet sich durch besondere Schmerzhaftigkeit aus. Der Nachweis einer gonorrhoischen Genitalerkrankung sowie serologische Untersuchungen, falls ein Gelenkerguß vorhanden ist, können zur Sicherung der Diagnose führen. Bei doppelseitiger Kniegelenkerkrankung mit Ergußbildung ohne besondere Schmerzhaftigkeit ist an die Lues zu denken, die als Lues congenita oder acquisita vorliegen kann. Bei serologisch negativen Reaktionen kann die Untersuchung des Punktats unter Umständen positive Luesreaktionen liefern. Die Gelenkveränderungen, die es bei Hämophilie, insbesondere am Kniegelenk gibt, führen kaum zu Verwechslungen mit der Tuberkulose, da hier die mehrfach auftretenden Schübe an verschiedenen Gelenken, die heftige Schmerzhaftigkeit und der Ausfall der Blutuntersuchung Hinweise bieten. Atypische Formen der Hämophilie gibt es sehr selten auch beim weiblichen Geschlecht mit Beteiligung der Kniegelenke.

Bei der von Kremer und Wiese erwähnten Gruppe von Kniegelenkergüssen, von Johansson als Synovitis incertae causae bezeichnet, handelt es sich mit größter Wahrscheinlichkeit um rheumatische Erkrankungen.

Gegenüber der Osteochondritis dissecans mit Bildung von Corpora libera liefert der Röntgenbefund bzw. die Röntgenbeobachtung die entsprechenden Unterscheidungsmöglichkeiten, ebenso bei der seltener auftretenden Chondromalacie der Patella. Angeborene Störungen im Sinne der Mehrfachteilung der Kniescheibe sind durch die Röntgenuntersuchung ohne weiteres abgrenzbar.

Von gutartigen Tumoren kommen in Betracht Chondrome, Osteome und cartilaginäre Exostosen sowie seltener Hämangiome und Kavernome. Von Weichteilgeschwülsten sind zu erwähnen Fibrome und Lipome sowie Ganglien und Meniscusganglien des Kniegelenks. Genaue klinische Untersuchung und Beobachtung sowie Röntgen- und Operationsbefunde liefern hinreichende Unterscheidungsmöglichkeiten gegenüber einer tuberkulösen Erkrankung.

Bei den bösartigen Geschwülsten sind primäre und metastatische Formen zu unterscheiden, bei den ersteren handelt es sich vorwiegend um Chondrosarkome und Osteosarkome, die von den gelenknahen Knochenabschnitten ihren Ausgang nehmen können. Von metastatischen Tumoren kommen in der Hauptsache Carcinome (Mamma, Prostata) in Betracht. Bei den multiplen Plasmocytomen kann der Oberschenkelknochen miterkranken. Im Bereich der distalen Femurmetaphyse werden von Tumoren Riesenzellgeschwülste sowie Fibro- und Spindelzellsarkome beobachtet sowie osteogene Sarkome (Ewing-Sarkom, Reticulumsarkom).

Bei Geschwulstbildungen, die vom Knochen ausgehen, können die Symptome im Anfang uncharakteristisch und wenig eindrucksvoll sein, so daß ihre Abgrenzung gegenüber einer Tuberkulose erhebliche Schwierigkeiten bereiten kann. Fortgesetzte sorgfältige Beobachtung, häufige Röntgenkontrollen und ggf. Probeentnahme sind dabei unumgänglich, da es bei den malignen Geschwulstbildungen entscheidend auf eine möglichst frühzeitige Sicherung der Diagnose ankommt.

e) Therapie

Wie bei allen tuberkulösen Gelenkerkrankungen ist auch am Kniegelenk die ausreichende und genügend lange Ruhigstellung eine der wichtigsten Richtlinien für die Behandlung, möglichst in stationärer Form. Die baldige Sicherung der Diagnose ist dazu die Voraussetzung, jedoch kann dies wegen der oft uncharakteristischen Anfangsstadien auf Schwierigkeiten stoßen. In den Fällen, in denen zunächst nur ein begründeter Verdacht auf Tuberkulose vorliegt, ist die Behandlung wie bei einer bereits gesicherten tuberkulösen Erkrankung durchzuführen. Als die beste Methode der Ruhigstellung ist nach wie vor der Beckengipsverband anzusehen, der Hüft- und Fußgelenk mit einzuschließen hat. Hierbei kann eine Fensterung über dem erkrankten Kniegelenk bei den diagnostisch noch nicht ausreichend geklärten Fällen zur Beobachtung des Gelenks zweckmäßig sein.

A. Smith hat die Ansicht geäußert, daß die Verwendung von Gipsverbänden oder anderen fixierenden Methoden eine häufige Ursache für die Verschleierung des Krankheitsbildes sei. Durch diese Maßnahmen würden die Entkalkung des Knochens, die Atrophie der Muskeln und die Einschränkung der Beweglichkeit des Gelenks so begünstigt, daß eine Entscheidung klinisch nicht mehr möglich sei, ob es sich um eine Tuberkulose handele oder nicht. Seiner Meinung nach sollte man grundsätzlich in allen zweifelhaften Fällen den Kranken ohne Ruhigstellung im Bett halten.

Diesen Standpunkt können wir nicht ganz als berechtigt ansehen und halten bei Verdacht auf eine Kniegelenktuberkulose die Ruhigstellung für angebracht, auch wenn die Diagnose noch nicht völlig gesichert ist. Durch die Immobilisierung wird die Diagnose in Wirklichkeit nicht behindert, Voraussetzung ist allerdings, daß der Kranke in den frühen Stadien während der Ruhigstellung genügend überwacht und beobachtet wird und daß alle Methoden herangezogen werden, um möglichst bald die Diagnose zu sichern. Unter Umständen kann zum Zwecke besserer Beobachtung, ebenso beim Vorhandensein von Weichteilabscessen oder von trophischen Störungen mit Decubitalstellen die Verwendung einer Beckenbeingipsschale gegenüber einem Okklusivverband Vorteile bieten.

Neben Ruhigstellung und Immobilisierung ist tuberkulostatische und antibiotische Behandlung angezeigt, für die sich als am zweckmäßigsten die Kombination eines Streptomycin-Präparates mit einem Isonicotinsäurehydrazit erwiesen hat. Bei den frühen synovialen Erkrankungsformen haben sich intraartikuläre Injektionen von beiden Präparaten gleichfalls als wirkungsvoll erwiesen. Für diese Zwecke muß, ebenso wie beim Vorhandensein eines Kniegelenkergusses, der Gipsverband über dem Kniegelenk gefenstert werden.

Für die Pflege der Kranken mit Beckengipsverband sowie für die Überwachung und erzieherische Beeinflussung der Kinder und Jugendlichen sind selbstverständlich die gleichen Aspekte maßgebend wie bei der Hüftgelenktuberkulose. Wenn zum Zwecke besserer Durchführbarkeit der Heliotherapie oder sonstiger Strahlenbehandlung eine Beckengipsschale verwendet wird, muß die Überwachung und Beaufsichtigung selbstverständlich noch sorgfältiger sein als bei einem Okklusivverband (Abb. 76).

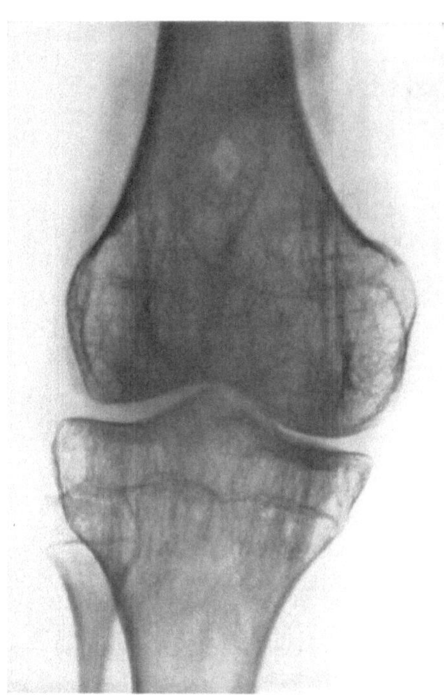

Abb. 76. Die gleiche Patientin wie Abb. 20a und b und 63. Tuberkulöse Erkrankung des rechten Kniegelenks. Gelenkspaltverschmälerung. Hochgradige Atrophie mit Hervortreten der Trabekelstruktur

Bei der Ruhigstellung im Beckenbeingips soll das Kniegelenk in einer Beugestellung von 165 bis 170° fixiert werden, das Hüftgelenk in leichter Beugestellung, der Fuß in rechtwinkliger Stellung des Knöchelgelenks und in Mittelstellung zwischen Pro- und Supination. Ist bereits zu Beginn der Behandlung eine stärkere Beugekontraktur des Kniegelenks vorhanden, so kann man versuchen, entweder allmählich mit Etappengipsverbänden oder mit im Gipsverband eingeschalteten Federzügen oder mit der Quengelmethode die Fehlstellung allmählich und schonend zu beseitigen. Hierbei muß darauf geachtet werden, daß es nicht zu einer Subluxation des Kniegelenkendes der Tibia nach hinten kommt bzw. muß der drohenden Luxation nach Möglichkeit mit entsprechenden Gegenzügen vorgebeugt werden. Forcierte und schroffe Manöver sind unbedingt zu vermeiden, damit Prozesse, die bereits im Abklingen sind, nicht wieder zum Aufflackern gebracht werden (Abb. 77 a u. b).

Da im Kindes- und Jugendlichenalter gute Aussichten bestehen, daß die Kniegelenktuberkulose mit Erhaltung der Beweglichkeit inaktiviert wird, ist die konservative Behandlung mit Ruhigstellung, Antibiotica und Heliotherapie als die beste Methode anzusehen. Zur Förderung des Heilungsvorganges hat Schlaaff die sogen. Durchlüftung des Kniegelenks in Form einer Arthrotomie empfohlen, wobei als das Entscheidende die Reizwirkung auf die Synovia mit Besserung der Durchblutungsverhältnisse anzusehen sein dürfte, ähnlich wie dies früher bei den Bestrahlungen mit der Havlicekschen Lampe bei den Peritonealtuberkulosen anzunehmen war. Eingriffe am Knochen sind wegen der Rücksicht auf die Wachstumszonen bei Jugendlichen kontraindiziert, damit zusätzliche Längenverluste vermieden werden. In manchen Fällen wird auch eine Zunahme des Längenwachstums beobachtet, weil es zu einer entzündlichen Reizwirkung auf die Epiphysen kommt (Abb. 78).

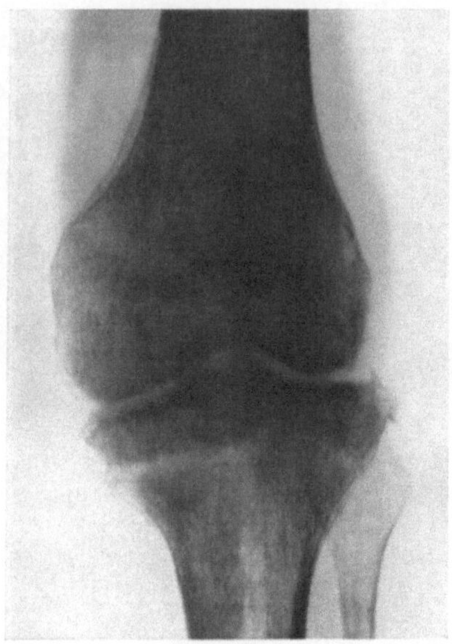

Abb. 77 a

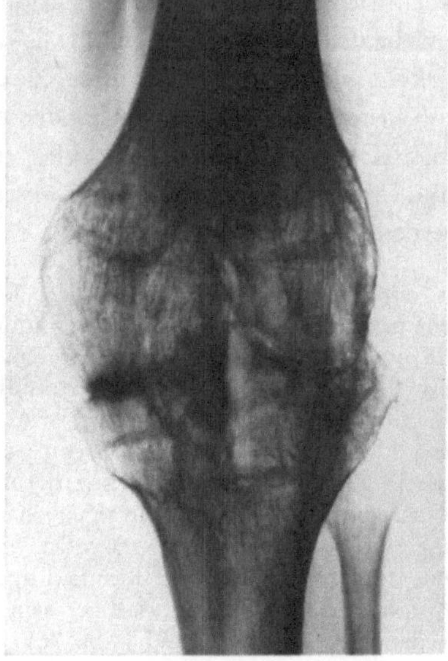

Abb. 77 b

Abb. 77 a. 17jähr. Junge. Tuberkulöse Erkrankung des linken Kniegelenks. Teilweise Zerstörung der Gelenkflächen an Femur und Tibia. Ausgedehnte knöcherne Atrophie. Geringe laterale Luxation

Abb. 77 b. Derselbe Patient wie Abb. 77 a. Zustand nach Umdrehungsarthrodese mit knöcherner Versteifung

Im Erwachsenenalter kommt es in der überwiegenden Zahl der Fälle bei der Kniegelenktuberkulose zu einer schweren Schädigung der knorpeligen Gelenkflächen und der subchondralen Knochenzonen, so daß mit einer Wiederherstellung der normalen Gelenkfunktion nicht mehr zu rechnen ist. Selbst wenn zunächst ein Teil der Beweglichkeit des Gelenks erhalten bleibt, kommt es oft sekundär zu schweren arthrotischen Umbauvorgängen und schließlich zu hochgradiger schmerzhafter Einschränkung der Beweglichkeit. Die Beobachtung des Verlaufs bei vielen Kniegelenktuberkulosen legt daher den Gedanken einer operativen Versteifung nahe, durch welche der Verlauf abgekürzt und dem Auftreten von Rezidiven am besten vorgebeugt werden kann.

Als Verfahren zur Kniegelenkversteifung kam früher nur die Kniegelenkresektion mit Abtragung der durch den tuberkulösen Prozeß teilweise zerstörten knorpeligen und knöchernen Gelenkflächen in Betracht. Jedoch wurde hiernach in einem nicht unbeträchtlichen Prozentsatz keine ausreichende knöcherne Versteifung erreicht, es kam teilweise zu Schlottergelenken. Man hat deshalb mit Drähten und Spannbügeln versucht, eine Druckosteosynthese durchzuführen. Hierbei läßt sich jedoch nicht immer ein Durchschneiden der Drähte durch die in ihrer Konsistenz abnorm weichen Knochenabschnitte vermeiden. Diesen Gefahren kann man dadurch begegnen, daß man von vornherein eine Versteifung des Kniegelenks mittels einer Arthrodese anstrebt. Die Gelenkversteifung kann dabei durchgeführt werden, indem man mehrere Späne, die von anderer Stelle entnommen werden, durch die Femurkondylen in die Tibiakondylen eintreibt oder umgekehrt oder bei nicht zu schwer geschädigtem Gelenk mit einer Spanverschiebungsarthrodese, bei der man auch die Patella noch mit heranziehen kann. Die Umdrehungsarthrodese nach Schüller ist gleichfalls ein erfolgssicheres

Verfahren. Hierbei wird aus der Femur- und Tibiagelenkfläche ein quadratischer Würfel ausgemeißelt, um 90° gedreht und in das gleiche Bett wieder eingesetzt. Entscheidend ist dabei, daß der ausgemeißelte Würfel unter Druck in das Knochenbett hineingepreßt oder

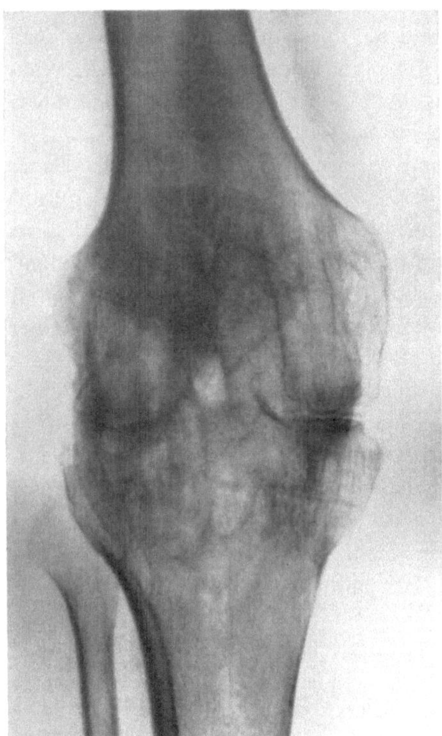

Abb. 78

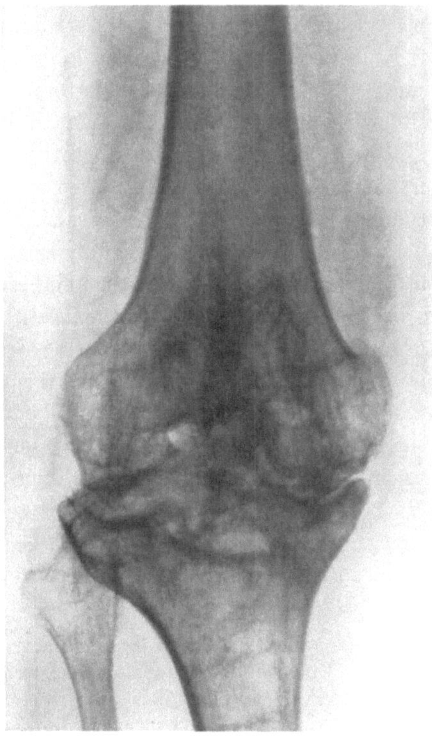

Abb. 79

Abb. 78. 25jähr. Mann. Tuberkulöse Erkrankung des rechten Kniegelenks. Zustand nach Umdrehungsarthrodese. Der gleiche Patient wie Abb. 69a und b

Abb. 79. 31jähr. Frau. Alte tuberkulöse Erkrankung des rechten Kniegelenks. Schwere Zerstörung der knöchernen Gelenkflächen. Intraartikulär mit Peteosthor behandelt. Unregelmäßige Restdepots des Peteosthor medial im Bereich der zerstörten Gelenkflächen

eingeschlagen wird. Dadurch, daß die aufeinandergesetzten Knochenflächen unter Druck gebracht werden, wird die Knochenneubildung vermehrt angeregt und die Aussicht auf einen baldigen knöchernen Durchbau verbessert. Bei der operativen Freilegung zur Umdrehungsarthrodese hat sich die mediane Spaltung der Kniescheibe nach J. VOLKMANN bewährt, sie vermittelt eine ausgiebige Freilegung der Gelenkflächen und einen guten Einblick in die gesamten vorderen Gelenkabschnitte. Bei der Umdrehungsarthrodese kommt es infolge Eröffnung zahlreicher Gefäße stets zu einer stärkeren Hämatombildung, die sich für die Knochenneubildung günstig auswirkt. Durch die Anwendung der neuen Tuberkulosemittel wird im allgemeinen der Körper mit den bei der Arthrodese zurückbleibenden tuberkulösen Herdresten ohne weiteres fertig, so daß hierdurch ein Nachteil gegenüber der Resektion nicht mehr gegeben ist. Dafür wird aber die bei der Resektion zustande kommende stärkere Längenverkürzung vermieden.

Die Synovektomie führte früher am Kniegelenk nicht zu hinreichenden Erfolgen, weil es danach entweder zu Rezidiven oder zu schmerzhaften Bewegungseinschränkungen kam, die schließlich doch noch eine operative Versteifung erforderlich machten. Ob diese Operationsmethode, die neuerdings von KASTERT, WILKINSON u. a. empfohlen wird, in Zukunft bessere

Resultate ergibt, muß sich erst noch zeigen. Auf die wenig guten Resultate nach Synovektomie haben schon KREMER und WIESE hingewiesen. Bei von anderer Seite durchgeführten Synovektomien haben wir Rezidive oder neue Herdbildungen am Kniegelenk beobachten können, wobei sich eine operative Versteifung dann doch nicht vermeiden ließ (Abb. 79).

Beim Nachweis umschriebener gelenknaher Knochenherde ist stets die Möglichkeit einer operativen Ausräumung zu erwägen, weil hierdurch u. U. eine Miterkrankung des Kniegelenks verhütet werden kann. Im Anschluß an die operative Herdausräumung, die möglichst radikal zu erfolgen hat, muß eine Herdinstillation mit tuberkulosewirksamen Mitteln 6 bis 8 Wochen lang durchgeführt werden.

Beim Erwachsenen sind aus beruflichen und wirtschaftlichen Gründen der Dauer der konservativen Behandlung Grenzen gesetzt, so daß diese Gründe bei der Indikationsstellung zur operativen Versteifung mitsprechen. Durch eine Arthrodese ist die Dauer der stationären Behandlung zeitlich erheblich abzukürzen. Hinzu kommt, daß die Rezidivgefahr bei einem knöchern versteiften Gelenk wesentlich geringer ist als bei zurückbleibender Teilbeweglichkeit. Von Versuchen, bei infolge tuberkulöser Prozesse versteiften Kniegelenken eine Gelenkplastik durchzuführen, ist dringend abzuraten, da die Resultate funktionell überaus schlecht sind, außerdem auch die Gefahr eines Wiederaufflackerns der Gelenktuberkulose besteht.

Nach ausreichender Inaktivierung der Erkrankung, die sich am Kniegelenk klinisch in einem Rückgang der Schwellung und der Hyperthermie und röntgenologisch in einer Zunahme der Schattendichte zeigt, wird zu einem entlastenden Apparat übergegangen. Der Übergang vom Liegen zum Stehen und Gehen bedeutet für den Kranken nach längerer Immobilisierung eine erhebliche Umstellung und Belastung, namentlich bei höheren Altersstufen.

Man kann hierbei zunächst einen entlastenden Beckengehgips anfertigen, bei dem der Verband vom Becken bis oberhalb des Kniegelenks reicht, während der angegipste Schienenteil am Unterschenkel mit mehreren behelfsmäßigen Schellen verbunden wird und das Schienenpaar unterhalb des Fußes in einem Auftrittsbügel endet. Dazu muß ein Schultertragegurt oder eine Schlesierbandage mit verwendet werden. Die stationäre Beobachtung während der Tragezeit des Beckengehgipses gestattet ein Urteil über die hinreichende Inaktivierung des Kniegelenkprozesses. Außerdem ist erkennbar, ob noch eine stärkere Verschmächtigung am Ober- und Unterschenkel eintritt und ob stärkere Schwellungen infolge der Kreislaufumstellung auf Grund der orthostatischen Belastung oder infolge lokaler Gefäßerkrankungen, die gerade bei der Kniegelenktuberkulose nicht selten sind, sich einstellen.

Erst wenn in dieser Hinsicht genügende Anhaltspunkte vorliegen, sollte zur endgültigen Anfertigung eines entlastenden Apparates übergegangen werden, welcher die gleiche Bauweise besitzt. Nur beim Kinde muß der Stützapparat wegen der erforderlichen gründlicheren Ruhigstellung einen Beckenkorb zur Immobilisierung des Hüftgelenks erhalten. Zusätzlich zu dem entlastenden Apparat kann nachts zur Ruhigstellung für das erkrankte Kniegelenk noch eine Beckengipsschale erforderlich sein.

Nach Abschluß der stationären Behandlung ist eine sorgfältige ambulante Überwachung der Patienten in regelmäßigen Abständen erforderlich, auch bezüglich des sachgemäßen Tragens des Gonitis-Apparates mit Erhaltenbleiben der entlastenden Wirkung. Die Beobachtung muß um so sorgfältiger gestaltet werden, je mehr an Beweglichkeit in dem erkrankten Kniegelenk erhalten geblieben ist.

Wenn die Erkrankung genügend lange inaktiv geblieben ist, kann der Apparat allmählich abgebaut werden. Bei Erwachsenen kann die Zeit bis zum Wegfall des Apparates etwa 2 bis 3 Jahre dauern, bei Kindern unter Umständen länger. Der Abbau des Stützapparates ist bei Kindern und Jugendlichen sowie bei erhaltener Teilbeweglichkeit stets nur in stationärer Beobachtung und Behandlung durchzuführen.

Schwere fistelnde Kniegelenktuberkulosen, die in Kriegs- und wirtschaftlichen Notjahren in großer Zahl auftreten, bekommt man nicht mehr zu Gesicht. Die Prognose der unkomplizierten spezifischen Kniegelenkerkrankung ist bei sachgemäßer und genügend langer Behandlung heute als gut zu bezeichnen, soweit es sich um die Inaktivierung des lokalen Prozesses handelt. Bezüglich der Funktion des Gelenks ist die Vorhersage bei Kindern und Jugendlichen allgemein günstiger als bei Erwachsenen. Bei einer Reihe von Berufen macht die Kniegelenktuberkulose eine Umstellung der beruflichen Tätigkeit und Umschulungsmaßnahmen erforderlich.

5. Die Tuberkulose der Patella

Isolierte tuberkulöse Erkrankungen der Kniescheibe sind selten, während ihre Beteiligung bei der Tuberkulose des Kniegelenks häufig vorkommt. Hierbei ist jedoch sicher, daß die Mitbeteiligung der Patella öfter übersehen wird, bzw. daß sie hinter der Erkrankung des übrigen Kniegelenks zurücktritt. Gegenüber tuberkulösen Erkrankungen, die auf die Patella beschränkt bleiben, kommen differentialdiagnostisch vor allem die Osteomyelitis, die Osteochondritis dissecans, die sogen. Patellamalacie, in seltenen Fällen auch die Chondropathie der Patella (HAGLUND — LAEWEN — FRÜND), Anlagestörungen im Sinne einer Mehrfachteilung sowie Tumoren in Betracht. In seltenen Fällen können Knochencysten in der Patella auftreten.

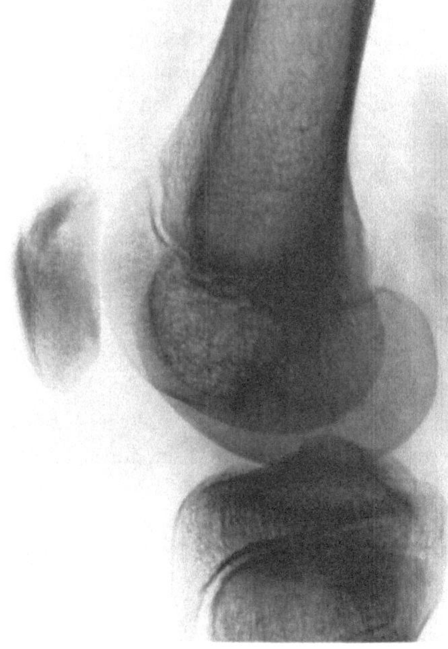

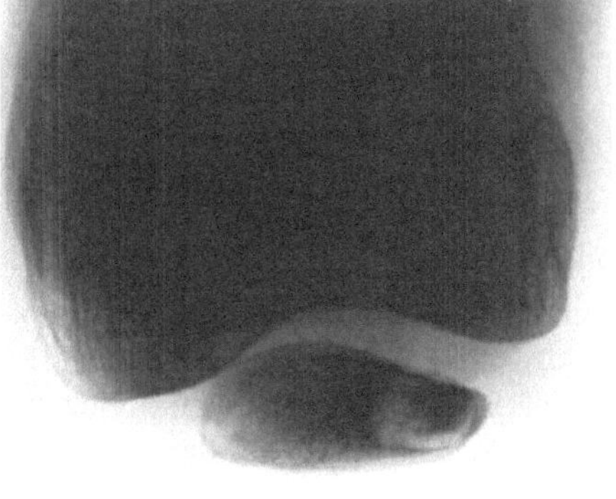

Abb. 80a und b. 13jähr. Junge. Tuberkulöse Erkrankung der rechten Patella mit Höhlenbildung und Sequester und teilweiser Zerstörung des oberen Patellapoles

MÉNARD berichtete 1896 über 6 Fälle von Patellatuberkulose. Später erschienen kasuistische Mitteilungen oder größere Zusammenstellungen von GROSS, RÖPKE, VOGELMANN und MURPHY, BARTSCH, MENZ und HERMANNS. KÖNIG fand bei 281 Kniegelenktuberkulosen 33mal isolierte Herde in der Patella, SCHLÜTER bei 59 Kniegelenktuberkulosen 5 isolierte Erkrankungen der Kniescheibe. Von den meisten Autoren wird die Patellatuberkulose als eine seltene Erkrankung bezeichnet (Abb. 80 a u. b).

Friedländer und König haben sich eingehender über den Verlauf der Erkrankung an der Patella geäußert. Es kann zu granulierenden oder verkäsenden Herdbildungen kommen, wobei auch Sequesterbildungen auftreten können. Größere Herde können von der Patella aus ins Gelenk durchbrechen und zu einer tuberkulösen Gesamterkrankung des Gelenks führen. Röpke hat nach Gefäßinjektionen der Patella den Schluß gezogen, daß die Vascularisation der kindlichen Patella nicht besonders gut sei. Hofmeister meint, daß aus diesem Grunde die Patella bei Kindern und Jugendlichen selten tuberkulös erkrankt, sie erkrankt aber auch bei Erwachsenen in isolierter Form nur selten, so daß auch noch andere Faktoren eine Rolle spielen müssen. Wahrscheinlich beruht die Seltenheit der Erkrankung darauf, daß gegenüber den Wachstumszonen der angrenzenden Knochenabschnitte von Femur und Tibia die Patella nur wenig Spongiosa enthält. Sequestrierte Teile der Kniescheibe können unter Fistelbildung nach außen abgestoßen werden, in sehr seltenen Fällen kann es zu einem Abbau der gesamten Patella kommen. Miterkrankungen der Bursa praepatellaris können zu langwierigen Fistelbildungen führen, eine Erkrankung der Kniescheibe vom Schleimbeutel her ist aber als Seltenheit anzusehen. Bei chronischen Fistelbildungen im Zusammenhang mit einer Bursitis praepatellaris muß aber auch an eine tuberkulöse Erkrankung der Kniescheibe gedacht werden (Friedländer).

Die geschlossenen Formen der Patellatuberkulose können klinisch-diagnostisch anfangs große Schwierigkeiten bereiten, da die Symptome lange Zeit unbestimmt und uncharakteristisch sind. Gelegentlich können Schwellungen auftreten, die, ähnlich wie bei osteomyelitischen Erkrankungen, durch einen sympathischen Hydrops bedingt sind. Die Hauttemperatur der Kniescheibe kann erhöht sein. Bei isolierten Herdbildungen werden Druck- und Klopfschmerz beobachtet. Bei der Röntgenuntersuchung macht sich eine knöcherne Atrophie der Patella bemerkbar oder umschriebene Herdbildungen, bei deren längerem Bestehen eine reaktive Randsklerose auftritt. Zum besseren Nachweis kann die Tomographie mit herangezogen werden.

Therapeutisch ist, wie bei allen spezifischen Erkrankungen, Ruhigstellung und entsprechende medikamentöse Behandlung angezeigt. Bei umschriebenen Herdbildungen kann u. U. durch Ausräumung derselben einem Übergreifen der Tuberkulose auf das Kniegelenk vorgebeugt werden. Bei älteren Patienten wird die Patellektomie empfohlen, was bei sehr ausgedehnten und Totalerkrankungen sicher seine Vorteile hat. Bei abgegrenzten Herdbildungen sollte man jedoch auch bei älteren Kranken die Herdausräumung erwägen.

6. Die tuberkulöse Erkrankung der Unterschenkelknochen

Die Erkrankung des Schienbein- und Wadenbeinschaftes ist in isolierter Form ähnlich selten wie die Tuberkulose des Femurschaftes. In einem eigenen Material von über 1500 Fällen konnte eine Tuberkulose der Tibiadiaphyse nur zweimal beobachtet werden. Von den Diaphysentuberkulosen scheinen die des Femur und der Tibia noch am häufigsten vorzukommen, während isolierte Tuberkulosen der Fibula wirklich extreme Seltenheiten darstellen.

Im Erwachsenenalter werden Schafttuberkulosen noch seltener beobachtet als bei Kindern. Die Ansicht von Carell und Children, die eine gleichmäßige Beteiligung beider Altersstufen gefunden haben wollen, können wir nicht bestätigen. Von den 3 Formen, die Schinz, Baensch, Friedl, Uehlinger bei den Diaphysentuberkulosen unterscheiden, scheint die osteosklerotische Erkrankungsform noch am meisten vorzukommen (Abb. 81).

In Kriegs- und wirtschaftlichen Notjahren mit dem Auftreten schwerer multilokulärer Verlaufsformen kann die Schafttuberkulose vermehrt auftreten. Bei dekrepidem Gesamtzustand und schlechter Ernährungslage können Diaphysentuberkulosen mit profusen Fisteleiterungen und mit Weichteiltuberkulosen vergesellschaftet beobachtet werden. Es können dann auch Formen in Erscheinung treten, die mit ausgedehnter Periostitis und Sequestrierung sich dem Bild einer chronischen Osteomyelitis nähern. Im allgemeinen treten Diaphysentuberkulosen der Tibia oder auch des Femur nicht als einzelne Herdbildungen auf, sondern kombiniert mit anderen extrapulmonalen Herden. Infolgedessen ist in diesen Fällen die allgemeine Abwehrlage als ungünstig zu beurteilen. Auf die mehrfache Herdbildung beim Auftreten von Diaphysentuberkulosen haben schon KREMER und WIESE hingewiesen (Abb. 82).

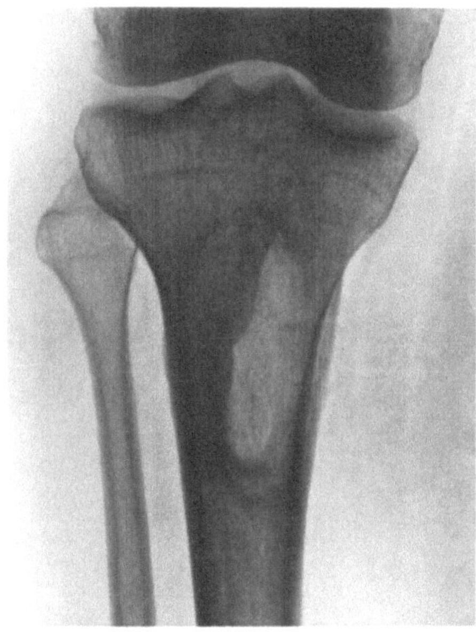

Abb. 81

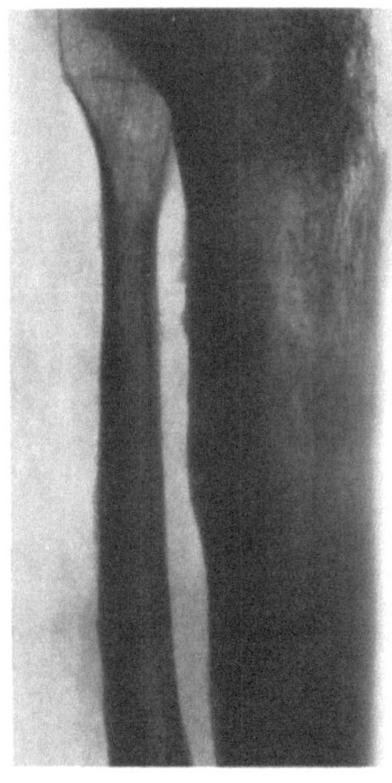

Abb. 82

Abb. 81. 20jähr. Mann. Tuberkulöse Erkrankung der rechten Tibia mit ausgedehnter Höhlenbildung im Bereich der proximalen Metaphyse, mit periostaler Beteiligung. Herdausräumung. Tuberkulose sichergestellt

Abb. 82. 44jähr. Mann. Osteosklerotische Erkrankung der linken Tibia und Fibula. Tuberkulöse Ätiologie sichergestellt

An klinischen Symptomen werden beobachtet Druckschmerzhaftigkeit, Schwellung und Hyperthermie ohne Rötung über der betroffenen Knochenpartie. Schmerzen machen sich überwiegend bei Belastung bemerkbar. Aus dem Infiltrat kann sich ein Absceß entwickeln, der bei ungünstigem Verlauf zu einer Fistel führt. Es kann längere Zeit dauern, bis Röntgensymptome in Form von Verdickungen der Knochenrinde, einer Periostitis oder einzelner Herdbildungen sichtbar werden. Beim Vorhandensein anderer tuberkulöser Herdbildungen oder Vorerkrankungen ist der Verdacht auf tuberkulöse Ätiologie auch dann gegeben, wenn die Röntgenveränderungen als für Tuberkulose zunächst uncharakteristisch erscheinen (Abb. 83).

Differentialdiagnostisch kommt von entzündlichen Erkrankungen vor allem die chronische Osteomyelitis, die Lues und das Osteoid-Osteom in Frage. Die heute nur noch selten zu beobachtenden Knochenveränderungen luetischer Ätiologie machen sich als Gummen bemerkbar, die röntgenologisch als Auftreibungen des Knochens in Erscheinung treten. Von Tumoren sind Osteome, cartilaginäre Exostosen und Sarkome in Betracht zu ziehen, vor allem das Ewing-Sarkom. Rachitische Knochenveränderungen machen im allgemeinen keine differentialdiagnostischen Schwierigkeiten.

Therapeutisch ist bei einer tuberkulösen Diaphysenerkrankung Behandlung mit Ruhigstellung und Anwendung von Tuberculostatica und Antibiotica in allgemeiner Form angezeigt. Bei umschriebenen Höhlenbildungen und Sequestern ist die Ausräumung mit anschließender Herdinstillation als die beste Behandlungsmethode anzusehen.

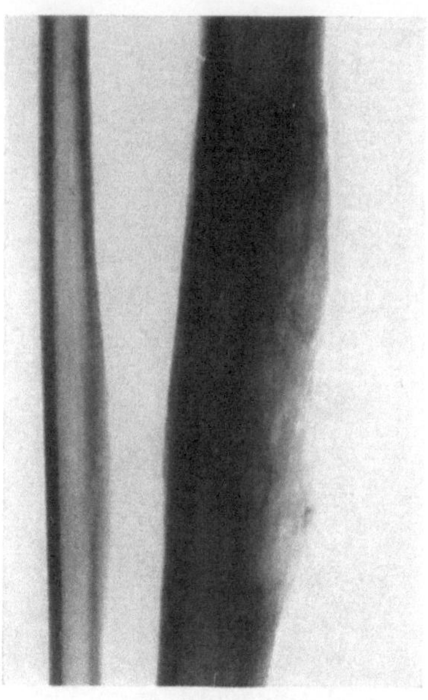

Abb. 83

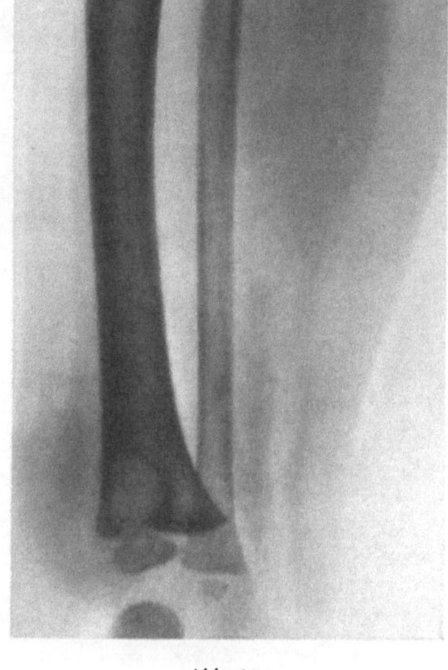

Abb. 84

Abb. 83. 30jähr. Mann. Als Knochentuberkulose in stationäre Behandlung genommen. Gumma der rechten Tibia auf Grund einer Lues III

Abb. 84. $1^1/_2$jähr. Junge. Tuberkulöse Herdbildung in der distalen Tibiametaphyse

7. Tuberkulöse Erkrankungen im Bereich des Fußes

a) Erkrankungen des oberen Sprunggelenks

Die tuberkulösen Erkrankungen des oberen Sprunggelenks bleiben an Häufigkeit hinter denen des Hüft- und des Kniegelenks deutlich zurück, stehen aber unter den Fußwurzeltuberkulosen zahlenmäßig im Vordergrunde. Die Erkrankung tritt überwiegend als Fungus der Kapsel auf und kommt auf hämatogenem Wege zustande.

In der Zusammenstellung von Johansson findet sich der Häufigkeit nach die Fußgelenktuberkulose an 5. Stelle. Nach seinen Erfahrungen soll diese Lokalisation das frühe Kindesalter bevorzugen, da die Hälfte seiner Fälle jünger als 5 Jahre war. Kremer und Wiese konnten nach dem Material des Waldhauses Charlottenburg diesen überwiegenden Befall im Jugendalter nicht bestätigen, bei ihnen waren unter 28 Fällen 16 unter 20 und 12 über 20 Jahre alt. Die beiden Autoren schließen daraus, daß die Fußgelenktuberkulose überwiegend das Erwachsenenalter betrifft. Schinz, Baensch, Friedl, Uehlinger sahen unter 47 Fällen 27mal eine Erkrankung des Talocruralgelenks und 20mal eine solche der Fußwurzel, so daß die Erkrankungen des Knöchelgelenks zahlenmäßig überwiegen. Die Untersucher haben teils ein Überwiegen der ossalen Herdbildungen, teils aber auch ein überwiegendes Vorkommen der primär synovialen Formen festgestellt (Abb. 84).

Nach KREMER und WIESE soll die Fußgelenktuberkulose überwiegend von einem primären Knochenherd ausgehen, nach SCHINZ, BAENSCH, FRIEDL, UEHLINGER sind jedoch die fungösen Formen häufiger. Unsere eigenen Erfahrungen stimmen mit den Feststellungen von SCHINZ, BAENSCH, FRIEDL, UEHLINGER überein, die primär synovialen Formen überwiegen die mit Knochenherden einhergehenden Erkrankungen zahlenmäßig bei weitem. Nach unseren Beobachtungen kommt die tuberkulöse Erkrankung des Talocruralgelenks häufiger bei Erwachsenen vor, dagegen ist sie bei Kindern als verhältnismäßig selten anzusehen.

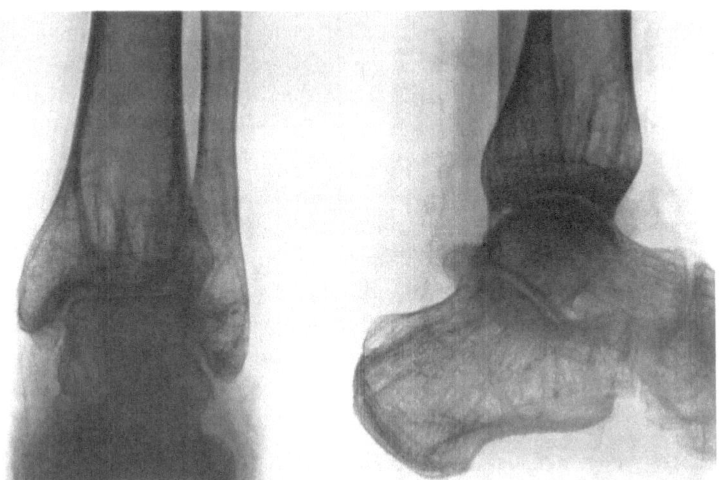

Abb. 85a und b. Der gleiche Patient wie Abb. 21. Tuberkulöse Erkrankung des oberen Sprunggelenks und der übrigen Fußwurzelgelenke. Hochgradige Gelenkspaltverschmälerung. Partielle Synostose. Hochgradige knöcherne Atrophie. Kniegelenktuberkulose auf der gleichen Seite

Nach KONSCHEGG sollen die Gelenke der Fußwurzel im Verlaufe der tuberkulösen Erkrankung gemeinsam ergriffen werden. Dies entspricht aber nicht den klinischen Erfahrungen, da der größere Teil der tuberkulösen Erkrankungen des Talocruralgelenks auf dieses Gelenk beschränkt bleibt. Bei ungünstigem Verlauf kann es natürlich sekundär zu einem Übergreifen des Prozesses auf die übrigen Fußwurzelgelenke kommen.

Was die prozentuale Häufigkeit der Fußtuberkulose betrifft, so wird dieselbe von KÖHNE mit 10,6%, von SCHINZ, BAENSCH, FRIEDL, UEHLINGER mit 7,5% und von KATTHAGEN mit 4,9% angegeben, in unserem Material beläuft sie sich auf 3,73%. Die Fußtuberkulose soll überwiegend beim männlichen Geschlecht beobachtet werden.
(Abb. 85 a u. b).

Verhältnismäßig häufig wird die Tuberkulose des oberen Sprunggelenks als Miterkrankung bei Kniegelenkprozessen beobachtet. Des öfteren allerdings werden die Veränderungen am oberen Sprunggelenk übersehen oder fälschlich als durch die Immobilisierung zustande gekommene Atrophie gedeutet.

a) Pathologische Anatomie

Bei den am häufigsten vorkommenden fungösen Formen tritt zunächst, wie bei allen anderen Gelenken, eine Entzündung im Bereich der Synovia auf, die beim weiteren Fortschreiten alle Kapselschichten ergreift und schließlich zu einer Schädigung der knorpeligen Gelenkflächen führt. Von den Gelenkflächen her kann es dann zu einer Schädigung der benachbarten Knochenzonen kommen. Beim Vorhandensein primärer Knochenherde im Talus oder Calcaneus kann je nach deren Lage das obere

Sprunggelenk entweder längere Zeit unbeteiligt bleiben, oder es kommt zu einer Durchbrechung der Knorpel-Knochengrenze zum Gelenk hin. Die käsigen Formen führen meist zu stärkerer knöcherner Zerstörung.

β) Klinische Symptome

Im Beginn der Erkrankung können die Symptome zunächst unbestimmt und wenig eindrucksvoll sein. Schmerzen und Spannungsgefühl können sich beim Kranken bemerkbar machen, bevor ein objektiver Befund nachzuweisen ist. Schwellung und Druckschmerzhaftigkeit können zunächst über der Ventralseite des Gelenks manifest werden. Bei stärkerer Schwellung infolge eines Gelenkergusses kann Fluktuation ventralseitig vor und dorsalwärts zwischen den Malleolen und der Achillessehne erkennbar werden. Bei der Inspektion von hinten ist die Gelenkkontur verstrichen, der Fuß erscheint plumper und breiter. Ergußbildung und Hyperthermie sind am oberen Sprunggelenk meist nicht so eindrucksvoll wie am Kniegelenk. Zunächst kommt es zur endgradigen Einschränkung der Dorsal- und Plantarflexion, dann zu stärkerer Bewegungseinschränkung und zu einem hinkenden Gang. Neben Atrophie der Wadenmuskulatur kann sich eine Kontraktur in Spitzfußstellung bemerkbar machen. Bei serösen oder eitrigen Gelenkergüssen ist das Punktat zur Ergänzung den üblichen Untersuchungen zu unterziehen.

γ) Röntgendiagnostik

Das Röntgenbild zeigt erst nach einiger Zeit außer der Weichteilschwellung eine Entkalkung der gelenknahen Knochenabschnitte im Bereich der Unterschenkelknochen und des Talus und dann auf die übrigen Fußwurzelknochen übergreifend. Allmählich kommt es als Zeichen der Gelenkknorpelschädigung zu einer Gelenkspaltverschmälerung und bei weiterer Progredienz unter Umständen zu einer Zerstörung der knöchernen Gelenkbestandteile.

δ) Differentialdiagnose

Differentialdiagnostisch kommen vor allen Dingen in Betracht unspezifische Erkrankungen im Sinne der primär- oder sekundär-chronischen Polyarthritis, wobei klinisch und anamnestisch auf bereits zurückliegende anderweitige Gelenkerkrankungen und auf gleichzeitige Befunde zu fahnden ist.

Schwierigkeiten in der Abgrenzung gibt es besonders gegenüber dem primär-chronischen Rheumatismus, weil hierbei Beginn und Verlauf ähnlich uncharakteristisch sein können wie bei der Tuberkulose, andererseits auch flüchtige Gelenkerscheinungen auftreten, die innerhalb kürzerer Zeit wieder abklingen und dem Gedächtnis des Patienten entschwinden können. Daher ist die Unterscheidung gegenüber einer rheumatischen Erkrankung manchmal nur auf Grund einer längeren Beobachtung möglich. Bei rheumatischem Befall kommt es zu Schwellung der Gelenkweichteile, Hyperthermie, Bewegungseinschränkung, manchmal auch zu einer Ergußbildung, also zu Symptomen, die denen bei tuberkulöser Erkrankung weitgehend gleichen können. Die Schmerzhaftigkeit kann bei der rheumatischen Erkrankung einen stärkeren Grad aufweisen als bei der Tuberkulose. Röntgenologisch ist die knöcherne Atrophie ausgedehnter und ausgeprägter als bei rheumatischer Erkrankung. Beteiligung mehrerer Gelenke, vor allem an den anderen Extremitäten, spricht mehr im Sinne des rheumatischen Befalls, dagegen die gleichseitige Erkrankung von Knie und Talocruralgelenk mehr im Sinne der Tuberkulose.

Eine Infektarthritis kann sich an vorherige Infektionskrankheiten anschließen, z. B. die der Typhusgruppe, Masern, Scharlach etc. Eine Beteiligung des Sprunggelenks bei diesen Erkrankungen wird jedoch nicht allzu häufig beobachtet. Erkrankungen im Sinne der Lues und der Gonorrhoe machen sich am Sprunggelenk nur selten bemerkbar, die tabische Arthropathie ist gelegentlich in den Kreis der differentialdiagnostischen Erwägungen mit einzubeziehen. An nicht spezifische Arthritiden können sich Umbauvorgänge im Sinne einer Arthrose anschließen, so daß im Endzustand Bilder entstehen können, die vom Spätstadium einer gutartig verlaufenen tuberkulösen Erkrankung schwer zu trennen sind.

Osteomyelitische Prozesse können den Talus und fußgelenknahe Abschnitte der Unterschenkelknochen befallen, Brodiesche Abscesse sind nicht ganz selten im Sprunggelenkanteil der Tibia lokalisiert.

Als Tumoren gutartiger Grundlage kommen in Frage Osteochondrome, cartilaginäre Exostosen und braune Tumoren. Von malignen Geschwülsten sind in diesem Bereich Sarkome und Carcinommetastasen zu erwähnen. Bei einer Hämophilie können die Talocruralgelenke gleichfalls beteiligt sein (Abb. 86).

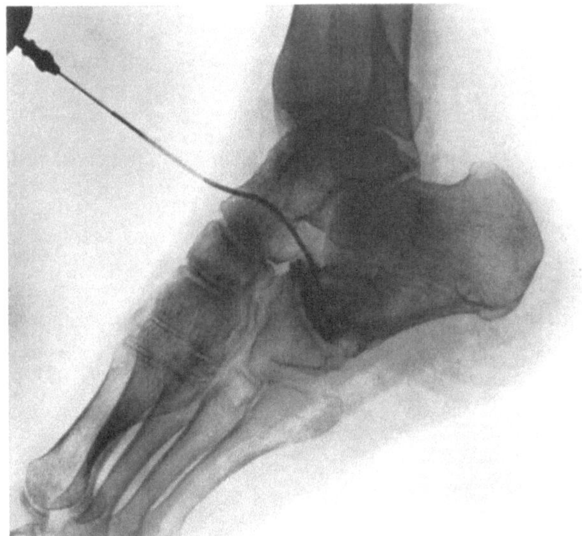

Abb. 86. 20jähr. Mann. Derselbe Patient wie Abb. 81. Fistelnde tuberkulöse Erkrankung des Gelenks zwischen Calcaneus und Cuboid

ε) Therapie

Ruhigstellung und Entlastung des oberen Sprunggelenks sind konsequent durchzuführen in Form eines zirkulären Gipsverbandes, der von oberhalb des Kniegelenks bis zu den Zehen reichen muß oder evtl. mit Hilfe einer Gipsschale in rechtwinkliger Einstellung. Gleichzeitig ist die Behandlung mit Tuberculostatica allgemein und in lokaler Anwendungsform angezeigt. Bei Gelenkergüssen ist an die Punktion von der Ventralseite her zweckmäßig die intrartikuläre Injekion (INH und Streptomycin) anzuschließen. Zur Unterstützung können Sonnen- und Freiluftbehandlung mit herangezogen werden.

Nach Rückbildung der entzündlichen Erscheinungen und bei angebahnter Inaktivierung ist ein entlastender Apparat angezeigt, wobei als Entlastungspunkt entweder die Tuberositas tibiae oder der Sitzknorren in Betracht kommt. Bei Kindern und Jugendlichen führt diese Behandlung unter Vermeidung operativen Vorgehens meist zu guten Resultaten mit Erhaltung des größten Teiles der Beweglichkeit. Bei Erwachsenen ist die operative Versteifung in Erwägung zu ziehen, die entweder durch Spanverschiebung an der Ventralseite oder durch intraartikuläre Spanbolzung durch Tibia und Talus durchgeführt werden kann. Gute Ergebnisse sind auch mit der Umdrehungsarthrodese von J. SCHÜLLER zu erzielen. Die operative Totalentfernung des Talus, die in der älteren Literatur öfter empfohlen wurde, soll unterlassen werden, da sie eine schwere Funktionsstörung hervorruft.

Die operative Versteifung des oberen Sprunggelenks hinterläßt infolge Gewöhnung für die Fortbewegung im allgemeinen keinen stärkeren Funktionsausfall, zumal es nach einiger Zeit meist im Chopartschen Gelenk kompensatorisch zu einer Zunahme der Dorsal- und Plantarflexion kommt. Bei Steigung und Gefälle und unebenem Boden ist natürlich eine deutlichere Behinderung gegeben als beim Begehen ebener Bodenflächen (Abb. 87 a u. b).

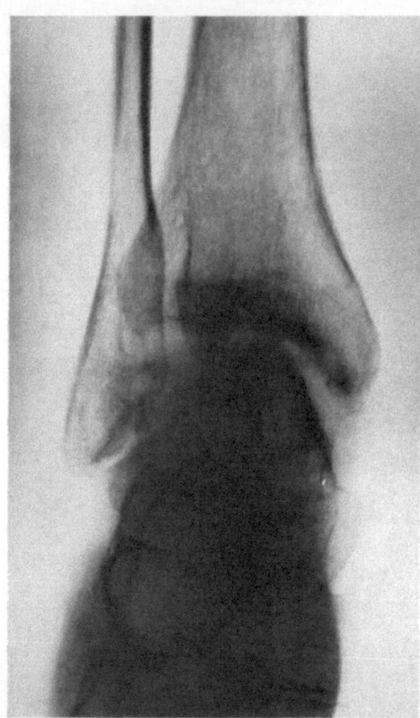

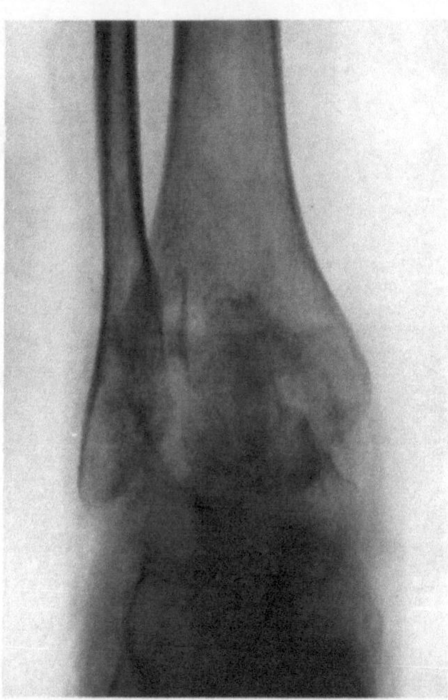

Abb. 87 a und b. 23jähr. Mann. Tuberkulöse Erkrankung des oberen Sprunggelenks rechts mit Zerstörung der Tibia- und Talusgelenkfläche und Beteiligung des lateralen Malleolus. Zustand nach Umdrehungsarthrodese

Die früher geübte Resektionsbehandlung unter Mitnahme der Malleolarfortsätze ist als ungünstig anzusehen und sollte möglichst vermieden werden, da hiernach Pseudarthrosen und Fehlstellungen auftreten können. Eine Unterschenkelamputation, die in der vorantibiotischen Ära bei Sprunggelenktuberkulosen öfter durchgeführt werden mußte, kommt heute nur noch selten bei deletärem Verlauf mit schwerer knöcherner Zerstörung, Abceßbildungen und Fisteln, vor allem bei älteren Menschen, allenfalls als ultimum refugium in Betracht.

b) Erkrankungen des hinteren unteren Sprunggelenks und des Chopartschen Gelenks

Zahlenmäßig tritt die tuberkulöse Erkrankung des Talocalcanealgelenks und des Chopartschen Gelenks hinter der Tuberkulose des oberen Sprunggelenks an Bedeutung zurück. Es kommt bei schleichendem Beginn allmählich zu einer Schwellung der Weichteile über bzw. um das Gelenk herum mit langsam eintretender schmerzhafter Bewegungseinschränkung und Hyperthermie. Im Gegensatz zum oberen Sprunggelenk findet sich hier eine stärkere Knochenbeteiligung, bzw. knöcherne Herde als Ausgangspunkt der Erkrankung.

Namentlich bei den Erkrankungen, die sich im Gebiet des Chopartschen Gelenks abspielen, ist verhältnismäßig früh eine knöcherne Beteiligung an Talus und Naviculare festzustellen. Wenn in früherer Zeit von einigen Autoren den sogen. Mikrotraumen des Alltags für die Entstehung tuberkulöser Erkrankungen an den Fußwurzelgelenken eine entscheidende Rolle im Sinne der Mitverursachung eingeräumt wurde, so wissen wir heute, daß dieselben in Wirklichkeit dabei keine Rolle spielen.

Im allgemeinen erkrankt von allen Fußwurzelknochen am häufigsten der Calcaneus, was auf den großen Anteil an Spongiosa zurückzuführen ist. Bei tuberkulösen Herdbildungen im Fersenbein kommt es bei stärkerer Ausdehnung zum Übergreifen auf das Talocalcanealgelenk, wobei praktisch immer alle 3 Einzelgelenke zwischen Talus und Calcaneus beteiligt sind. Neben Schwellung und Druckschmerz findet sich eine Einschränkung der Pro- und Supination des Rückfußes. Die Lokalisation am Talocalcanealgelenk wird etwas häufiger beobachtet als der tuberkulöse Befall des Talonaviculargelenks. Bei der tuberkulösen Erkrankung des letzteren kommt es neben Schmerzhaftigkeit und Schwellung zu einer Bewegungseinschränkung des Vorfußes gegenüber dem Rückfuß in allen drei Ebenen des Chopartschen Gelenks (Abb. 88 a u. b).

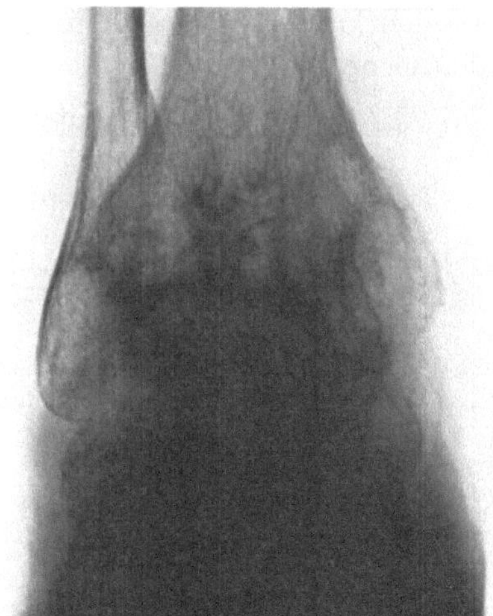

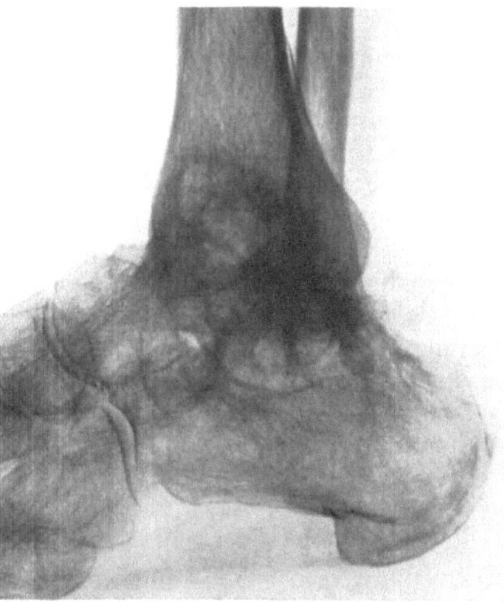

Abb. 88a und b. 47jähr. Mann. Tuberkulöse Erkrankung des oberen und unteren Sprunggelenks mit hochgradiger Zerstörung im Bereich des oberen Spunggelenks

Röntgenologisch sind neben knöcherner Atrophie Herdbildungen und knöcherne Zerstörungen an den betr. Fußwurzelknochen zu erkennen. Bei stärkerer knöcherner Zerstörung kann es zu einem Zusammentreten der teilzerstörten Gelenkflächen und zu einer totalen Synostose kommen.

Wegen der klinischen Symptome mit Bewegungseinschränkung, Schwellung und Schmerzhaftigkeit kann die Erkrankung des Talonaviculargelenks irrtümlich längere Zeit als entzündlich-kontrakter Plattfuß angesehen und behandelt werden.

Differentialdiagnostisch abzugrenzen sind entzündlich-rheumatische Erkrankungen, die besonders das Talonaviculargelenk betreffen und zu einer partiellen oder totalen Versteifung des Chopartschen Gelenks führen können. Solche Endzustände werden bei einer Untersuchung häufig als Nebenbefund entdeckt, ohne daß der Patient etwas darüber weiß oder über den vermutlichen Zeitpunkt der entzündlichen Vorgänge irgendwelche Angaben machen kann.

In Betracht kommen ferner osteomyelitische Erkrankungen, vor allem mit chronischem Verlauf. Beim Naviculare sind auch nekrobiotische Prozesse im Sinne des Köhler I mit in

Erwägung zu ziehen. Bei der Sudeckschen Erkrankung gehen meist Traumatisierungen vorher, die allerdings fälschlich auch für die Entstehung einer Tuberkulose verantwortlich gemacht werden. Beim Sudeck ist die Hauttemperatur im allgemeinen erniedrigt, hingegen bei tuberkulösen Prozessen erhöht.

Mit Tumoren benigner oder maligner Art, entweder primär oder metastatisch, ist vor allem im Bereich des Calcaneus zu rechnen.

Die Behandlung ist nach den gleichen Grundsätzen wie beim oberen Sprunggelenk durchzuführen in Form von Immobilisierung, tuberkulostatischer Behandlung in allgemeiner und lokaler Form und bei genügender Konsolidierung der Prozesse, falls es nicht zu einer spontanen Synostose kommt, mit operativer Versteifung. Am hinteren unteren Sprunggelenk kann dieselbe durchgeführt werden als Entknorpelungsarthrodese oder als intraartikuläre Spanung von ventral- oder dorsalwärts. Am Talonaviculargelenk kommt es oft nach stärkerer Zerstörung der Gelenkflächen zu reparativen Vorgängen im Sinne stärkerer Knochenneubildung und endlich zu einer völligen Versteifung, so daß hier öfter auf operative Eingriffe verzichtet werden kann. Bei Herdbildungen in einzelnen Fußwurzelknochen ist die Herdausräumung und Dauerinstillation je nach Lage und Ausdehnung angezeigt.

Die prognostische Beurteilung der Fußwurzeltuberkulose stellt sich heute wesentlich günstiger dar als früher. Während die Mortalität nach Rollier bei 2,3% und nach Kisch bei 10% liegt, haben schon Kremer und Wiese festgestellt, daß die Aussichten bei genügend langer konservativer Behandlung als gut anzusehen sind. Die Prognose hat sich seither auf Grund der neuen Mittel und Behandlungsverfahren noch weiter gebessert. Während es früher verhältnismäßig häufig zur Amputation kam, ist die Indikation zu einem so radikalen Eingriff heute nur noch selten gegeben.

Die durch eine Versteifung der Fußwurzelgelenke auftretende Behinderung ist nicht sehr bedeutend, sie macht sich vorwiegend bemerkbar bei der Fortbewegung auf unebenem Boden.

c) Tuberkulöse Erkrankungen des Mittelfußes und der Zehen (Abb. 89)

Erkrankungen der Keilbeine und des Würfelbeins kommen für sich allein nur wenig zur Beobachtung, meist handelt es sich um Erkrankungen, die vom Naviculare und Cuboid her über die Cuneiformia auf die Basen der Mittelfußknochen übergreifen. Hierbei findet sich eine Weichteilschwellung über dem Fußrücken mit Hyperthermie und im allgemeinen mäßig ausgeprägter Druckschmerzhaftigkeit. Röntgenologisch zeigen sich Entkalkung und Verwaschenheit der knöchernen Abgrenzungen gegeneinander, die Struktur unscharf oder völlig aufgehoben. Meist führt eine genügend konsequente und lange konservative Behandlung zu einem guten Resultat. Bei umschriebener knöcherner Zerstörung oder Absceßbildung ist die Ausräumung mit anschließender Herdbeschickung in Betracht zu ziehen. An den Mittelfußknochen kommen umschriebene Prozesse vor, die mit starker knöcherner Auftreibung und Verdickung der Knochenschale an eine Spina ventosa erinnern. Hierbei ist differentialdiagnostisch an Ermüdungsbrüche zu denken, besonders am Metatarsale II und III. Isolierte tuberkulöse Erkrankungen kommen an den Zehengelenken, u. a. am Großzehengrundgelenk vor, ebenso Spina ventosa-ähnliche Prozesse an den Phalangen, sie sind insgesamt nicht oft zu beobachten (Abb. 90).

Im Bereich der Zehen kann die Ostitis tuberculosa cystoides multiplex auftreten (Jüngling, 1920), auch als Böcksche Knochenerkrankung bekannt. Es kommt dabei zu cysten-

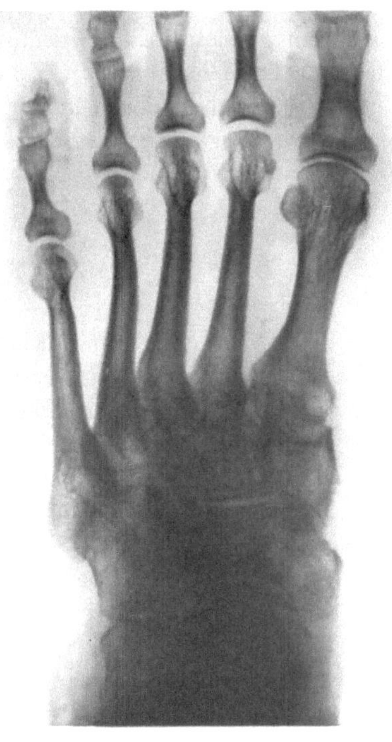

Abb. 89

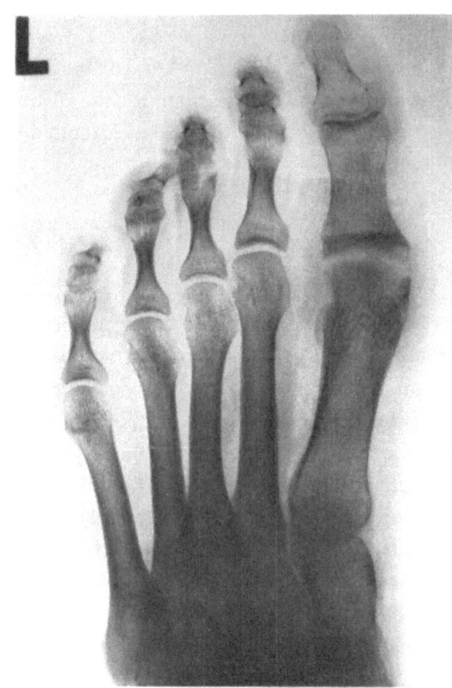

Abb. 90

Abb. 89. 47jähr. Frau. Tuberkulöse Erkrankung des linken Mittelfußes mit Beteiligung der Cuneiformia und der basalen Partien der Metatarsalia

Abb. 90. 17jähr. Mädchen. Tuberkulöse Erkrankung des linken Großzehengrundgelenks mit Teilzerstörung der Gelenkflächen

artigen Strukturstörungen in den Phalangen der Zehen oder der Mittelfußknochen. Die Erkrankung kommt nur außerordentlich selten zur Beobachtung, unter 1500 Fällen haben wir keine einzige erlebt.

Bei Gelenkerkrankungen im Bereich der Zehen ist differentialdiagnostisch vor allem die primär-chronische rheumatische Entzündung in Betracht zu ziehen, bei Erkrankungen der Zehengrundgelenke II und III die Erkrankung nach Köhler II, besonders beim weiblichen Geschlecht im Alter zwischen 10 und 17 Jahren (Abb. 91).

Die Aussichten bei der Behandlung der Mittelfußtuberkulose und der tuberkulösen Zehenerkrankung sind als gut anzusehen. Bei Erkrankungen im Bereich

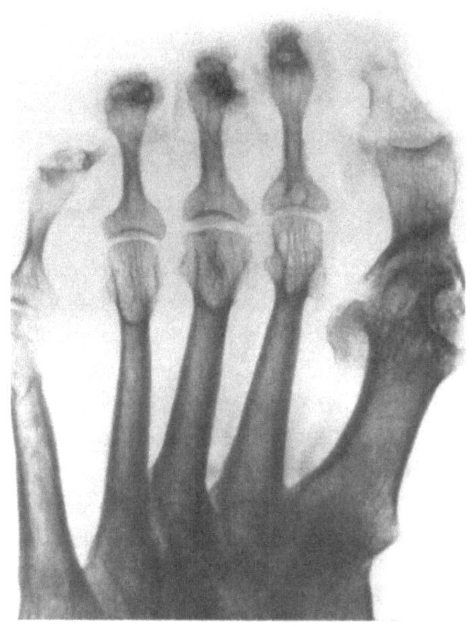

Abb. 91. 59jähr. Frau. Tuberkulöse Erkrankung des Großzehengrundgelenks links mit hochgradiger Zerstörung der Gelenkflächen und reparativem Knochenanbau

der Cuneiformia, des Cuboid und der Basalanteile der Metatarsalia kommt es meist zu einer spontanen Versteifung, die wegen der geringen physiologischen Bedeutung des Lisfrancschen Gelenks keinen Funktionsausfall zur Folge hat. Bei spezifischen Erkrankungen an den Zehen sollten Amputationen und Exartikulationen möglichst vermieden werden, höchstens bei älteren Menschen sind sie in Erwägung zu ziehen.

VII. Ausblick

Die Entwicklung der letzten Jahrzehnte hat auf dem Gebiet der Diagnostik und Therapie der Knochen- und Gelenktuberkulose zu bedeutenden Fortschritten geführt, so daß der Arzt dem Patienten gegenüber in einer unvergleichlich besseren Lage ist als früher. Er kann heute den Kranken bei deren Fragen ein hohes Wahrscheinlichkeitsmaß von Wiederherstellung, insbesondere der Berufs- und Arbeitsfähigkeit, in Aussicht stellen. Selbstverständlich besagt dies nicht, daß in jedem Falle eine schnelle und völlige Heilung zu erwarten ist, da jeder Einzelfall anders gelagert ist und es auch heute noch Verlaufsformen gibt, die als ungünstig anzusehen sind oder durch nicht vorherzusagende Komplikationen auch für den Fachmann negative Überraschungen mit sich bringen. Es ist aber unbedingt notwendig, den Kranken von vornherein darauf hinzuweisen, daß nur eine konsequente und genügend lange Behandlung zum Ziele führt. Stets erweist es sich als verhängnisvoll, wenn der Patient die Behandlung vorzeitig abbricht oder die ärztlichen Anweisungen hinsichtlich Ruhigstellung und Immobilisierunng nicht oder nur ungenügend befolgt oder vorzeitig den Krankenhausaufenthalt abbricht oder den behandelnden Arzt häufig wechselt. Besonders bedenklich ist es, wenn aus mangelnder Einsicht kurze Zeit nach operativen Eingriffen das Krankenhaus oder die Heilstätte eigenmächtig verlassen wird. In diesem Falle müssen die Kostenträger unbedingt energischere Maßnahmen zur Anwendung bringen als dies bis heute stellenweise noch geschieht.

Die Gesamtaussichten hinsichtlich der Erhaltung der Arbeitsfähigkeit und der Lebenserwartung haben sich gleichfalls gegenüber früher entschieden gebessert. Voraussetzung hierfür ist allerdings auch eine nach Beendigung der stationären Behandlung durchgeführte regelmäßige Lebensführung der Kranken selbst, während man andererseits mit Sicherheit vorhersagen kann, daß die Prognose schwer getrübt wird, wenn die betr. Kranken aus beruflichen oder wirtschaftlichen Gründen oder wegen einer Neigung zu Exzessen und übersteigertem Lebensgenuß auf die Grenzen ihrer Leistungsfähigkeit keine Rücksicht nehmen.

Die Fürsorgemaßnahmen und die sozialen Hilfen sowohl in der Betreuung der Erkrankten wie auch im Ausbau der Rehabilitationsmaßnahmen, Ausbau von Umschulung und Fortbildung etc. stehen heute auf einem hohen Entwicklungsstand. Nicht im Grundsätzlichen, aber in einigen Punkten, z. B. bei der Wohnungsfürsorge und Vermittlung von Arbeitsplätzen für bestimmte Altersgruppen sind Verbesserungen noch möglich und erforderlich.

Für die Zukunft ist insgesamt mit einem weiteren Rückgang der Tuberkulosemorbidität und damit auch der Knochen- und Gelenktuberkulose in Europa zu rechnen. In entscheidendem Maße hierzu beigetragen haben die BCG-Schutzimpfung und die Bekämpfung der Rindertuberkulose. In diesen Punkten waren die USA, die skandinavischen Staaten und die Schweiz führend, während die anderen europäischen Länder hierin noch im Rückstand lagen, wofür in hohem Maße der 2. Weltkrieg verantwortlich zu machen war. Seither sind aber weitere erhebliche Fortschritte erzielt worden. Gerade auf dem Gebiet der Rindertuberkulose haben die konsequenten Ausmerzungsmaßnahmen dazu geführt, daß z. B. in der Bundesrepublik die Erkrankung der Rinder bis auf geringe Reste geschwunden ist.

Der Rückgang der menschlichen Tuberkulose darf jedoch nicht dazu führen, daß das Leiden als eine Bagatellerkrankung bewertet und demselben seitens der Ärzte und der Kranken nicht mehr der nötige Ernst und die unbedingt erforderliche Beachtung geschenkt wird. Mit Recht haben daher die Vereinigungen der Lungenfachärzte vor einer Bagatellisierung der Tuberkulose gewarnt und die Fortführung der konsequenten Bekämpfungsmaßnahmen gefordert. Zweifellos ist die Tuberkulose zu früh als eine sterbende Krankheit deklariert worden bzw. man hat zu früh angenommen, das völlige Aussterben und Totalende der Tuberkulose in nahe Aussicht stellen zu können. Hiervon kann jedoch keine Rede sein, sowohl die Prophylaxe wie auch die Bekämpfungsmaßnahmen haben durchaus ihre bisherige Bedeutung behalten, wenn auch die Tuberkulose heute in Europa gegenüber anderen Erkrankungen nicht mehr auf den vordersten Plätzen der Morbiditätsstatistik rangiert und andere Erkrankungen in den Vordergrund getreten sind. Es spielt dafür die Tuberkulose aber in anderen Ländern und Kontinenten immer noch eine große Rolle. Dies gilt besonders für die sogen. unterentwickelten Länder in Asien und Afrika. Die Weltgesundheitsorganisation in Genf hat deshalb neue energische Maßnahmen im Kampf gegen die Tuberkulose angekündigt. Es wurde darauf hingewiesen, daß rund 50 Millionen Menschen an ansteckender Tuberkulose leiden und daß die Zahl der Todesopfer auch heute noch jährlich 3 Millionen beträgt. In einer Reihe von Ländern soll vor Erreichung des 14. Lebensjahres bei immerhin noch 70% der Kinder eine tuberkulöse Erstinfektion eintreten.

Auf dem Gebiet der Tuberkulosebekämpfung können die europäischen Länder auf Grund ihrer jahrzehntelangen Erfahrungen für die Staaten in Afrika und Asien eine entscheidende Hilfe leisten. Gerade die in Deutschland gemachten schmerzhaften Erfahrungen beweisen, daß neben den speziell gegen die Tuberkulose gerichteten Maßnahmen der Kampf gegen Hunger, Unterernährung und wirtschaftliche Not gleichzeitig mit die wichtigste Waffe für eine erfolgreiche Bekämpfung der Tuberkulose bildet.

Literatur

a) Buch-Veröffentlichungen über die Skelet-Tuberkulose

BACKER, M.: Die Sonnen- und Freiluftbehandlung der Knochen-, Gelenk- und Weichteiltuberkulose. Stuttgart 1922.

BERNHARD, O.: Sonnenlichtbehandlung in der Chirurgie. Stuttgart: Enke 1917.

BROCHER, J. E. W.: Die Wirbelsäulentuberkulose und ihre Differentialdiagnose. Stuttgart: Thieme 1953.

BRÜGGER, H.: Die Tuberkulose des Kindes. Stuttgart: Thieme 1948.

BRUNNER, W.: Die extrapulmonale Tuberkulose. Basel: Karger 1950.

CALVÉ, J.: Die Knochen- und Gelenktuberkulose. Stuttgart: Enke 1946.

CATEL, W.: Lehrbuch der Tuberkulose des Kindes. Stuttgart: Thieme 1954.

CLAIRMONT, P., O. WINTERSTEIN u. A. DIMTZA: Die Chirurgie der Knochentuberkulose. Berlin 1930.

DEIST-KRAUSS, H.: Die Erkennung der Tuberkulose und ihre Behandlung. Stuttgart: Enke 1951.

DOMAGK, G.: Chemotherapie der Tuberkulose. Stuttgart: Thieme 1950.

ERLACHER, PH.: 2. Europäisches Symposium über die Behandlung der Skelett-Tuberkulose. Stuttgart: Enke 1959.

v. FINCK, J. F.: Die Wirbeltuberkulose und ihre Heilung. Stuttgart: Enke 1940.

GARDEMIN, H.: Coxitis tuberculosa. Berlin-München: Urban und Schwarzenberg 1950.

GLAUNER, R., u. W. MARQUARDT: Röntgen-Diagnostik des Hüftgelenks. Stuttgart: Thieme 1956.

GLOGOWSKI, G.: Die Skelett-Tuberkulose im Jugendalter. Stuttgart: Thieme 1957.

GÖRGÉNYI-GÖTTCHE: Tuberkulose im Kindesalter. Wien: Springer 1951.

HAMBURGER, F., u. K. DIETEL: Die Tuberkulose des Kindesalters. Wien: Deuticke 1932.

HUEBSCHMANN, P.: Pathologische Anatomie der Tuberkulose. Berlin: Springer 1928.

— Grundlagen der menschlichen Tuberkulose. Stuttgart: Hippokrates 1956.

ICKERT, F.: Über exogene Reinfekte und die Superinfektion bei Tuberkulose. Leipzig: Barth 1939.

JOHANSSON, S.: Knochen- und Gelenktuberkulose im Kindesalter. Jena 1926.

KASTERT, J.: Die Spondylitis tuberculosa und ihre Behandlung. Stuttgart: Hippokrates 1957.

KISCH, E.: Diagnose und Therapie der Knochen- und Gelenktuberkulose (2). Leipzig 1925.

KLEINSCHMIDT, H.: Tuberkulose der Kinder. Leipzig: Barth 1927.

KÖNIG, FRITZ: Tuberkulose der Gelenke. In: KIRSCHNER-NORDMANN: Die Chirurgie. Berlin-Wien: Urban und Schwarzenberg 1928.

KRAUSE, F.: Die Tuberkulose der Knochen und Gelenke. Stuttgart: Enke 1899.

KREMER, W., u. O. WIESE: Tuberkulose der Knochen und Gelenke. Berlin: Springer 1930.

MALLUCHE, H.: Die Wirbelsäulentuberkulose. Stuttgart: Thieme 1947.

MAY, H.: Behandlung der Knochen- und Gelenktuberkulose. Stuttgart: Enke 1953.

v. MEEL, P. J.: Spondylitis tuberculosa. Amsterdam: Scheltema u. Holkema 1958.

MÉNARD, V.: Etude pratique sur le Mal de Pott. Paris: Masson 1900.

MÜLLER, R. W.: Der Tuberkuloseablauf im Körper. Stuttgart: Thieme 1952.

OEHLECKER, F.: Tuberkulose der Knochen und Gelenke. Wien-Berlin: Urban u. Schwarzenberg 1924.

ROLLIER, A.: Die Heliotherapie. München-Berlin: Urban u. Schwarzenberg 1951.

WALLGREN, A.: Handbuch der Kindertuberkulose. Leipzig: Thieme 1930.

b) Einzelarbeiten

ALARIA, A., u. S. BRANCIFORTI: Wien. klin. Wschr. **1954**, 104.

ALBERT, E.: Münch. med. Wschr. **47**, 1629 (1956).

ALEXANDER, H.: Beitr. Klin. Tuberk. **103**, 357 (1950).
— Ergebn. ges. Tuberk.-Forsch. **VIII**, 437.
ALKEN, C. E., u. BÜCHLER: Z. Urol. **45**, 434 (1952).
—, u. G. OBÉ: Z. Urol. **2** (1958).
ALPSOY, R.: Verh. dtsch. Orthop. Ges. 612 (1950).
ALWENS, W., u. W. FLESCH-THEBESIUS: Beitr. Klin. Tuberk. 299 (1923).
ARNIM V., H.: Tuberk.-Arzt 481 (1947/48).
ARNOLD, E.: Tuberkulose-Bekämpfung in der Schweiz. Basel: Karger 1954, S. 323.
ASSHOFF, H.: Z. Orthop. **82**, 375 (1952).
AUE u. SAAME: Dtsch. med. Wschr. **16**, 215 (1949).
AUERBACH, O.: Quart. Bull. **6**, 117 (1941).
BANDHAUER, K., H. MARBERGER u. E. MARBERGER: Z. Urol. **2**, 99 (1963).
BEHRENDT, H.: Tuberk.-Arzt **10**, 568 (1951).
BEITZ, J.: Zbl. ges. Tuberk.-Forsch. **35**, 297 (1931).
BERBLINGER, W.: Schweiz. Zschr. Tuberk. **V**, 350.
BETHGE, H.: 66. Tag. d. dtsch. Ges. Chir. 1949.
BICKEL, YOUNG, PFÜTZE, FALLS u. NORMLEY: J. Amer. med. Assoc. **137**, 8, 682 (1948).
BIER, A.: 45. Verh. dtsch. Ges. Chir. **2**, 51 (1921).
BIRKENFELD, M.: Über Weichteiltuberkulose. Stuttgart: Thieme 1949.
BISCHOFBERGER, C.: Handbuch der Orthopädie **I**, 597. Stuttgart: Thieme 1957.
BLUMENSAAT, K.: Verh. dtsch. Orthop. Ges. 37 (1953).
BORSAY, J., u. M. MOLNAR: Z. Orthop. **90**, 422 (1958).
BOSHAMER, K.: Lehrbuch der Urologie, 4. Aufl. Jena: Fischer 1949.
— Arch. klin. Chir. **270**, 317 (1951).
— Klin. d. Gegenw. **1955**, 371.
— Z. Urol. 3 (1958).
— Z. Urol. **54**, 8, 483 (1961).
BRANDES, M.: Zbl. Chir. 39 (1927).
— Zbl. Chir. 1017 (1937).
— Verh. dtsch. Orthop. Ges. **33**, 331 (1938). Stuttgart: Enke 1939.
BRECKE, F.: Dtsch. med. Wschr. **1948**, 493.
BREHMER, H., u. J. SCHÜLLER: Münch. med. Wschr. **43**, 1835 (1930).
BREMM, K.: Dtsch. med. Wschr. **79**, 103+146 (1954).
— Z. Orthop. **88**, 315 (1957).
BROCK, BL.: J. Amer. med. Assoc. **135**, 3, 147 (1947).
BUETTI-BÄUML, C.: Funktionelle Röntgen-Diagnostik der Halswirbelsäule. Stuttgart: Thieme 1954.
BUSSE, W.: Berlin. Klin. **33**, 362.
CALVÉ, J.: La tuberculose ostéo-articulaire. Paris: Masson 1935.
CIBERT, J.: La tuberculose rénale. Paris: Masson 1946.
DANNER: Diss. Freiburg 1939.
DAUBENSPECK, K.: Verh. dtsch. Orthop. Ges. **1950**, 150.
—, u. H. JENTGENS: Z. Orthop. **87**, 1 (1956).
DELFS: Med. Mschr. **1949**, 318.
DOBSON, J.: J. Bone Jt Surg. **33**, 517 (1951).
DOMAGK, G.: Ergeb. inn. Med. **28**.
— Münch. med. Wschr. **16**, 761 (1952).
— Verh. dtsch. Orthop. Ges. **84**, 13 (1953).
—, OFFE u. SIEFKEN: Dtsch. med. Wschr. **18**, 573 (1952).
ERFURTH, C.: Zbl. Chir. **87**, 39, 1675 (1962).
ERLACHER, PH.: Wien. klin. Wschr. **1952**, 12.
— Wien. klin. Wschr. **1953**, 1620.
EXNER, G.: Die Halswirbelsäule. Stuttgart: Thieme 1954.
FELLÄNDER, M.: Acta orthop. Scand. Suppl. XIX. Stockholm 1955.
FISCHER, A. W.: Das ärztliche Gutachten im Versicherungswesen, Bd. I, S. 37. Leipzig: J. A. Barth 1939.
— Zbl. Chir. **1935**, 2542.

Fischer, A. W.: Handbuch der gesamten Unfall-Heilkunde von Bürkle de la Camp u. Rostock, Bd. I, S. 400. Stuttgart: Enke 1955.
—, u. G. Molineus: Das ärztliche Gutachten im Versicherungswesen, Bd. I. Leipzig: J. A. Barth 1939.
Flesch-Thebesius, M.: Zbl. Tuberk.-Forsch. **18**, 5 (1922).
— Med. Praxis, Bd. XV. Dresden: Steinkopff 1933.
Frey, E.: Tuberk.-Arzt 533 (1952).
Friedhoff: Chirurg **22**, 297 (1951).
Fründ, R.: Dtsch. med. Wschr. **1953**, 78.
— Zbl. Chir. 79 (1954).
Fürth, E.: Das Versicherungswesen, H. 10. Wien 1938.
Galland, N.: Sem. Hôp. Paris **28**, 3180 (1952).
— In: Europäisches Symposium über die Behandlung der Skelett-Tuberkulose 1954, Beilageheft Z. Orthop. 87 (1956).
Gardemin, H.: Verh. dtsch. Orthop. Ges. **1954**, 34.
Geissendörfer, R.: Handbuch der gesamten Unfallheilkunde von Bürkle de la Camp u. Rostock, Bd. I, S. 429. Stuttgart: Enke 1955.
Gelpke, H., u. Schlatter: Unfall und Tuberkulose, Unfallheilkunde für Ärzte und Juristen, 2. Aufl. Bern 1930.
Gerfeldt, E.: Neue med. Welt **1952**, 952.
Gibson, G. B.: J. Obstetr. **57**, 969 (1950).
— Zbl. ges. Tuberk.-Forsch. **58**, 311 (1951).
Gierke, H. W.: Zschr. ärztl. Fortbild. **45**, 320 (1951).
Giese, R.: Zbl. Chir. **16**, 1105 (1951).
— Tuberk.-Arzt **5**, 526 (1951).
Glogowski, G.: Verh. dtsch. Orthop. Ges. **1955**, 132.
— Heutige Behandlung der Skelett-Tuberkulose des Kindes und des Jugendlichen. Stuttgart: Thieme 1957.
Goecke, H.: Z. Tuberk. **95**, 71 (1950).
— Zbl. Gynäk. **76**, 952 (1954).
Gold, E.: Die Chirurgie der Wirbelsäule. Stuttgart: Enke.
Graff, U.: Bruns Beitr. klin. Chir. **171**, 226 (1940).
Güntz, E.: Schmerzen und Leistungsstörungen bei Erkrankungen der Wirbelsäule. Stuttgart: Enke 1937.
Gütgemann, A.: Beitr. klin. Chir. **182**, 83 (1951).
Guleke, N.: Chirurgische Operationslehre von Kirschner, Bd. 3, 1. Berlin 1935.
Gunst, W.: Z. Urol. **4** (1957).
Haberland, H. F. O.: Münch. med. Wschr. **1938**, 1257.
Haizmann, R.: Zbl. ges. Tuberk.-Forsch. **69**, 1 (1955).
— zit. n. Bischofberger: Handb. d. Orthop., Bd. I, S. 597.
—, u. E. Kless: Beitr. klin. Tuberk. **112**, 354 (1954).
Hasche-Klünder, R., u. Leimbach: Dtsch. med. Wschr. **38**, 1135 (1949).
—, u. A. Schwob: Tuberk.-Arzt **5**, 308 (1954).
Haschek, H., u. H. Pum: Z. Urol. **1**, 9 (1963).
Heidenhain: zit. n. Kirschner, Guleke, Zenker: Chirurgische Operationslehre. Berlin: Springer 1950.
Hellner, H.: Niederrh. Westf. Chir. Tag. Bad Oeynhausen 1953; Zbl. Chir. 1954.
Hermannsdorfer, A.: Z. Tuberk. **55**, 1 (1930).
Hermannsdorfer, M., u. A. Hermannsdorfer: Praktische Anleitung zur kochsalzfreien Ernährung Tuberkulöser. Leipzig: J. A. Barth 1930.
Heymer, A.: Z. Tuberk. **95**, 77 (1950).
Hirsch, C.: Acta orthop. Scand. **21**, 211 (1951).
Hoegen, O. E. von: Beitr. klin. Tuberk. **107**, 371 (1952).
Hölscher, L.: Mschr. Unfallheilk. **53**, 97 (1950).
Hollmann, W., u. W. M. Hasslinger: Beitr. klin. Tuberk. **109**, 413 (1955).
Holzhauer, H.: Tuberk.-Arzt 783 (1947/48).
Honsell: Beitr. klin. Chir. **28**, 659.

HUG, MÖSCHLIN u. TANNER: Schweiz. med. Wschr. **16**, 353 (1949).
IDELBERGER, K.: Münch. med. Wschr. **96**, 157 u. 192 (1954).
IMHÄUSER, G.: Verh. dtsch. Orthop. Ges. **1953**, 39.
— Dtsch. med. Wschr. **1955**, 644.
— Handbuch der Orthopädie, Bd. II, S. 1074. Stuttgart: Thieme 1958.
ITO, H., J. TSUSCHIYA u. G. ASAMI: J. Bone Jt Surg. **16**, 499 (1934).
JELLINEK, K.: New Engl. Med. **17**, 680 (1949).
JENTGENS, H., u. L. MATTERN: Tuberk.-Arzt **10**, 5, 291 (1956).
JENTSCHURA, G., u. F. SCHMIDT: Z. Orthop. **19**, 90 (1958).
JUNGHANNS, H.: Handbuch der gesamten Unfallheilkunde von BÜRKLE DE LA CAMP u. ROSTOCK. Bd. 2, S. 520.
KARITZKY: Zbl. Chir. **4**, 360 (1949).
KASTERT, J.: Chirurg **23**, 420.
— Tuberk.-Arzt **5**, 383 (1951).
— Fortschr. Röntgenstr. **74**, 535 (1951).
— Fortschr. Röntgenstr. **76**, 353 (1952).
— Schweiz. Zschr. Tuberk. **12**, 424 (1955).
KASTERT, J.: Die Chirurgie der Wirbelsäule. In: Chirurgie der Wirbelsäule und des Rückenmarks. Stuttgart: Thieme 1959.
— Skelett-Tuberkulose und Lungentuberkulose im höheren Lebensalter. Stuttgart: Thieme 1959 und 1961.
—, S. ORELL u. PH. ERLACHER: Europäisches Symposium, Beiheft Zschr. Orthop. **87** (1956).
KASTNER, E.: Tuberk.-Arzt **8**, 101 (1954).
KATTHAGEN, A.: Z. Orthop. **84**, 516 (1954).
KAUFMANN, C.: Handbuch der Unfallmedizin. Stuttgart: Enke 1933.
KAUFMANN, R.: Mém. Acad. Chir. (Paris) **82**, 780 (1958).
KIENBÖCK, R.: Arch. Orthop. Chir. **29**, 67 (1930).
— Röntgen-Diagnostik der Knochen- und Gelenkserkrankungen, 2. Bd. Wien-Berlin 1938.
KINGREEN, O.: Röntgen-Diagnostik der Chirurgie. Leipzig: Barth 1949.
KLEE, PH.: Dtsch. med. Wschr. **18**, 678 (1952).
KLEINBAUM, H.: Arch. Kinderheilk. **130**, 33 (1955).
Koch, W.: Handbuch der Orthopädie, Bd. II, S. 632. Stuttgart: Thieme 1958.
KOCHER, TH., u. CHAVEAU: zit. n. FISCHER u. MOLINEUS.
— zit. n. KIRSCHNER, GULEKE, ZENKER. Berlin: Springer 1950.
KOCHS, J.: Tuberk.-Arzt 406 (1947/48).
— Handbuch der Orthopädie, Bd. II, S. 699. Stuttgart: Thieme 1958.
KOELSCH, F.: Handbuch der Berufskrankheiten, Bd. 1, S. 147. Jena: Fischer 1935.
KÖNIG, H.: Zbl. ges. Tuberk.-Forsch. **58**, 71 (1951).
KONSCHEGG, TH.: Ergebn. ges. Tuberk.-Forsch., Bd. VII, S. 423. Leipzig: Thieme 1935.
— Ergebn. Tuberk.-Forsch. **8**, 299 (1937).
KOVÁCS, F.: Orv. hetil. Budapest 1171 (1950).
— Zbl. ges. Tuberk.-Forsch. **58**, 232 (1951).
KRAUSE, F.: Die Tuberkulose der Knochen und Gelenke, zit. n. KLOSE.
KUHLMANN u. SCHOLZ: Med. Mschr. 1952, S. 6.
KULLANDER, ST.: Nord. Med. **46**, 1527 (1951).
— Zbl. ges. Tuberk.-Forsch. **61**, 248 (1952).
LANG, W.: Tuberk.-Arzt 413 (1952).
— Beitr. klin. Tuberk. **106**, 393 (1952).
LANGE, M.: Verh. dtsch. Orthop. Ges. **25**, 219 (1930).
— Ergebn. Tuberk.-Forsch. 493 (1935).
— Ergebn. Tuberk.-Forsch. **8**, 319 (1937).
— Med. klin. **30**, 941 (1950).
— Orthop. Chir. Operationslehre. München: Bergmann 1951; 1962.
—, u. TH. BECKER: Z. Orthop. Chir. **56**, 161 (1932).
—, u. G. GLOGOWSKI: Wiederherstell. Chir. Traumatol., Vol. III. Basel: Kager 1956.
LANGE, W. R.: Dtsch. med. Wschr. **2**, 1506 (1937).
LAUBER, H. J.: Trauma und Tuberkulose. Med. klin. **1949**, 161.

Lehmann, E.: Dtsch. med. Wschr. **1**, 56 (1951).
Lexer-Rehn, E.: Lehrbuch der allgemeinen Chirurgie, Bd. I. Stuttgart: Enke 1947.
Lichtenstein, L., u. H. L. Jaffe: Fibrosus dysplasia of bone. Arch. Path. **33**, 172 (1942).
Lindemann, K.: Med. klin. **42** (1935).
—, u. H. Kuhlendahl: Die Erkrankungen der Wirbelsäule. Stuttgart: Enke 1953.
Lindner: Inaug.-Diss. Erlangen 1913.
Liniger, H., u. G. Molineus: Der Unfallmann. Leipzig: Barth 1945; 1950.
Ljunggren: Tag. d. Niederrh. Westf. Chir. Verein. Oeynhausen, 9./10. 10. 1959.
Lob, A.: Die Wirbelsäulenverletzung und ihre Ausheilung. Stuttgart: Thieme 1954.
Löffler, W.: Triangel Sandoz-Zschr. **6**, 2, 40 (1963).
Lydtin, K.: Beitr. klin. Tuberk. **108**, 26 (1953).
Mäder, B.: Diss. Zürich 1944.
Madlener, M.: Dtsch. Zschr. Chir. **196**, 4/5 (1926).
Mangel, K.: Chirurg **17**, 422 (1948).
Mardersteig, C.: Wirbelsäulenerkrankungen. In: Reichardt: Einführung in die Unfall- und Rentenbegutachtung. Stuttgart: Fischer 1958.
Marx, W.: Mschr. Unfallheilk. 232 (1950).
Mau, C.: Grundriß der Orthopädie. Hamburg: Nölke 1947.
May, F.: Die Urogenitalerkrankungen. In: Deist-Krauss. Stuttgart: Enke 1951.
May, H.: Tuberk.-Arzt 566 (1949).
— Dtsch. med. Wschr. **79**, 101 (1954).
—, u. R. May: Die Tuberkulose der Knochen und Gelenke. In: Deist-Krauss. Stuttgart: Enke 1951.
Mayer, A.: Zbl. Gynäk. **72**, 769 (1950).
— Z. Tuberk. **95**, 86 (1950).
Mayr: Verh. dtsch. orthop. Ges. 163 (1950).
Meves, F.: Dtsch. Z. Chir. **251**, 553 (1939).
Meyenburg, H. v.: Schweiz. med. Wschr. **1934**, 589.
Molineus, G.: Mschr. Unfallheilk. 85 (1936).
Mueller, A. D.: Arch. Phys. Med. **43**, 151 (1962).
Naujoks, H.: Leitfaden der Indikation zur Schwangerschaftsunterbrechung. Stuttgart: Enke 1954.
—, u. K. Fritsch: Zbl. ges. Tuberk.-Forsch. **63**, 80 (1953).
Neumeyer, G.: Zbl. Chir. **78**, 37, 1590 (1953).
Nissen, R., u. H. Nigst: Helvet. chir. acta **23**, 329 (1956).
Obrant: Zbl. Chir. **8**, 878 (1949).
Oehlecker, F.: Dtsch. Z. Chir. **197**.
— Zbl. Chir. **17**, 1018 (1937).
Orator, V.: Spez. Chirurg., 5. Aufl. Leipzig: Barth 1937.
Orell, S.: Sem. hop. **24**, 6191 (1948).
—, u. V. Backlund: Acta chir. scand. **106**, 61 (1953).
Ott, A.: Münch. med. Wschr. **98**, 444 (1956).
Otto, F. M. G.: Kinderärztl. Praxis **19**, 407 (1951).
Parker, D.: Med. J. Austral. **1950**, 319.
Pitzen, P.: Diagnostik der beginnenden Knochen- und Gelenktuberkulose. München 1928.
— Neue dtsch. Klin. **4**, 72 (1930).
— Münch. med. Wschr. 1373 (1939).
— Med. klin. **44**, 1111 (1949).
— Ärztl. Praxis **6**, 39 (1954).
Poche, R.: Ärztl. Forschg. **9**, 364 (1955).
Randerath, E.: Z. Tuberk. **63**, 1953 (1931).
— Beitr. klin. Tuberk. **79**, 201 u. 257 (1932).
— Ergebn. Tuberk.-Forschg. **9** (1939).
Rathke, F. W.: Münch. med. Wschr. **96**, 884 (1954).
Rathke, K.: Zbl. Chir. **80**, 129 (1955).
Reinhard, W.: Beitr. klin. Tuberk. **104**, 178 (1950).
— Beitr. klin. Tuberk. **105**, 282 (1951).

Reinhard, W.: Dtsch. med. Wschr. **76**, 276 (1951).
— Tuberk.-Arzt **3**, 156 (1951).
— Tuberk.-Arzt **109**, 341 (1953).
— 109. Tag. d. Verein. Ndrh.-Westf. Chir. 16./17. 10. 1963, Salzuflen. Zbl. Chir. **8**, 327 (1954).
— Chirurg **11**, 505 (1954).
— Zbl. Chir. **4**, 129 (1957).
— Chirurg **1**, 27 (1957).
— Tuberk.-Arzt **2**, 93 (1957).
— Tuberk.-Arzt **11**, 32 (1957).
— Zbl. Chir. **50**, 2049 (1959).
— Tuberk.-Arzt **1**, 34 (1960).
— Z. Orthop. **92**, 3, 388 (1960).
— Z. Orthop. **92**, 3, 396 (1960).
—, u. K. Düsberg: Z. Orthop. **88**, 3 (1957).
Reske, W.: Z. Orthop. **84**, 226 (1953).
Riskó, T., J. Borsay u. F. Lelik: Z. Orthop. **87**, 175 (1956).
Roeren, L.: Arch. orthop. Unfallchir. **22**, 1/2 (1923).
— Zbl. Tuberk. **63**, 144 (1932).
— Verh. dtsch. orthop. Ges. **80**, 126 (1950).
Rössler, H.: Dtsch. med. Wschr. **80**, 1246 (1955).
Rostock, P.: Unfallbegutachtung. Berlin: de Gruyter 1951.
Rotthauwe: Chirurg 369 (1953).
Salzer, G.: Die Chirurgie des Kindesalters. Wien-Innsbruck: Urban & Schwarzenberg 1958.
Seddon u. Strange: Brit. J. Surg. **28**, 193 (1940).
Seegers, J.: Zbl. Gynäk. **71**, 1125 (1949).
— Z. Tuberk. **95**, 81 (1950).
— Tuberk.-Arzt **6**, 52 (1952).
— Geburtsh. u. Frauenhlk. **14**, 197 (1954).
Seyler, W.: Beitr. klin. Tuberk. **104**, 140 (1950).
Sèze, S. de, J. Debeyre, Cl. Guerin, S. Rampon u. Cl. Moreau: Rev. rhumat. **22**, 484 (1955).
— — Nouvelloorientation du traitement, du Mal de Pott de l'adulte. Paris: Masson 1956.
—, S. Rampon u. Cl. Guerin: Sem. hop. **31** (1955).
Simon, G.: Beitr. klin. Tuberk. **93**, 287 (1939).
Simon, K.: Med. klin. **24**, 1022 u. 1027 (1955).
Soholt, T. St.: J. Bone Jt Surg. A **33**, 119 (1951).
Sorrel-De'jerine: Revue Orth. **35**, 41 (1949).
Spiess, H.: Dtsch. med. Wschr. **81**, 1053 (1956).
Schaer, H.: Schweiz. med. Wschr. **36**, 849 (1940).
Schäfer, E. L., u. H. Greuel: Münch. med. Wschr. **94**, 157 (1952).
Schäfer, G., u. H. Epstein: Zbl. ges. Tuberk.-Forsch. **61**, 276 (1952); **63**, 79 (1953).
Schaich, W.: Geburtsh. u. Frauenhk. **12**, 481 (1952).
Schinz, Baensch, Friedl u. Uehlinger: Lehrbuch der Röntgen-Diagnostik, Bd. I. Stuttgart: Thieme 1952.
Schmidt, W.: Medizinische **1956**, 971.
Schmieden, V.: Verh. dtsch. Ges. Chir. **54**, 388 (1930).
Schmorl, G., u. H. Junghanns: Die gesunde und kranke Wirbelsäule im Röntgen-Bild. Stuttgart 1954.
Schneider, E.: Trauma und Tuberkulose. Stuttgart: Enke 1937.
Schnitlzer, F., u. A. Fabian: Med. Wschr. **104**, 624 (1954).
Schoch: Schweiz. Z. Tuberk. **9**, 4 (1952).
Schöneberg, G.: Ärztliche Beurteilung von Beschädigten. Darmstadt: Steinkopff 1952.
Schosserer, W.: Wien. med. Wschr. **104**, 624 (1954).
Schramm, C.: Med. Unfallheilk. **7/9**, 206 (1944).
Schüller, J.: Münch. med. Wschr. **3**, 118 (1928).
— Münch. med. Wschr. 834 (1935).

SCHÜLLER, J.: Leitfaden der orthopädischen Krankheiten. Leipzig: Barth 1962.
SCHÜRMANN, J.: Z. Unfallmed. Berufskrankh. **43,** 175 (1950).
SCHULTZE-RHONHOF u. HANSEN: Ergebn. Tuberk.-Forsch. **3,** 223 (1931).
SCHULTZE-SEEMANN, F.: Z. Urol. **12** (1957).
SCHULTZE, W.: Chirurg **26,** 79 (1955).
— Z. Orthop. **87,** 615 (1956).
SCHULZE, W.: Beil. Orthop., Bd. 90. 45. Kongr. dtsch. orthop. Ges. 1957, **74,** 438 (1958).
SCHWAIGER, H.: Z. Urol. **1** (1958).
STEYER: Verh. dtsch. orthop. Ges. 166 (1950).
STORCK, H.: Orthopädie und Rheumatologie. Dresden-Leipzig: Steinkopff 1944.
STRAUSS, J.: Tuberk.-Arzt **3,** 172 (1961).
STUCKE, K.: Mschr. Unfallhk. 171 (1950).
TEGTMEIER, A.: Handbuch für den neuen Krankenhausbau. Berlin: Urban & Schwarzenberg 1962.
TIMME: Trauma und Skelett-Tuberkulose. Diss. Frankfurt 1953.
TUPMANN, G. S.: J. Bone Jt Surg. **35,** 590 (1953).
TANNER: Helvet. med. Acta **18,** 456 (1951).
TANNER, WANNER, WEHRLIN u. RAHMER: Schweiz. Z. Tuberk. **9,** 4 (1952).
THOM, H.: Tuberk.-Arzt **6,** 538 (1952).
TREPPINGER, K.: Tuberk.-Arzt **2,** 106 (1952).
UEHLINGER, E.: Schweiz. med. Wschr. **701,** 1151 (1933).
ULLMANN, K.: Verh. dtsch. orthop. Ges. 171 (1950).
— Tuberk.-Arzt **6,** 675 (1952).
— Tuberk.-Arzt **8,** 44 (1954).
ULMER, A.: Schweiz Z. Unfallheilk. **47,** 273 (1954).
VALENTIN: zit. n. TIMME.
VERAGUTH, O., u. C. BRAENDLI-WYSS: Der Rücken des Menschen. Bern: Huber 1948.
VOLKERT, R.: Med. klin. **50,** 304.
— Verh. dtsch. orthop. Ges. 160 (1950).
WALTER, P.: Die Pleuritis und ihre Bedeutung für den Ablauf der Skelett-Tuberkulose. Diss. Düsseldorf 1964.
WASSERFALLEN, M.: La spondylite au début. Rev. suisse tuberc. **3,** 405 (1946).
WEGEMER, E.: Beitr. klin. Tuberk. **96,** 148 (1941).
WEHRLIN, H.: Schweiz. Z. Tuberk. **9,** 387 (1952).
WEIL, S.: Z. Orthop. **79,** 389 (1950).
—, u. R. FRÜND: Chirurg **26,** 49 (1955).
WIESE, O.: Tuberk.-Arzt **4,** 725 (1950).
— Dtsch. med. Wschr. 853 (1951).
WILKINSON, M. C.: J. Bone Jt Surg. B **32,** 307 (1950).
— Proc. Roy. Soc. (London) **43,** 114 (1950).
— Zbl. ges. Tuberk.-Forsch. **58,** 72 (1951).
— J. Bone Jt Surg. B **34,** 153 (1952).
— J. Bone Jt Surg. B **35,** 209 (1953).
— J. Bone Jt Surg. B **37,** 328 (1955).
— J. Bone Jt Surg. B **39,** 66 (1957).
WITTEK, A., u. H. MOSER: Z. Orthop. Chir. **42,** Beil.-H. 2.
WURM, H.: Beitr. Path. Anat. **75,** 399 (1926).
— Klin. Wschr. **1,** 41 (1934).
— Klin Wschr. **15/16,** 231 (1948).
— Tuberk.-Arzt **4,** 65 (1950).
— Beitr. klin. Tuberk. **106,** 264 (1952).
ZAHRADNICKY: zit. n. TIMME.
ZENKER: KIRSCHNER-NORDMANN, 1944, Bd. 4.
ZOLLINGER, F.: Arch. Orthop. Unfallchir. 456 (1927).
ZOLTÁN, I.: Z. ärztl. Fortbild. **47,** 444 (1953).
— Zbl. ges. Tuberk.-Forsch. **64,** 237 (1954).
ZUCKSCHWERDT, L., E. EMMINGER, F. BIEDERMEIER u. H. ZETTEL: Stuttgart: Hippokrates 1960.

Namenverzeichnis

Die *kursiv* gesetzten Seitenzahlen beziehen sich auf die Literatur

Sachverzeichnis

Herstellung: Konrad Triltsch, Graphischer Betrieb, Würzburg